Elinor Greenberg

Borderline und Narzissmus

Elinor Greenberg

Borderline und Narzissmus

Wie Menschen nach Liebe und Bewunderung streben

Ein Praxisbuch

Aus dem Amerikanischen von Silvia Autenrieth

KÖSEL

MIX
Papier | Fördert gute Waldnutzung
FSC® C014496

Penguin Random House Verlagsgruppe FSC® N001967

Die Originalausgabe erschien unter dem Titel »Borderline, Narcissistic, and Schizoid Adaptations: The Pursuit of Love, Admiration, and Safety« bei Greenbrooke Press, New York.

2. Auflage 2024

Neumarkter Str. 28, 81673 München
Umschlaggestaltung: Weiss Werkstatt München
Umschlagmotiv: © Isaeka 11 / Shutterstock.com
Redaktion: Dr. Diane Zilliges, Langenburg
Satz: Satzwerk Huber, Germering
Druck und Bindung: GGP Media GmbH, Pößneck
Printed in Germany
ISBN 978-3-466-34764-3

www.koesel.de

Inhalt

Teil I

Anpassungen der Persönlichkeit im Überblick

Einleitung

Niemand ist Borderliner. Niemand ist Narzisst. Niemand ist ein Schizoider. Dies am Anfang eines Buches zu Diagnosen mag zwar seltsam wirken, aber es muss gesagt werden. Wenn wir eine Diagnose stellen, beschreiben wir ein Muster, eine bestimmte Gestalt, nie eine Person. Jeder Mensch ist einzigartig. Jede Einordnung in eine Schublade, auch wenn sie in bester Absicht geschieht, kann der menschlichen Komplexität nie gerecht werden. Die Muster, die ich in diesem Buch beschreibe, lassen sich mit Melodien vergleichen, die auf einem Instrument gespielt werden. Das Instrument kann die unterschiedlichsten Stücke spielen, doch die Person, die auf ihm musiziert, wählt, welche sie einstudiert und wiedergibt.

Die meisten, die eine der Diagnosen erhalten haben, um die es in diesem Buch gehen soll, haben die Wahl getroffen, immer wieder eine ganz bestimmte Melodie zu spielen. In der Regel sind sie sich gar nicht gewahr, dass sie sich auch anders entscheiden könnten. Psychologisch ausgedrückt, sind ihre Entscheidungsmuster »ich-synton«: Sie nehmen sie als natürlichen Teil von sich selbst wahr, vergleichbar mit einem Arm oder Bein. Nicht wie ein Kleidungsstück, das man mit ein wenig Anstrengung ablegen, wechseln oder ändern kann. Sie setzen ihr »Instrument« – ihre Wahrnehmung und ihre kognitiven, emotionalen und körperlichen Fähigkeiten – hochgradig selektiv, begrenzt und monoton ein, da sie noch nicht wissen, dass es auch andere Möglichkeiten gibt.

Dieses Buch soll therapeutisch Tätigen helfen, diese Klientinnen und Klienten dabei zu begleiten, sich eine umfangreichere Palette an Optionen zu erschließen, indem sie ihren Blickwinkel erweitern und sehen, was sonst noch alles möglich ist. Um nicht ständig langatmige Erklärungen wie die zuvor erwähnte wiederholen zu müssen, werde ich in diesem Buch jedes Mal, wenn ich von ihnen spreche, Kürzel wie »Borderline-Klienten« und »Borderline-Anpassungen« sowie »schizoide Klienten« und »schizoide (Persönlichkeits-)Anpassungen« verwenden. Ich möchte jedoch klarstellen, dass ich dabei wirklich von *Mustern* spreche, nicht von *Menschen*.

Wenn Ihnen diese Bezeichnungen nicht zusagen, fragen Sie sich vielleicht, was es bringen soll, sie überhaupt zu verwenden? Wozu diagnostizieren? Warum meinen Klienten Etiketten anheften, die derart belastet sind?

Wozu eine Diagnose?

Als ich anfing, über Persönlichkeitsanpassungen zu referieren und zu schreiben, kam immer wieder die etwas provozierende Frage, warum ich mich überhaupt mit dem Diagnostizieren befasste. Widersprach es nicht den Ideen der Gestalttherapie? In einer meiner unveröffentlichten Arbeiten, »Diagnosis: Map or Territory« (1998), argumentiere ich, dass sämtliche Diagnosen letztlich nur Orientierungshilfen sind. Sie haben nicht den Charakter von etwas Realem, das quasi in Stein gemeißelt ist. Vielmehr bieten sie für therapeutisch Tätige temporäre Möglichkeiten, eine Struktur im »interpersonellen Feld« nachzuvollziehen. Dabei geht es darum, bestimmte Details und Muster der Beziehung zwischen Klient und Therapeut als Figur hervortreten zu lassen und andere in den nicht gesehenen

Hintergrund zu stellen. (Mit dem »interpersonellen Feld« meine ich den Klienten oder die Klientin, mich sowie das, was wir gerade tun und was sich potenziell dafür anbietet, von uns wahrgenommen zu werden.) Wenn ich also jemandem eine Diagnose stelle, ordne ich mein interpersonelles Feld aktiv auf eine Weise, die sich – so meine Hoffnung – als nützlich erweisen wird. Wenn meine Diagnose einigermaßen »korrekt« ausfällt, hat sie einen gewissen Vorhersagewert, hilft mir bei der Wahl passender Interventionen und erlaubt mir außerdem, mir aus Büchern und sonstigen Quellen weitere Informationen zu beschaffen, um meinen Klienten oder meine Klientin besser verstehen und besser mit ihm oder ihr arbeiten zu können.

Wozu eine Beibehaltung der Kategorien »Borderline«, »narzisstisch« und »schizoid«?

Ich glaube, dass Gestalttherapeuten gut beraten sind, die psychotherapeutische Basisterminologie sowie die diagnostischen Kategorien zu kennen, die in theoretischen Diskursen, Lehrbüchern, Fachzeitschriften und Diagnosehandbüchern gang und gäbe sind – auch wenn wir sie in der Gestalttherapie nicht benutzen. Diejenigen, bei denen ich mich in den 1970er- und 1980er-Jahren in Gestalttherapie ausbilden ließ, glaubten, Klienten zu diagnostizieren sei: (1) unnötig, (2) pathologisierend und (3) bevormundend. Stieß ich jedoch bei bestimmten Klienten auf Schwierigkeiten, so konnte ich in der Fachliteratur nicht nach Informationen zu dem Problem suchen, ohne die entsprechenden Fachbegriffe zu kennen. In meinen Lehrveranstaltungen wie auch in diesem Buch habe ich mich bewusst dafür entschieden, die gängigen diagnostischen Kategorien *Borderline, nar-*

zisstisch und schizoid beizubehalten, damit diejenigen, die dieses Buch lesen, einfacher zu diesen Themen recherchieren können. Aus diesem Grund sage ich mitunter »Persönlichkeitsstörung« statt »Persönlichkeitsanpassung«, da in der Fachliteratur eher von »Störungen« als von »Anpassungen« die Rede ist.

Wozu die Mühe?

Als ich beschloss, mit Klienten zu arbeiten, bei denen man Persönlichkeitsstörungen diagnostiziert hatte, sagte mir alle Welt, ich müsse »verrückt« sein, und dass ich das noch bereuen würde. Die Reaktionen reichten von »Diese Klienten sind nicht therapierbar« bis hin zu »Mach dich darauf gefasst, verklagt zu werden«. Der allgemeine Konsens schien darauf hinauszulaufen, sich mit diesem Thema zu befassen, sei reine Zeitverschwendung und dürfte mir Probleme bescheren, die sich jeder Therapeut, der halbwegs bei Verstand ist, ersparen will.

Ich war überrascht, wie negativ diese Reaktionen ausfielen. Mich überkam durchaus keine Hoffnungslosigkeit, wenn es um Möglichkeiten ging, diesen Klienten zu helfen, und ich mochte viele von ihnen. Einige kamen mir nicht viel anders vor als die Leute aus meinem Freundes- und Kollegenkreis und meiner Familie – oder eigentlich auch nicht viel anders als ich selbst, bevor ich mich vor vielen Jahren erstmals in Therapie begab. Das war der Punkt, der mich am meisten stutzig machte: Warum reagierte diese Personengruppe auf Gestalttherapie und meine Interventionen so anders als ein Großteil meiner sonstigen Klienten? Wie kam es, dass ihre Gefühle manchmal derart schnell kippten – von Liebe zu Hass und wieder zurück? Außerdem überraschten mich immer wieder ihre heftigen Reaktionen auf in meinen Augen relativ nichtige Anlässe. Für mein Empfinden waren diese Begebenheiten nichts, was von uns gemeinsam geschaffen wurde. Eher fühlte es sich so an, als würde irgendetwas an mir – oder der Situation – diese Reaktionen triggern und als wären diese ein Teil eines umfassenderen Musters, das ich einfach nicht begriff. Diese und andere Fragen gaben mir Rätsel auf, und ich wusste: Wenn ich erfolgreich mit diesen Klienten arbeiten wollte, müsste ich mehr über ihre speziellen Bedürfnisse herausfinden und entdecken, wie ich sie da abholen konnte, wo sie waren. Allerdings konnte ich in der Fachliteratur oder meiner Ausbildung zur Gestalttherapie so gut wie nichts finden, das klare Antworten auf meine Fragen bot.

Ich machte mich also daran, meine Wissenslücken zu schließen, indem ich an jedem Seminar über Persönlichkeitsstörungen teilnahm, das sich mir anbot. Bald fand ich heraus, dass viele dieser Kurse für mich nutzlos waren. Die meisten waren sehr theorielastig, ergingen sich in obskurem Fachchinesisch und sagten herzlich wenig zum konkreten Vorgehen in Therapiesitzungen. Kaum einmal wurde darauf eingegangen, wie man mit den tatsächlichen Situationen umgehen kann, die bei der therapeutischen Arbeit mit diesen Klienten immer wieder auftauchen.

Ich wollte, dass mir jemand einen sinnvollen Weg aufzeigen würde, mit den übersteigerten Forderungen meiner Borderline-Klienten nach Fürsorge meinerseits umzugehen. Mit ihrer Neigung, ihre selbstgesteckten Behandlungsziele zu »vergessen«. Und ihrer Wut auf mich und ihrer Enttäuschung, wenn ich ihre Erwartungen nicht erfüllte. Ich brauchte Rat, wie ich meinen narzisstischen Klienten helfen könnte, die unter auf Scham basierenden, von Selbsthass angeheizten Depressionen litten. Und ich wollte wissen, was es zu tun galt, wenn meine Klienten mich herabsetzten. Ich musste wissen, wie ich reagieren konnte, wenn meine schizoiden Klienten mir sagten, dass sie sich von ihrem Körper abgeschnitten fühlten und dass eine unsichtbare Wand zwischen ihnen und anderen herunterkam, wenn sie sich verletzlich fühlten. Ach ja, und dann brauchte ich noch eine zuverlässige Möglichkeit, Borderline-Klienten von narzisstischen Klienten abzugrenzen und beide wiederum von schizoiden Klienten. Und da wir schon gerade dabei waren: Könnte mir jemand einmal bitte *in ganz normalem Englisch* erklären, woran ich merken kann, dass jemand für die Diagnose einer Persönlichkeitsstörung infrage kommt? Wo genau verlief die Trennlinie zwischen Neurose, Persönlichkeitsstörung und Psychose?

Ich verbrachte die nächsten fünfundzwanzig Jahre mit der Suche nach Antworten auf diese Fragen. Ich befasste mich mit einer erstaunlichen Bandbreite von Menschen, die jeweils eine andere Herangehensweise an Persönlichkeitsstörungen vorschlugen. Zu meinen Lehrern gehörten die Ich-Psychologen Gertrude und Ruben Blanck, die Selbstpsychologen Anna und Paul Ornstein, der Entwicklungspsychologe Daniel Stern, die Objektbeziehungstheoretiker James F. Masterson und Ralph Klein und der iranische Psychiater Habib Davenloo. Zwischen 1983 und 1992 nahm ich an Workshops und Kursen teil, die von so unterschiedlichen Seiten wie dem William Alanson White Institute, dem Psychoanalytischen Postgraduiertenprogramm der New York University, dem Masterson Institute, der Harvard University Medical School und dem Massachusetts General Hospital, dem New England Educational Institute, dem American Healthcare Institute und dem Cape Cod Symposium angeboten wurden. All diese unterschiedlichen Ansätze halfen mir zu verstehen, warum so wenige Therapeuten optimistisch an die Behandlung von Klienten herangingen, bei denen Persönlichkeitsstörungen diagnostiziert worden waren. Es existierten kaum klare und brauchbare Leitlinien, über die sich alle Experten einig waren.

Einer der Höhepunkte meiner Auseinandersetzung mit dem besagten Thema kam, als sich mir die Gelegenheit bot, im Rahmen eines von der Harvard University ausgerichteten Forums Otto Kernberg zu hören, der sich eine Debatte mit Alfred Adler über die angemessene Behandlung von Borderline-Klienten lieferte. Soweit ich mich erinnere, sagte Kernberg Adler, er sei in seinem Umgang mit den – um Kernberg zu zitieren – »primitiven, sadistischen und zornerfüllten Borderline-Patienten« viel zu nachgiebig. Adler gab seelenruhig zurück: »Vielleicht waren sie ja gar nicht so sadistisch und zornerfüllt, bevor sie von Ihnen behandelt wurden.«

Schließlich beschloss ich, mich an James F. Mastersons Ansatz zu halten. Er schien mir am ehesten praxistauglich und sein System unterschied zudem eindeutig zwischen den verschiedenen Persönlichkeitsstörungen. Die meisten anderen Theoretiker, mit denen ich mich befasst hatte, schienen nur jeweils eine der Persönlichkeitsstörungen in den Blick zu nehmen oder wendeten bei allen im Grunde denselben Ansatz an, ob er funktionierte oder nicht. Mastersons Lehren und seine Bücher legten eine in sich schlüssige Theorie dar, die genau das aufgriff, was mein Anliegen war: *Was tun? Warum mache ich es? Wie mache ich es? Was, wenn es nicht funktioniert?* Ich konnte auch sehen, wie ich seine grundlegenden diagnostischen und seine Behandlungsprinzipien in der Gestalttherapie als Orientierungs-»Feld« benutzen könnte. Viele (wenn auch nicht alle) von Mastersons tatsächlichen klinischen Prinzipien deckten sich mit denen der Gestalttherapie. Masterson konzentrierte sich sehr auf die Gegenwart. Man sagte uns, wir sollten Klienten nichts beibringen, und ebenso wenig sollten wir versuchen, die Eltern für sie zu sein, die sie nicht gehabt hatten. Auch sollten wir ihnen keine Ratschläge geben. Masterson pflegte zu sagen, unsere Klienten hätten schon genug Leute, die ihnen durchaus passable Ratschläge gäben. Die spannende Frage laute: »Warum machen sie von den verfügbaren Informationen keinen besseren Gebrauch?« Wir sollten in der Therapiesitzung also stattdessen Voraussetzungen schaffen, die Klienten anspornen, zu lernen, Erkenntnisse zu gewinnen und ihre eigenen Schlüsse zu ziehen.

Ich verbrachte drei Jahre in einer von Ralph Klein geleiteten Studiengruppe des Masterson Institute, gefolgt von nochmals drei Jahren, in denen ich das formale Weiterbildungsprogramm des Masterson Institute zu Borderline-, narzisstischen und schizoiden Störungen absolvierte. Im Anschluss durchlief ich noch ein Jahr Supervision bei Masterson höchstpersönlich, um dann Mitglied des Lehrkörpers am Masterson Institute zu werden, wo ich Kurse zu Persönlichkeitsstörungen (oder in der Terminologie des Masterson Institute: »Störungen des Selbst«) konzipierte und unterrichtete. Leider war Mastersons System, so nützlich und in sich schlüssig es war, auch sehr starr, voll von Objektbeziehungs-Jargon, und ließ nicht viel Freiraum für Kreativität oder Experimentieren. Ich wusste, dass ich mich davon lösen musste.

Die interpersonelle Gestalt

Eines Tages kam mir eine Erkenntnis, mit der sich alles veränderte. Mir wurde klar, dass sich fast alles, was ich von den psychoanalytischen Theoretikern gelernt hatte, eigentlich ganz einfach und elegant anhand der Theorie des Figur-Grund-Geschehens, einem elementaren Grundprinzip der Gestalttherapie, erklären ließ. Kurz zusammengefasst postuliert diese Theorie, dass unser Wahrnehmungssystem, um aus den ganzen Informationen, die von überallher auf uns einprasseln, einen Sinn abzuleiten, automatisch das zur Figur macht, was sich für uns gerade am überzeugendsten in den Vordergrund drängt. In interpersonellen Situationen bedeutet das, das wir Figuren (Gestalten) aus jenen interpersonellen Informationen bilden dürften, die mit unseren unwiderstehlichsten zwischenmenschlichen Bedürfnissen und Ängsten in Verbindung stehen. Ich habe diese Figuren »interpersonelle Gestalten« genannt. Liegen ferner wichtige unerfüllte interpersonelle Bedürfnisse aus der Vergangenheit vor, so werden diese im gegenwärtigen Moment immer wieder auf Erfüllung drängen. Das wiederum bringt uns dazu, jene Details der aktuellen interpersonellen Situation wahrzunehmen, die eine Erfüllung dieser Bedürfnisse zu versprechen scheinen, selbst wenn eine realistische Einschätzung der Situation ergeben dürfte, dass dies unwahrscheinlich ist. Mit anderen Worten: Die Chancen stehen gut, dass wir das sehen, hören, beachten und erinnern, was uns interessiert. Und dass wir andere potenzielle Möglichkeiten, das interpersonelle Feld zu organisieren, ignorieren oder in den Hintergrund treten lassen.

Auf Persönlichkeitsstörungen übertragen hieße das, dass Therapeuten in der Lage wären, relativ schnell und einfach zwischen Klienten mit Borderline-, narzisstischen und schizoiden Anpassungen zu unterscheiden, wenn sie wahrnehmen, welche Aspekte des interpersonellen Felds ihre Klienten immer wieder besonders beachten. Auf den einfachsten Nenner gebracht: *Borderline*-Klienten beschäftigten sich tendenziell am ehesten mit Einzelheiten des interpersonellen Feldes, die mit Gelegenheiten zusammenhängen, Liebe und Nährendes zu erfahren – oder umgekehrt mit Aspekten, die mit einem möglichen Verlassenwerden oder damit in Verbindung stehen, von den emotionalen Bedürfnissen des Gegenübers »aufgefressen« zu werden. *Narzisstische* Klienten neigen dazu, interpersonelle Details wahrzunehmen, die dazu beitragen könnten, ihr Selbstwertgefühl zu heben, oder die die Möglichkeit in sich bergen, in aller Öffentlichkeit gedemütigt und als »minderwertig« entlarvt zu werden. *Schizoide* Klienten reagieren eher hochgradig sensibel auf interpersonelle Hinweise, die mit Vertrauen und ihrem subjektiven Sicherheitsgefühl im Miteinander zusammenhängen (etwa Signale, die ihre Angst vor Übergriffigkeit anderer wecken). Oder aber auf solche, die existenzielle Ängste wecken, dass sie so viel Abstand zu anderen bekommen könnten, dass sie es nie wieder schaffen, den Kontakt zu ihnen wiederherzustellen.

1997 legte ich in einem Artikel mit dem Titel »Love, Admiration, or Safety: A Gestalt Therapy System for the Diagnosis of Borderline, Narcissistic and Schizoid Adaptations« (»Liebe, Bewunderung oder Sicherheit: Ein System der Gestalttherapie zur Diagnose von Borderline-, narzisstischen und schizoiden Anpassungen«) meine Ideen zur interpersonellen Gestalt dar. Eine abgewandelte Fassung dieser Arbeit wurde in dieses Buch aufgenommen, sie findet sich im folgenden Kapitel.

Meine therapeutische Mission

Mit das Befriedigendste, das bei meinem ganzen Ringen mit der obskuren Terminologie der Objektbeziehungstheoretiker und den (in meinen Augen) unzureichend ausgearbeiteten Ideen der Gestalttherapie herauskam, die Perls, Hefferline und Goodman (1997) geäußert hatten, ist, dass es mir half, das zu ermitteln, was ich für die zentralen Säulen meiner therapeutischen Mission und meines Arbeitsstils halte:

1. Klarheit

Als ich die unterschiedlichen Punkte zu assimilieren begann, die ich über Borderline-, narzisstische und schizoide Anpassungen gelernt hatte, wurde mir klar, dass die meisten Fachleute auf diesem Gebiet, Masterson inbegriffen, auf eine Art und Weise zu diesem Thema lehrten und schrieben, die es unnötig schwer – und, wenn ich das sagen darf, langweilig – machte, sich damit zu beschäftigen. In mir wuchs die Überzeugung, dass ich das besser hinbekommen könnte. Ich gelobte mir, in meinen Texten ein simples Englisch zu gebrauchen, eventuell verwendete Fachbegriffe zu definieren und viele interessante klinische Beispiele anzuführen, die veranschaulichen würden, worum es mir ging. Vor allem würde ich nicht den Humor verlieren. Ich will, dass es Freude macht, das von mir Geschriebene zu lesen, und ich will, dass mir das Schreiben Spaß macht.

Mein Ziel ist, dass mich jede Therapeutin, jeder Therapeut versteht. Natürlich möchte ich, dass entsprechend vorgebildete Theoretiker mit einem Hintergrund im Thema Persönlichkeitsstörungen meinen Beitrag hierzu lesen und nutzen können. Allerdings will ich auch, dass die typischen schlecht bezahlten Therapeutinnen und Therapeuten von Kliniken, die möglichst kostengünstige Behandlungen anbieten sollen, mit ihrem Abschlussdiplom und ein wenig therapeutischer Aus- und Weiterbildung die zentralen Punkte, auf die es mir ankommt, schnell erfassen und meine Behandlungsvorschläge umsetzen können. Viele therapeutisch Tätige haben weder die Mittel noch die Zeit oder den Ehrgeiz, jahrelang spezialisierte Verfahrensweisen zu erlernen, bevor sie anfangen, Klienten zu betreuen. Einige sind noch damit beschäftigt, ihr Studiendarlehen abzuzahlen, und müssen erst einmal Geld verdienen, bevor sie an ein Aufbaustudium denken können. Genau diese Personengruppe braucht am dringendsten eine für sie zugängliche Form der Orientierung.

Hinzu kommt die ungünstige Tatsache, dass ein Großteil der Fachliteratur zu Persönlichkeitsstörungen in einer hochgradig spezialisierten und potenziell einschüchternden Fachsprache verfasst ist. Ich habe mich daran gemacht, etwas zusammenzustellen, das ich »Greenbergs Glossar« nenne und das sich als Abschlusskapitel hier in diesem Buch findet. Es ist ein Projekt, an dem ich kontinuierlich weiterarbeite. In diesem Glossar definiere ich kurz viele der Fachausdrücke, die ich in meinen Texten verwende. Ich bin mir durchaus bewusst, dass andere Theoretiker die einzelnen Begriffe vielleicht anders definieren und dass meine kurzen Definitionen der Komplexität dieser Themen nicht gerecht werden. Mein Ziel besteht jedoch darin, auf simple Weise zu definieren, wie ich diese Bezeichnungen verwende, sodass meine Leserinnen und Leser die grundlegenden Punkte verstehen können, um die es mir geht und bei Bedarf später eigene Recherchen dazu anstellen können. Jeder und jede muss irgendwo anfangen, und ich biete einen Einstiegspunkt.

2. Handouts

Nachdem ich beschlossen hatte, dass von mir vorgestellte, gegebenenfalls neue Konzepte leicht verstanden sowie schnell begriffen und genutzt werden sollen, wurde mir klar, dass der effizienteste Weg dorthin darüber laufen würde, meine eigenen Handouts zu erstellen anstatt mich darauf zu verlassen, dass die Teilnehmer die Inhalte richtig mitschreiben oder sich merken, was ich gesagt habe. Ich weiß, dass einige in meinem Kollegenkreis die Sorge haben, damit Introjektion zu befördern, aber ich mache mir eher Gedanken darüber, dass Teilnehmer nach Hause gehen, ohne meine grundlegenden Punkte richtig verstanden zu haben. Ich weiß noch, wie wenig ich aus den vielen Seminaren gelernt habe, an denen ich teilnahm. Wenn ich mit einer einzigen klaren Idee aus einem solchen Seminar herauskam, war das schon eine Menge. Auch bezogen darauf dachte ich mir, dass ich da Besseres anbieten könnte. Eines meiner Lieblingskapitel in diesem Buch, »Ein kurzer Abriss zu Borderline-, narzisstischen und schizoide Persönlichkeitsanpassungen«, begann als achtunddreißigseitiges Handout, das ich als Begleitmaterial für eine Vortragsreihe von mir in Großbritannien verfasst hatte.

3. Konkrete Handlungsanweisungen

Ein Großteil der psychotherapeutischen Fachliteratur scheint sich ausführlich über die Theorie auszulassen und nur kurz darüber, wie sich die Theorie in der Sitzung mit einem Klienten in der Praxis anwenden lässt. Ich beschloss, hier Abhilfe zu schaffen, indem ich eine Reihe von Artikeln verfasste, in denen ich ausführlich konkrete klinische Interventionen darlegte, die sich für mich als besonders nützlich erwiesen haben. Zwei meiner Lieblingsartikel wurden für die Aufnahme in dieses Buch entsprechend überarbeitet und adaptiert: »Undoing the Shame Spiral: Working with a Narcissistic Client Trapped in a Self-Hating Depression« (2010) (in diesem Buch unter der Überschrift: »Die Schamspirale zurückdrehen: Therapeutische Arbeit mit narzisstischen Klienten, die in einer von Selbsthass geprägten Depression gefangen sind«) sowie »Goals and the Borderline Client« (2014) (in diesem Buch unter »Borderline-Klienten und Ziele«).

4. Entstigmatisierung

Eines meiner Ziele, wenn ich über Borderline-, narzisstische und schizoide Anpassungen der Persönlichkeit schreibe, ist eine Entstigmatisierung dieser Diagnosen durch breiteres Streuen von Wissen. Die meisten Therapeuten sind nicht dafür ausgebildet, diese Klienten zu diagnostizieren oder zu behandeln. Mangelndes Fachwissen erhöht die Wahrscheinlichkeit, dass die Therapie nicht anschlägt, was wiederum den generellen Eindruck verstärkt, dass man davon ausgehen müsse, dass diese Gruppe wohl eher nicht von Psychotherapie profitiere und dass sie schwer zu behandeln sei. Hinzu kommt, dass in der Regel nur bei den funktionell am meisten eingeschränkten Klienten, die ihre Störung auf offenkundige und unangenehme Weisen ausagieren, je eine Persönlichkeitsstörung diagnostiziert wird.

All das zusammen bringt viele Therapeuten dazu, zu glauben, dass alle Klienten mit Borderline-, narzisstischen oder schizoiden Persönlichkeitsanpassungen schwer zu therapieren sein dürften. Das trifft schlichtweg nicht zu. Mit dem entsprechenden Wissen und dem passenden therapeutischen Instrumentarium können die meisten Therapeuten Wege erlernen, diesen Klienten zu helfen.

Ein weiterer Punkt ist der, dass funktionell besser aufgestellte Klienten, die unter genau denselben Kernproblemen leiden wie niederfunktionale, selten die richtige Diagnose erhalten. So zum Beispiel ist es unwahrscheinlich, dass bei einer in einem qualifizierten Beruf tätigen Frau, die im Alltag gut funktioniert und Sinn für Humor hat, jemals eine Borderline-Persönlichkeitsstörung diagnostiziert wird, da sie nicht zu dem stereotypen Profil passt – selbst wenn ihr ganzes Leben darum kreist, Liebe und Nachbeelterung zu suchen und ein Verlassenwerden zu vermeiden (klassische Borderline-Themen). Das bedeutet, dass die Kernproblematiken der Klientin in der Therapie vermutlich übersehen werden, und es ist unwahrscheinlich, dass der Therapeut oder die Therapeutin wirklich versteht, inwiefern die meisten Ängste und Schwierigkeiten im Leben der Person damit zusammenhängen, dass sie eine Borderline-Persönlichkeitsanpassung vollzogen hat.

Zum Ziel dieses Buches

Das Ziel dieses Buches ist leicht umrissen: *an einem Ort klare und praxistaugliche Informationen dazu zusammenzutragen, Klienten zu erkennen und mit Klienten zu arbeiten, bei denen Borderline-, narzisstische oder schizoide Anpassungen der Persönlichkeit stattgefunden haben.* Es ist das Buch, das ich zu Beginn meiner therapeutischen Laufbahn liebend gern zur Hand gehabt hätte und nie finden konnte. In diesem Buch lasse ich Sie an meinen Antworten auf Fragen teilhaben, die vielen Psychotherapeuten Rätsel aufgeben – Fragen, die mir von Workshop-Teilnehmern oft gestellt werden: Was sind Persönlichkeits-»Störungen«? Woran erkenne ich sie? Worin unterscheiden sich Borderline-, narzisstische und schizoide Störungen? Kann ein und dieselbe Person mehr als eine dieser Störungen haben? Sind die Betroffenen psychotherapeutisch behandelbar? Wenn ja, wie?

Obwohl ich in diesem Buch auch Theorien aufstelle, geht es hier nicht um Theorie. Der Schwerpunkt liegt für mich konsequent darauf, auf welche Weise die Theorie in sinnvolle Interventionen in einer Sitzung einfließt. Mein Ziel war, die Fragen zu beantworten, die ich in der Einleitung zu diesem Buch gestellt habe: Was mache ich? Warum mache ich es? Wie mache ich es? Was, wenn es nicht funktioniert?

Liebe, Bewunderung oder Sicherheit? Die Gestalt als Weg zur Diagnose von Borderline-, narzisstischen und schizoiden Anpassungen[1]

Wenn man Ihnen auftragen würde, schnell zu entscheiden, was Ihnen bei Ihren Beziehungen wichtiger ist – die Liebe anderer, ihre Bewunderung oder Geborgenheit und Sicherheit – werden Sie vielleicht feststellen, dass instinktiv einer dieser drei Aspekte die größere Anziehungskraft für Sie hat. Vielleicht finden Sie auch die bloße Frage seltsam, da nichts davon für Sie in Ihren Beziehungen besonders im Vordergrund steht oder aber Ihnen alle drei Punkte gleich wichtig vorkommen.

Ich stelle jedoch immer wieder fest, dass meinen Klienten mit Anpassungen des Selbst, vor allem denjenigen, die landläufig als Menschen mit Borderline-, narzisstischen oder schizoiden Störungen beschrieben werden, die Wahl hier überraschend leichtfällt. Borderline-Klienten ist Liebe so gut wie immer wichtiger als Bewunderung oder Sicherheit. Für narzisstische Klienten rangiert Bewunderung an erster Stelle, so gut wie alles andere ist sekundär. Und schizoide Klienten müssen sich um jeden Preis sicher fühlen, oder sie können emotional gar nicht genug präsent sein, um überhaupt etwas von Liebe oder Bewunderung zu haben.

Die interpersonelle Gestalt

Mein Punkt ist der, dass wir auf einem schnellen und einfachen Weg ziemlich viel über unsere Klienten in Erfahrung bringen können, indem wir einfach beobachten, was bei ihnen im Umgang mit anderen üblicherweise im Vordergrund steht. Ich nenne die Figur, die sich bei ihnen standardmäßig zeigt, ihre »interpersonelle Gestalt« (IG). Im allgemeinsten Sinn ist die interpersonelle Gestalt die Ordnung, die wir im jeweiligen Moment in unserem interpersonellen Feld sehen: Was von den vielen interpersonellen Möglichkeiten zur Figur wird und was zum Grund? Hierzu gehört zum Beispiel, welche Rolle wir im Rahmen einer Interaktion spielen möchten. Wie wir vom anderen gesehen und behandelt werden wollen. Wie wir uns während der Interaktion zu fühlen erwarten. Und wonach wir uns im Hinblick auf die andere Person insgeheim sehnen oder wovor wir Angst haben.

Die interpersonelle Gestalt folgt den gleichen Gesetzen wie andere Gestaltgeschehen. Unsere Interessen, Bedürfnisse, Erwartungen, Physiologie, Kultur, unsere Geschichte und unser Temperament – sie alle haben Einfluss darauf, was für uns zur Figur wird. Wir neigen dazu, die Dinge wahrzunehmen, die wir wollen, brauchen oder fürchten. Daher ist davon auszugehen, dass wir besonders auf interpersonelle Signale ansprechen, die entweder die Erfüllung unserer größten Sehnsüchte und unerfüllten Bedürfnisse versprechen oder aber unsere tiefsten Ängste auf zwischenmenschlichem Gebiet wecken. Wer von uns in der Vergangenheit interpersonelle Traumen wie Verlassenwerden, körperliche Gewalt oder Demütigung erfahren hat, neigt dazu, extrem sensibel auf interpersonelle Signale zu reagieren, die die Angst wecken, ein weiteres Mal solche Traumen zu erleben. Jemand, der laute Stimmen mit Prügel in Verbindung bringt, wird seine interpersonelle Gestalt tendenziell so organisieren, dass laute Stimmen besonders leicht zur Figur werden.

Die Idee einer interpersonellen Gestalt weist gewisse Überschneidungen mit der Vorstellung der Objektbeziehungstheoretiker von einer inneren Objektbeziehungseinheit auf, die aus einer Sicht des Selbst und einer Sicht des Objekts (der anderen Person) besteht, deren Verbindungselement ein charakteristischer Affekt ist. Diese bei der Interaktion zwischen Klient und Therapeut aktivierte Einheit bewirkt, dass der Klient sich selbst und den Therapeuten verzerrt wahrnimmt. Bei Klienten mit neurotischen Problemen wird diese Verzerrung üblicherweise als »Übertragung« bezeichnet; oder bei Anpassungen des Selbst als ein »Ausagieren in der Übertragung« (Masterson 1981).

Um die Begrifflichkeit der Gestalttherapie zu benutzen, entsteht die Übertragung durch die vom Klienten nicht bewusst registrierte Reaktion auf jene Details der interpersonellen Situation, die am meisten mit seinem aktuellen emotionalen Bedürfnis zusammenhängen oder dem, womit er sich gerade am meisten beschäftigt. Das heißt, »Übertragung« beschreibt letztlich ein Figur-Grund-Geschehen.

Die interpersonelle Gestalt deckt sich zudem mit Daniel Sterns Idee der RIGs (Representations of Interactions that have been Generalized). Hierbei geht es um wiederholte Interaktionserfahrungen, die im Laufe der Zeit verinnerlicht und aus denen Verallgemeinerungen abgeleitet werden. Die Idee ist, dass der Säugling auf der Basis immer wieder gemachter früher Erfahrungen mit der Mutter oder einer sonstigen primären Bezugsperson innerlich ein auf Hirnprozessen basierendes Fazit im Hinblick auf Interaktionen zieht, das dann zur Basis für seine späteren Beziehungserwartungen wird (Stern 2016).

Als Gestalttherapeuten interessiert uns jedoch – anders als die Objektbeziehungstheoretiker oder als Entwicklungstheoretiker wie Stern – hauptsächlich der Prozess, wie Individuen sich durch selektive Auswahl aus allen verfügbaren Informationen ihre Wirklichkeit erschaffen. Und uns geht es in erster Linie um die interpersonellen Aspekte des individuellen Erlebens, die sich an der Kontaktgrenze beobachten lassen (der Grenze zwischen dem jeweiligen Organismus und seiner Umgebung). Uns interessiert also mehr, wie Menschen sich gegenwärtig, im jeweiligen Moment ihre Realität erschaffen. Theorien zu nicht beobachtbaren, hypothetischen Konstrukten wie Objektbeziehungseinheiten oder RIGs interessieren uns dabei in der Regel weniger.

Aus meiner Sicht könnte die Idee einer in der Sitzung beobachtbaren interpersonellen Gestalt ein nützliches Bindeglied zwischen Gestalttherapie und den Entwicklungs- und Objektbeziehungstheoretikern darstellen. Die Entwicklungstheoretiker stellen Hypothesen dazu auf, wie Kindheitsbeziehungen physiologisch im Gehirn kodiert und abgelegt werden. Die Objektbeziehungstheoretiker befassen sich damit, wie das Individuum diese psychophysiologischen Repräsentationen im Erwachsenenalter organisiert und auf sie zurückgreift. Die Gestalttherapie hingegen mit ihrem Schwerpunkt, zu beobachten und zu erfahren, was im gegenwärtigen Moment abläuft, bietet einen Weg, zu verfolgen, wie diese innerlichen Landkarten interpersonell in jedem einzelnen Augenblick zum Tragen kommen – wie aus RIGs die IG wird.

Die interpersonelle Gestalt ist ein Prozess

Konzeptionell beschreibt die interpersonelle Gestalt wirklich einen unentwegt ablaufenden Prozess, der in jedem einzelnen Moment über den Mechanismus des Figur-Grund-Geschehens an der

Kontaktgrenze stattfindet und immer wieder umgestaltet wird. Das heißt, wenn wir dasitzen, schauen und einer anderen Person zuhören, werden bestimmte Aspekte dessen, was wir sehen, hören, riechen oder anderweitig über unsere Sinne wahrnehmen – je nachdem, wie unsere Bedürfnisse und Interessen in diesem Moment gelagert sind –, für uns zur Figur, während andere in den Hintergrund treten. All das wird durch unsere verinnerlichten erlernten Erwartungen im Hinblick auf nahe Beziehungen gefiltert, die verschlüsselt in unserem Gehirn gespeichert wurden (Sterns RIGs). Das bringt uns dazu, aufmerksamer auf Signale in unserem Organismus und Umgebungsfeld zu achten, die sich mit unseren Annahmen decken. Jemand, der generell eher erwartet, dass zwischenmenschliche Beziehungen befriedigend verlaufen und erfüllend sind, dürfte theoretisch also eher interpersonelle Signale wahrnehmen, die mit einem wechselseitigen guten Gefühl in Verbindung stehen, als jemand, der erwartet, zurückgewiesen zu werden.

Wenn wir von den Kriterien für einen »gesunden« Gestaltbildungsprozess ausgehen, die wir aus der Gestalttherapie kennen, können wir also sagen, dass eine interpersonelle Gestalt in dem Umfang gesund ist, wie sie nicht auf Störungen an der Kontaktgrenze aufbaut, etwa Konfluenz, Projektion, Introjektion und Retroflektion, und dass das Wechselspiel beim Figur-Grund-Geschehen von Aufmerksamkeit, Konzentration, Interesse, Beteiligtsein, Erregung und Anmut (Perls et al. 1997) gekennzeichnet ist. Eine etwas langatmige Art, zu sagen, dass unsere interpersonelle Gestalt in dem Maße gesund ist, wie wir tatsächlich voll und ganz beim anderen sein und lebendig die Möglichkeiten des Augenblicks erfassen können.

Feste Gestalt und flexible Gestalt

Bei Klienten mit Anpassungen des Selbst ist die interpersonelle Gestalt »fest« statt »flexibel«. Das heißt, sie organisieren alle oder die meisten ihrer Beziehungen hartnäckig nach dem gleichen Prinzip, statt Raum dafür zu geben, dass die einmaligen Merkmale der jeweiligen Beziehung und der Fluss der Interaktion im jeweiligen Moment darüber entscheiden, was für sie Figur ist und was Grund. Vermutlich geht dies darauf zurück, dass diese Klienten enorme unerfüllte interpersonelle Bedürfnisse von früher haben, die auf Erfüllung drängen. Dementsprechend richten sie das interpersonelle Feld ständig danach aus, was ihnen die beste Chance zu bieten scheint, die Situation, mit der sie noch nicht abgeschlossen haben, zu einem Ende zu bringen.

Diese Dynamik deckt sich mit dem grundlegenden Prinzip der Gestaltpsychologie, dass Unerledigtes aus der Vergangenheit nach Erfüllung in der Gegenwart drängt (Perls et al. 1997). Außerdem wirkt sich die akute Natur des Bedürfnisses störend darauf aus, inwieweit die Klienten in Gegenwart anderer voll und ganz präsent sein und treffsicher beurteilen können, wer sie sind. Also werden die Betroffenen eher eine ihrer Rollen im Rahmen ihres unabgeschlossenen interpersonellen Dramas von damals auf andere projizieren und die Reaktion des Gegenübers dann oft missverstehen, da die Betroffenen diese nur aus der Perspektive ihrer eigenen unerfüllten Bedürfnisse und Ängste sehen. Je größer die Not, desto wahrscheinlicher ist es, dass sie eine Gestalt entwickeln, die sich auf unzutreffende Informationen stützt.

Die interpersonelle Gestalt bei Borderline-Anpassungen

Menschen mit einer Borderline-Störung haben meist irgendeine Erfahrung von frühem emotionalen Verlassenwerden oder Missbrauch hinter sich. Dabei muss die Person nicht einmal böswillig oder absichtlich verlassen worden sein, damit diese Erfahrung negative Auswirkungen hat. So zum Beispiel kann es für eine Zweijährige auch traumatisch sein, eine kranke Mutter zu haben, die unvermittelt für längere Zeit in eine Klinik muss und somit als Bezugsperson ausfällt.

Ohne emotional mit dem versorgt worden zu sein, was sie gebraucht hätten, um eigenständige, reife Individuen zu werden, und mit ihrer Angst davor, verlassen zu werden, bleiben im Leben von Borderline-Klienten jede Menge unerfüllte emotionale Bedürfnisse zurück und sie kämpfen mit vielen Schwierigkeiten. Ungeachtet ihres realen Alters neigen sie dazu, sich eher wie Kinder und außerstande vorzukommen, ihr Leben eigenständig nach ihren Bedürfnissen zu strukturieren. Wie Kleinkinder sind sie in der Regel sehr impulsiv und emotional. Sie inszenieren Dramen, die immer wieder mit Ablösung und Individuation zusammenhängen und verhaltensmäßig von Anklammern beziehungsweise der Herstellung von Distanz sowie einem Fokus auf intensive persönliche Beziehungen zu jeweils einer anderen Person gekennzeichnet sind (Greenberg 1989b).

Infolgedessen neigen Borderline-Klienten dazu, im interpersonellen Feld nur jene Details wahrzunehmen, die ihrem dringenden Bedürfnis nach Liebe und nährender Fürsorge entsprechen, oder – alternativ – bei denen ihre Angst davor, vom anderen vereinnahmt oder von ihm verlassen zu werden, zum Tragen kommt. Andere Details, die ihnen zu einer zutreffenderen Wahrnehmung des Gegenübers verhelfen würden, werden nicht weiter zur Kenntnis genommen, denn emotional relevant ist nur das, was mit ihren unerfüllten Bedürfnissen nach Liebe und Nährendem zu tun hat. Derartige Details heben sich dann als Figur vom Grund ab und bringen die Betroffenen öfter, als es die realen Gegebenheiten rechtfertigen, dazu, die Rolle des liebenden Elternteils oder des/der hingebungsvollen Liebsten auf ihr Gegenüber zu projizieren. Die Betroffenen sind verletzt und wütend, wenn sich das Handeln anderer nicht mit ihren Projektionen verträgt. Allerdings führt eine Zurückweisung dieser Art nicht zu einer realistischeren Sicht der anderen Person. Vielmehr kehren sie die Projektion nur um: Fortan nehmen sie nur Details wahr, die sie in ihrer Sicht des anderen als schlechter Mutter, schlechtem Vater oder abweisendem Liebespartner bestärken.

Obwohl sich Borderline-Betroffene verstandesmäßig gewahr sein mögen, dass das Dasein ihres Gegenübers vielleicht noch mehr umfasst als das, was Inhalt ihrer Projektionen ist, und obwohl sie vielleicht auch verstehen, dass das, was sie sich von der Situation versprechen, irgendwie unangemessen ist, kommt an diesem Punkt als Abwehrstrategie der Prozess der »Spaltung« (die abwechselnde Präsenz zweier fixer interpersoneller Gestalten, durch die einander widersprechende affektive Zustände voneinander getrennt gehalten werden) und der »Verdrängung« ins Spiel (der Weigerung, das zu sehen, was eigentlich auf der Hand liegt, da dies emotional schmerzhaft wäre). Dieser Prozess hilft ihnen, ihr Verhalten zu rechtfertigen und sorgt dafür, dass ihnen die Unangemessenheit des Ganzen nicht bewusst wird. Es ist, als läge ihrem Leben ein Drehbuch für zwei zugrunde. Wenn die Person Julia ist, so muss natürlich jeder Mann, zu dem sie sich hingezogen fühlt, Romeo sein. Oder wenn sie das Kind ist, müssen Sie natürlich die Mutter oder der Vater sein. Sie können nur der gute Romeo oder der schlechte Romeo sein, die gute Mutter oder die schlechte, der gute Vater oder der schlechte. Andere Möglichkeiten fühlen sich für diese Klienten emotional nicht real an und interessieren sie nicht sonderlich.

Die interpersonelle Gestalt bei narzisstischen Anpassungen

Hochgradig narzisstische Menschen sind außerstande, ihr Selbstwertgefühl eigenständig zu regulieren. Sie benötigen die Bestätigung durch andere, um nicht in mit Selbsthass verbundene Depressionen zu verfallen. Gekennzeichnet sind diese Depressionen von einer abgrundtiefen Scham über ihre, wie es ihnen scheint, irreparablen Mankos. Dementsprechend verwenden die Betroffenen Unmengen von Zeit und Energie auf Versuche, andere zu beeindrucken. Dieses dringende Bedürfnis nach Bestätigung des eigenen Selbstwertgefühls durch die Außenwelt führt dazu, dass viele Narzissten allzu sehr von Statussymbolen abhängig sind, die ihren Wert demonstrieren. Zudem neigen sie dazu, der Nähe zu anderen, die in ihrer Kultur einen hohen Status innehaben, eine zu große Bedeutung beizumessen (Greenberg 1996).

Ihr permanentes innerliches Beschäftigtsein mit Status und Bestätigung, gekoppelt mit ihrer mangelnden Fähigkeit, sich ihres eigenen Werts zu versichern, ohne auf die ständige Bewunderung anderer angewiesen zu sein, bewirkt, dass Narzissten äußerst sensibel für alle Aspekte des Organismus und des Umgebungsfelds sind, die mit Status, Bewunderung und Anerkennung zusammenhängen – oder umgekehrt mit Kritik, Demütigung und Scham. Daher verhalten sie sich oft so, als stünde jeder, der ihnen begegnet, vor ihnen, um sie entweder zu bewundern oder zu beschämen – geradezu so, als seien das die einzig denkbaren und angemessenen Reaktionen des Gegenübers. Von all den reichen Möglichkeiten, die der interpersonelle Grund bieten könnte, treten für den Narzissten nur solche als Figur hervor, die mit Bewunderung, Bestätigung oder Demütigung zu tun haben. Als Gegenüber werden Sie dabei entweder zum bewundernden oder überkritischen Publikum. Narzissten kommt gewöhnlich gar nicht in den Sinn, dass andere eine unabhängige Existenz und ein Eigenleben losgelöst von ihnen und ihrem Bedürfnis nach Bestätigung führen, da diese Details der Situation für sie nur selten in den Vordergrund treten (zur Figur werden).

Die interpersonelle Gestalt bei schizoiden Anpassungen

Schizoide Individuen schätzen andere unentwegt danach ab, ob sie potenziell eine Gefahr für ihr fragiles Selbstgefühl darstellen. Verhaltensweisen anderer, von denen sie sich psychisch überrollt fühlen (etwa wenn das Gegenüber sehr laut und forsch auftritt oder sie bedrängt und herumkommandiert, ohne sie als Person zu würdigen), werden als so gefährlich und vernichtend für ihr Gefühl für die eigene Person erlebt, dass sie in der Regel zu den Figuren werden, um die schizoid ausgerichtete Menschen ihr interpersonelles Feld organisieren. Bei jedem interpersonellen Ereignis stehen Sicherheitserwägungen im Vordergrund. Andere, weniger bedrohliche Aspekte der Interaktion treten demgegenüber in den Hintergrund. Das bedeutet allerdings nicht, dass Menschen mit schizoider Anpassung der Persönlichkeit nicht gleichzeitig auch einen tiefen Wunsch nach Liebe oder Bestätigung hätten – nur steht in ihrer Bedürfnishierarchie die Sicherheit im menschlichen Miteinander an erster Stelle.

Ein Beispiel für die interpersonelle Gestalt bei Borderline-Anpassungen

Ein gutes Beispiel für eine Borderlinerin, die ihre interpersonelle Welt rund um die Figur »Liebe« organisiert, ist die verstorbene Lady Di. Ich habe sie zwar nie persönlich kennengelernt, aber ihre Geschichte ähnelt in ihren Grundzügen so sehr der vieler meiner Borderline-Klientinnen und -Klienten, dass es mir angebracht scheint, sie zur Veranschaulichung heranzuziehen. Eine eher *narzisstisch* geprägte Frau hätte vielleicht entschieden, über die Untreue von Prinz Charles hinwegzusehen, um eines Tages Königin von England zu sein. Eine *schizoide* Frau hätte die Gefühlskälte der königlichen Familie nicht als derart verheerend erlebt. Diana wollte Wärme und Liebe und war bereit, so ziemlich alles aufs Spiel zu setzen, um wenigsten dem Anschein nach etwas zu bekommen, was in diese Richtung ging, denn ohne Wärme und Liebe war das Leben für sie nicht lebenswert. Wenn Charles ihr keine Beachtung schenkte, fügte sie sich Selbstverletzungen zu und versuchte sich zu suizidieren, oder aber sie hatte desaströse Affären mit unpassenden Männern. Auch als sie an das britische Volk gewandt sagte, sie wolle seine »Königin der Herzen« sein, bestätigte sie damit, dass das Wichtigste für sie war, geliebt zu werden und zu lieben.

Nach dem Schema, das ich hier anbiete, organisierte sich Dianas interpersonelle Gestalt rund um Liebe, nicht um Bewunderung oder Sicherheit. Indem sie sich selbst als »Königin der Herzen« titulierte, traf sie eine klare Aussage darüber, wie sie sich selbst sah und wie sie von anderen gesehen werden wollte. Sie war sehr warmherzig, hatte großes Mitgefühl mit dem Leiden anderer und suchte unablässig nach Gelegenheiten, Liebe zu geben und zu bekommen. Menschen und Situationen, die diese Chancen zu bieten schienen, waren für sie im Gestaltsinne Figur: Sie hoben sich klar von einem Hintergrund anderer möglicher Wege ab, die Wirklichkeit zu strukturieren.

Diagnose

Die Idee einer interpersonellen Gestalt, die sich an der Kontaktgrenze beobachten lässt, bietet sowohl erfahrenen Therapeuten als auch Neulingen auf dem Gebiet eine einfache Möglichkeit, bei Klienten im Schnellverfahren eine »Störung des Selbst« diagnostizieren zu können sowie zwischen Borderline-, narzisstischen und schizoiden Anpassungen der Persönlichkeit zu unterscheiden. Daneben hilft sie, das Augenmerk des Therapeuten oder der Therapeutin auf das zu lenken, was in meinen Augen die »größer angelegte Gestalt« ist: den Subtext unerfüllter emotionaler Bedürfnisse, die vielen Alltagsproblemen zugrunde liegen, mit denen Klienten in eine Sitzung zu kommen pflegen. Indem der Therapeut oder die Therapeutin diese unerfüllten Bedürfnisse zur Figur macht, kann er oder sie auf mehreren Ebenen gleichzeitig denken und sich Fragen stellen wie: Wie passt das, was ich in der heutigen Sitzung sehe, in das umfassendere Bild – wie dieser Klient oder diese Klientin sich am Arbeitsplatz, zu Hause und im Freundeskreis verhält? Was bezweckt mein Klient, meine Klientin, mit diesem Verhalten? Was hat ihn oder sie dazu gebracht, speziell dieses Bedürfnis zur Hauptsache im eigenen Leben zu machen?

Mir ist klar, dass sich nicht jeder Klient fein säuberlich in die eine oder andere dieser Kategorien (Borderline-, narzisstische oder schizoide Anpassungen) einordnen lässt. Und mir ist auch klar, dass es selbst bei denen, wo dies möglich ist, in der Therapie noch um weitere Aspekte geht als die interpersonellen. Meiner Erfahrung nach ist die Idee der interpersonellen Gestalt jedoch eine nützliche Möglichkeit, mich in einer Sitzung immer wieder darauf auszurichten, was zwischen mir und dieser Person abläuft – und das ist gerade bei Klienten mit dem größten Überhang an in der Vergangenheit unerfüllt gebliebenen Bedürfnissen von großem Nutzen. Das sind die

Klienten, bei denen man am ehesten davon ausgehen kann, dass sie ihr interpersonelles Drama mit Ihnen, ihrem Therapeuten oder ihrer Therapeutin, auf eine heftige und unübersehbare Weise reinszenieren; dass sie Druck auf Sie ausüben, die Rolle zu erfüllen, die sie Ihnen zugedacht haben; und dass sie enttäuscht und wütend reagieren, wenn Sie nicht automatisch auf ihre Projektionen eingehen.

Fallszenario

Hier ein Beispiel dafür, woran sich die interpersonelle Gestalt während einer Sitzung beobachten lässt: Eine neue Klientin kommt in Ihre Praxis. Sie nimmt einen Stuhl in Ihrer Nähe und kauert sich auf ihm zusammen. Sie spricht Sie mit Ihrem Titel und Nachnamen an, möchte jedoch von Ihnen mit dem Vornamen angesprochen werden, weil sie sich damit nach eigener Aussage wohler fühlen würde (obwohl sie beide in etwa gleichaltrig sind). Ohne großes Zögern beginnt sie Ihnen sehr emotional zu schildern, wie es ihr mit ihrem Leben gerade ergeht und warum sie zu Ihnen kommt. Sie spricht frei heraus und beginnt zu weinen. Sie sieht sich nach Papiertaschentüchern um, sieht nirgendwo welche, und schaut Sie dann kläglich an, bis Sie sich verpflichtet fühlen, ihr welche aus Ihrer eigenen Packung anzubieten.

Wir können an diesem Punkt vielleicht noch nicht eindeutig sagen, was für die Klientin bei dieser Interaktion Figur ist. Aber wir wissen aufgrund dieser kleinen Kostprobe ihres Verhaltens durchaus schon, was für sie scheinbar *nicht* im Vordergrund steht. Es wäre unwahrscheinlich, dass sich bei dieser Klientin später herausstellt, dass sie unter gravierenden schizoiden Schwierigkeiten leidet. Die meisten schizoiden Individuen nutzen Distanziertheit und Abgeklärtheit als Abwehrmechanismen und werden deshalb zu Beginn der Therapie tendenziell zurückhaltender und verschlossener sein, als es bei dieser Klientin der Fall zu sein scheint. Schizoide Klienten wählen in der Regel, da die interpersonelle Sicherheit für sie Figur ist – sofern sie die Wahl haben – eher einen weit vom Therapeuten entfernten Sitzplatz. Ein Stück weit kann man auch eher davon ausgehen, dass sie es gern förmlicher haben und lieber gesiezt und mit dem Nachnamen angesprochen werden möchten. Zudem sind sie selten bereit, sich vor dem Therapeuten oder der Therapeutin gleich in der ersten Sitzung verletzlich zu zeigen, indem sie weinen und ihre wahren Gefühle zeigen. Sie neigen zu Heimlichtuerei oder zumindest Vorsicht, wenn es darum geht, sich zu offenbaren, und es ist unwahrscheinlich, dass sie sich so offen äußern wie die beschriebene Frau.

Es finden sich aber noch weitere Hinweise im Hinblick darauf, was für die obige Klientin im Vordergrund steht. Ihr ist es lieber, mit dem Vornamen angesprochen zu werden, während sie die Therapeutin (oder den Therapeuten) lieber mit Titel und Nachnamen anspricht. Vor diesem Hintergrund ist es unwahrscheinlich, dass diese Klientin bei ihrer Therapie eine Beziehung auf Augenhöhe und zwischen zwei Erwachsenen möchte. Dies, gekoppelt mit dem stummen Appell, ihr ein Papiertaschentuch zu reichen, verweist gewöhnlich auf eine Präferenz für eine Beziehung, in der die therapeutische Begleitperson die reife, nährende und fördernde Autorität ist, während die Klientin die Rolle des unglücklichen »Kükens« übernimmt, das Nahrung braucht und angeleitet werden muss.

Eine andere Möglichkeit wäre die, dass bei der Klientin eine narzisstische Persönlichkeitsanpassung vorliegt und dass sie sich damit wohlfühlt, zu weinen, da sie annimmt, die Therapeutin sei ein bewunderndes Publikum, das sie in ihrer Sichtweise automatisch bestärken wird. In diesem Licht betrachtet unterstreicht ihre Präferenz für die Verwendung von Titel und Nachname der Therapeutin vielleicht, dass die Person, von der sie sich Validierung verspricht, eine wichtige Autoritätsperson ist. Wenn Sie sich jedoch die Frage stellen, welche Gefühle Sie selbst als Therapeut oder Therapeutin dieser

Klientin gegenüber haben, merken Sie, dass Sie sie mögen und sich um sie kümmern möchten. Etwas an ihr weckt Ihren Beschützerinstinkt. Sie kommen sich eigentlich nicht wie ein bewunderndes oder kritikbereites Publikum vor – Sie sind eher besorgt.

Im weiteren Verlauf der Therapie wird immer offenkundiger zutage treten, welche Aspekte der therapeutischen Situation für die Klientin gewohnheitsmäßig in den Vordergrund treten und welche Bestandteile des nicht gesehenen Hintergrunds bleiben. Diese erste Sitzung jedoch verweist darauf, dass sich der interpersonelle Tanz von Ihnen beiden um die Figur von Liebe und Nähren dreht, nicht um Bewunderung oder Sicherheit.

Woran man merkt, was für Klienten im Vordergrund steht

Die einzelnen Therapeuten finden jeweils ihre eigenen Wege, um zu ermitteln, was für ihre Klienten im Vordergrund zu stehen scheint. Dabei werden sie einen Ansatz wählen, der ihrer ganz individuellen Art entspricht, das Feld ihres eigenen Organismus und ihrer Umwelt zu ordnen. Diese Wege sind so unterschiedlich wie die Wege, Therapie zu gestalten. Alles, was Klienten sagen oder tun, liefert potenziell Informationen zu dem, was für sie Figur ist. Das vorausgesetzt, werde ich jetzt einige Punkte auflisten, auf die es sich meiner Erfahrung nach zu achten lohnt, wenn es darum geht, auf den Punkt zu bringen, was für den Klienten Figur ist. Verstehen Sie es als Denkanstoß für eigene Überlegungen dazu, was für Sie infrage käme, nicht als vollständige Auflistung von allem, was ich in einer Sitzung mache oder bedenke.

Das Problem, das Klienten in die Therapie führt

Mich interessiert es immer, herauszufinden, was die Person dazu gebracht hat, einen Termin für die erste Sitzung zu vereinbaren. Meiner Erfahrung nach kommen Klienten, bei denen sich Borderline-Schwierigkeiten herausstellen, in der Regel aus anderen Gründen in die Therapie als diejenigen, bei denen eine narzisstische oder schizoide Problematik besteht.

Borderline-Klienten kommen meist: (1) weil jemand, an den sie sich geklammert haben, sie verlassen hat; oder (2) weil sie sich mit einem Mal in einer Situation befinden, die von ihnen verlangt, ihr Leben eigenständig zu strukturieren und in ihrem Verhalten Autonomie an den Tag zu legen. So zum Beispiel kommt es gar nicht selten vor, dass mich junge Frauen aufsuchen, die ihren Collegebesuch am Ende des ersten Jahres abgebrochen haben, weil sie nicht in der Lage gewesen waren, organisiert genug zu sein, um pünktlich zu ihren Seminaren zu kommen, ihre Hausarbeiten zu schreiben, sich vernünftig zu ernähren, für eine ausreichende Körperpflege zu sorgen und ihr Zimmer im Studentenwohnheim sauber zu halten. Im Laufe des Jahres nehmen sie dann zehn Kilo zu, kommen im Hinblick auf ihre Hausarbeiten immer mehr ins Hintertreffen und werden depressiv. In der Regel machen Freunde, Bekannte und Angehörige sich dann irgendwann Sorgen und schlagen ihnen vor, professionelle Hilfe zu suchen. Häufig vereinbaren sie ihren ersten Therapietermin, weil jemand aus der Familie es ihnen geraten oder sogar selbst für sie angerufen und ihn verabredet hat.

Narzisstische Klienten beginnen eine Therapie meist, (1) weil ihnen eine bestärkende Quelle von Unterstützung abhandengekommen ist; (2) weil sie in einer Situation stecken, bei der sie Angst haben, sie würde dazu führen, öffentlich als keineswegs perfekt entlarvt zu werden; oder (3) weil ihnen eine narzisstische Kränkung wie das

Älterwerden, der Verlust ihrer Finanzkraft, Macht oder Schönheit zu schaffen macht. Nun, wo ihnen ihre reguläre Bezugsquelle narzisstischer Befriedigung fehlt, sind sie – ohne Gespür für ihren eigenen tatsächlichen innerlichen Selbstwert, an dem sie sich festhalten könnten – in eine von Selbsthass durchdrungene Depression verfallen, fühlen sich gedemütigt und sind verzweifelt.

Schizoide Klienten kommen oft, (1) weil sie sich sozial derart isoliert haben, dass sie Angst haben, bald würden sie jeden Kontakt zur Menschheit verloren haben; (2) weil sie jung sind und zum ersten Mal merken, dass ihre Probleme mit Nähe und Vertrauen ihnen im Weg stehen, wenn es darum geht, zu heiraten oder enge Freundschaften zu schließen; oder (3) weil sie gravierende Symptome haben, die sie daran hindern, ein normales Leben zu führen. Um ein Beispiel für Letzteres zu zitieren: Einer meiner jungen Klienten hatte so heftige soziale Ängste, dass er in der Klasse keinen Ton herausbekam. Auch schaffte er es nicht, andere um etwas zu bitten, weil er noch nicht sicher war, ob es ihm überhaupt zustand, etwas für sich selbst haben zu wollen. Eine andere Klientin hatte das Gefühl, durch eine unsichtbare Mauer von anderen Menschen getrennt zu sein.

Was Klienten an meiner Praxis und mir auffällt

Der narzisstische Klient

Menschen mit narzisstischen Persönlichkeitsanpassungen achten bezogen auf meine Praxis und mich selbst gewöhnlich besonders auf Aspekte, die sie als potenzielle Hinweise auf meinen Status sehen: etwa wie viele Diplome und Ausbildungszertifikate ich habe, ob die Lage der Praxis repräsentativ ist, wie luxuriös mein Praxismobiliar oder mein Kleid ist, wie viele Bücher ich im Regal stehen habe. Daneben beobachten sie in jeder Minute peinlich genau meine nonverbalen Reaktionen auf sie. Ob ich Blickkontakt mit ihnen halte oder wegschaue, ob ich stillsitze oder die Position auf meinem Stuhl verändere. Gewöhnlich deuten sie diese Reaktionen als Zeichen von Interesse oder Desinteresse an dem, was sie gerade gesagt haben, oder als Signale für Missbilligung oder Bestätigung meinerseits. Wenn sie meine Bewegung und das, was diese für sie aussagt, nicht offen kommentieren, so signalisieren sie doch, dass sie sie mitbekommen haben, indem sie plötzlich das Thema wechseln, unvermittelt Kritik an sich selbst üben oder indem sie sich abrupt verärgert zurückziehen. Narzisstische Klienten neigen auch dazu, sich auf die Aspekte der Therapie zu fixieren, die ihnen nicht zusagen. Etwa die Uhrzeit, zu der sie einen Termin bei mir haben, wie weit die Anreise für sie ist, was ich als Honorar veranschlage oder meine Abrechnungspraxis.

Ein extrem narzisstischer Mann sagte einmal, er sei nicht sicher, ob er mein Klient sein könne, obwohl er mich für eine hervorragende Therapeutin hielt. Aber er fände meinen New-York-City-Akzent zu unterschichtsmäßig, und das könne ihm vielleicht schnell peinlich sein. Eine Klientin hatte das Gefühl, ich könne ihr nicht das Wasser reichen, weil sie die literarische Qualität der Zeitschriften in meinem Wartezimmer unter ihrem Niveau fand. Eine Frau starrte mir während ihrer gesamten Sitzung ins Gesicht und wechselte jedes Mal das Thema, wenn ich mich ihrem Blick entzog. Eine andere reagierte gekränkt, als ich zwischendurch einen Blick auf die Uhr warf, da sie annahm, es hieße, dass ich mich mit ihr langweilte.

Viele narzisstische Klienten von mir beginnen Sitzung für Sitzung mit einer Litanei von Klagen darüber, wie schwierig die Anfahrt zu mir für sie gewesen sei: Der Bus oder die U-Bahn hätte Verspätung gehabt; der Taxifahrer sei ein Stoffel gewesen; es sei ganz schön teuer, hierher zu kommen und so weiter. Anfangs war es mir ein Rätsel, wie sie darauf kamen. Schließlich liegt meine Praxis ausgesprochen verkehrsgünstig. Ganz in der Nähe halten mehrere Busse und U-Bahn-Linien, es gibt reichlich Parkmöglichkeiten, und die meisten finden sie eigentlich gut erreichbar. Die Erfahrung hat mich jedoch gelehrt, dass diese Klienten das teilweise deshalb tun, weil sie von Alltäglichkeiten ziemlich aus der Bahn geworfen werden; weil sie nicht wissen, wie sie von allein wieder ins Lot kommen und weil sie sich viel zu verletzlich fühlen, um ihre Schwierigkeiten offen einzugestehen. Oder sie beschweren sich über dies und jenes, weil sie den Fokus lieber nicht so sehr darauf lenken möchten, wie therapiebedürftig sie sind, weil das ihre defensive Großspurigkeit zum Platzen bringt. Also verdrehen sie die Fakten in ihrem eigenen Kopf unbewusst dahingehend, dass sie so tun, als täten sie mir irgendwie einen Gefallen, indem sie zu mir kommen, und ich solle ihnen deshalb Anerkennung zollen für die Opfer, die sie gebracht haben, um zu unseren gemeinsamen Sitzungen zu gelangen. Sie suchen den Schuldigen in der Außenwelt, um ihren eigenen Problemen nicht direkt ins Auge blicken zu müssen. Was das Figur-Grund-Geschehen angeht, so fühlen sie sich schlecht damit, dass sie zu mir kommen müssen; also treten jene Aspekte unseres interpersonellen Feldes, die mit meiner Brauchbarkeit als potenzieller Sündenbock oder als Trösterin zusammenhängen, sofort in den Vordergrund.

Der Borderline-Klient

Borderline-Klienten geht es selten um Statusthemen oder um Kleinigkeiten an meinem Verhalten. Wenn sie klagen, wie schwierig es sei, zu meiner Praxis zu gelangen oder wie schwer es ihnen fiele, das Geld für die Therapie aufzubringen, ist der zentrale Punkt für sie der, wie hilflos und schlecht ausgestattet sie sich fühlen, wenn es darum geht, sich als Erwachsene in der Welt zurechtzufinden. Es geht nicht darum, mich anzuklagen, damit sie sich selbst nicht mehr ganz so unzulänglich fühlen – in aller Regel sind ihre Klagen mehr oder weniger unverhohlene Versuche, mich dazu zu bringen, für sie zu sorgen. Ein Mann verstieg sich sogar dazu, mir nahezulegen, ich solle doch in ein kostengünstigeres Viertel ziehen, denn bei einer niedrigeren Praxismiete könnte ich ihm ja einen niedrigeren Stundensatz berechnen. Ihm kam diese Lösung vernünftiger vor als die Option, sich einen besser bezahlten Job zu suchen oder härter zu arbeiten und befördert zu werden. Schließlich, so sagte er mir, sei *ich* ja fürsorgepflichtig ihm gegenüber. Nicht umgekehrt.

Im Allgemeinen tendieren Borderline-Klienten dazu, an meiner Praxis und mir selbst das wahrzunehmen, was ihnen zu versprechen scheint, dass hier für sie gesorgt wird. Oder sie achten umgekehrt auf Details, die anzudeuten scheinen, dass sie Gefahr laufen, das zu erfahren, was ihnen am meisten Angst macht: von ihrem Gegenüber vereinnahmt oder verlassen zu werden. Vor diesem Hintergrund dürften sie mehr auf den Wohlfühlfaktor der Räumlichkeiten achten als auf den Preis des Mobiliars. In der Regel gilt: Diejenigen, die sich zuerst auf Details fixieren, die im weitesten Sinne mit Nährendem in Verbindung stehen, haben noch mehr Hoffnung und sind emotional weniger geschädigt als diejenigen, denen zu allererst Details auffallen, die sie mit einem potenziellen Verlust in Verbindung bringen. Eine Klientin von mir, die in frühester Jugend immer wieder herzzerreißende Erfahrungen damit gemacht hatte, wie ihre Mutter sie verließ, nahm zum Beispiel kaum jemals Dinge wahr, die mit Status oder existenzieller Sicherheit zu tun hatten. Was für sie immer wieder als Figur in den Blickpunkt rückte, war die Wanduhr in meiner Praxis. Sie vergewisserte sich während ihrer Sitzungen immer wieder, wie spät es war, und kam mir immer zuvor, indem sie selbst ihren Redefluss unterbrach und sich zum Gehen erhob, bevor ich Gelegenheit hatte, ihr zu sagen, dass ihre Sitzung nun zu Ende war.

Später vertraute sie mir an, dass es für sie emotional zu schmerzhaft gewesen wäre, von mir gesagt zu bekommen, dass sie jetzt gehen müsse.

Der schizoide Klient

Schizoide Klienten nehmen in der Regel besonders lebhaft Merkmale der Beziehung zwischen Klient und Therapeut wahr, die mit ihrer eigenen Sicherheit sowie ihrer Unabhängigkeit vom Therapeuten oder der Therapeutin zusammenhängen. Für sie tritt es also als Figur in den Vordergrund, wie dicht beieinander beziehungsweise wie weit voneinander entfernt wir sitzen oder sogar, wie ich sie ansehe. Ein Klient mit sehr weitreichenden schizoiden Problemen beschwerte sich, dass ich übergriffig gewesen sei, da ich ihn zu direkt angeschaut hätte. Als ich nachhakte, was ich stattdessen hätte machen sollen, schlug er vor, dass ich nicht weiter blicken sollte als bis zur Mitte der Strecke, die uns trennte. Alles andere fühlte sich allzu zudringlich und bedrohlich an. Bei Borderline- oder narzisstischen Klienten hingegen tritt Derartiges meist nicht in den Vordergrund. Eine andere Klientin wiederum bestand darauf, mir nur von Ereignissen zu berichten, die zwei Wochen vor unserer Sitzung eingetreten waren. Dadurch, so sagte sie, hätte sie das Gefühl, in ihrem Leben selbst das Heft in der Hand zu behalten, weil ich so nichts sagen konnte, das Einfluss auf ihre Entscheidungen haben könnte.

Anders als Borderline-Klienten, die in der Regel nur zu gern die Verantwortung dafür abgeben, für sich selbst zu sorgen, wachen schizoide Klienten eifersüchtig darüber, sich ihre Unabhängigkeit zu bewahren, da sie sich nicht sicher fühlen, wenn sie sich auf irgendjemanden außer sich selbst verlassen. Und anders als narzisstische Klienten streiten sie sich selten mit mir über das Honorar oder darüber, wann sie einen Termin bekommen, da sie: (1) sich scheuen, jemanden um einen Gefallen zu bitten, da es ihr Gefühl der Unabhängigkeit beeinträchtigen könnte; und (2) oft glauben, sie müssen die Bedingungen, die ihr Gegenüber ihnen vorgibt, eben hinnehmen, wie sie sind, da es ihnen nicht zusteht, eigene Gefühle zu haben (Klein 1995). Wenn sie sich überhaupt zu Statusaspekten äußern, dann in der Regel nur, um mich emotional auf sicherer Distanz zu halten – nicht, weil sie Status dazu nutzen, ihr instabiles Selbstwertgefühl zu stützen.

Welche Gefühle in mir gegenüber dem Klienten aufsteigen

Ein gutes Gespür für die interpersonelle Gestalt eines Klienten bekomme ich oft, wenn ich darauf achte, wie ich mich in seiner Gegenwart fühle (das, was landläufig »Gegenübertragung« genannt wird). Indem ich genau beobachte, was von den vielfältigen Möglichkeiten des interpersonellen Feldes für mich emotional zur Figur wird, kann ich in der Regel einige Schlüsselmerkmale der Rolle identifizieren, die der Klient oder die Klientin mir zuweist. Im Folgenden beschreibe ich einige der häufigen Gefühle, die interpersonelle Gestalten vom Borderline-, narzisstischen und schizoiden Typ in mir auslösen.

Borderline: Ich ertappe mich dabei, mich um die Person kümmern zu wollen, oder ich merke alternativ, dass mir ihre Hilflosigkeit zunehmend auf die Nerven geht oder sie mich frustriert. Gewöhnlich bedeutet das, dass der Klient die Rolle der Betreuungsperson auf mich projiziert – entweder die der nährenden Betreuungsperson (daher mein Bedürfnis, mich um den Klienten zu kümmern), die Betreuungsperson wider Willen oder die wütende Betreuungsperson (daher meine Frustration und Verärgerung).

Narzisstisch: Ich habe Angst, Meinungen zur Sprache zu bringen, die von der meines Klienten abweichen. Oder aber ich habe das Gefühl, während der Sitzungen einen wahren »Eiertanz« aufzuführen. Ich zögere, die normalen Regeln auf die Betreffenden anzuwenden, deren Einhaltung ich auch von anderen Klienten erwarte (etwa dass ihre Sitzung pünktlich endet oder dass sie Termine ausreichend früh absagen). Oder es werden mit einem Mal Themen rund um Minderwertigkeits- oder Überlegenheitsgefühle für mich zur Figur. Einige narzisstische Individuen malen ein derart idealisiertes Bild ihres Lebens, dass ich merke, wie ich beim Zuhören neidisch werde auf all das, was sie haben. Wenn ich anfange, mich zu fragen, warum meine Freundinnen und Freunde nicht so loyal sind wie ihre, mein Partner nicht so begehrenswert, meine Kinder nicht so wohlerzogen und so weiter, dann weiß ich: Ich arbeite gerade mit einem narzisstischen Klienten und gehe in Resonanz mit seinen Erwartungen, dass ich ein vollkommen unkritisches, ihn bewunderndes Publikum sei.

Schizoid: Ich beobachte, dass ich mich damit beschäftige, wie ich meinem Klienten oder meiner Klientin das Gefühl vermittle, gut aufgehoben zu sein. Ich nehme übergenau jede einzelne Bewegung von mir wahr, die potenziell als Bedrohung erlebt werden könnte. Bevor ich mich erhebe, um ein Fenster in der Nähe meines Klienten zu öffnen, ertappe ich mich dabei, ihn vorzuwarnen, dass ich das gleich mache. Oder ich stelle plötzlich fest, dass ich mir Sorgen mache, ich könnte das Vertrauen meines Gegenübers enttäuschen und ihm schaden. Ich habe aus Erfahrung gelernt, dass ich dann, wenn Derartiges für mich in einer Sitzung zur Figur wird, meist subtile Signale meines Klienten auffange, die mit seinen charakteristischen interpersonellen Ängsten zu tun haben.

Warum habe ich dem Klienten fünfzig Cent gegeben?

James F. Masterson, der bekannte Autor von Werken zu Störungen des Selbst, beschreibt mitunter mit einem Lachen, wie er nur seine eigene Gegenübertragung zu beobachten braucht, um Klienten im Nullkommanichts zu diagnostizieren. Er sagt, wenn er sich dabei ertappe, etwas zu tun, was für ihn außerordentlich untypisch sei – etwa dem Klienten ein Fünfzig-Cent-Stück für die Telefonzelle zu geben –, frage er sich: »Warum habe ich ihm die Münze gegeben?« Wenn er es gemacht hatte, weil der andere ihm leidtat, war der Klient ein Borderliner. Hatte er es ihm gegeben, weil er Angst davor hatte, ihn mit einem Nein wütend zu machen, war er ein Narzisst. Wenn er das Gefühl hatte, der Klient hatte ihm die Münze mit einer Charmeoffensive abgeluchst, war der Klient Psychopath. Dem möchte ich noch hinzufügen: Wenn der Klient das Fünfzig-Cent-Stück gebraucht hätte, aber nicht darum bat, ist er schizoid.

Selbsterfahrungsübungen

Projektive Tests, Träume, Fantasien und Experimente aus der Gestalttherapie arbeiten allesamt mit Figur-Grund-Phänomenen und tragen in sich das Potenzial, aufzudecken, was auf der interpersonellen Ebene für den Klienten wichtig ist. Vielleicht kennen und benutzen Sie bereits einiges, das in diese Richtung funktionieren könnte. Falls nicht, denken Sie sich ruhig eigene Übungen aus oder borgen Sie sich die beiden nachfolgend beschriebenen, die ich in der Anfangszeit meiner eigenen Gestalttherapieausbildung in den 1970er-Jahren gelernt habe.

Übung 1: »Suchen Sie sich einen Gegenstand, der Sie interessiert.«

Die folgende Selbsterfahrungsübung setze ich gelegentlich in der ersten Sitzung ein, um einen neuen Klienten oder eine neue Klientin kennenzulernen. Ich bitte die Person, sich in meinem Praxisraum umzusehen und wahrzunehmen, ob es irgendetwas gibt, an dem ihr Blick immer wieder hängen bleibt. Es kann etwas sein, das diese Person mag oder auch nicht mag. Wenn die Person signalisiert, dass sie etwas Derartiges gefunden hat, bitte ich sie, sich das Objekt gründlich anzusehen und es dann in der Ich-Form zu beschreiben – so, als sei sie selbst dieses Objekt. Danach frage ich, ob es an dem, was sie gerade über das Objekt gesagt hat, irgendetwas gibt, das sich auch mit ihrer eigenen realen Lebenssituation deckt. Sagt sie dann, es gäbe nichts, was sich damit decke, frage ich, was bei ihr anders ist als bei dem Objekt.

So zum Beispiel wählte ein Klient von mir meine Diplome an der Wand. Er sagte dann: »Ich bin die Diplome. Ich zeige, wie gescheit und erfolgreich diese Therapeutin ist. Ich bringe andere dazu, sie zu beneiden und zu bewundern.« Auf meine Frage hin, in welcher Beziehung seine Beschreibung der Diplome zu ihm stehen könnte, sagte er: »Ich bin zu Ihnen gekommen, weil ich will, dass Sie mir Ihr Geheimnis verraten und mir beibringen, wie es geht, so erfolgreich zu sein wie Sie. Ich beneide Sie, weil Sie etwas haben, das ich auch will.« Dieses Beispiel zeigt ganz klar – und es kristallisierte sich nach weiteren Sitzungen noch mehr heraus –, dass dieser Klient mit Themen wie Status, Neid und Bewunderung beschäftigt war: typisch narzisstische Anliegen.

Eine Klientin wurde auf den handgearbeiteten afghanischen Überwurf über der Rückenlehne des Sofas aufmerksam, auf dem sie gerade saß, und sagte: »Ich bin der Überwurf. Ich bin weich und warm. Ich bin für Leute da, wenn sie mich brauchen, damit ich es ihnen behaglich mache.« Diese Worte entpuppten sich sowohl als Beschreibung der Rolle, die meine Klientin in Interaktionen gewohnheitsmäßig annahm, und sie beschrieben auch, welche Art von Behandlung sie sich für sich selbst ersehnte.

Übung 2: »Ich sehe … Ich stelle mir dabei vor…«

Diese Übung offenbart, was für den Klienten oder die Klientin in den Vordergrund tritt, und hilft, den Unterschied zwischen Realität und Projektion zu vermitteln. Das kann zu zweit in der Einzeltherapie geschehen oder auch in der Gruppentherapie, wobei die Anwesenden hier einer nach dem anderen das Wort ergreifen.

Hierbei bitte ich Klienten, mich anzuschauen und sich gewahr zu werden, was sie dabei tatsächlich sehen. Dann sollen sie wahrnehmen, was sie sich bei dem, was sie sehen, in Bezug auf mich vorstellen. Was der Klient darauf antwortet, ist enorm aufschlussreich. Eine Frau sagte zum Beispiel, sie würde sehen, dass ich gütige Augen hätte. »Nein«, sagte ich. »Das stellen Sie sich bei dem, was Sie sehen, vor! Und was *sehen* Sie tatsächlich, was Sie auf diesen Gedanken bringt?« Die Klientin war von der Unterscheidung, die ich da traf, irritiert. Bislang war ihr offenbar nicht klar gewesen, dass sie dazu neigte, Menschen beim kleinsten Hinweis in diese Richtung alle erdenklichen nährenden Eigenschaften zuzuschreiben. Ich demonstrierte ihr den Unterschied, indem ich sie ansah und sagte: »Ich sehe, dass Sie um die Augen sorgfältig geschminkt sind und Lippenstift tragen. Ich stelle mir dabei vor, dass es ihnen sehr wichtig ist, wie Sie aus meiner Warte aussehen.« Sie sagte daraufhin: »Ich sehe, Sie haben braune Augen, wie meine Mutter sie hatte. Ich stelle mir dabei vor, dass Sie genauso gütig mit mir umgehen werden wie meine Mutter.« Manche Klienten tun sich mit den beschriebenen Übungen generell sehr schwer. Ich bestehe dann nicht darauf, dass sie sich auf sie einlassen, sondern frage einfach, was an der Übung bei ihnen Bedenken weckt. Die Antworten darauf sind genauso aufschlussreich wie die Übung selbst.

Narzisstische Klienten haben oft Angst, sich vor anderen zum Narren zu machen, oder sind aufgebracht darüber, dass ich ihren Redefluss unterbrochen habe. Auch das ist ein Weg, mir anzuzeigen, welche Rolle sie mir in ihrem interpersonellen Drama zugedacht haben (die des Publikums) und welche Ängste im Hinblick auf sie selbst für sie im Vordergrund stehen (als nicht ganz perfekt dazustehen). *Schizoide* Klienten sagen manchmal, sie seien nicht gut mit solchen spontanen Sachen, sie hätten nie gute Ideen. Oder aber sie ziehen die Übung mechanisch durch oder gehen sehr verstandesmäßig an sie heran. All das sind Arten und Weisen, mit ihren Ängsten im Hinblick auf Kontrollverlust umzugehen oder bezogen darauf, sich vor einer anderen Person spontan zu öffnen. Oder die Übung weckt primitive existenzielle Ängste, aus dem Dasein herauskatapultiert und zu etwas anderem zu werden. *Borderline*-Klienten bringen in der Regel genug Spontaneität mit, um solche Übungen durchzuführen und Freude an ihnen zu haben, es sei denn, sie sind besonders regrediert oder wütend auf mich.

Zusammenfassung

Unerfüllte interpersonelle Bedürfnisse aus der Vergangenheit bewirken, dass Menschen mit Borderline-, narzisstischen oder schizoiden Persönlichkeitsanpassungen besonders auf interpersonelle Signale reagieren, die eine Erfüllung ihrer unerfüllten Wünsche zu versprechen scheinen, Ängste vor einer Retraumatisierung wecken oder ihnen erlauben, ein weiteres Mal ihre Lieblingsmethoden zu inszenieren, das Erleben des eigenen Schmerzes abzuwehren. Da diese interpersonellen Gestalten unflexibel sind und sich wiederholen, lassen sie sich während der Sitzung relativ leicht erkennen. Man muss nur beachten, was von den unzähligen Möglichkeiten des interpersonellen Organismus, also des Umfelds für den Klienten oder die Klienten als Figur hervortritt.

In der Regel haben *Borderline*-Klienten besondere Antennen für Signale, die damit zusammenhängen, Liebe und Nährendes zu geben und zu empfangen – oder umgekehrt für alles, was ihre Angst vor Vereinnahmung oder Verlassenwerden schürt. *Narzisstische* Klienten nehmen meist vor allem Chancen wahr, Bewunderung oder Demütigung zu erfahren. Sie achten auf Statussymbole und Aspekte der Interaktion, die ihr Gefühl bestätigt, dass der Therapeut oder die Therapeutin voll und ganz auf sie konzentriert ist und dem, was sie sagen, hundertprozentig zustimmt. Oder sie konzentrieren sich auf das, was diesen Eindruck stört. Im Gegensatz dazu organisieren *schizoide* Klienten ihre interpersonelle Gestalt so, dass sicherheitsrelevante Punkte im Vordergrund stehen, und so geraten Aspekte wie Vertrauen, Berechenbarkeit sowie physischer und emotionaler Abstand von anderen für sie ins Zentrum der Aufmerksamkeit.

Die Idee der interpersonellen Gestalt gibt dem Therapeuten Mittel an die Hand, die Hauptthemen von Klienten zu ermitteln, zu prognostizieren, wie sie auf Interventionen reagieren werden, und zu verstehen, wie sie charakteristischerweise an das Leben herangehen. Sie übersetzt theoretische Konstrukte aus der Entwicklungs- und Objektbeziehungstheorie in etwas, das für Gestalttherapeuten unmittelbar sinnvoll anwendbar ist. Außerdem steckt in ihr das Potenzial, etwas zur Überbrückung der Kluft beizutragen, die sich leider zwischen der Gestalttherapie und anderen psychologischen Theorien der Moderne aufgetan hat, indem sie uns einen Weg bietet, zu verstehen, wie die verschiedenen Theorien zusammenpassen und einander in ihren Erkenntnissen bereichern könnten.

Ein kurzer Abriss zu Borderline-, narzisstischen und schizoiden Persönlichkeitsanpassungen[2]

Die Rolle der Therapie ist die, Menschen zu helfen, alte Verletzungen zu würdigen und sich ihnen zu stellen, statt sich vor ihnen zu verstecken; adaptive Wege des Umgangs mit ihrem Schmerz zu finden; ihr wahres Selbst zu ergründen und auszudrücken. Kurzum: Der Therapeut hilft Klienten, Freude an sich selbst zu haben.

Überblick

Ziel dieses Kapitels ist, Ihnen eine simple und praxisnahe Möglichkeit aufzuzeigen, Klientinnen und Klienten zu verstehen, die Borderline-, narzisstische und schizoide Persönlichkeitsanpassungen vollzogen haben, und mit diesem Personenkreis zu arbeiten. Es versteht sich als Einführung in diese komplexen und verwirrenden Diagnosen, nicht als erschöpfende Abhandlung des Themas. Am Ende dieses Buches finden alle, die sich mit einem Aspekt der von mir angeschnittenen Themen noch eingehender befassen möchten, entsprechende Literaturverweise. Von Zeit zu Zeit lasse ich kurze Definitionen von Begriffen und Konzepten einfließen, die einigen Leserinnen und Lesern vielleicht nicht vertraut sein mögen. Meine Hoffnung ist die, dass sich dieser Leitfaden als ein nützliches Nachschlagewerk für psychotherapeutisch Tätige erweisen wird, die sich Fragen stellen, die auch mir anfangs Rätsel aufgaben, etwa: Was ist eine Persönlichkeitsstörung? Was ist der Unterschied zwischen Borderline-, narzisstischen und schizoiden Persönlichkeitsanpassungen? Warum verhält sich mein Klient oder meine Klientin so und so? Was mache ich in einer Sitzung?

Die Grundprinzipien meines Ansatzes

Ich betrachte jede Person als ein einzigartiges Kunstwerk, dass sich im Laufe der Zeit durch Interaktion mit seiner Umgebung immer weiter entfaltet. Wird dieser Entfaltungsprozess unterstützt, drückt sich die einmalige Persönlichkeit eines jeden Menschen in allem aus, was er tut. Werden Menschen in jungen Jahren an dieser Entfaltung gehindert, unterbricht dies ihren natürlichen Fluss und ihr Wunsch, sich selbst Ausdruck zu verleihen sowie ihren wahren Interessen nachzugehen, wird von ihrer Angst davor beschnitten, das Missfallen von Menschen zu wecken, die ihnen wichtig sind und die sie womöglich verletzen oder verlassen könnten. Also passen sie sich stattdessen an den gebremsten Modus an und verstecken ihr wahres Ich, sogar vor sich selbst. Ihre kreative Energie fließt in Anpassung und Sich-Ausbremsen, statt dafür verfügbar zu sein, sich als Mensch weiterzuentwickeln und auszudrücken. Die Betroffenen verstecken sich vor ihrem Schmerz und kleiden die eigentliche Natur ihrer inneren Not vor sich selbst in Metaphern, die wir Symptome nennen. Zur Sprache kommen in diesem Kapitel folgende Themen:

- Was ist eine »Persönlichkeitsstörung?«
- Ein kurzer historischer Abriss zum Konzept der Persönlichkeitsstörungen

- Das problematische Thema »Diagnose«
- Ein allgemeiner Leitfaden für die Behandlung von Persönlichkeitsstörungen
- Die Borderline-Persönlichkeitsstörung
- Die narzisstische Persönlichkeitsstörung
- Die schizoide Persönlichkeitsstörung
- Differenzialdiagnose

I. Was ist eine »Persönlichkeitsstörung«?

Der Begriff »Persönlichkeitsstörung« beschreibt in der Regel ein breit gestreutes und viele Bereiche betreffendes Bündel von Problematiken, bei denen man davon ausgeht, dass sie im Säuglingsalter oder in der frühen Kindheit beginnen und sich bis ins Erwachsenenalter fortsetzen. Man nennt sie »Persönlichkeitsstörungen«, da sie dazu tendieren, sich auf viele Aspekte der menschlichen Persönlichkeit auszuwirken, darunter auf die Wahrnehmung der eigenen Identität, das Denken und Verhalten und die Erwartungen an andere. Zudem bleiben sie über diese Zeit hinweg relativ gleich und gelten für eine ganze Palette von Situationen. Wie bereits kurz erwähnt: *Ich verwende lieber den Begriff »Persönlichkeitsanpassung« statt »Persönlichkeitsstörung«, um zu betonen, dass der Ursprung dieser Schwierigkeiten in kreativen Anpassungen an eine schwierige Kindheitssituation liegt.* Obwohl Menschen mit den drei wesentlichen Formen von Persönlichkeitsanpassungen, auf die hier eingegangen wird – solche vom Borderline-, narzisstischen und schizoiden Typ – unterschiedliche Lebensgeschichten, Probleme und Bewältigungsmechanismen aufweisen, teilen sie alle bestimmte Schwierigkeiten, die sich auf ihr Selbstgefühl und ihre interpersonellen Interaktionen auswirken.

1. Den Betroffenen fehlt ein realistisches, integriertes Bild von sich und anderen

Klienten mit Persönlichkeitsstörungen sehen sich selbst und andere tendenziell durch eine extreme und polarisierte Brille: als rundum gut oder als rundum schlecht. Wenn etwas eintritt, das ihre bisherige Wahrnehmung von jemandem als rundum gut stört, kehrt sich ihre Meinung von ihm komplett um und sie sehen den anderen nun als durch und durch schlecht, anstatt die Person fortan realistischer zu sehen und anzuerkennen, dass sie eine Mischung von guten und von schlechten Eigenschaften aufweist.

2. Den Betroffenen fehlt »Objektkonstanz«

Menschen mit einer Persönlichkeitsstörung mangelt die Fähigkeit, auch dann noch ein positives emotionales Band mit jemandem aufrechtzuerhalten, wenn sie wütend auf ihn sind, über ihn frustriert oder von ihm enttäuscht. Wenn jemand ohne Objektkonstanz zum Beispiel wütend auf einen Freund wird, mit dem er zuvor eine gute Beziehung unterhielt, hat sich alles Positive, was sie miteinander schon erlebt haben, damit erledigt, und alle ehemals erfahrenen guten Gefühle dieser Person gegenüber kommen abhanden. Aus Liebe wird schnell Hass. Objektkonstanz beinhaltet auch die Fähigkeit, eine emotionale Verbindung zu jemandem aufrechtzuerhalten, der nicht mehr tagtäglich in unserem Leben präsent ist und die Fähigkeit, das Gesicht dieser Person aus dem Gedächtnis abzurufen. Ohne diese Fähigkeit, gilt buchstäblich das Prinzip »Aus den Augen, aus dem Sinn«.

3. Die Fähigkeit, sich und andere realistisch zu sehen, ist durch unerfüllte Bedürfnisse nach angemessener Beelterung stark eingeschränkt

Wir kennen aus der Gestalttherapie das elementare Prinzip, dass unerfüllte Bedürfnisse aus der Vergangenheit in der Gegenwart auf Erfüllung drängen und alles färben, was sich für uns bei Interaktionen mit anderen als Figur in den Vordergrund schiebt. Klienten mit Persönlichkeitsstörungen neigen dazu, ihre unerfüllten Beelterungsbedürfnisse auf andere zu projizieren. Dann reagieren sie wütend und enttäuscht, wenn andere nicht die Rolle spielen, die sie ihnen zugedacht haben. Auch verpassen sie oft wichtige Signale, die ihnen zeigen könnten, dass das, was sie von ihrem Gegenüber erwarten, unangebracht ist.

Beispiel: Mein Klient Phil beklagte sich in der Therapie bitterlich darüber, dass sein Chef sich ihm gegenüber so gar nicht liebevoll und väterlich verhielt. Also schmollte er am Arbeitsplatz und machte aus seinem Ärger keinen Hehl, wann immer sein Chef ihm etwas auftrug. Diese Einstellung gefährdete zunehmend Phils Job. Aus seiner Vorgeschichte waren schon andere Fälle bekannt, die zeigten, dass Phil dazu neigte, alle männlichen Autoritäten als Vaterfiguren zu betrachten, die es ihm quasi schuldig waren, zu einem Mentor für ihn zu werden. Ihm entgingen jegliche Hinweise darauf (oder er tat sie als irrelevant ab), dass diese Autorität absolut kein Interesse daran hatte, zur Vaterfigur zu werden, und einfach nur wollte, dass Phil die Arbeit verrichtete, für die er eingestellt worden war.

4. Die Betroffenen sind unentwegt auf der Suche nach dem ganz besonderen Menschen, der für sie das tut, was ihre Eltern unterlassen haben, damit sie ihren unterbrochenen emotionalen Wachstumsprozess fortsetzen können

Klienten dieser Art sind ständig auf der Suche nach einer wiedergutmachenden Nachbeelterungserfahrung. Sie soll ihre aus der frühen Kindheit übrig gebliebenen Wunden heilen und ihnen, wenn auch verspätet, das geben, was sie für ihr Gefühl damals nicht bekommen haben. Um mit Freud zu sprechen, sind ihre Themen präödipaler, dyadischer und nicht triangulierter Natur. Das heißt, die Bedürfnisbefriedigung hängt hier nicht davon ab, beim Wetteifern mit jemand anderem um die Aufmerksamkeit des Gegenübers zu gewinnen. Der Klient oder die Klientin will einfach nur eine positive, intensive, ganz persönliche Beziehung zu jemandem, der für ihn oder sie die primäre elterliche Bezugsperson repräsentiert.

Zwar mag der Wunsch nach dieser innigen Bindung bei oberflächlicher Betrachtung Ähnlichkeit mit dem Wunsch eines Erwachsenen nach Liebe im romantischen Sinne haben. Doch Klienten mit Persönlichkeitsanpassungen möchten dabei einen bestimmten Aspekt einer idealisierten Eltern-Kind-Beziehung nachbilden – es geht nicht um eine Liebesromanze unter Erwachsenen. Auf einer gewissen Ebene ist ihnen meist klar, dass es unrealistisch ist, von anderen Erwachsenen einfach eine solche Nachbeelterung zu verlangen. Also rationalisieren sie ihren Wunsch, indem sie sagen, sie strebten eine Partnerschaft, Freundschaft oder ein Mentorenverhältnis an – sie seien ja nicht auf der Suche nach einem Vater oder einer Mutter. Dieser Wunsch nach Nachbeelterung wird unter Umständen so stark rationalisiert, dass sich die Person bei Therapiebeginn vielleicht gar nicht gewahr ist, welche Hintergedanken sie dabei hat.

5. Die Betroffenen identifizieren sich nun voll und ganz mit ihrem »falschen Ich« und glauben, es gäbe wahrheitsgemäß und vollständig wieder, wer sie sind

Diese Klienten blockieren ihre Wahrnehmung und den Ausdruck ihrer wahren Gefühle und Bedürfnisse schon so lange, dass sie irgendwann selbst zu dem Glauben gelangt sind, nichts anderes zu sein als ihr konstruiertes reaktives »falsches Ich«. Dieses »falsche Ich« umfasst alle Wege, auf denen sie sich an ihre häusliche Situation anpassten, indem sie eben das sagten oder taten, von dem sie meinten, es stelle ihre Bezugspersonen zufrieden, und die Seiten ihrer Persönlichkeit hemmten, von denen sie dachten, sie seien dort vielleicht nicht gern gesehen.

Dieses konstruierte »falsche« Ich ist wie eine mentale und emotionale Zwangsjacke, die daraufhin ihre weitere Entwicklung hemmt. Statt heute spontan und freudig herauszufinden, was sie mögen und wollen, verhalten sie sich weiter so, wie es den in ihrer Kindheit angelegten Mustern entspricht. Unterschwellig verspüren sie vielleicht einen vagen und formlosen Schmerz und haben das Gefühl, dass etwas fehlt, ohne zu wissen, was es ist oder wie sie es bekommen. Wie der römische Philosoph Seneca sagte: »Wer den Hafen nicht kennt, in den er segeln will, für den ist kein Wind der richtige.«

II. Ein kurzer historischer Abriss zum Konzept der Persönlichkeitsstörungen

Zuerst kamen die Psychosen, dann die Neurosen, dann Borderline

Bis in die 1930er-Jahre gab es hauptsächlich zwei Kategorien von psychischen Störungen: Neurosen und Psychosen. Nur Menschen mit Neurosen galten als mit den psychotherapeutischen Methoden der damaligen Zeit (in erster Linie war das die klassische Psychoanalyse) behandelbar. Neurotiker (wie man sie nannte) sah man als Menschen, die Symptome hatten, die sich heilen ließen, indem man ihre unaufgelösten ödipalen Probleme deutete, wie sie sich in der Übertragungsbeziehung zwischen Patient und Therapeut manifestierten. Da Menschen mit neurotischen Problemen den Therapeuten realistisch sehen können, während sie eine Übertragungsreaktion auf ihn erleben (das heißt, auf den Therapeuten oder die Therapeutin die Qualitäten einer wichtigen Bezugsperson aus ihrer Kindheit projizieren), konnte man diese Klienten auf den Unterschied zwischen dem projizierten und den tatsächlichen Eigenschaften des Therapeuten aufmerksam machen und sich dies in der Therapie zunutze machen. Psychotiker hingegen halten ihre Übertragungsprojektionen auf den Therapeuten oder die Therapeutin im Allgemeinen für realistisch und lassen sich nicht vom Gegenteil überzeugen. Infolgedessen kann die Übertragung hier nicht als therapeutisches Werkzeug eingesetzt werden, um neue Einsichten anzustoßen.

Das Kontinuum-Konzept: Normal → Neurotisch → Borderline → Psychotisch

Im Laufe der Zeit fiel den meisten aufmerksamen Therapeuten eine Gruppe von Klienten auf, die anfangs durchaus eher neurotisch wirkten, in der Regel aber mit den damals aktuellen Methoden nicht behandelt werden konnten. Stellte man sich Neurose und Psychose als Pole auf einem Kontinuum vor, schienen sie irgendwo dazwischen zu liegen. Anders als die Klienten, die unter Psychosen litten, war diese andere Klientengruppe mehr oder weniger auf die Realität ausgerichtet und zeigte gesellschaftlich im Allgemeinen ein angemessenes Verhalten, und doch war der emotionale Leidensdruck der Betroffenen enorm und sie hatten oft gravierende, lebenslange Probleme rund um die Themen Identität, Beziehungen, Selbstwertgefühl und Depressionen.

Latente Schizophrenie oder pseudo-neurotische Schizophrenie

Da einige dieser Klienten bei besonderen Belastungen für kurze Zeit psychotisch wurden, gingen einige Therapeuten davon aus, dass sie »prä-schizophren« seien oder eine subtilere Form von Schizophrenie aufwiesen. Da jedoch die Mehrheit dieser Menschen nie psychotisch wurde und trotz ihrer emotionalen Turbulenzen in der Lage war, zu heiraten, berufstätig zu sein und ein relativ normales Leben zu führen, bürgerte sich nach und nach der Begriff »Borderliner« ein (von engl. *border*, »Grenze«, da es sich um den Grenzbereich zwischen Psychose und Neurose handelte).

Unterscheidung zwischen verschiedenen Persönlichkeitsstörungen

Als die Therapeuten sich näher mit dieser »Borderline«-Gruppe von Klienten befassten, kristallisierte sich für die meisten von ihnen heraus, dass es geboten war, diese breit gefächerte Gruppe von nicht neurotischen, nicht psychotischen, nicht normalen Individuen in Unterkategorien aufzuteilen. Allerdings bestand wenig Einigkeit darüber, wie man das angehen könnte. Therapeuten unterschiedlicher Denkschulen sind sich noch heute uneins über so grundlegende Aspekte wie: Wie viele Kategorien von Persönlichkeitsstörungen gibt es? Wer gehört in welche Kategorie? Welche Gruppe ist gestörter als die andere? Sind diese Kategorien auf einem Kontinuum angesiedelt oder gesonderte Entitäten? Gibt es bestimmte Stile, Abwehrmechanismen oder Organisationsinstanzen der Gesamtpersönlichkeit? Kann jemand mehr als eine dieser Kategorien aufweisen? Und so weiter.

Wichtig ist jedoch, dabei im Hinterkopf zu behalten, dass diese Kategorien einfach Wege sind, unser Denken im Hinblick auf unsere Klienten zu sortieren; etwas, das wir benutzen können, um mit anderen aus der klinischen Praxis zu kommunizieren. Es handelt sich um Bezeichnungen für Muster – nicht für etwas real Existierendes. Jeder Mensch ist einmalig. Wenn wir solche Kategorien zu ernst nehmen, werden sie zur fixen Gestalt und können dann unsere Fähigkeit einschränken, zu beobachten und zu verstehen, was während unserer Sitzungen mit Klienten wirklich vor sich geht.

Obwohl ich die Begriffe »Borderline«, »narzisstisch« und »schizoid« benutze, möchte ich damit nicht implizieren, dass die Person jemals von ihrer Diagnose definiert wird. Als Begriffe fassen sie unser Wissen über eine bestimmte Gruppe zusammen, ohne je ein bestimmtes Individuum zu beschreiben. Hinzu kommt, dass es sich herabwürdigend anfühlen kann, anhand einer Diagnose identifiziert zu werden, etwa wie bei »die Borderlinerin«. Es ist nicht kränkend gemeint, wenn ich solche Begriffe in diesem Werk verwende. Ich benutze sie als praktisches Kürzel, um Informationen effizienter vermitteln zu können. Es ist wichtig, nicht zu vergessen, dass wir, wenn wir diagnostische Kategorien benutzen, von Menschen wie uns selbst sprechen (vielleicht ja sogar tatsächlich von uns selbst), und dass es wehtun kann, in solche Schubladen gepresst zu werden.

III. Das problematische Thema »Diagnose«

Wozu diagnostizieren? »Der Zufall begünstigt den vorbereiteten Geist«, sagte Louis Pasteur. Im Grunde glaube ich, dass es bei Klienten mit Persönlichkeitsstörungen viel besser ist, eine allgemeine Vorstellung von dem zu haben, was uns erwartet, als einfach zu »improvisieren«. Wenn mich jemand zum Tanz auffordert, weiß ich ja auch gern vorher, ob gleich ein Tango oder ein Walzer gespielt wird. Hinzu kommt, dass sich bei vielen Menschen mit Störungen des Selbst eine unvermittelte negative Reaktion auf die Therapie einstellen kann, die sich mitunter vermeiden lässt, wenn man sich im Vorfeld ein paar Gedanken über die Themen macht, die die Person beschäftigen. Mit negativer Reaktion auf die Therapie meine ich, dass das subjektive Wohlbefinden des Klienten oder der Klientin während der Therapie abnimmt, anstatt sich zu verbessern, dass die Symptome zunehmen und sich die Person missverstanden, verletzt, enttäuscht fühlt und wütend auf den Therapeuten oder die Therapeutin ist.

Bevor ich die einzelnen Persönlichkeitsstörungen verstand und einigermaßen treffsicher diagnostizieren konnte, befand ich mich immer wieder in der Situation, mit Klienten umgehen zu müssen, die mich eben noch geliebt hatten und mit einem Mal hassten, ohne dass ich es hatte kommen sehen. Ebenso wenig verstand ich, was da vor sich ging oder warum es gerade jetzt geschah. Hilfe von Kollegen oder Büchern hinzuzuziehen, war schwierig, da mir das psychotherapeutische Fachvokabular fehlte, um den Vorgang zu beschreiben. Als mein Supervisor die Theorie aufbrachte, vielleicht hätte ich es ja mit einer Person zu tun, die unter einer »Borderline-Persönlichkeitsstörung« litt, war ich dankbar für den Hinweis, da er mir zumindest einen Anhaltspunkt bot. Ich konnte mich entsprechend weiterbilden und Bücher zu dieser Diagnose lesen und so eine gewisse Vorstellung bekommen, was da in meinen Sitzungen ablaufen mochte, welche Rolle ich dabei spielte und was ich zukünftig tun könnte.

Die Diagnose beschreibt ein Muster und keine Person

Bevor ich hier fortfahre, sollte klar herausgestellt werden, dass jede Diagnose, so zutreffend sie auch sein mag, zwangsläufig begrenzt ist. Jeder Mensch ist komplex. Dieser Komplexität kann eine Diagnose nicht gerecht werden. Sie erlaubt uns lediglich, ein Muster oder wiederkehrendes Problem zu benennen. Außerdem haben die meisten meiner Klienten, die für die Diagnose einer Persönlichkeitsstörung infrage kommen, auch noch andere Probleme, für die man eine Diagnose stellen könnte. Wo hören wir auf? Bei welchen Schwierigkeiten entscheiden wir uns für eine solche Schublade? Welche Schubladen benutzen wir? Was, wenn das Problem der Betroffenen in keine der bislang existierenden Schubladen hineinpasst?

Wenn ich mir näher anschaue, was mir bei der Arbeit mit Klienten durch den Kopf geht, stelle ich fest, dass ich Diagnosen überwiegend als Gedächtnisstütze verwende. Nach dem Motto: »Ah ja, wir müssen irgendwann an den Punkt kommen, an der Angst zu arbeiten, die sie bei großem Gedränge im Supermarkt überkommt.« Oder: »Ich sollte das, was ich ihm zu sagen habe, besser sehr vorsichtig formulieren. Schließlich macht ihm an diesem Punkt noch ziemlich dieses narzisstische Gefühl zu schaffen, er hätte nur zwei Optionen: (1) entweder etwas Besonderes und perfekt zu sein oder aber (2) wertlos und mit Mängeln behaftet. Ich will hier keine narzisstische mit Selbsthass verbundene Depression lostreten oder eine defensive Abwertungsattacke auf mich.« Diese Arten von Diagnosen sind informell und quasi eher Merkzettel, die mir helfen, nicht aus dem Blick zu verlieren, dass »auch das« den Klienten oder die Klientin belastet und dass ich es im Hinterkopf behalten muss.

IV. Ein allgemeiner Leitfaden für die Behandlung von Persönlichkeitsstörungen

Klienten mit Persönlichkeitsstörungen, selbst relativ hochfunktionale, bringen ihre ureigenen, unverkennbaren Problemkonstellationen mit in die Therapie. Bevor ich auf die Einzelheiten der Diagnose und Behandlung der (aus meiner Sicht) drei Haupttypen von Persönlichkeitsstörungen eingehe (Borderline-, narzisstische und schizoide Persönlichkeitsstörung), möchte ich einige der charakteristischen Schwierigkeiten darlegen, die prägend für die Therapie der meisten Menschen sind, die mit Persönlichkeitsstörungen in unserer Praxis auftauchen. Oft erkenne ich, dass ein Klient eine Persönlichkeitsstörung hat, bevor ich mit Sicherheit sagen kann, welche der drei Grundkategorien die Probleme und Einstellungen dieses konkreten Klienten am besten beschreibt. Diese Erfahrung scheint gängig. Also habe ich nachfolgend die Problematiken aufgelistet, die nach meinem Dafürhalten für alle Persönlichkeitsstörungen unabhängig von der konkreten Kategorie recht typisch sind, sodass es nützlich ist, auf sie vorbereitet zu sein. Natürlich sind nicht bei jedem und jeder der Betroffenen die gesamten Probleme ein Thema beziehungsweise sie sind es nicht unbedingt alle im gleichen Ausmaß. Außerdem haben Menschen mit Persönlichkeitsstörungen wie jeder andere auch Tage, an denen sie sich gesünder und robuster fühlen, und schlechte Tage, an denen sie instabiler sind und stärker blind drauflos reagieren.

Häufige Schwierigkeiten von Klienten mit Persönlichkeitsstörungen

1. Ihre Probleme betreffen die ganze Persönlichkeit

Alle drei dieser kreativen Anpassungen an die Gegebenheiten greifen auf Spaltung als primären Abwehrmechanismus zurück. Sie sehen die Welt durch die Brille eines binären Systems, in dem alles und jeder mit großer Wahrscheinlichkeit als entweder durch und durch gut oder durch und durch schlecht gesehen wird. Abstufungen zwischen den beiden Polen sind nicht vorgesehen. Dies und das Fehlen von Gesamtobjektbeziehungen und Objektkonstanz beschränkt die Betroffenen radikal in ihrer Fähigkeit, sich selbst und andere realistisch zu sehen. Es prägt ihr Selbstbild, es prägt, wie sie mit sich selbst umgehen und wie sie sich in ihrer Welt ausdrücken.

2. Ihre Probleme sind gravierender als die des Durchschnittsklienten

Da sie als primären Abwehrmechanismus Spaltung einsetzen und es ihnen an Objektkonstanz mangelt, fällt es diesen Klienten auf vielen Gebieten ihres Lebens schwer, sich verlässlich und angemessen zu verhalten. Im Extremfall kann es sich dahingehend auswirken, dass sie nicht in der Lage sind, länger ein und denselben Job zu behalten oder befriedigende Beziehungen aufzubauen beziehungsweise für

Grundbedürfnisse wie genug Schlaf, bei Bedarf eine angemessene medizinische Versorgung und ein Dach über dem Kopf zu sorgen.

3. Ihre Probleme sind größtenteils ich-synton

Mit ich-synton meine ich, dass der Klient glaubt, eine bestimmte Denk- oder Verhaltensweise, so dysfunktional oder seltsam sie auch sein mag, sei ein untrennbarer Teil seiner selbst. Es fühlt sich normal an. Mir hat jemand einmal eine Anekdote erzählt, die diesen Punkt sehr schön veranschaulicht: Eine Frau hatte etliche schwer fassbare unangenehme Symptome. Sie suchte ihren Arzt auf, dem ihre Beschreibung Rätsel aufgab. Er startete also einen Versuch, sich ein klareres Bild zu verschaffen, indem er sie bat, doch einmal detailliert zu schildern, wie ihr Tag ablief. Sie sollte einmal damit anfangen, wie es weiterging, nachdem sie morgens wach wurde. Die Frau sagte: »Ich stehe auf, gehe ins Bad, stelle mich unter die Dusche, übergebe mich, putze mir die Zähne, und dann frühstücke ich.« »Sekunde mal«, unterbrach sie der Arzt. »Sie übergeben sich jeden Tag?« »Natürlich. Ist das nicht bei jedem so?«, gab sie zurück.

4. Ihre Schwierigkeiten gehen auf die frühe Kindheit zurück

Diese Klienten berichten gewöhnlich, dass sie sich schon immer so ähnlich gefühlt hätten wie heute. Darin unterscheiden sie sich von Klienten, die im Erwachsenenalter etwas Traumatisches erlebt haben, das jetzt starke Ängste in ihnen auslöst. Letztere können klar differenzieren zwischen »bevor ich dieses Problem hatte« und »nachdem das Problem begann«.

5. Es besteht oft eine Kindheitsamnesie

Viele meiner Klientinnen und Klienten erinnern nur sehr Weniges aus ihrer Kindheit. Die noch vorhandenen Erinnerungen sind bruchstückhaft und unzusammenhängend. Im extremsten Fall kann es so sein wie bei einer Frau, die behauptete, sie erinnere sich an gar nichts, was geschah, bevor sie einundzwanzig war!

6. Sie sind nur eingeschränkt fähig, sich selbst und andere mit realistischem Blick wahrzunehmen

Wie schon zuvor vermerkt, bewirken der Einsatz von Spaltung und diversen anderen Abwehrmechanismen sowie das Fehlen von Objektkonstanz und Gesamtobjektbeziehungen bei diesen Klienten, dass sie überaus extreme und simplifizierende Vorstellungen von sich selbst und anderen entwickeln. Menschen sind entweder rundum gut oder rundum schlecht, und hierbei kann das Pendel mitunter rasant von einer Seite zur anderen ausschwingen. Betroffenen fällt es deshalb schwer, Grauzonen zu sehen und gemäßigter und ausgeglichener in ihrem Denken und Verhalten zu sein.

7. Die Probleme, mit denen sie vorstellig werden, sind oft vage

Ich bitte Klienten zum Beispiel bei ihrer ersten Sitzung, mir zu sagen, was sie sich von ihrer Therapie wünschen und was sie gerade jetzt veranlasst, in die Therapie zu kommen. Der Punkt mit dem »Jetzt« ist für mich besonders interessant, da er ihre wunden Punkte offenbaren kann (was mir gegebenenfalls hilft, die richtige Diagnose zu stellen). Außerdem signalisiert mir die Antwort mitunter, welche Rolle ich, wenn es nach ihnen geht, in ihrem Leben ausfüllen soll. Einige Antworten fallen sehr konkret aus: »Meine Mutter ist gestorben, und ohne ihre Unterstützung fühle ich mich ziemlich niedergeschlagen und einsam. Wir haben jeden Tag miteinander geredet.« Von anderen dagegen kommen nur vage Äußerungen wie: »Ich bin nicht sicher. Ich weiß, dass ich nicht glücklich bin. Ich war schon mal in Therapie, aber ich habe sie abgebrochen. Ich weiß gar nicht mehr, warum.«

8. Der auslösende Stress ist kennzeichnend für ein schon lange bestehendes Problem

Klienten mit Borderline-Themen kommen zum Beispiel oft in Therapie, nachdem eine Liebesbeziehung in die Brüche gegangen ist. Sie fühlen sich verlassen, sind wütend, verletzt, fühlen sich zurückgewiesen und sind untröstlich. Diese Gefühle sind ihnen sehr vertraut. Jeder Verlust oder jede Trennung kann tiefe Verlassenheitsgefühle heraufbeschwören, selbst wenn die Initiative für die Trennung von ihnen selbst ausgegangen ist.

9. Sie haben Schwierigkeiten mit Selbstaktivierung

Selbstaktivierung ist die Fähigkeit, seine wahren Bedürfnisse und Sehnsüchte zu identifizieren und sich selbst genug Rückhalt dafür zu bieten, die eigene Motivation solange aufrechtzuerhalten, bis diese erfüllt sind. Diese Selbstunterstützung ist der Treibstoff, der Selbstaktivierung erst ermöglicht. Viele Klienten können sich nur auf sehr begrenzten Gebieten, die in ihrer Herkunftsfamilie unterstützt wurden, selbst aktivieren.

10. Sie haben Probleme mit Nähe und Beziehungen

Klienten mit Persönlichkeitsstörungen neigen dazu, hochgradig unrealistische Erwartungen im Hinblick darauf zu haben, was sie von ihren Partnern, Freunden und Angehörigen erwarten können. Wenn andere ihre Erwartungen nicht erfüllen, reagieren sie tendenziell enttäuscht, verletzt und wütend. Hinzu kommt, dass sich einige dieser Klienten schon seit Langem mit Ängsten herumschlagen, die sich auf Nähe zu anderen beziehen. Diese Ängste können bewirken, dass sie sich zurückziehen, wenn ihr Gegenüber auf sie zugeht, oder dass sie nur Beziehungen zu Menschen eingehen, bei denen nicht davon auszugehen ist, dass sie ihre Gefühle in vollem Umfang erwidern oder ihre Bedürfnisse erfüllen. Diese und andere Themen in Verbindung mit Beziehungen beschränken sie tendenziell in ihrer Fähigkeit, wirkliche Nähe länger auszuhalten, was es wiederum schwierig macht, stabile Beziehungen aufrechtzuerhalten.

11. Sie sind nur eingeschränkt fähig, ihr Selbstwertgefühl und ihre Stimmungen im Griff zu haben und sich selbst ohne Hilfe von außen zu beruhigen

Gewöhnlich entsteht diese Situation dadurch, dass die Erwachsenen in dem Umfeld, in dem der Klient oder die Klientin aufgewachsen ist, ebenso wenig über diese Fertigkeiten verfügten. Einige Klienten suchte man sogar aktiv davon abzubringen, Verhaltensweisen zu erlernen und zu praktizieren, mit denen sie sich selbst regulieren konnten. Immer wenn Phil sich zum Beispiel von der beißenden Kritik seines autoritären Vaters entmutigt und niedergewalzt fühlte, versuchte er als eine Form von Selbstfürsorge, sich in sein Zimmer zurückzuziehen und ein Spiel zu spielen oder ein Buch zu lesen. Phils Vater aber verstand Phils Verlangen danach, sich dem Ganzen zu entziehen, als Kränkung und ließ ihn nicht aus dem Zimmer. Irgendwann stellte Phil solche Versuche daher ein und begann einfach, seine schlechten Gefühle als Teil von sich selbst hinzunehmen.

12. Sie tun sich schwer, ein echtes therapeutisches Bündnis aufzubauen

Mit »therapeutischem Bündnis« meine ich, dass Klient wie auch Therapeut ein auf Gegenseitigkeit basierendes und aufrichtiges Gefühl haben, gemeinsam darauf hinzuarbeiten, dass dem Klienten geholfen wird. Wenn ein starkes therapeutisches Bündnis besteht, fühlt sich der Klient nicht nur wohl mit dem Therapeuten und den Therapiezielen, sondern leistet auch seinen eigenen Beitrag zur therapeutischen Arbeit. Aus diesem Grund ist mitunter auch von einem »Arbeitsbündnis« die Rede. Klienten mit Persönlichkeitsstörungen können den Eindruck machen, es bestünde bei ihnen ein therapeutisches Bündnis, während sie in Wirklichkeit nur eine vorübergehende positive Übertragung erleben, bei der sie ihren Therapeuten oder ihre Therapeutin als rundum gut sehen. Anders als bei einem wirklichen therapeutischen Bündnis können diese positiven Gefühle plötzlich verschwunden sein, wenn der Therapeut sie enttäuscht (Masterson 1976, 1981).

13. Sie zeigen sehr ausgeprägte Übertragungsreaktionen

Leider treten negative Reaktionen auf die Therapie durchaus häufig auf. Wenn Klienten die Rolle des Nur-Guten auf den Therapeuten projizieren, kann diese Wahrnehmung auch jederzeit kippen, da die Projektion bei den Betroffenen höchst unrealistische Erwartungen an ihren Therapeuten oder ihre Therapeutin weckt. Wenn der Klient gerade dabei ist, die Rolle des rundum Schlechten zu projizieren, dürften selbst neutrale Reaktionen des Therapeuten oder der Therapeutin fälschlicherweise als Kritik oder Zurückweisung identifiziert werden.

14. Der Therapeut muss mit starken Gegenübertragungsreaktionen rechnen

Da diese Klienten auf viele Weisen intensive Bindungserfahrungen mit einem einzelnen Gegenüber suchen (und mitunter gleichzeitig sabotieren), die den Charakter einer Wiedergutmachung haben, können die klientenseitigen Erwartungen eine stark aufgeladene Atmosphäre in der Therapie bewirken.

15. Sie wählen Freunde und Partner, mit denen sich ihre frühen familiären Beziehungen wiederholen

Den meisten von uns geht es so, dass sie sich zu Bekanntem und Vertrautem hingezogen fühlen. Außerdem kann es uns schwerfallen, uns etwas vorzustellen, das wir noch nicht persönlich erfahren haben. Leider schafft dies die besten Voraussetzungen dafür, dass diese Klienten Freunde und Partner wählen, bei denen davon auszugehen ist, dass sie durch sie eine ebenso dysfunktionale Behandlung erfahren wie die, mit der ihre Probleme überhaupt begonnen haben. Außerdem haben sie einen Hang dazu, sich unbewusst Partner oder Partnerinnen auszusuchen, die einem Familienmitglied ähneln, das sie in früherer Zeit enttäuscht, missbraucht oder schlecht behandelt hat, um die Situation dieses Mal befriedigender ausgehen zu lassen. Dieser unbewusste Versuch, einen positiven Abschluss des Ganzen zu finden, funktioniert jedoch in der Regel nicht, da die Betroffenen sich dafür meist Menschen aussuchen, die ähnliche und ebenso starke Mankos aufweisen wie ihre Angehörigen. Hierdurch kommen zu dem ursprünglichen Trauma noch weitere negative Schichten hinzu. Wie Clarence Darrow einmal sagte: »Die Geschichte wiederholt sich. Das ist so eine Sache, die an der Geschichte zu beanstanden ist.«

Wie kann der Therapeut oder die Therapeutin helfen? Fritz Perls (1979, Seite 44) sagte dazu sehr treffend: »Was wir anstreben, ist die Reifung des Menschen, ist, die Blockierungen zu beseitigen, die einen Menschen davon abhalten, auf seinen eigenen Beinen zu stehen. Wir versuchen ihm zu helfen, den Übergang von der Unterstützung durch die Umwelt zur Selbstständigkeit hin zu schaffen. Und das tun wir grundsätzlich, indem wir die Blockierung herausfinden. Die Blockierung erscheint ursprünglich dann, wenn das Kind keine Unterstützung von der Umwelt bekommt, sich aber auch noch nicht selbst versorgen und erhalten kann. In diesem Augenblick des toten Punktes fängt das Kind an, die Umwelt in Bewegung zu setzen, indem es sich verstellt und Rollen spielt, sich dumm stellt, hilflos spielt, sich schwach stellt, schmeichelt und all die Rollen spielt, die wir gebrauchen, um unsere Umwelt zu manipulieren.«

Behandlungsvorschläge

Das grundlegende Therapieziel bei Klienten, die diese Persönlichkeitsanpassungen vollzogen haben, lässt sich aus meiner Sicht recht simpel zusammenfassen: (1) Es geht darum, der Person zu helfen, die Existenz alter Verletzungen anzuerkennen und sich ihnen zu stellen, statt sich vor ihnen zu verstecken; (2) adaptive Wege des Umgangs mit ihrem Schmerz zu finden sowie (3) ihr wahres Selbst zu erkunden und auszudrücken. Kurzum: Der Therapeut hilft dem Klienten, zu lernen, »Freude an sich selbst zu haben«. Dieser Teil des Buches bietet einen Überblick über ein Vorgehen, mit dem Therapeutinnen und Therapeuten dieser Klientengruppe helfen können und das der jeweils unterschiedlichen Weltsicht von Borderline-, narzisstischen und schizoiden Klienten Rechnung trägt.

1. Intervenieren Sie, wenn sich die Anpassung vollzieht, die die Person blockiert, und machen Sie ihr diese bewusst

Es gibt etliche Methoden, die sich dafür eignen, eine blockierende Anpassung ins Bewusstsein zu rücken: Experimente im Sinne der Gestalttherapie, simple Fragen und analytische Deutungen. Das Instrumentarium hierzu dürfte den meisten Therapeuten bereits zur Verfügung stehen. Die grundlegende Theorie hierbei besagt, dass Klienten mit Persönlichkeitsstörungen mit Ihnen eine frühere Beziehung (eine Beziehung aus ihrer Kindheit) reinszenieren werden, die mit der ausweglosen Situation (Fritz Perls *impasse*) zusammenhängen, die sie dazu brachte, ein »falsches Ich« zu entwickeln, statt den ursprünglich vorhandenen Schmerz zu fühlen. Wenn Sie diesen unbeachtet ablaufenden Reinszenierungsprozess unterbrechen, wird es möglich, die dahinter verborgene Situation und die noch immer mit ihr verbundenen Gefühle zu bearbeiten.

Beispiel: Als ich meinem neuen Klienten Ron anbot, er könne sich in meiner Praxis einen beliebigen Sitzplatz aussuchen (und davon gibt es viele), wählte er einen, von dem aus er auf eine Wand blickte, im rechten Winkel zu mir, sodass er den Kopf drehen musste, um mich zu sehen. Das machte mich neugierig, und so sprach ich ihn darauf an: »Mir fällt auf, dass Sie einen Platz ausgesucht habe, von dem aus Sie mehr oder weniger zur Wand gedreht sind, und ich habe mich gefragt, was Ihnen an diesem Platz gefallen hat.« Ron versetzte: »Für mich sind die alle gleich. Mir ist es egal, wohin ich gucke. Mir ist das an diesem Platz nicht einmal aufgefallen.« Das wurde zum Aufhänger für ein interessantes Gespräch über all die Dinge im Leben, die ihm ebenfalls egal waren; wie schwer es ihm fiel, irgendetwas zu benennen, das ihn interessieren könnte, und wie viel Abstand er zu allen Menschen erlebte. Dass er sich von mir wegdrehte, ließ darauf schließen, dass er nicht erwartete, eine Bindung an mich zu entwickeln.

Masterson nennt dieses Reinszenieren ohne entsprechendes Gewahrsein »Ausagieren in der Übertragung«. Damit grenzt er es von reiferen Übertragungsphänomenen ab, die implizieren, dass der Klient eine Diskrepanz wahrnimmt: auf der einen Seite der Therapeut, wie er wirklich ist und wie die jetzigen Umstände beschaffen sind, und auf der anderen das Übertragene. Die den Klienten hemmende Anpassung zu unterbrechen, erfordert Fingerspitzengefühl und muss auf eine Weise erfolgen, die den besonderen Empfindlichkeiten der Person Rechnung trägt. In den folgenden Abschnitten empfehle ich konkrete und jeweils voneinander abweichende Möglichkeiten hierzu für Borderline-, narzisstische und schizoide Klienten.

2. Machen Sie die blockierende Anpassung zu etwas Ich-Fremden

Das bedeutet, dass der Klient sich davon löst, seine bisherige Art, sich in der Welt zu bewegen, als untrennbaren Bestandteil seiner selbst zu akzeptieren, und an den Punkt gelangt, die Anpassung als etwas von sich selbst Getrenntes und außerhalb von sich selbst Angesiedeltes zu sehen. Es ist ein Unterschied wie der zwischen unserer Haut und unseren Knochen einerseits und einer Hose andererseits, bei der man selbst entscheiden kann, ob man sie anzieht oder nicht. Je nach Diagnose sind hier unterschiedliche Methoden gefragt. Die meisten davon sind damit verbunden, Klienten zu helfen, tatsächlich zu sehen und zu verstehen, was sie tun und welche Auswirkungen dieses Verhalten auf ihr Leben hat.

3. Ermutigen Sie die Klienten zum Fühlen

Wird die blockierende Anpassung gestört, lässt die Person ihre Abwehr gegen das Fühlen fallen (wobei sich »Fühlen« hier sowohl auf Emotionen bezieht als auch auf körperliche Empfindungen). Dieses Unterbrechen des Ausagierens auf Seiten des Klienten (dessen, was die Person gewohnheitsmäßig tut, um nicht zu fühlen) bewirkt, dass der Klient oder die Klientin die unterschwellig vorhandenen schmerzhaften Gefühle und Emotionen aus der Vergangenheit erlebt, die bislang noch nie produktiv angegangen wurden. Das kann beängstigend und unangenehm sein. Der Klient braucht Unterstützung und Anleitung durch den Therapeuten, wenn es darum geht (1) sich selbst zu erlauben, diese Gefühle zu fühlen, worin sie auch bestehen mögen; (2) die Gefühle einzuordnen; und (3) Worte zu finden, um diese Gefühle auszudrücken. Wichtig ist jedoch, dass der Klient oder die Klientin nicht von mehr Gefühlen überflutet wird, als er oder sie noch sinnvoll verarbeiten kann. Es verlangt vom Therapeuten einiges Geschick, der Person zu helfen, ihre Gefühle zu erleben, ohne von ihnen überwältigt zu werden.

4. Unterstützen Sie beim Klienten die Entfaltung des wahren Selbst

Für viele meiner Klienten ist es eine neue und ein Stück weit verblüffende Idee, dass sie sich basierend auf ihrem Gespür für die gerade vorhandenen eigenen innerlichen Bedürfnisse doch tatsächlich aussuchen könnten, was sie in ihrem Leben tun. Um sie mit diesem Gedanken bekannt zu machen, gebe ich ihnen Wahlmöglichkeiten, die sie anregen sollen, sich auf ihre eigenen Gefühle und Gedanken zu konzentrieren, nicht auf meine. Auf der einfachsten Ebene habe ich zum Beispiel eine ganze Reihe von Sitzgelegenheiten und Beleuchtungsoptionen in meiner Praxis: So kann ich Klienten die Möglichkeit anbieten, selbst zu wählen, wo sie sitzen möchten, in welche Richtung sie schauen, wie weit weg von mir sie sein wollen und wie hell sie den Raum am liebsten hätten.

Abgesehen von dem Gewinn, den die Klienten hiervon haben, hilft ihre Entscheidung mir oft, schneller zu einer Diagnose zu gelangen. Als ich einen neuen Klienten fragte, wo er gern sitzen würde, gab er zurück: »Im Grunde genommen – wenn Sie das meinen – würde ich mich auf dem Flur am sichersten fühlen. Möglichst weit weg von Ihnen.« Daraus konnte ich blitzschnell folgern, dass ich eventuelle schizoide Problematiken im Sinn behalten sollte.

5. Bringen Sie Klienten bei, ihr inneres Selbst um Führung zu bitten, statt sich an Ihnen oder anderen zu orientieren

Ich sagte meinen Klienten immer, wenn ihr Bewusstsein zu etwas keinen Zugang hätte, sei es in ihrem inneren Selbst gespeichert. Und dass dieses innere Selbst ihnen helfen könne, Entscheidungen zu treffen, die ihren eigenen wirklichen Bedürfnissen und Wünschen entsprächen. Dazu heißt es allerdings, das innere Selbst direkt zu fragen. Zwar versucht es in unserem Alltag mit uns zu kommunizieren, aber oft verursachen unsere bewussten Gedanken und Gefühle zu viele Störgeräusche, oder der Lärm aus unserer Umgebung ist so laut, dass das innere Selbst nicht klar zu hören ist (wenn es denn überhaupt gehört wird). Indem wir unsere Aufmerksamkeit nach innen richten und die Geräuschkulisse gezielt reduzieren (durch Meditation, hypnotische Trance, ein paar tiefe, langsame Atemzüge oder einfach durch stilles Dasitzen), können wir seine Stimme klarer hören. Bei technikaffinen Menschen benutze ich als Analogie mitunter die Situation, eine Datei aufrufen zu müssen. Eher spirituell ausgerichtete Menschen neigen dazu, das weise innere Selbst als eine Form des Göttlichen zu betrachten, die ihrem religiösen Glaubenssystem entspricht. Wir müssen nicht wissen, woher unser inneres Selbst sein Wissen nimmt, um die Informationen nutzen zu können, die es uns liefern kann.

Dann kommt von mir die folgende Anleitung:

Statt sich Gedanken über die Frage zu machen, die Sie gerade beschäftigt, oder mich zu fragen, was meine Meinung dazu ist, schließen Sie jetzt doch einmal die Augen. Nehmen Sie sich ein, zwei Momente Zeit, um Ihren Körper zu spüren. Machen Sie es sich bequem. Und dann atmen Sie ein paarmal tief und langsam durch. Denken Sie nicht über Ihre Frage nach. Versuchen Sie nicht, bewusst eine Antwort auf sie zu finden. Stellen Sie im Geiste einfach diese Frage. Und warten Sie darauf, dass Ihr inneres Selbst antwortet. Vielleicht steigt die Antwort unmittelbar in Ihnen auf und ist plötzlich da. Oder es braucht einen Moment, bis sie an die Oberfläche Ihres Bewusstseins treibt. Die Antwort kann sich in Worten, Bildern oder sogar in Form einer Erinnerung einstellen.

Wenn nicht gleich eine Antwort kommt, müssen Sie die Frage vielleicht anders formulieren. Oder Sie fragen sich: Was wäre an diesem Punkt eine gute Frage an mich? Wenn Sie etwas an Ihrer Antwort nicht verstehen oder nicht glauben können, wenden Sie sich wieder nach innen und bitten um weitere Informationen. Sie können mit diesem Teil von sich, solange Sie möchten und so oft Sie es brauchen, still Zwiesprache halten. Weisen Sie nichts von sich, was Ihnen spontan in den Sinn kommt. Alles ist relevant, selbst wenn es zunächst nichts mit Ihrer Frage zu tun haben scheint oder Ihnen ganz untypisch für Sie vorkommt.

Um diesen Prozess zu veranschaulichen, erzähle ich manchmal von einem eigenen Erlebnis meinerseits, bei dem ich mich zunächst einmal sträubte, das zu akzeptieren, was mein inneres Selbst mir zeigte, da es im Widerspruch dazu stand, wie »ich« (mein bewusstes Selbst) mich gern sah.

Mein Erlebnis: Ich saß in einem kleinen Restaurant und fühlte mich ziemlich beklommen, hatte aber keine Ahnung, warum. Während ich auf meine Bestellung wartete, versuchte ich mir zu überlegen, warum mir wohl so unbehaglich zumute war. Befürchtete ich, zu viel zu essen und davon Gewicht zuzulegen? Erinnerte mich das Restaurant an irgendetwas aus meiner Vergangenheit? Alles plausible Gründe für mein beklommenes Gefühl, aber nichts davon überzeugte mich. Also schloss ich die Augen, faltete die Hände auf dem Tisch vor mir und stellte mir die Frage: »Warum fühle ich mich beklommen?« Sofort kam mir der Gedanke in den Sinn, dass ich am nächsten Tag nach London reisen würde. Ich verwarf die Idee, dass mich die Aussicht auf das Reisen vielleicht ängstigte. »Ich bin doch ein alter Hase, was das Reisen angeht«, sagte ich zu meinem inneren Selbst. Es antwortete mit einem Film, der lebhaft vor meinem geistigen Auge ablief. Er zeigte mich, wie ich hektisch den Koffer packte, mir Gedanken machte, was ich mitnehmen müsste und ob mir das Hotel wohl zusagen würde. Als Krönung des Ganzen kam dann noch eine für mich nicht gerade schmeichelhafte Szene, in der ich mich beim Packen meinem Mann und meinen Kindern gegenüber ganz schön hysterisch aufführte. Diese letzte Szene brachte die Sache offenbar auf den Punkt: Ich musste mir selbst eingestehen, dass ich mein Selbstbild wohl modifizieren müsste, und zwar dahingehend, dass auch Reisefieber zu mir gehörte. Als ich die Augen öffnete, stand eine Kellnerin vor mir und sah mich an. »Sind Sie religiös?«, fragte sie. Etwas zaghaft antwortete ich: »Ja, aber warum fragen Sie?« Worauf sie antwortete, sie hätte schon lange niemanden mehr gesehen, der vor dem Essen ein Dankgebet sprach.

6. Ermutigen Sie Klienten, ihre wahren Gedanken und Gefühle im Hinblick auf Sie und ihre Therapie auszudrücken

Ich lade meine Klienten ein, mir zu sagen, was für sie in der Therapie funktioniert und was nicht. Was gefällt ihnen an dem, was ich tue? Und bei was würden sie sich wünschen, dass ich es sein lasse? Ich betone, dass es *ihre* Therapie ist und dass wir unterschiedliche Möglichkeiten haben, wie wir vorgehen können, also könnten wir sie auch auf eine Weise handhaben, die ihnen zusagt. Das schafft einen Kontext, der klar macht, dass mir ihr Input, ob positiv oder negativ, willkommen ist und dass ich ihn brauche. Nur so kann ich Klarheit darüber gewinnen, womit ich weitermache, da es hilfreich ist, und womit ich aufhöre, da es das nicht ist.

Wenn Klienten Ärger und Enttäuschung über das äußern, was Sie tun, ist es wichtig, ihren Standpunkt zu respektieren und ohne in Verteidigungshaltung zu gehen auszuloten, was genau sie nicht mögen. Sie sind vielleicht der erste Mensch in ihrem Leben, der bereit ist, sich darauf einzulassen. Außerdem werden Sie, indem Sie ruhig bleiben und sie ihre Ehrlichkeit nicht büßen lassen, zu einem Rollenvorbild, das aufzeigt, dass es möglich ist, negatives Feedback zu geben und entgegenzunehmen, ohne dass jemand davon verletzt wird.

7. Vermitteln Sie Fähigkeiten in Sachen emotionale Selbstfürsorge: Der Emotionale Notfallkasten

Viele meiner Klienten hatten nie jemanden, der ihnen so grundlegende Dinge beibrachte wie etwa, was sie tun können, um sich selbst wieder zu beruhigen, wenn sie aufgewühlt sind; wie sie sich trösten können, wenn etwas ihre Gefühle verletzt hat; und wie sie es realistisch einordnen, wenn etwas nicht so läuft, wie sie es sich vorgestellt haben. Einige glauben auch, keinen Einfluss auf ihre Gefühle zu haben. Ich mache sie mit der Idee bekannt, dass sie durchaus lernen können, auf die eigene Stimmung einzuwirken, indem ich ihnen ein Motto von mir verrate: »Eine Stimmung ist keine Grippe – man muss nicht abwarten, bis sie wieder weggeht.«

Ich habe bei der Arbeit mit Klientinnen und Klienten, die das Gefühl hatten, Gefangene ihrer eigenen Stimmungen zu sein, die Idee eines »Notfallkastens für Gefühle« entwickelt. Hier die Grundprinzipien:

Bringen Sie die Idee ins Spiel, dass der Klient, um auf andere Gedanken zu kommen, Sachen tun kann, die ihm Spaß machen oder bei denen er alles um sich herum vergisst

Die meisten Klienten haben bereits ein paar Hilfsmittel, auf die sie zurückgreifen könnten, um ihre Stimmung aufzuhellen, nur haben sie sie bislang nicht genutzt. In der Regel hat das Gründe wie: Ihnen war nicht klar, dass sie sich dadurch erheblich besser fühlen könnten. Sie haben sich daran gewöhnt, von anderen abhängig zu sein. Sie betrachten sich als passives Opfer. Oder sie sind depressiv und ihnen war so gar nicht danach, überhaupt irgendetwas zu tun.

Ich erkläre, dass Untersuchungen immer wieder gezeigt haben, dass sich bestimmte Aktivitäten positiv auf unsere Stimmung auswirken. Zu den gängigsten, die bei fast allen eine gute Wirkung zeigen, gehören körperliche Bewegung, der Aufenthalt draußen in der Natur und Meditation. Dann bitte ich diese Klienten, mir etwas über Tätigkeiten zu erzählen, die sie genießen.

Tragen Sie dem Klienten auf, Tätigkeiten aufzulisten, die ihm Freude machen und bei denen er alles um sich herum vergisst

Wir erstellen in der Sitzung gemeinsam eine Liste von Aktivitäten, die die Person genießt und in die sie sich völlig versenken kann. Außerdem bitte ich sie, mir zu erzählen, was genau ihr daran Freude macht. Die Liste soll sicherstellen, dass es mindestens eine Sache gibt, die der Klient in jeder Situation tun kann, die ihm in seinem Alltag begegnet.

Beispiel: Ich habe einen Klienten, der gern Joggen geht – er sagt, es versetzt ihn in einen ruhigen, meditativen Zustand. Außerdem ist es immer ein Kick für sein Selbstwertgefühl, wenn er sich zum Joggen aufgerafft hat. Er hat dann das Gefühl, etwas Positives erreicht zu haben. Aber er kann ja nicht jedes Mal, wenn Ängste in ihm aufsteigen, seinen Arbeitsplatz verlassen, um zum Laufen zu gehen, also braucht er im Arbeitsumfeld noch etwas anderes, was er tun kann, um sich zu beruhigen. Als wir diesen Punkt erkundeten, erinnerte er sich an einen Yogakurs, den er einmal besucht hatte. Dort hatte man ihm eine simple Atemtechnik beigebracht, die ihm zusagt und die er als beruhigend erlebt. Ich trug ihm auf, sie mir zu demonstrieren und zu schildern, wie er sich davor, währenddessen und danach fühlte. Als Nächstes schlug ich ihm ein Experiment vor: Er sollte diese Atemtechnik doch einmal am Arbeitsplatz ausprobieren, wann immer er sich gestresst fühlte. Oder unmittelbar bevor er aus dem Haus ging, falls allein schon der Weg zur Arbeit für ihn Stress war. Hinterher könne er ja einmal überprüfen, ob sich das an diesem Tag positiv auf seine Stimmung ausgewirkt hatte. Sollte er herausfinden, dass er noch weitere Techniken brauchte, würden wir unser Gespräch über das fortsetzen, was ihm an Dingen eingefallen war, die er gern machte. Und vielleicht würden wir auch ein paar neue Kniffe ausloten, auf die andere gekommen waren und die vielleicht auch bei ihm wirksam wären.

Regen Sie Klienten dazu an, lebhaft mit allen sensorischen Details zu beschreiben, wie sie alles um sich herum vergessen können oder was ihnen Freude macht

Wann immer möglich bitte ich Klienten, sich ganz plastisch auszumalen, was genau sie an einer bestimmten Tätigkeit genießen: was für ein Gefühl damit für sie verbunden ist, was sie sehen, riechen und hören. Allein schon sich lebhaft vorzustellen, wie sie dieser lustvollen Tätigkeit nachgehen, kann manchmal bereits reichen, um ihre Befindlichkeit in der Gegenwart zu verändern, womit sie umgehend den Beweis dafür haben, dass dieses Vorgehen sie weiterbringen könnte.

Beispiel: Als mein Klient Sam äußerte, wie gern er Ski fuhr und dass das »richtig Laune« mache, trug ich ihm auf, sich doch einmal vorzustellen, er würde jetzt gerade Ski fahren, und mir zu berichten, was sich daran gut anfühlte. Sam stellte sich also vor, wie er auf Skiern einen Hang hinunterglitt, und machte sich daran, seine körperlichen Empfindungen dabei zu beschreiben, den Geschwindigkeitsrausch, den kühlen Fahrtwind in seinem Gesicht, sein Gefühl der Wachheit und wie rein und unberührt alles aussah. Ich konnte regelrecht beobachten, wie Sam sich dabei zunehmend besser fühlte: Seine Körperhaltung veränderte sich, er wirkte aufmerksamer und schien freudig erregt. Allein schon, dass er sich das Skifahren detailliert vorstellte, reichte aus, um Sams Stimmung in eine positive Richtung zu verändern.

Benutzen Sie eine physische Kiste oder einen physisch existierenden Ort als »Notfallkasten«

Der Emotionale Notfallkasten muss in irgendeiner Form tatsächlich physisch existieren, und sei es nur in Form einer Liste, die die Person auf ihrem Computer oder Smartphone abfragen kann. Aus Depressionen oder Ängsten heraus kann es den Betroffenen schwerfallen, sich in Erinnerung zu rufen, dass sie es in der Hand haben, etwas an ihrer Stimmung zu ändern. An diesem Punkt ist es nützlich, eine tatsächliche Kiste oder Sammelbox zu haben, auf die sie zugreifen können. Einige besorgen sich eine dekorative Schachtel und füllen sie mit Utensilien, die Sinnbilder für Strategien enthalten, die bei ihnen etwas bewirken. Andere benutzen lieber eine Smartphone-App, die ihnen erlaubt, Notizen zu machen, und das wird dann ihr »Notfallkasten«. In den Emotionalen Notfallkasten darf uneingeschränkt alles hinein, was der Person in den Sinn kommt.

Schlagen Sie Ihren Klienten vor, ihre Utensilien dann zusammenzustellen, wenn sie sich gerade ruhig fühlen, damit sie alles parat haben, wenn sie es brauchen

Auszuwählen, was sie in ihren Notfallkasten packen, regt Klienten zur Selbstaktivierung an und dazu, den Fokus auf Lösungen für ihre Probleme zu richten. Das können sie dann eigenständig nutzen, ohne vom Schicksal, der Zeit oder anderen Menschen abhängig zu sein, wann immer es darum geht, etwas an ihrer Stimmung zu ändern. Die Klienten können sich im Vorfeld auf emotionale Notsituationen vorbereiten, indem sie Dinge auflisten, die ihrer Erfahrung nach bei ihnen stimmungsaufhellend wirken, und diese Liste kommt dann in den Notfallkasten. Immer wenn sie sich schlecht fühlen, können sie ihren Notfallkasten öffnen und sich auf die Sprünge helfen lassen.

Auch Gegenstände können in den Notfallkasten wandern

Klienten, die einen physischen Kasten benutzen, können in diesen auch Objekte hineinlegen, die beruhigend auf sie wirken oder eine persönliche Bedeutung für sie haben, etwa Aromaöle, Zettel mit aufbauenden Zitaten, Kristalle oder Fotos. Eine Klientin von mir fertigte sich eine Reihe von Merkkarten an, auf die sie zurückgreifen könnte, wenn ihr eine realistische Sicht der Dinge abhanden zu kommen drohte, und legte sie in ihre Schachtel. Auf einer Karte stand: »Du nimmst das alles zu ernst. Es ist doch keine Krebstherapie!« Auf einer anderen stand: »Hör auf, so passiv zu sein. Beschwer dich oder geh.« Ein anderer Klient fertigte mithilfe von Collagen einen Satz Grußkarten an, auf denen inspirierende Zitate standen. Als Anerkennung für meine Hilfe gab er auch mir einen Satz Karten. Auf der ersten stand eines meiner eigenen Mottos: »Ein schlimmes Leben erschafft tolle Kunst!«

Nutzen des Emotionalen Notfallkastens

Oberflächlich betrachtet, ist die Sache mit dem Notfallkasten eine ganz simple Intervention. Aber ihre Wirkung kann subtil und weitreichend sein. Sie verlangt, dass Klienten reflektieren und sich überlegen, was sie als Hilfsmittel verwenden könnten, um ihre Stimmung zu beeinflussen. Auf diese Weise regt sie zur Introspektion an. Sie gibt damit den Tenor der Therapie vor: Vom Klienten oder der Klientin wird bei dieser Therapie erwartet, sich aktiv einzubringen. Außerdem macht sie Klienten mit der Idee bekannt, dass sie eigentlich gar nicht hilflos und ohne jede Hoffnung sind, auch wenn sie sich so fühlen: Es gibt durchaus einiges, was ihnen bereits bekannt ist (oder was sie leicht lernen könnten) und was dazu angetan ist, dass sie sich bald besser fühlen. Außerdem werden Klienten so mit der Idee von »Experimenten« bekannt gemacht. Im Grunde sagen wir: »Versuchen Sie das einmal und sehen Sie sich an, was passiert.« Schon das allein legt den Schluss nahe, dass nichts ein für alle Mal feststeht. Es weitet die Welt des Klienten oder der Klientin und setzt mitunter eine radikale Neubetrachtung der eigenen Lebensumstände in Gang. Was Klienten alles experimentell ausprobieren können, um zu sehen, welchen Einfluss es auf ihre Stimmung hat, kennt nahezu keine Grenzen.

Die beschriebene Intervention verändert die Haltung der Klienten gegenüber »dem Problem«. Wenn sie sich erst einmal auf eine ernsthafte Auseinandersetzung mit sich selbst eingelassen haben, um herauszufinden, was ihre Stimmung hebt oder trübt, ist das Problem nicht mehr vollständig ein innerer Vorgang für sie. Vielmehr ist es stärker etwas Äußerlicheres geworden, das sich untersuchen und erkunden lässt. Damit können die Gefühle Gegenstand von Problemlösungsversuchen werden. Wir sind von »Ich bin niedergeschlagen« zu »Was kann ich tun, um auf andere Gedanken zu kommen?« gelangt.

Die Liste von Dingen, die Menschen trösten, beruhigen oder energetisch aufbauen, ist lang und eine hochgradig persönliche Angelegenheit. Wenn Klienten diesbezüglich sehr eingeschränkt sind, schlage ich ihnen vielleicht vor, einmal mit Dingen zu experimentieren, die andere als hilfreich erlebt haben, wenn es darum ging, sich selbst zu beruhigen.

Natur

So haben viele Untersuchungen ergeben, dass es bei den meisten Menschen stimmungsaufhellend wirkt, draußen in der Natur zu sein oder auch nur eine Pflanze zu versorgen. Viele erleben einen besonders starken Wandel, wenn sie in der Nähe von Wasser sind, sei es beim Strandspaziergang, Surfen oder einer Bootsfahrt oder wenn Sie auf einen See blicken. Da es nicht immer möglich ist, sich in der Nähe eines größeren Gewässers aufzuhalten, tut es manchmal auch ein Bild. So bat ich eine Klientin, ein Bild mitzubringen, das genau die Art von Gewässer zeigte, bei deren Anblick sie sich besser fühlte. Sie wählte ein Bild von einem der Seen in der Nähe ihres Landhauses und sagte, das Bild würde ihr helfen, wieder herunterzukommen. Sie bräuchte es einfach nur auf ihrem Schreibtisch aufzustellen und es anzusehen, wenn sie sich gestresst fühlte.

Die Kunst des Spiels

Viele Erwachsene vergessen, wie viel Spaß es ihnen als Kinder gemacht hat, einfach mit Gegenständen zu spielen und neue Objekte gründlich zu erkunden. Auch heute noch kann das Spiel eine transformierende Wirkung haben. In meiner Praxis halte ich diverse Utensilien bereit, die ich persönlich benutze, um auf meine Stimmung einzuwirken. Ich nenne sie meine »Spielsachen«. Wenn es sich richtig anfühlt, lade ich meine Klientinnen und Klienten ein, mit einigen Artikeln zu spielen, die ich selbst benutze, um auf positivere Gedanken zu kommen. Wir erkunden dann gemeinsam den Raum, und ich ermutige sie, diese Objekte zu erforschen, mit ihnen zu experimentieren und wahrzunehmen, was sie davon mögen und welche Wirkung diese Sachen auf sie haben: Sie riechen an einigen meiner Duftöle, läuten mit den tibetischen Glocken, schauen in Kaleidoskope, hören Musik und spielen mit Kristallen und anderen eigentümlichen und schönen Objekten.

Während wir damit spielen, erzähle ich meinen Klienten dann, was ich mit diesen Objekten unter anderem mache. Zum Beispiel, dass ich an meinem Zitronenöl schnuppere, wenn ich mal eben einen schnellen »Kick« brauche und mich munterer fühlen möchte. Und ich berichte, dass Fernfahrer einer Studie zufolge besser wach bleiben konnten, wenn sie eine frische Orange in Scheiben schnitten und ihren Duft einatmeten. Dann biete ich ihnen mein Öl zum Schnuppern an. Ich habe auch ein Schälchen mit Lavendelblüten. Wenn Klienten etwas zur Beruhigung brauchen, schlage ich ihnen vor, etwas Lavendel zwischen den Fingern zu zerreiben, um die entsprechenden Duftessenzen freizusetzen, und dann die Augen zu schließen, an dem Lavendel zu riechen und wahrzunehmen, ob sie sich daraufhin anders fühlen. Das Ganze hat zudem auch noch den Vorteil, dass sie die stimmungsaufhellenden Eigenschaften dieser spielerischen Erfahrung dann mit mir in Verbindung bringen. Zukünftig wird Lavendel für sie nicht nur ein beruhigender Duft sein, sondern lässt sich auch als Übergangsobjekt einsetzen, mit dessen Hilfe sie mich als beruhigende, unterstützende Präsenz vor ihrem geistigen Auge heraufbeschwören können. Ein »Übergangsobjekt« ist etwas Tröstendes, das als Ersatz für eine bestimmte Person, etwa die Therapeutin oder den Therapeuten, dienen kann.

Darüber hinaus sammle ich Dinge, die bisherige Klienten gesagt oder getan und für sich selbst als hilfreich erlebt haben, um ihre Stimmung aufzuhellen. Ich lasse mir von diesen Klienten die Erlaubnis erteilen, ihre Methoden an andere Klienten weiterzugeben, die sie vielleicht hilfreich finden könnten. Dabei bleibt immer die Anonymität gewahrt. Die meisten sind stolz und erfreut, dass eine ihrer Methoden womöglich auch noch anderen helfen könnte.

Aromatherapie

Bei einigen Klienten hat sich für mich die Aromatherapie als hilfreich erwiesen. Unser Geruchssinn spricht einige der ältesten Teile unseres Gehirns an. Gerüche gelangen, so sagt man, geradewegs in emotionale Zentren, unter Umgehung unserer erst in viel neuerer Zeit entwickelten zerebralen Stirnlappen. Ich trage Klienten die Übung auf, in einen Laden zu gehen, wo ätherische Öle verkauft werden, und sage ihnen, sie sollten an etlichen Fläschchen schnuppern und wahrnehmen, welche Wirkung der jeweilige Duft auf sie hat. Diese Übung hat gleich in zweifacher Hinsicht einen positiven Effekt: Sie regt Klienten dazu an, auf ihre eigenen Vorlieben und Abneigungen zu achten, und sie erlaubt ihnen, weitere Utensilien für ihren Emotionalen Notfallkasten zu sammeln. Wann immer möglich, setze ich bei diesem Experiment gern ätherische Öle ein, keine handelsüblichen Parfums, da bei den ätherischen Ölen jeder einzelne Duft reiner ist und separat erschnuppert werden kann, wodurch es dem Klienten oder der Klientin leichter möglich ist, einen eindeutigen Eindruck zu bekommen. Sind derartige Öle bei den Klienten vor Ort nicht erhältlich, reicht es auch, sich in der Parfümerie umzusehen und wahrzunehmen, welche Düfte sie mögen und welche nicht. Auch so erhalten sie schon gewisse grundlegende Informationen darüber, welche Kategorien von Düften sie am meisten ansprechen. Sie können für sich erkunden: »Mag ich frische Zitrusdüfte, blumige Parfums, fruchtige oder eher welche mit Holznote?«

8. Regen Sie Klienten dazu an, ihre Gefühle kreativ auszudrücken

Ich sage Klienten, dass mein Slogan lautet: »Ein schlimmes Leben erschafft tolle Kunst«. Dieselbe Energie, erkläre ich, die wir dazu benutzen, Symptome auszubilden, kann auch in jegliche Form von kreativem Ausdruck fließen. Außerdem kann der Akt, Kunst hervorzubringen, welcher Art auch immer, eine transformierende Erfahrung sein. Sie kann ein Wohlgefühl und eine freudige Erregung sowie das Gefühl vermitteln, Dinge steuern zu können. Ich frage: »Was hätten Sie jetzt lieber: ein gemaltes Bild oder ein Symptom?«

9. Lassen Sie nicht locker

Mit der nützlichste Beitrag von James F. Masterson (1976, 1981) zur Psychotherapie der Störungen des Selbst ist seine Beobachtung, dass Klienten jedes Mal dann, wenn sie in die Selbstaktivierung gehen und damit in Kontakt kommen, was sie wirklich wollen, sowie anfangen, die entsprechenden Schritte in diese Richtung zu tun, von Neuem die ganzen außerordentlich schmerzhaften Gefühle erleben, die sie vermieden haben (suizidale Depression, Mordlust, Hilflosigkeit und Hoffnungslosigkeit, Öde und Leere, Panik, Scham oder Schuld). Um diese Gefühle zu umgehen, verfallen Klienten wieder in ein defensives Ausagieren. Der Therapeut muss darauf vorbereitet sein, den Abwehrmechanismus jedes Mal, wenn er wieder auftaucht, zu Bewusstsein zu bringen. Masterson bezeichnete diesen Kreislauf ursprünglich als die »Borderline-Triade«. Später erweiterte er ihn und benannte ihn in »Triade der Störungen des Selbst« um. Er postulierte: Selbstaktivierung führt zur Verlassenheitsdepression, die wiederum in Abwehr mündet. Jedes Mal, wenn der Klient oder die Klientin die aufsteigenden Gefühle würdigt und durcharbeitet, wird er oder sie ein wenig freier dafür, den nächsten Selbstaktivierungsschritt zu unternehmen. Wenn die Person dann das nächste Paket an unangenehmen Emotionen fühlt (das, was Masterson als »Verlassenheitsdepression« bezeichnet), verfällt sie wieder in Abwehr. Diese Abwehr wird dann vom Therapeuten erneut unterbrochen, indem er sie bewusst macht und dem Klienten erneut hilft, sich den aufsteigenden schmerzhaften Gefühlen auszusetzen und sie durchzuarbeiten. Das führt wiederum zu mehr Selbstaktivierung, und der ganze Kreislauf beginnt von vorn.

10. Suchen Sie nach etwas Liebenswertem an Ihren Klienten und begegnen Sie ihnen mit Mitgefühl

Mein Vorschlag bedeutet nicht, dass Sie Ihren Klienten sagen sollen, dass Sie sie lieben. Was ich vielmehr vorschlage, ist, dass Sie im Stillen Ihr inneres Auge auf das ausrichten, was an Ihren Klienten gesund, interessant und liebenswert ist. Dadurch werden Sie ihnen ohne Worte automatisch vermitteln, dass sie es wert sind, geliebt zu werden und anderen wichtig zu sein. Viele meiner Klienten haben gesagt, sie würden nicht verstehen, warum andere sie mögen, weil sie an sich selbst so gar nichts Sympathisches wahrnehmen. Im Laufe der Zeit jedoch beginnen sie ihre erbarmungslose Sicht von sich selbst ganz allmählich zu überdenken, während ich ihre Aufmerksamkeit immer wieder auf ihre Erfolge lenke, nicht auf die Punkte, in denen sie aus ihrem Blickwinkel versagen.

11. Verleihen Sie dem Leid Ihres Klienten Würde

Die meisten, die unter emotionalen oder psychischen Schwierigkeiten leiden, leiden gleich doppelt: einmal unter ihren stark einschränkenden Symptomen und einmal darunter, dass es ihnen peinlich ist, all diese Schwierigkeiten zu haben. Ich nutze diverse Methoden, um ihre Schwierigkeiten für sie umzudeuten, sodass sie nicht als persönlicher Makel gesehen werden, für den sich die Betroffenen schämen.

Einige zusätzliche Vorschläge

Deuten Sie Probleme um und benennen Sie sie als Talente

Von meiner Beschäftigung mit der Erickson'schen Hypnotherapie habe ich die Idee mitgenommen, dass sich die Bedeutung von Dingen verändern kann, wenn sie in einen anderen Kontext eingeordnet werden. Der Einsatz dieses Prinzips wird in der Psychotherapie als »Reframing« (umdeuten oder in einen neuen Bedeutungsrahmen setzen) bezeichnet. Man verändert also etwas am »Rahmen« und verändert damit die Bedeutung des Bildes. Die Fähigkeit, penibel auf Details und Zahlen zu achten, mag zum Beispiel eine gute Eigenschaft sein, wenn man in der Buchhaltung tätig ist. Übertreibt man es damit jedoch bei sozialen Anlässen, kann es anderen ziemlich auf die Nerven gehen. Die Fähigkeit ist ein und dieselbe, aber wir haben es mit unterschiedlichen »Rahmen«-Bedingungen zu tun.

Meiner Erfahrung nach hat jedes Talent zwei Seiten: An falscher Stelle eingesetzt, kann es problematisch sein; an der richtigen ist es hilfreich. Mitunter erzähle ich hierzu die Geschichte der Frau, die einmal zu mir kam und sich bitterlich über ihre Negativität beklagte. Sie sah von jeder Situation gleich deren Schattenseite. Manchmal fühlte sie sich deshalb wie gelähmt und war außerstande, die nächsten Schritte zu tun, da sie an jedem Vorhaben die Haken sah. Eines Tages ließ sie darüber so sehr die Flügel hängen, dass sie sagte: »Ich bin zu negativ. Ich bin für niemanden zu etwas nutze!« Das war, kurz nachdem Coca Cola seinen beliebten Softdrink vom Markt genommen und die klassische Rezeptur durch eine neue ersetzt hatte. Auf diese Veränderung reagierte der Markt mit derart sinkenden Absätzen, dass das Unternehmen gezwungen war, die ursprüngliche Version wieder anzubieten, nun unter dem Namen »Coke Classic«. Ich sagte also zu der Klientin: »Wenn die Firma Coca Cola Sie in ihrem Planungsteam gehabt hätte, wäre dieser sehr kostspielige Fehler nie passiert. Sie hätten nämlich ganz schnell erkannt, wo die Schwachpunkte dieses Vorhabens lagen und hätten das Unternehmen gewarnt.« Sie lächelte und stimmte mir zu. Ich hatte ihr Problem in eine besondere Gabe umgedeutet. Die Frau zählte daraufhin spontan noch eine ganze Latte zusätzlicher Schwierigkeiten auf, die vermeidbar gewesen wären, wenn man sie gefragt hätte.

Tarotkarten

Bei bestimmten Klienten setze ich gern Tarotkarten ein, in der Regel das Rider-Waite-Smith-Kartendeck, da viele seiner Karten Menschen in schwierigen Lebenslagen zeigen, die gerade vor besonderen Herausforderungen stehen. Mitunter kommt mir bei der Arbeit mit einem Klienten oder einer Klientin eine Karte in den Sinn, die die Situation dieser Person in dem gegebenen Moment gut auf den Punkt bringt. Wenn ich das Gefühl habe, dass es an dieser Stelle passt, sagte ich der Person, dass es eine Karte in einem Tarotdeck gibt, die sich genau auf das Thema bezieht, mit dem sie gerade konfrontiert ist, und frage, ob sie die Karte gern sehen möchte. Sagt sie Ja, zeige ich ihr die Karte und spreche über die darauf versinnbildlichten Herausforderungen im menschlichen Leben, mit denen auch die Klientin oder der Klient sich gerade erfolglos herumschlägt.

So zum Beispiel zeigt die Karte »Stärke« eine Frau, die mit sanfter Hand einen großen roten Löwen bändigt. Einer meiner narzisstischen männlichen Klienten, John, überzog sich immer mit vernichtender Kritik, wenn er seinen übersteigerten moralistischen und perfektionistischen Erwartungen an sein eigenes Verhalten wieder einmal nicht gerecht geworden war. Wir sprachen über seine Schwierigkeiten damit, seine Leidenschaften behutsam zu zügeln, ohne sich selbst zu schaden. Und dass dies für uns Menschen allesamt eine ständige Herausforderung war, nicht nur für ihn. Er beschloss, eine Abbildung dieser Karte als Gedächtnisstütze mit sich herumzutragen, die ihn daran erinnern würde, dass er auf dem Weg zum Erreichen seines Ziels auch behutsamer mit sich selbst umgehen konnte.

Die Motive auf den Karten helfen, Ideen konkret zu machen und zu visualisieren. Das ist besonders nützlich bei Klienten, die eher dazu neigen, in Metaphern und sehr visuell zu denken und die Informationen besser verarbeiten können, wenn sie in der von ihnen bevorzugten Form dargeboten werden.

Tai-Chi

Tai-Chi wird oft als Meditation in Bewegung beschrieben. Seine behutsamen und repetitiven kreisenden Bewegungen beruhigen den Geist, während sie gleichzeitig den Körper trainieren und die Koordination verbessern. Tai-Chi begann als eine Form von Kampfsporttraining, die meisten jedoch, die es heutzutage erlernen, praktizieren es als eine Form von Ausgleichssport, der die Gesundheit fördern soll. Anders als viele andere Arten von Training braucht man für Tai-Chi keine besondere Ausrüstung; es kann von den meisten Menschen gefahrlos praktiziert werden und es existieren zahlreiche Formen davon, die so konzipiert sind, dass sie auch bei begrenztem Platzangebot, etwa in einem kleinen Apartment, einem Büro oder einem Praxisraum durchführbar sind. Das macht sie sehr nützlich für Klienten, die eine Möglichkeit der Selbstberuhigung und eine Auszeit von ihren turbulenten Emotionen brauchen, denen es aber zu schwer fällt, still dazusitzen und andere Formen von Meditation zu praktizieren und die auch nicht die Zeit oder Lust haben, in einem Fitnesscenter zu trainieren. Tai-Chi lässt sich fast überall durchführen.

Viele meiner Klienten bleiben immer wieder in unproduktiven, unsinnigen Gedankenschleifen hängen. Sich selbst überlassen, grübeln sie zwanghaft über ihre Verluste und Mängel nach, werden immer depressiver, und sie überkommt ein immer stärkeres Gefühl der Hilflosigkeit und Hoffnungslosigkeit. Tai-Chi und seine rein der Gesundheit dienende und nicht kampfkunstbezogene »Schwester« Qigong lassen sich dazu einsetzen, diese selbstschädigenden Denkmuster zu unterbrechen. Heute wird in den meisten Städten Tai-Chi- oder Qigong-Unterricht angeboten. An Kursen teilzunehmen, hat zudem noch den Vorteil, dass zum physischen und mentalen Gewinn der Übungen auch noch die soziale Interaktion hinzukommt.

Therapeuten brauchen durchaus keine umfassenden Kenntnisse in Tai-Chi, um entsprechende Übungen produktiv in Sitzungen einsetzen zu können. Bei den meisten von uns mag es reichen, sich ein Tai-Chi- oder Qigong-Video anzusehen und genug darüber zu lernen, um ein paar simple Bewegungsabläufe herauszugreifen, die sich in die Therapie einbauen lassen. Lassen Sie mich an einem Beispiel verdeutlichen, wie das in der Praxis funktioniert.

Susan war von dem Psychiater, der ihre Medikation überwachte, gerade als Neuklientin an mich verwiesen worden. Sie litt schon seit Langem an chronischen Depressionen und war bei etlichen Therapeuten gewesen, doch ohne signifikante Besserung. Ihr Psychiater hielt es für wahrscheinlich, dass sich bei Susan irgendeine Form von undiagnostizierter Persönlichkeitsstörung fand, die nie angemessen behandelt worden war. Als Susan in ihrer ersten Sitzung etwas über sich selbst erzählte, fiel mir auf, dass sie immer depressiver und hoffnungsloser klang, je länger sie redete. Es zeigte mir, dass ich irgendeinen anderen Weg finden musste, um mit Susan zu interagieren, der sie nicht in ihrer Neigung bestärkte, sich durch das Reden in eine Depression hineinzusteigern. Ich beschloss, dieses unproduktive Muster zu unterbrechen, indem ich etwas drastisch anderes machte.

Ich sagte Susan also, dass ich sehen konnte, dass sie ziemlich niedergeschlagen war, aber den Gedanken hätte, wenn sie bereit wäre, etwas Neues auszuprobieren, könnte ich ihr relativ schnell helfen, sich besser zu fühlen. Susan wirkte überrascht, willigte aber ein, es zu versuchen. Ich stand auf und bat sie, ebenfalls aufzustehen, sich mir zuzudrehen und jede Bewegung von mir nachzuahmen. Ich begann mit einigen ganz einfachen Tai-Chi-Bewegungen: Ich streckte langsam die Arme mit den Handflächen nach unten von mir weg und hob sie dann bis auf Schulterhöhe, um sie dann langsam mit angewinkeltem Handgelenk zu senken, wobei die Handgelenke die Führung übernehmen. Das taten wir mehrmals gemeinsam. Dann schlug ich Susan vor, beim Hochheben der Arme ein- und beim Senken der Arme auszuatmen. Das machten wir vielleicht eine weitere Minute lang, wobei ich meine Atmung auf ihre abstimmte. Ich fragte sie, wie sich das anfühlte, und sie sagte, es sei eigenartig, aber entspannend. Ich schlug vor, mit einer weiteren Bewegung fortzufahren. Dieses Mal würden wir mit dem Arm große Kreise beschreiben, wobei die Handflächen bei einem Großteil des Kreises nach außen zeigten, als würden wir mit der Hand über ein Fenster wischen. Das taten wir zuerst eine Zeit lang mit einer Hand, und dann wechselten wir zur anderen, während wir passend zur kreisenden Bewegung unserer Hände langsam und gleichmäßig atmeten. Nach ein paar Minuten wirkte Susan so, als sei sie noch ruhiger geworden. Ich schlug vor, uns nun zusammen zu setzen.

Ich erzählte Susan, dass ich Tai-Chi-Bewegungen wie diese jeden Morgen mache, bevor mein Tag beginnt. Es verschafft mir einen klaren Kopf und lässt meine Gedanken zur Ruhe kommen, während es gleichzeitig körperliche Wehwehchen und Schmerzen lindert. Außerdem führe ich diese Bewegungen im Laufe des Tages auch immer wieder einmal durch. Ich tue es, wenn ich nach dem langen Sitzen einmal eine Pause möchte oder einfach, um wieder ins Lot und geistig zur Ruhe zu kommen. Wir erörterten dann den Unterschied zwischen ihrer Befindlichkeit zu Beginn der Sitzung, als wir über ihre Probleme sprachen, und wie sie sich jetzt nach den beiden simplen Tai-Chi-Übungen fühlte. Susan berichtete, dass sie die langsamen, rhythmischen Bewegungen sehr beruhigend fand. Ich schlug vor, dass wir diese beiden Bewegungsabläufe in ihre Therapie mit aufnehmen könnten. Wir könnten während der Sitzung immer wieder einmal eine »Tai-Chi-Pause« einlegen, wenn sie niedergeschlagen war oder sich aufgewühlt fühlte. Und sie könne die Übungen dann auch zu Hause durchführen, wenn sie für sich einen Moment der Ruhe schaffen und sich wieder herunterbringen wolle.

Durch den Einbau einfacher Tai-Chi-Bewegungsabläufe in Susans Sitzung erreichte ich gleich mehreres, was hier wichtig war: Ich unterbrach ein selbstschädigendes Muster in Form negativer Selbstgespräche. Ich brachte die Idee ins Spiel, dass Susan aktiv etwas tun konnte, um aus ihren depressiven Gedankenmustern auszubrechen.

Ich vermittelte ihr eine neue Technik zur Selbstberuhigung, die sie in ihrem Emotionalen Notfallkasten ablegen konnte. Und nebenbei wirbelte ich ihre Vorstellung von Therapie durcheinander.

Wenn jemand zu mir in Therapie kommt, der bereits viele Stunden Gesprächstherapie hinter sich hat, ohne dass sich etwas nennenswert gebessert hat, stelle ich oft fest, dass es angesagt ist, mehr therapeutische Experimente einfließen zu lassen, die von ihm ein aktives Mitmachen verlangen. Bei Interventionen wie der über die Aromatherapie oder auch über Tai-Chi tut der Klient oder die Klientin aktiv etwas, macht eine Erfahrung und berichtet über die eigenen Reaktionen. Das ist etwas anderes als mir nur von seiner Vorgeschichte oder von aktuellen Sorgen zu erzählen. Im Mittelpunkt dieser Art von Interventionen steht eine Erweiterung der Selbstwahrnehmung durch Schaffung neuer Erfahrungen.

V. Die Borderline-Persönlichkeitsstörung

Borderline-Klienten sind in der Regel emotional dafür belohnt worden, sich nicht von ihren Eltern abzulösen. Oder aber es sind Menschen, die für den Versuch, sich abzulösen, auf eigenen Beinen zu stehen und ein funktionierendes Erwachsenenleben zu führen, mit Beschimpfungen, Gewalt und Liebesentzug bestraft wurden. Statt Letzterem wurden die Betroffenen über einen Punkt hinaus, bis zu dem dies normal oder wünschenswert wäre, dazu ermutigt, abhängig von ihren Eltern zu bleiben und an deren Leben teilzuhaben. Diese Dynamik kann viele Formen annehmen.

Mitunter sind die Eltern sich bewusst, was sie von den Betroffenen verlangen, halten ihre Forderungen aber für absolut angemessen. Zum Beispiel war es bis zum 20. Jahrhundert gang und gäbe, von

Töchtern zu erwarten, dass sie bis zu ihrer Heirat zu Hause blieben und mitunter auch auf eine Heirat verzichteten, wenn ein Elternteil sie zu Hause brauchte. Noch heute gibt es konservative Kulturen, in denen die Auffassung herrscht, das Leben des Kindes solle der Aufgabe gewidmet sein, die Erwartungen seiner Eltern und Kultur zu erfüllen, und dass alles andere selbstsüchtig sei.

Ein häufiges Szenario sieht so aus, dass die Mutter sich von ihrem Ehemann emotional verlassen fühlt und sich mit ihrem Bedürfnis nach Gesellschaft und auf der Suche nach Hilfe dabei, mit Gefühlen wie Niedergeschlagenheit, Wut und Verlust fertig zu werden, einem ihrer Kinder zuwendet. Das Kind wächst mit der Vorstellung auf, seine Anwesenheit zu Hause und seine Fürsorge für die Bedürfnisse seiner Mutter sei für deren Überleben unabdingbar. Zwischen Mutter und Kind wird ein Faustischer Pakt geschlossen. Das Kind willigt im Grunde ein: »Ich gebe dir die emotionale Unterstützung, die du brauchst, statt mein Bedürfnis in den Mittelpunkt zu stellen, erwachsen und von dir unabhängig zu werden, denn tue ich das nicht, kannst und wirst du mir nicht Mutter sein.«

Das Borderline-Dilemma und der Borderline-Deal

Das grundlegende Dilemma ist, dass sich Kinder in dieser Situation zwischen ihrem persönlichen Reifungsprozess und der Tatsache entscheiden müssen, dass der betreffende Elternteil sie braucht. Entscheiden Sie sich dafür, erwachsen zu werden und anzufangen, ein unabhängiges Leben zu führen – so ihr unbewusster Glaube –, werden sie oder ihre Mutter sterben oder verrückt werden. Sofern nicht noch eine weitere erwachsene Person als Elternersatz zur Verfügung steht, können Kinder ihre eigene Entwicklung zurückstellen, um sich weiter um die elterlichen Bedürfnisse zu kümmern.

Ralph Klein vom Masterson Institute beschreibt den Borderline-Deal wie folgt: »Ich brauche Anerkennung, Bestätigung und Zustimmung. Ich kümmere mich um deine emotionalen Bedürfnisse, dein Selbstwertgefühl und dein Selbstbild, und dafür gibst du mir Anerkennung, Bestätigung und Zustimmung« (Klein 1995). Klein zufolge kann man jede der Persönlichkeitsstörungen samt jeweiligen Konsequenzen vor dem Hintergrund des Alters betrachten, in dem der »Handel abgeschlossen« wurde. Da er im Grunde verlangt, rein reaktiv zu leben und nicht spontan oder kreativ zu sein, gilt: Je früher im Leben der Deal stattfindet, desto geschädigter dürfte das Kind sein.

Für das Kind ist es immer noch besser, einen klaren Deal zu haben als gar keinen, selbst wenn er verlangt, seine eigene Entwicklung zu opfern. Die Alternative ist, dass es keine Möglichkeit gibt, Liebe, Anerkennung und Unterstützung zu erhalten und dass nichts als Misshandlung und Verlassenwerden erlebt wird. Ist dies der Fall, wird der oder die Betroffene wahrscheinlich niederfunktional sein und immer wieder falsche Entscheidungen treffen. Das klinische Bild dürfte einen chaotischen Eindruck machen, und gelegentlich werden kurze Klinikaufenthalte unumgänglich sein.

Wenn also eine erwachsene Person mit einer Borderline-Persönlichkeitsstörung bei uns in die Praxis kommt, haben wir gewöhnlich jemanden vor uns, der aus Gründen der Anpassung an die Gegebenheiten an einem bestimmten Punkt in seinem Leben etwas von sich geopfert hat, um sich Liebe und Fürsorge zu sichern, und heute aus dieser frühen Entscheidung nicht mehr herauskommt. Darüber hinaus glauben diese Erwachsenen in der Regel auf der tiefsten emotionalen Ebene noch immer, dass Ablösung und Individuation bedeuten würden, zu sterben oder verrückt zu werden. Gewöhnlich ist ihnen dieser Glaube am Anfang der Therapie nicht bewusst, denn jedes Mal, wenn sie Anstalten machten, sich in Richtung Individuation zu bewegen, folgten hierauf derart unangenehme Emotionen, dass sie lernten, in irgendeiner Form impulsiv auszuagieren, um sich abzulenken und die Gefühle zum Verschwinden zu bringen, etwa durch Esssucht, Drogen, Trinken, Rauchen, Shoppen, Prügeleien, Sich-Schneiden oder promiskuitiven Sex.

Borderline-Klienten und ihre »MISERE«[3]

Hier eine Kurzfassung des als Eselsbrücke eingesetzten Akronyms, das dazu beitragen soll, die zahlreichen Probleme in Verbindung mit Borderline-Anpassungen im Blick zu behalten. Ausführlichere Informationen dazu finden sich im Kapitel »Heilung von Borderlinern«.

M = Mutterprobleme

Bei Borderline-Klienten ist die Ablösung und Individuation von ihrer primären elterlichen Bezugsperson fehlgeschlagen. Auf der emotionalen Ebene sind sie noch immer sehr mit dem Bemühen beschäftigt, Aufmerksamkeit und Bestätigung von ihrer Mutter oder ihrem Vater zu bekommen.

I = Identitätsprobleme

Borderline-Klienten fehlt ein integriertes Selbstbild und sie weisen ein unterentwickeltes Identitätsbewusstsein auf.

S = Spaltung

Der Borderline-Klient benutzt Spaltung: das Getrennthalten von sich widersprechenden emotionalen Zuständen, um zu verhindern, dass der negative Affekt das Positive erdrückt und letztendlich zerstört. Dies beeinträchtigt ihre Fähigkeit, sich selbst und andere korrekt wahrzunehmen.

E = Einverleibungs- und Vernachlässigungsängste

Jede Form von Nähe trägt das Potenzial in sich, bedrohlich zu sein, da es diesen Klienten schwerfällt, eine interpersonelle Wohlfühldistanz zu finden, die weder ihre Angst vor einem Verlassenwerden auslöst noch ihre Angst, ihr Gegenüber könne sie sozusagen mit Haut und Haar verschlingen.

R = Rage

Borderliner sind sehr aufbrausende und emotionale Menschen, die sich oft von ihren Emotionen überwältigt fühlen. Mitunter berichten sie von einem inneren Kern aus Wut in sich, der maßlos scheint.

E = Einsames Verlangen

Borderliner gehen so durch das Leben, dass sie sich unablässig nach jemandem verzehren, der ihnen bedingungslose Liebe und Akzeptanz schenkt; der ihnen die Erlaubnis zu Ablösung, Individuation und fortgesetztem persönlichem Wachstum erteilt; vierundzwanzig Stunden am Tag größte liebende Hingabe gibt, ohne eine Gegenleistung zu verlangen; und all das im Rahmen einer intensiven Zweierbeziehung.

Behandlungsvorschläge

1. Setzen Sie Borderline-Klienten gegenüber »Konfrontation« ein

Hier ist die Arbeit von Masterson (1976) zu Borderline-Klienten von unschätzbarem Wert. Er war der Erste, der empfahl, dass man die Spaltung und Verdrängung von Borderline-Klienten durch etwas, das er »Konfrontation« nannte, recht simpel und elegant durchbrechen könne. Eine Konfrontation im Sinne Mastersons besteht darin, Borderline-Klienten auf die von ihnen verdrängte Destruktivität ihres Verhaltens zu stoßen. Der Begriff kann etwas irreführend sein. Bei einer solchen Konfrontation macht der Therapeut oder die Therapeutin den inhärenten Widerspruch zwischen dem sichtbar, was nach Auskunft des Klienten das von ihm gewünschte Ergebnis ist, und dem, was er tatsächlich tut. Und das, ohne ihm zu sagen, was er tun soll. Es ist ein Weg, das Ausagieren von Borderline-Klienten zu unterbrechen, damit sie den tiefer liegenden Schmerz fühlen können.

So zum Beispiel ist es bei Borderline-Klienten nicht ungewöhnlich, dass sie zwei sich völlig widersprechende Aussagen treffen, ohne den offenkundigen Widerspruch zu sehen. So verhielt es sich auch bei Lisa, einer Klientin von mir, die mir mit dem einen Atemzug noch erzählte, wie gut ihr Freund sie behandle, um mir gleich mit dem nächsten zu berichten, wie er sie neulich im Streit geschlagen hätte. Um sie bei ihrer Verdrängung aus der Reserve zu locken, wandte ich eine Konfrontation im Masterson-Stil an und sagte: »Das verstehe ich jetzt nicht. Wie können Sie sagen, dass er Sie gut behandelt, wenn Sie doch auch sagen, dass er Sie schlägt?« Einfach dadurch, beides verbal zusammenzubringen und sie so mit der Nase auf den Widerspruch zu stoßen, reichte, um ihre der Abwehr dienende Spaltung und Verdrängung zu durchbrechen. Lisa begann zu weinen und daraufhin zum ersten Mal darüber zu sprechen, wie schmerzhaft es für sie war, dass sie diesen Mann so sehr liebte und emotional so wenig von ihm zurückbekam.

2. Helfen Sie ihnen, den Zusammenhang zwischen ihrem impulsiven selbstzerstörerischen Ausagieren und dem zu verstehen, was sie zu fühlen vermeiden

Zum Beispiel sagte ich einmal zu einem Klienten, der Alkoholmissbrauch betrieb: »Mir kommt es so vor, als würden Sie sich immer dann, wenn Sie etwas Gutes für sich selbst tun, schlecht zu fühlen beginnen und wieder ins Trinken zu verfallen, um so den schlechten Gefühlen aus dem Weg zu gehen.«

3. Tappen Sie nicht in die Falle, den Borderline-Klienten für hilfloses, regressives, verrücktes oder gefügiges Verhalten zu belohnen

Vergessen Sie nicht, dass genau das ja der Deal war, den die Person mit ihren Eltern abschloss. Sie würde eine Selbstaktivierung vermeiden, da ein Elternteil oder beide Eltern sich sonst ängstigten oder wütend wurden, und im Gegenzug würde man für sie sorgen. Borderliner wirken, wenn sie zur Therapie erscheinen so, als sei diese hilflose Fassade ihr wahres Ich. Wenn Sie für sie die Sitzung in die Hand nehmen und direktiv werden oder – noch schlimmer – anfangen, sich in ihr Leben außerhalb der Therapiesitzung einzumischen, werden sie denken, sie hätten den gleichen Deal mit Ihnen abgeschlossen! Masterson nennt dies den »Schritt in die belohnende Objektbeziehungs-Teileinheit«. Dieser Versuchung kann man leicht erliegen, da die Selbstdarstellung von Borderline-Klienten als hilflos sehr überzeugend sein kann (Masterson 1976, 1981).

Kaufen Sie den Betroffenen ihre Hilflosigkeit ab, kommt jeder Therapiefortschritt zum Erliegen, da Sie ihnen damit erlaubt haben, ihre Kindheitssituation nachzubilden. Sie spielen dann die Rolle, die sie zu Hause gespielt haben, und wenn Sie das hinnehmen, machen sie immer und ewig so weiter. Von Obigem ausgenommen ist nur eine Situation, in der Sie es mit einem wirklich niederfunktionalen Klienten zu tun haben, der unverzüglich in eine Klinik zu überweisen ist, da er aktiv suizidal oder gemeingefährlich ist. Dann werden Sie natürlich eine aktivere Rolle in seinem Leben übernehmen müssen, als ich ansonsten befürworte.

4. Haken Sie bei hilflosem, regressivem, verrücktem oder gefügigem Verhalten nach

Das ist ein Punkt, der mir schon sehr früh in meiner therapeutischen Karriere klar wurde. Ich hatte eine erste Sitzung mit einer Frau, die sich merkwürdig verhielt. Sie kauerte mit angewinkelten Knien auf ihrem Stuhl, die Arme um die Beine geschlungen, weigerte sich, Blickkontakt herzustellen und redete hochgradig wirres Zeug. Irgendwie hatte ich eindeutig den Eindruck, dass sie intelligent war, nicht psychotisch, und dass sie nicht nur das war, was sie zeigte.

Mit dem Mut der Anfängerin fragte ich sie also: »Warum verhalten Sie sich wie eine Verrückte?« Sie richtete sich auf und blickte mich zum ersten Mal an, um zu sagen: »So was hat mir noch nie jemand gesagt. Warum meinen Sie, dass das nur Show ist?« Daraufhin begannen wir dann über meine Wahrnehmung von ihr zu sprechen und ihre Reaktion darauf. Nach etlichen Sitzungen, in denen wir ihr verrückt wirkendes Verhalten näher ergründeten, kam ihr die Erkenntnis: »Meine Kindheit war so schlimm und meine Mutter hat mich so oft verlassen, dass ich fest entschlossen bin, ein lebender Vorwurf an sie zu sein. Wenn ich mich normal verhalte und im Leben etwas erreiche, denken doch alle, ich hätte eine gute Kindheit gehabt, und dann schmückt sich meine Mutter mit meinem Erfolg. Lieber wäre ich also eine elende Versagerin, als ihr diese Genugtuung zu gönnen.«

5. Achten Sie auf talionische Racheakte

Dieses Thema taucht bei der Behandlung von Klienten mit Borderline-Anpassungen oft auf. Einige haben das Gefühl, die einzige Möglichkeit, ihre Eltern leiden zu lassen, bestünde darin, sich selbst jeden Erfolg vorzuenthalten. Ihr Zorn ist retroflektiert, und jede Verletzung, die sie sich selbst zufügen, ist eine symbolische Verletzung des verhassten Elternteils. Um in der Therapie Fortschritte zu erzielen, müssen sie ihren Drang nach talionischer Rache an ihren Eltern erkennen und sich von ihm lösen (Masterson 1981). Das Wort »talionisch« geht auf das biblische Gesetz zurück, das im Lateinischen *Lex talionis* genannt wird, und die Rache, die einer Person an einer anderen zugestanden wird, auf »Auge um Auge, Zahn um Zahn, Hand um Hand, Fuß um Fuß« (Exodus 21:24) beschränkt wird.

Mit retroflektierter Wut und dem Verlangen nach talionischer Rache umzugehen, ist nicht immer so schwer, wie es zunächst wirken mag. Borderline-Klienten retroflektieren ihre Wut hauptsächlich, weil sie Angst vor einer direkteren Selbstbehauptung haben. Sobald sie mehr und mehr lernen, ihre tatsächlichen Bedürfnisse und Gefühle zu identifizieren, und sich daran gewöhnen, sie anderen gegenüber auszusprechen, nimmt ihr Drang zur Selbstschädigung in der Regel dramatisch ab.

6. Ermutigen Sie Klienten, Gedanken und Gefühle in Worte zu fassen

Das Grundprinzip hierbei besteht darin, die Inszenierung oder Retroflektion zu unterbrechen, bewusst zu machen und Fragen zu stellen oder ein Experiment durchzuführen, das den Klienten oder die Klientin ansporn, sich gewahr zu werden und zu verbalisieren, was er oder sie gerade denkt und fühlt. Oft nehme ich einfach wahr, was die Person gerade tut, und befrage sie dann dazu: »Sie sind gerade aufgestanden und haben sich zu meinen Füßen auf dem Boden niedergelassen. Und ich frage mich, was Sie unmittelbar, bevor Sie zu diesem Entschluss kamen, gedacht oder gefühlt haben.« Außerdem achte ich viel auf Gesten, die jemand zu machen scheint, ohne sich dessen bewusst zu sein.

Eine Klientin von mir, unglücklich verheiratet, redete darüber, ihren Mann verlassen zu wollen. Während sie davon sprach, aus der Ehe auszusteigen, streckte sie die rechte Hand aus, und dann umfasste ihre linke Hand ihr rechtes Handgelenk. »Nehmen Sie wahr, was Ihre Hände jetzt gerade machen?«, fragte ich. Sie sah überrascht nach unten und sagte Nein. Ich beschrieb ihr, dass mir aufgefallen war, wie sie die rechte Hand ausgestreckt hatte und ihre Linke dann ihr rechtes Handgelenk packte, was sie davon abzuhalten schien, die Hand weiter auszustrecken. Ich fragte, ob sie die Hände einmal miteinander sprechen lassen könnte. Während sie das tat, konnte sie ihre Ambivalenz im Hinblick darauf, sich scheiden zu lassen, verbalisieren: Ein Teil von ihr wollte gehen (die rechte Hand, die sie von sich wegführte), ein anderer Teil hatte Angst davor, allein zu sein (die linke Hand, die die rechte zurückhielt).

Auch Gruppentherapie kann hier eine sinnvolle Erfahrung sein. Ihre eigene Wahrheit vor anderen auszusprechen, kann Borderline-Klienten mehr Übung darin verschaffen, ihre Gedanken und Gefühle in Worte zu fassen, Widersprüche wahrzunehmen und nützliches Feedback von anderen aus der Gruppe einzuholen.

7. Zwischen den Sitzungen

Im Allgemeinen gilt bei mir die Regel, dass mich Borderline-Klienten zwischen den Sitzungen nur anrufen dürfen, um einen Termin zu vereinbaren. Ich erwarte von ihnen, dass sie zwischen den Sitzungen eigenständig mit ihrem Leben zurechtkommen und Möglichkeiten finden, sich flexibel an die Umstände anzupassen. Wenn sie es nicht schaffen, zwischen den Sitzungen einigermaßen zu funktionieren, schlage ich ihnen vor, eine zweite reguläre Sitzung in der Woche zu nehmen oder ergänzend zu ihren Einzelsitzungen Gruppentherapie in Anspruch zu nehmen. Falls sie sich das nicht leisten können, erörtern wir in der Sitzung, wie sie zwischen den Sitzungen für sich sorgen könnten. Das ist der Zeitpunkt, zu dem sie ihren »Emotionalen Notfallkasten« durchforsten müssen, um etwas zu finden, das ihnen hilft – statt kraftlos in sich zusammenzusacken, ein selbstzerstörerisches Verhalten an den Tag zu legen oder sich voll und ganz auf andere zu verlassen, als wären sie hilflos.

Das bedeutet nicht, dass ich zwischen zwei Sitzungen nie für ein kurzes Telefonat erreichbar wäre. Im Allgemeinen versuche ich diese Option allerdings für wirklich niederfunktionale Klienten zu reservieren, die nicht in der Lage sind, eine zusätzliche Sitzung zu buchen, und in Gefahr sind, psychisch zu dekompensieren und eine Verschlimmerung ihrer Symptome zu erleben.

Mit den meisten sonstigen therapeutischen Problemen bei der Behandlung von Borderline-Klienten wird im Grunde genauso umgegangen wie im vorherigen Teil des Buches beschrieben, wo es um die generelle Behandlung von Persönlichkeitsstörungen geht. Das heißt, der Therapeut oder die Therapeutin unterstützt den Klienten dabei, sein wahres Ich zum Ausdruck zu bringen, ermutigt ihn, seinen Schmerz zu fühlen, seine schmerzhaften Erinnerungen durchzuarbeiten und mit seinem Leben weiterzumachen. Ein trockener Alkoholiker gab einmal den folgenden Rat dazu, wie sich der emotionale Schmerz überwinden lässt, der zu Alkoholismus führt: »Ich lasse es wehtun. Und mit jedem Mal ist der Schmerz ein wenig schwächer« (Erdman 1998, Seite 209).

Gängige Untertypen von Borderline-Klienten

Das liebenswerte, aber hilflose Kind

Hier haben wir die Person, die durchs Leben geht und sich wie ein hilfloses Kind in einem Erwachsenenkörper vorkommt. Ihre Grundhaltung lautet: »Kannst du nicht bitte, bitte für mich sorgen?« Wenn man sie näher kennenlernt, findet man dann heraus, dass sie einen Großteil ihrer Zeit und ihres Geldes in Dinge steckt, die ihr Spaß machen, ihre Erwachsenenpflichten aber vernachlässigt. In ihrer Wohnung herrscht meist ein heilloses Durcheinander, die Miete wird kaum jemals pünktlich gezahlt und die letzte professionelle Zahnreinigung liegt Jahre zurück. So wie sie durch das Leben geht, inszeniert sie die Rolle des lieben, reizenden Kindes in der Hoffnung, jemand anderen dazu zu bringen, sich einzuschalten und all die langweiligen Sachen zu übernehmen, die Eltern für ihre Kinder tun. In der Sitzung wird sie sich nach Kräften bemühen, es ihrer Therapeutin recht zu machen, indem sie dem Anschein nach jeden Vorschlag von ihr befolgt. Nachdem die »Flitterwochen«, in denen alles traumhaft zu laufen scheint, jedoch vorbei sind, dürfte dies plötzlich umschlagen. Nun kommen mit einem Mal Ausflüchte dafür, Sitzungen ausfallen zu lassen oder Termine zu verlegen, zu spät zu kommen, oder sie erzählt Ihnen, sie hätte gerade kein Geld und würde jetzt eine Zeit lang nicht mehr in die Therapie kommen.

Das hässliche Kind, das niemand lieb haben kann

Hier haben wir es mit Menschen zu tun, die es beinahe schon aufgegeben haben, geliebt zu werden. Sie fühlen sich wie ein sich selbst überlassenes und ungewolltes Kind. In der Regel sind sie felsenfest davon überzeugt, hässlich und nicht liebenswert zu sein, und inszenieren diese Rolle bei jeder neuen Begegnung immer wieder. Wenn sie von Ihnen schon zurückgewiesen werden – und davon gehen sie aus –, dann möchten sie es lieber schnell hinter sich bringen. Auch sich von ihrer schlechtesten Seite zu zeigen, kann ein Test sein, um für sich abzuklären, ob sie Ihnen mehr von sich zeigen könnten. Das ist die Klientin, die in verschmutzter oder unpassender Kleidung in ihre erste Sitzung kommt, immer wieder Flüche einstreut und generell feindselig und widerspenstig agiert. Unter den Tattoos, Piercings und ramponierten Klamotten steckt ein wütendes kleines Kind.

Die Glucke

Die meisten ihrer sozialen Interaktionen kreisen darum, dass sie im Freundes- und Bekanntenkreis die Rolle der guten Mutter inszeniert und dafür sehr wenig zurückbekommt. Sie bringt Stunden am Telefon zu und hört sich die Probleme von allen an; ist umgehend bei ihnen, wenn jemand einen Notfall vermeldet, und vernachlässigt in der Regel ihr eigenes Leben. In der Therapie klagt sie darüber, wie ausgepowert sie sei und dass sie sich wünschen würde, von anderen so umsorgt zu werden, wie sie es tue. Viel Therapiezeit wird davon in Anspruch genommen, zu ergründen, was sie sich davon verspricht, anderen zu helfen, und welchen Preis sie selbst dafür zahlt; um Dinge bitten zu lernen und sich entsprechend abzugrenzen.

Der Schlägertyp

Hier haben wir den Typen, der immerzu aufgebracht ist und einen Anlass sucht, sich mit anderen zu prügeln. Alle tiefer liegenden und komplizierten schlimmen Emotionen, die er empfindet (Traurigkeit, Verlassenheit, Angst, Verletztheit, Zurückweisung, Panik und Zorn) werden als Wut und Ärger wahrgenommen. Immer wieder einmal entlastet er sich von seinem wachsenden Stress, indem er sich betrinkt und Streit mit anderen sucht. Er hat wenig oder gar kein Gewahrsein und vermisst es in der Regel auch nicht. Wenn er zur Therapie kommt, dann gewöhnlich, weil das Gericht ihn dazu verdonnert hat, Sitzungen zu »Wut-Management« zu nehmen. Möchte man ein Beispiel für diese Art von Klient, muss man nur an den Mann in Johnny Cashs Song »A Boy Named Sue« denken, der von seinem Vater in früher Jugend verlassen wurde.

Zusammenfassung: Borderline-Anpassungen

Hauptthemen: Die verzweifelte Dauersuche nach Nachbeelterung in Form von Liebe, Romantik und Genährtwerden bringt die Betroffenen dazu, sich die falschen Leute auszusuchen, an die sie sich dann klammern, während sie andere Lebensbereiche vernachlässigen. Sie verwenden sehr wenig Zeit darauf, Zukunftspläne zu schmieden, auf ihre Gesundheit zu achten, ihre Finanzen im Griff zu behalten und sich ganz normalen Alltagstätigkeiten wie Hausputz und Schuheputzen zu widmen. Sie würden es am liebsten sehen, wenn andere ihnen diese ganzen Erwachsenenpflichten abnehmen würden, die sie lieber ignorieren. Ihr Leben ist zugemüllt mit unvollendeten Projekten.

Hauptziele: Jemanden finden, der ihnen Liebe gibt und sie nährt. Vermeidung von Verlassenwerden und Vereinnahmung.

Schwierige Zeiten: Wenn ihnen Selbstaktivierung abverlangt wird und sie eigenständig ihre Zeit und ihr Leben strukturieren sowie selbstständiges Handeln zeigen sollen.

Hauptabwehrmechanismen: Spaltung, Verdrängung, Anklammern und Distanzgebaren. Diese Klienten neigen auch zu impulsiven plötzlichen Veränderungen in ihrem Leben, wann immer sich bei ihnen negative Gefühle einstellen. Statt am Ball zu bleiben und produktiv mit ihren Gefühlen umzugehen, kündigen sie womöglich den Job; brechen spontan zu einer Reise auf, die sie sich gar nicht leisten können; melden sich zu Collegekursen an oder suchen sich einen neuen Liebhaber. Bei diesen neuen Aktivitäten kommt allerdings selten etwas Positives heraus, da sie hauptsächlich deshalb attraktiv sind, weil sie von dem ablenken, was die Person fühlt, oder einen Ausweg aus einer Situation bieten, die nicht gut läuft.

Geheime Ängste: Dass niemand sie lieben kann. Dass ihre Mutter oder sie selbst sterben oder durchdrehen werden, wenn sie zur Selbstaktivierung gelangen und voll und ganz ein erwachsener, eigenständiger Mensch werden.

Titelsong: Patsy Cline: »I Fall to Pieces« (»Ich löse mich in meine Bestandteile auf«); The Backstreet Boys: »As Long as You Love Me« (»Solange du mich liebst«); Johnny Cashs Cover-Version des Songs »Hurt« (»Verletzung«) von Nine Inch Nails.

Schutzpatronin: Die mittlerweile verstorbene Prinzessin Diana von Großbritannien sowie die ebenfalls verstorbene Sängerin und Songschreiberin Amy Winehouse.

Beitrag zur Welt: Borderliner bringen Leidenschaft und Lebendigkeit in die Welt. Ihr Anklammern ist der Kleber, der viele Familien zusammenhält. Viele unserer größten Liebeslieder und ausdrucksstärksten Musikstücke sind kreative Ausdrucksformen von Borderline-Themen.

Interpersonelle Gestalt: Was für den Klienten beim persönlichen Miteinander zur Figur wird, sind Signale, bei denen das Potenzial, geliebt und genährt zu werden, in den Vordergrund tritt – oder umgekehrt, verlassen oder vereinnahmt zu werden.

Motto: »Mach du das für mich, das ist mir zu schwer.«

VI. Die narzisstische Persönlichkeitsstörung

Ich finde, es herrscht eine Menge Verwirrung im Hinblick auf den Unterschied zwischen »normalem« Narzissmus und narzisstischer Persönlichkeitsstörung. Ich werde oft gefragt: »Ist nicht jeder ein Stück weit narzisstisch?« In Kurzform lautet die Antwort hierauf: »Nein, nicht auf die Weise, wie ich den Begriff verwende.« Von daher denke ich, es wäre sinnvoll, zunächst einmal den normalen, gesunden Narzissmus von einem pathologischen, der Abwehr dienenden Narzissmus abzugrenzen.

Der gesunde Narzissmus

Was ich hier als gesunden Narzissmus bezeichne, ist ein positives Gefühl der Selbstachtung, das auf einem realistischen Verstehen und Akzeptieren der eigenen Stärken und Schwächen basiert. Da der gesunde Narzissmus darauf basiert, sich selbst auf eine realistische Weise zu kennen, perlen kleinere Kränkungen und Fehlschläge relativ leicht an ihm ab. Er bleibt im Zeitverlauf stabil und hängt nicht übermäßig davon ab, was andere denken. Wenn ich in dieser Arbeit den Begriff »Narzissmus« verwende, meine ich damit nicht den gesunden Narzissmus.

Der defensive oder pathologische Narzissmus

Der defensive oder pathologische Narzissmus geht damit einher, sich eine Fassade der Arroganz und Überlegenheit zuzulegen, um tiefer liegende Selbstzweifel zu überdecken und zu kompensieren: »Bin ich besonders und einzigartig, oder bin ich wertlos und unzulänglich?« Diese Frage wird für einen »richtigen« Narzissten nie abschließend beantwortet.

Was bei pathologischem Narzissmus also wie ein ausgeprägtes Selbstwertgefühl wirkt, ist in Wirklichkeit eine seichte Illusion, die leicht zu zerstören ist, wenn andere den Narzissten nicht in seiner Selbstherrlichkeit bestärken. Wird die dem Narzissten eigene Fassade der persönlichen Wichtigkeit öffentlich demontiert, empfindet er eine unglaubliche Scham, ein Gefühl der Fragmentierung und verfällt nur allzu leicht in eine mit Selbsthass verbundene Depression. Mit Fragmentierung meine ich diesen schrecklichen Moment, wo jemand so unter Schock steht und so verletzlich ist, dass die Zeit stillzustehen scheint. Das, worüber er eben gerade noch gesprochen hat, ist völlig in Vergessenheit geraten, und er steht da wie ein begossener Pudel, verzweifelt und bloßgestellt. Um das zu vermeiden, versuchen viele Narzissten auf der Stelle, einem anderen die Schuld zuzuweisen, und dreschen dann wutentbrannt auf das Gegenüber ein, um dessen Selbstwertgefühl in Schutt und Asche zu legen.

Ein hochgradig narzisstischer Klient von mir, der Eindruck schinden wollte, führte zum Beispiel jemanden in ein Restaurant aus, wo er oft Essen geht. Er erwartete, dort wie ein zu Gast weilendes Mitglied des Königshauses behandelt zu werden. Stattdessen war das Restaurant jedoch voller als sonst, und der Wirt ließ die beiden erst einmal warten und führte sie dann zu einem Tisch in der Nähe der Küche. Mein Klient explodierte förmlich. Er weigerte sich, dort Platz zu nehmen, und fauchte den Wirt aufgebracht und lautstark an, er würde nie wieder kommen. Er bestand darauf, dass sein Gast mit ihm zusammen diesen Ort verlassen sollte, um woanders Essen zu gehen. Später, als er sich beruhigt hatte, war ihm sein Verhalten peinlich.

Als wir in der Sitzung darüber sprachen, sagte er, er hätte sich vor seinem Gast gedemütigt gefühlt, als der Wirt ihnen den »Katzentisch« zuwies. Er glaubte, wenn er diesen Tisch einfach akzeptieren, dort Platz nehmen und essen würde, hieße das, seinem Gast und der ganzen Welt gegenüber zuzugeben, dass er ein unwichtiger Niemand sei. Bei dieser Art von Narzissmus geht es darum, sich den Anschein von Selbstwert zu geben und dann darauf zu bestehen, von anderen darin bestätigt zu werden.

Diagnostische Hinweise auf eine narzisstische Persönlichkeitsstörung

Obwohl es viele Wege gibt, eine Narzisstische Persönlichkeitsstörung (NPS) zu definieren und zu charakterisieren, kann ich aus meiner Erfahrung sagen, dass die folgenden Faktoren am zuverlässigsten helfen, eine Narzisstische Persönlichkeitsstörung von anderen psychischen Störungen abzugrenzen. Menschen mit anderen Krankheitsbildern teilen vielleicht einige dieser Merkmale, doch nicht alle und nicht im gleichen Ausmaß wie die Narzissten.

1. Narzissten fehlt die Fähigkeit, ihr eigenes Selbstwertgefühl innerlich und eigenständig zu regulieren

Das Selbstwertgefühl von Narzissten steht und fällt in weiten Teilen damit, wie andere nach ihrem Dafürhalten über sie denken. Ihr Selbstwertgefühl ist wie das Quecksilber in einem Außenthermometer. Ist es draußen warm, steigt die Quecksilbersäule; ist es kalt, sinkt sie. Diese extreme Verwundbarkeit durch von außen an sie herangetragene Meinungen und äußere Umstände verursachen Narzissten viel Schmerz und Verwirrung, denn mit ihrem Selbstwertgefühl ändert sich auch ihr Identitätsbewusstsein. In dem Versuch, ein positives Selbstbild zu stabilisieren und aufrechtzuerhalten, unternehmen Narzissten oft enorme Anstrengungen, andere zu beeindrucken, damit sie von ihnen die Bestätigung erhalten, die sie sich nicht selbst geben können. Leider macht dieses dringende Bedürfnis nach Bestätigung sie auch unglaublich empfänglich für die kleinste Kränkung, etwa durch jemanden, der sie auf der Straße nicht grüßt.

2. Narzissten fehlt emotionale Empathie

Emotionale Empathie ist die Fähigkeit, ein Stück weit die Freude oder den Schmerz anderer zu fühlen. Wer über ein solches Einfühlungsvermögen verfügt, zuckt vermutlich mit schmerzverzerrtem Gesicht zusammen, wenn er mitbekommt, wie sich jemand mit einem Hammer auf den Daumen schlägt. Narzissten haben vielleicht eine »kognitive Empathie« – die Fähigkeit nämlich, sich mental zusammenzureimen, was ihr Gegenüber vermutlich fühlt. Ohne emotionale Empathie kommt es leichter dazu, dass wir andere verletzen, da ihr Schmerz bei uns selbst keinen Schmerz auslöst.

3. Selbstobjekt-Verschmelzung

Interessanterweise verfügt das Selbstwertgefühl hochgradig narzisstischer Individuen über eine sehr durchlässige Grenze: Wird der Ballon ihrer defensiven Grandiosität – ihres aufgeblähten Gefühls der eigenen Wichtigkeit – porös, entweicht ihm das gesamte Selbstwertgefühl. Mit neuem Selbstwertgefühl füllen können sie sich, wenn sie sich mit Menschen oder Objekten umgeben, die nach ihrem Dafürhalten einen hohen Status haben. Die besagte Durchlässigkeit arbeitet oft *gegen* die Betroffenen, da sie dafür sorgt, dass sie außerordentlich empfindlich auch auf relativ geringfügige Kränkungen reagieren und sich dann über Gebühr verletzt fühlen. Sie kann allerdings auch *für* sie arbeiten, da sie ihnen erlaubt, ihr eigenes Selbstwertgefühl zu steigern, indem Sie sich mit Personen oder Objekten umgeben, deren mutmaßlicher hoher Status auf sie abfärbt. Dann ist es so, als würde der hohe Status ihres Gegenübers oder des betreffenden Objekts durch die poröse Grenze hindurch in sie einströmen, wie durch Magie ihr Selbstwertgefühl heben und ihr der Fragmentierung nahes Selbst stützen.

Heinz Kohut und die Vertreter der Selbstpsychologie verwenden die Begriffe »Selbstobjekt« und »Selbstobjekt-Verschmelzung«, um die Fähigkeit narzisstischer Individuen zu beschreiben, unbewusst ihr eigenes Selbstgefühl mit einer anderen Person zu verschmelzen, um sich selbst zu beruhigen und ihr Selbstwertgefühl besser im Griff zu haben (Kohut 1976; Stolorow und Lachman 1983). Wir alle stützen uns in gewissem Umfang auf andere, damit sie uns helfen, mit unseren Emotionen und unserem Selbstwertgefühl zurechtzukommen, aber Klienten mit NPS tun dies in weitaus größerem Maße und öfter. Wenn andere Menschen sich weigern, als Selbstobjekte benutzt zu werden, können sie verletzt und aufgebracht reagieren. Die Betroffenen scheinen sich nicht darüber im Klaren zu sein, dass ihre Forderungen unvernünftig sind oder dass andere das Recht haben, Nein zu sagen.

Hier ein Beispiel: Mein Klient Roy hatte eine Zeit lang eine Beziehung mit einer sehr wohlhabenden Frau. Er genoss es, wenn andere ihn hinter dem Steuer ihres Rolls-Royce sahen, da er sich dann wichtig vorkam, und er sagte jedem, der ihm über den Weg lief, dass das sein Wagen sei. Die Beziehung zerbrach über diesem Punkt, da die Frau darauf bestand, dass es ihr zwar nichts ausmache, ihm den Wagen zu leihen, aber es störe sie schon, dass er im ganzen Bekanntenkreis herumerzählte, dass das Fahrzeug ihm gehöre. Für Roy war völlig intolerabel, dass sie zwischen diesen beiden Punkten unterschied, da es seiner aufgeblähten Grandiosität die Luft abließ und ihn in seinen Möglichkeiten beschränkte, den Reichtum und sozialen Status der Frau dazu zu benutzen, sein Selbstwertgefühl zu erhöhen.

4. Die Steigerung des eigenen Selbstwertgefühls ist ihr vorrangiges Lebensziel

Bei den Beziehungen von Narzissten zählt meist nur eines, nämlich ob sie ihr Gegenüber als jemanden einschätzen, der ihr Selbstwertgefühl steigert oder bestätigt. Wer in ihren Augen ihren Selbstwert erhöht, wird unkritisch bewundert, idealisiert und umgarnt. Wer hierfür nicht zu gebrauchen ist, wird links liegen gelassen, herablassend oder anderweitig schlecht behandelt. Da Narzissten oft sehr charmant sein können, kann man die Oberflächlichkeit ihrer Bindungen leicht unterschätzen. Wenn jemand dem Narzissten emotional nicht mehr nutzt, ist er in der Regel schnell abgeschrieben. So gut wie alle im Leben eines Narzissten lassen sich entsorgen oder sind austauschbar. Ein hochgradig narzisstischer Klient von mir beschrieb seine Beziehungen einmal mit den Worten: »Menschen sind wie Hamburger. Wenn mir der, den ich gerade esse, nicht schmeckt, werfe ich ihn halt weg und hole mir einen neuen.«

5. Sie leiden unter dem, was ich die drei S nenne: Scham, Sensibilität und ständige Beschäftigung mit Statusfragen

Ihre Anfälligkeit dafür, sich von anderen beschämt zu fühlen, und ihre fehlende Fähigkeit, das eigene Selbstwertgefühl zu regulieren, macht Narzissten hochgradig sensibel für Kränkungen, die andere übersehen und als nicht der Rede wert betrachten mögen. Ihr ausuferndes Bedürfnis nach Bestätigung von außen führt dazu, dass sie die Welt nach Statushierarchien beurteilen. Sie ordnen jeden, der ihnen begegnet, automatisch in eine Rangordnung innerhalb der Statushierarchie ein, die für sie wichtig ist. Zu den gängigsten Kategorien gehören Geld, Macht, Sozialprestige und Schönheit. Der Fokus des Narzissten kann jedoch auch auf etwas anderem liegen. Da narzisstische Menschen auf Selbstobjekt-Verschmelzung zurückgreifen, um ihr Gefühl zu untermauern, etwas Besonderes zu sein, haben sie enorm feine Antennen selbst für winzige Statusindikatoren.

6. Sie entwerten andere regelmäßig, um ihr eigenes Selbstwertgefühl zu schützen

Dieses Kennzeichen, der Hang dazu, andere herabzusetzen, ist die einfachste Möglichkeit, hochgradig narzisstische Klienten als solche zu erkennen. Um ihr eigenes Selbstwertgefühl zu schützen, kennen sie keine Gewissensbisse, wenn es um den Versuch geht, das von anderen zunichtezumachen. Im Allgemeinen läuft es so: Immer dann, wenn sich Menschen mit narzisstischen Anpassungen gekränkt fühlen, muss jemand anderes dafür büßen, und sie unternehmen oft große Anstrengungen, um ihre Rachegelüste zu befriedigen. Therapeuten stellt dies vor ein besonderes Problem, da Klienten mit NPS die Therapie oft abbrechen, weil sie sich in Situationen, auf die andere nicht so empfindlich reagieren würden, gekränkt oder schlecht behandelt fühlen.

Mitunter lassen sich die Konflikte nicht vermeiden. So war es etwa, als während der Sitzung meiner Klientin Rhoda ein Paketzusteller bei mir klingelte. Sie regte sich darüber auf, dass ich aufstand, um nachzusehen, wer vor der Tür stand. Ich war für vielleicht drei Minuten weg. Rhoda nahm mein Tun als gefühllos und als Affront wahr, der ihre Wichtigkeit infrage stellte, und sie fühlte sich herabgesetzt. Sie zahlte es mir heim, indem sie mich bekniete, ich sollte zugeben, dass es ein totaler Fehler von mir gewesen sei, diese Störung ihrer Sitzung zuzulassen. Als ich ihr erklärte, dass ich ja nachsehen müsste, wer bei mir klingelte, ehe ich einen Fremden ins Haus ließ, beharrte sie darauf, auch das sei kein hinreichender Grund dafür gewesen, sie beim Reden zu unterbrechen. Sie setzte auf Eskalation der Situation und bestand darauf, ich müsse ihr garantieren, dass ihre Sitzung nie wieder aus welchem Grund auch immer von irgendetwas gestört würde. Ich erklärte ihr daraufhin, dass das unrealistisch sei, da einige Störungen nicht meiner Kontrolle unterlägen, aber ich würde mich bemühen. Ich bot ihr auch an, die entgangene Zeit hinten an die Sitzung anzuhängen, um sicherzustellen, dass sie nicht zu kurz kam. Dann schlug ich ihr vor, wir könnten diesen Zwischenfall ja in ihrer Therapie aufgreifen und erkunden, warum sie diesen Vorfall so irritierend fand. Rhodas Entscheidung jedoch war gefallen: Sie stieg aus der Therapie aus.

Zwar lässt sich niemand gern unterbrechen, und doch konnte ich feststellen, dass nur meine Klienten mit NPS derart heftige negative Reaktion auf unerwartete Störungen bei ihrer Sitzung zeigen. Diese extreme Empfindlichkeit im Hinblick darauf, unterbrochen zu werden, kann als nützlicher diagnostischer Hinweis darauf dienen, dass Sie es vielleicht mit einem Narzissten zu tun haben.

Drei Grundtypen narzisstischer Anpassungen

Die große Mehrheit narzisstischer Klienten fällt in eine von drei Hauptgruppen: *exhibitionistische Narzissten, heimliche Narzissten* und *toxische Narzissten*. Jeder Typus tritt anders in Erscheinung und zeigt in der Therapie andere Reaktionen. Zum Beispiel, wenn etwas schiefgeht: Der exhibitionistische Narzisst gibt anderen die Schuld, um sie nicht bei sich selbst suchen zu müssen; der heimliche Narzisst dürfte sich selbst die Schuld geben, um seine Idealisierung des Gegenübers zu schützen, und der toxische Narzisst versucht, sein Gegenüber zu zerstören.

1. Der exhibitionistische Narzisst

Wenn sie an Narzissten denken, stellen sich die meisten den klassischen exhibitionistischen Typus davon vor: jemanden mit scheinbar unerschöpflichem Selbstvertrauen, der es genießt, im Zentrum der Aufmerksamkeit zu stehen, jedes Gespräch an sich reißt und sich stets berechtigt fühlt, eine Sonderbehandlung zu erwarten. Was in der Regel nicht gesehen wird, ist, dass hinter der selbstbewussten Fassade ein Mensch ist, dessen eigene Unsicherheit ihn zur pausenlosen Selbstdarstellung zwingt und dessen Selbstwertgefühl ständig auf der Kippe steht. Der Drang, stets ein bewunderndes Publikum um sich zu haben, beherrscht das ganze Leben exhibitionistischer Narzissten. Also schwingen sie, wann auch immer, wie auch immer und vor wem auch immer sich die Möglichkeit bietet, große Reden und schlagen vor dem Publikum ein Rad wie ein Pfau, da dies die wichtigste Krücke für ihr leicht zu erschütterndes Selbstwertgefühl darstellt.

Die Betroffenen haben zwei gleichermaßen extreme und unrealistische Selbstbilder, die sich je nach den Umständen abwechseln: eines als perfekt und besonders, das andere mit Mängeln behaftet und wertlos. Viel von ihrer Energie wandert in den Versuch, sich ihr defensives Gefühl, vollkommen zu sein, zu bewahren, da sie ohne diesen Schutz leicht in unglaublich schmerzhafte, von Selbsthass erfüllte Depressionen fallen, für die extreme Scham und Demütigung kennzeichnend sind. Karl Abraham, ein bekannter Psychoanalytiker aus dem Kreis um Freud, zitierte den Ausspruch eines seiner Patienten, der etwas sagte, das meiner Ansicht nach die Extreme der narzisstischen Grandiosität und Abwertung perfekt zusammenfasst: »Alles, was nicht Ich ist, ist Dreck.«[4]

Spiegelübertragung

Das dringende Bedürfnis, sich mit einem bewundernden Publikum zu umgeben, führt bei den meisten exhibitionistischen Narzissten dazu, in der Therapie schnell eine »Spiegelübertragung« herzustellen. Sie besteht darin, dass sie sich dem Therapeuten oder der Therapeutin gegenüber zur Schau stellen – in der Erwartung, er oder sie würde ein bewunderndes, unkritisches Publikum abgeben (Kohut 1976). Man spricht hier von einer »Spiegelübertragung«, da vom Gegenüber erwartet wird, ein positives Spiegelbild zurückzuwerfen, dessen einzige Funktion darin besteht, das subjektiv erlebte Gefühl des Klienten oder der Klientin, etwas Besonderes zu sein, zu bestätigen und herauszustreichen.

Exhibitionistische Narzissten sind nicht auf der Suche nach Erkenntnis

Gewöhnlich kommen diese Klienten in Therapie, weil ihrer defensiven Grandiosität etwas in die Quere gekommen ist, und ohne diese Abwehr ihres tiefer liegenden Gefühls der Wertlosigkeit haben sie einen Punkt erreicht, wo sie sich selbst attackieren und tief in Depressionen stecken. Oder aber diese Klienten kommen, da ihre Partnerin oder ihr Partner es leid geworden ist, sich mit ihrer Ichbezogenheit abzufinden, und ihnen angedroht hat, sie zu verlassen, wenn sie sich keine therapeutische Unterstützung suchen. Zu neuen Einsichten oder Selbsterfahrung zu gelangen, steht für sie in der Regel jedoch nicht auf dem Plan. Sie sind recht zufrieden damit, Sie einfach als Selbstobjekt zu benutzen, um ihr Gefühl wieder aufleben zu lassen, etwas ganz Besonderes zu sein.

Einseitigkeit

Narzissten können nicht akzeptieren, dass es verschiedene, gleichermaßen gültige Ansichten geben kann. Sollten Sie eine andere Meinung äußern als sie selbst, werden sie das als Angriff verstehen. In der Therapie fühlen sie sich, wenn der Therapeut nicht perfekt auf einer Linie mit ihnen ist, verärgert, gekränkt und herabgesetzt. Sie können daraufhin erzürnt reagieren oder sich wütend zurückziehen. Sie haben nur wenig oder gar kein Gespür für den Therapeuten oder die Therapeutin als eigenständige Person, die ein Recht auf ihre eigenen Gedanken, ein eigenes Glaubenssystem und eine eigene Persönlichkeit hat.

Häufige Untertypen exhibitionistischer Narzissten

Der »Gucci«-Narzisst

Hier haben wir jemanden, der sein eigenes Selbstwertgefühl zu stützen sucht, indem er ausgefallene Designerkleidung trägt, teure Statussymbole sammelt und versucht, sich nur in höheren Kreisen zu bewegen. Dieser Menschentyp will einen Therapeuten oder eine Therapeutin, mit dem oder der er angeben kann. Klienten dieser Art eignen sich gut als Weiterempfehler, da sie das ausgeprägte Bedürfnis haben, allen zu beweisen, dass der »Doktor«, zu dem sie gehen, »der Beste auf seinem Gebiet« ist.

Der »Muster-Lebenslauf«-Narzisst

Die Betroffenen sind so entfremdet von ihren tatsächlichen Vorlieben und Abneigungen, dass sie so gut wie alles – den Job, die Kleidung, ihren Freundeskreis, Hobbys, ihren Wohnort – in erster Linie danach auswählen, wie sie damit wohl in den Augen derer aussehen würden, bei denen sie Eindruck schinden wollen. Sollte Briefmarkensammeln in der Gruppe, zu der sie gehören möchten, zum guten Ton gehören, sammeln auch sie welche, auch wenn sie sich eigentlich nicht für Briefmarken interessieren. Sammeln alle stattdessen mit einem Mal moderne Kunst, werden auch sie damit anfangen. Eine Klientin sagte einmal zu mir: »Irgendwann habe ich aufgehört, Sachen einfach nur um meiner selbst willen zu machen. Ich führe mein Leben so, als käme es bei allem darauf an, wie es sich in meinem ›Lebenslauf‹ macht. Alles in meinem Leben sieht so richtig klasse aus, aber mir liegt nichts von alldem wirklich am Herzen!« Im Mittelpunkt der therapeutischen Arbeit der Betroffenen steht häufig, wieder ein Gespür dafür zu bekommen, was sie tatsächlich anspricht, ohne sich darum zu kümmern, was andere von ihren Interessen halten mögen.

Der Märtyrer

Märtyrer sind ein weniger offensichtlicher Typus von exhibitionistischen Narzissten. Anstatt damit zu prahlen, wie viel sie haben oder welche besonderen Leute sie kennen, sprechen Märtyrer gern darüber, wie sehr sie leiden – es ist ihre Art, sich wie jemand ganz Besonderes fühlen zu können. Märtyrer haben die Neigung, jeden, der ihnen begegnet, mit Geschichten über ihr hartes Leben zu langweilen: »Als Kind musste ich zur Schule fünf Kilometer weit durch den Schnee, und ich hatte keinen warmen Mantel wie du.« Märtyrer möchten von aller Welt Mitgefühl und Aufmerksamkeit, ihre Therapeuten inbegriffen.

Der Übermensch

Hier haben wir jemanden, der so sehr damit beschäftigt ist, andere zu retten, dass ihm keine Zeit für ein Privatleben bleibt. Für ihn zahlt sich das von daher aus, dass er allseits als Held und als selbstlos anerkannt wird, während er gleichzeitig Situationen meidet, in denen er sich schwach oder unterlegen fühlen könnte. In diese Kategorie gehören einige Amtsträger oder Workaholics, die sich förmlich überschlagen, um Leistung zu bringen. Sie benutzen Arbeit als Weg, sich um die Herausforderungen zu drücken, die mit nahen Beziehungen verbunden sind. Wenn ihre Therapie einen Punkt erreicht, an dem ihnen besonders viel abverlangt wird, lassen sie Sitzungen sausen, weil sie so »beschäftigt« sind.

Die Übermutter

Diese Art von Mutter ist eine Variante des Übermenschen, nur eher auf den häuslichen Kreis bezogen. Sie kocht, putzt und näht unermüdlich und hält sich dabei alle Erfolge in ihrer Familie zugute. In ihrer Vorstellung verdankt ihr Mann seine ganzen Beförderungen der Tatsache, dass sie eine derart gute Gastgeberin ist. Und dass die Tochter mit solchem Erfolg die Hauptrolle bei der Schulaufführung gespielt hat, lag an dem wundervollen Kostüm, das sie ihr genäht hat. Unterdessen tut ihre Familie sich schwer, mit ihr überhaupt über irgendetwas zu reden, das sie nicht in ihrem Gefühl bestärkt, etwas Besonderes zu sein.

Zusammenfassung: Exhibitionistisch-narzisstische Anpassungen

Hauptthemen: Die Betroffenen sind unentwegt auf der Suche nach Wegen, ihr Selbstwertgefühl zu erhöhen und zu stabilisieren sowie auf Scham zurückgehende, mit Selbsthass verbundene Depressionen abzuwehren. Dabei entfremden sie sich durch ihre Grandiosität und ihr dringendes Bedürfnis, im Zentrum der bewundernden Aufmerksamkeit anderer zu stehen, oft von den Menschen in ihrem Umfeld. Sie reagieren übermäßig empfindlich auf negatives Feedback und steigen vielleicht grollend aus der Therapie aus, wenn sie sich kritisiert oder missverstanden fühlen. Sie wollen in jeder Beziehung ihren Kopf durchsetzen und haben kein Interesse daran, Kompromisse auszuhandeln.

Primäre Ziele: Erlangung eines hohen Status; Bewahrung des Gefühls, etwas Besonderes zu sein und Anspruch auf alles Erdenkliche zu haben sowie perfekt zu sein; Bewunderung und Anerkennung von anderen zu bekommen und es zu vermeiden, öffentlich gedemütigt und als unzulänglich bloßgestellt zu werden.

Schwierige Zeiten: Mit anderen zusammenarbeiten und mit ihnen auf Augenhöhe umgehen zu müssen; Statusverlust, Älterwerden oder Zurückweisung; sich entschuldigen oder zugeben zu müssen, dass sie einen Fehler gemacht haben.

Hauptabwehrmechanismen: Großspurig werden, andere entwerten und sich mit Menschen oder Dingen umgeben, die einen hohen Status andeuten.

Geheime Ängste: Von Natur aus mit Mängeln behaftet und wertlos zu sein und kurz davor zu stehen, öffentlich als Betrüger entlarvt zu werden.

Größte Kränkung: Als »Durchschnitt« bezeichnet zu werden.

Schutzpatrone: Donald Trump und Frank Sinatra.

Titelsong: »My Way« gesungen von Frank Sinatra.

Beitrag zur Welt: Da sie ein derart ausgeprägtes Bedürfnis nach öffentlicher Anerkennung haben, rufen exhibitionistische Narzissten viele der Organisationen, Bildungseinrichtungen und politischen Organe und Gremien ins Leben, die unsere Gesellschaft erst möglich machen. Sie sind oft bereit, enorme Energie in Anliegen zu stecken, solange sie dabei durch ihre Arbeit oder ihren finanziellen Beitrag im Rampenlicht stehen. Viele unserer beliebtesten Entertainer sind exhibitionistische Narzissten. Und viele unserer Krankenhäuser wären ohne das Wirken und die finanziellen Mittel exhibitionistischer Narzissten nicht gebaut worden.

Interpersonelle Gestalt, was für den Klienten im persönlichen Miteinander wiederholt zur Figur wird: Exhibitionistische Narzissten neigen dazu, Details wahrzunehmen, die ihr Gefühl, besonders, perfekt und einzigartig zu sein, und ihr Anspruchsdenken verstärken oder ihm entgegenstehen. Außerdem sind sie hochgradig empfänglich für Hinweise auf eine potenziell anstehende Demütigung.

Motto: »Wenn ich nicht der/die Beste sein kann, brauche ich gar nicht erst anzufangen.«

2. Heimliche Narzissten

Heimliche Narzissten sind schwerer als Narzissten erkennbar, da ihr Fokus auf anderen ruht, statt dass sie die Aufmerksamkeit auf sich selbst lenken. Die Arbeit von Masterson (2003) auf diesem Gebiet war für mich von unschätzbarem Wert, wenn es darum ging, diese Gruppe von Klienten zu verstehen. In der Therapie entstehen bei heimlichen Narzissten »idealisierende Übertragungen«, im Zuge derer sie ihren Therapeuten oder ihre Therapeutin als perfekt und über jeden Tadel erhaben betrachten. Dann suchen sie den Therapeuten zufriedenzustellen und sonnen sich in seiner wohlwollenden Zustimmung. Damit haben wir eine Kopie anderer Beziehungen, die sie auch in ihrem Alltag immer wieder eingehen: Sie suchen sich Menschen und Einrichtungen, die sie idealisieren können, um sich dann aufgrund ihrer Verbindung zu ihnen wie jemand ganz Besonderes zu fühlen. Das erklärt viele glühende Verfechter bestimmter Anliegen weltlicher und religiöser Art, die mit Feuereifer darauf verweisen, wie verdienstvoll der Zweck oder Anführer ist, dem sie sich verschrieben haben. Möglich wird dies dadurch, dass sie damit nicht offen etwas für sich selbst verlangen und nicht die Werbetrommel für sich selbst rühren. Es ist eine indirekte Art, sich wie jemand ganz Besonderes fühlen zu können.

Heimliche Narzissten erleben es in der Regel als sehr heikel, den Fokus auf selbst Erreichtes zu richten, da sie Angst haben, sie würden öffentlich gedemütigt dafür, das zu wagen. Diese Angst davor, im Mittelpunkt zu stehen, ist mitunter so stark, dass der bloße Gedanke daran, wie sich in einer Therapiegruppe alle Aufmerksamkeit auf sie richtet, Ängste oder Panik heraufbeschwören kann.

Unter ihrer farblosen, stillen, hilfreichen Fassade beneiden die heimlichen Narzissten die exhibitionistischen insgeheim oft um ihr – wie sie es erleben – Selbstvertrauen und würden sich wünschen, dass auch sie sich trauen würden, ihr Verlangen nach Aufmerksamkeit so offen zu zeigen. Wie alle Narzissten sind die heimlichen Narzissten empfindlich, unsicher, perfektionistisch, haben das starke Bedürfnis, besonders zu sein; haben Schwierigkeiten, ihr wahres Selbst auszudrücken und nutzen eine Verschmelzung mit anderen (Selbstobjekte) zur Unterstützung der Selbstberuhigung und Regulierung ihres Selbstwertgefühls.

Häufige Untertypen heimlicher Narzissten

Die perfekte Assistentin des großen Mannes

Sie macht es zu ihrem Lebensinhalt, ihm zu dienen, und fühlt sich im Gegenzug durch ihre Verbindung zu ihm erhöht. In der Therapie wird sie ein feines Gespür für die Stimmungen ihres Therapeuten oder ihrer Therapeutin haben und vielleicht versuchen, Wege zu finden, Ihnen als Gegenleistung für Ihre Anerkennung zu Diensten zu sein. Das ist die Klientin, die Ihnen anbietet, Ihre Büropflanzen für Sie zu gießen oder Ihnen irgendwelche Besorgungen abzunehmen.

Der treue Diener oder die treue Dienerin

Wie diese Person ihren eigenen Status in der Welt erlebt, hängt unmittelbar mit dem Status derer zusammen, für die sie arbeitet. In der Therapie identifizieren sich diese Klienten mit Ihren Erfolgen. Für ihr Gefühl erklimmen sie mit jeder neuen Ebene des Erfolges, die Sie erreichen, ebenfalls die nächste Sprosse der Leiter. Jeder Artikel, den Sie veröffentlichen, ist etwas, auf das sie stolz sind.

Die beste Freundin der Cheerleaderin

Sie gibt sich als der bewundernde Schatten und hofft dabei insgeheim, durch die Nähe zu ihrer selbstsichereren Freundin das Geheimnis zu erfahren, wie auch sie beliebt und selbstsicher werden kann. In der Therapie wird sie von Ihnen lernen wollen und heilfroh alle Tipps in sich aufsaugen, die Sie ihr geben.

Der Schüler auf der Suche nach einem Mentor

Diese Klienten betrachten sich ewig als noch nicht in der Lage, Verantwortung für ihre Entscheidungen zu übernehmen. Also suchen sie sich stattdessen eine erfahrenere und selbstsichere Autoritätsfigur, von der sie sich erhoffen, sie wäre bereit, ihr Mentor zu werden und sie gütig anzuleiten. Im Extremfall versuchen Klienten dieser Art womöglich, Sie dazu zu bewegen, ihnen Alltagsentscheidungen abzunehmen wie: »Soll ich diese Wohnung nehmen?«, »Meinen Sie, ich sollte meinen Job kündigen?« oder »Was würden Sie an meiner Stelle tun? Würden Sie sich von meiner Frau scheiden lassen?«

Der Bewunderer

Diese Person ist das Kind eines exhibitionistisch-narzisstischen Elternteils, das gelernt hat, dass es die Mutter oder den Vater zufriedenstellen kann, indem es sich als bewundernder Spiegel geriert und den Vater oder die Mutter nie in irgendeiner Hinsicht infrage stellt. Obwohl sie heute erwachsen sind, setzen diese Klienten dieses Muster mit anderen fort, denen sie zu gefallen suchen, indem sie sich unterwürfig geben und sie unkritisch anhimmeln. In ihren Augen sind Sie perfekt. Und wenn Sie versuchen, diese Wahrnehmung zurechtzurücken, schreiben sie es Ihrer Bescheidenheit zu und sind daraufhin nur noch mehr davon überzeugt, dass Sie ganz besonders sind.

Zusammenfassung: Anpassungen heimlicher Narzissten

Hauptthemen: Die Betroffenen steuern ihr Selbstwertgefühl, indem sie sich an Anliegen oder Menschen binden, die sie respektieren, und fühlen sich dann durch diese Verbindung wie jemand Besonderes. Sie leben für Anerkennung. Mit Komplimenten fühlen sie sich im Allgemeinen unwohl, und sie sind nicht in der Lage oder nicht bereit, sie an sich heranzulassen. Diese Klienten tun sich schwer, Nein zu sagen, wenn Menschen, deren Anerkennung sie suchen, etwas von ihnen wollen, sei es auch noch so unzumutbar. Die Folge davon ist möglicherweise jede Menge zusätzlicher Arbeit, für die kein greifbarer Lohn winkt. Daraufhin fühlen sie sich dann übergangen und verärgert, scheuen sich aber dennoch, den Mund aufzumachen oder sich zu beschweren. Stattdessen kommt es vielleicht zu einem passiv-aggressiven oder manipulativen Ausagieren.

Primäre Ziele: Es anderen recht machen; einen Mentor finden; vermeiden, im Zentrum der Aufmerksamkeit zu stehen und sich im Glanz ihrer Verbindung zu Menschen oder Organisationen zu sonnen, die von ihnen idealisiert werden.

Schwierige Zeiten: Immer, wenn sie gezwungen sind, im Mittelpunkt zu stehen oder sich offen zu behaupten.

Hauptabwehrmechanismen: Vermeiden, ins Zentrum der Aufmerksamkeit zu rücken. Sich eine Person oder Sache suchen, die sich idealisieren lässt, und dann durch Selbst-Objekt-Verschmelzung das eigene Selbstwertgefühl aufpolieren. Ihre Form der Abwertung besteht darin, Tratsch über Menschen zu verbreiten, die sie beneiden oder von denen sie sich gekränkt fühlen. In Gesellschaft stellen sie vielleicht viele Fragen, um von sich abzulenken, selbst wenn die Antworten für sie völlig uninteressant sind.

Geheime Angst: Gedemütigt und dafür attackiert zu werden, sich von der Masse abzuheben oder selbstbewusst aufzutreten.

Titelsong: »The Wind Beneath My Wings« gesungen von Bette Midler in dem Film »Beaches«.

Schutzpatroninnen: Die Präsidentengattinnen Nancy Reagan und Pat Nixon.

Beitrag zur Welt: Sie leisten einen Großteil der Arbeit, der es ermöglicht, die Träume exhibitionistischer Narzissten zu verwirklichen. Ohne sie würde wesentlich weniger bewerkstelligt.

Interpersonelle Gestalt, was für den Klienten beim persönlichen Miteinander zur Figur wird: Im Allgemeinen haben Klienten, die Anpassungen in Richtung heimlicher Narzissmus vollzogen haben, sehr feine Antennen für zwischenmenschliche Signale, die mit dem »Besonderssein« ihres Gegenübers zusammenhängen und damit, ob dieses besondere Gegenüber sie anerkennt. Ebenso nehmen sie sehr klar Einzelheiten wahr, die ihre Angst davor wecken, im Mittelpunkt zu stehen, wodurch sie sich bloßgestellt und verletzlich fühlen könnten. Wann immer ich höre, wie ein Klient oder eine Klientin davon spricht, sich »bloßgestellt und verletzlich zu fühlen«, ist dies sofort die Diagnose, die mir in den Sinn kommt.

Motto: »Reden wir über Sie.«

3. Der toxische Narzisst

Toxische Narzissten, auch maligne Narzissten genannt, sind hochgradig sadistische Menschen, die darauf aus sind, andere auszustechen, und deren Hauptmethode, sich selbst ein Überlegenheitsgefühl zu verschaffen, darin besteht, das, was anderen Freude macht, sowie ihr Selbstwertgefühl schlechtzureden beziehungsweise zu zerstören. Sie empfinden in zersetzendem Maße Neid und Eifersucht auf jede Person, die das hat, was sie wollen.

Einige toxische Narzissten sind quasi etwas, das ich »verhinderte Exhibitionisten« nenne. Sie würden gern allseits bewundert werden, aber ihnen fehlt einiges an Talent, Intelligenz, Scharfsinn oder Charme, was ihnen erlauben würde, das zu erreichen. Das hinterlässt in ihnen das ewige Gefühl, ihren Selbsthass und Neid auf andere nicht mit großspurigem Gestus abwehren zu können. Das Einzige, was ihnen also bleibt, um sich anderen überlegen zu fühlen, ist der Versuch, alle, denen sie begegnen, dazu zu bringen, sich schlechter zu fühlen als sie.

In der Therapie machen diese Klienten auf die Fehler ihres Therapeuten oder ihrer Therapeutin aufmerksam, statt sich auf die eigenen Probleme zu konzentrieren. Vielleicht zeigen sie unverblümte Eifersucht auf das, was ihr Therapeut oder ihre Therapeutin erreicht hat. Häufig setzen sie eine »abwertende Übertragung« in Gang, bei der sie ihn oder sie als wertlos und unterlegen sehen und viel von ihrer Sitzung auf Versuche verwenden, das Selbstvertrauen ihres Therapeuten zu zerstören. Diese »abwertende Übertragung« führt hier vielleicht nicht dazu, dass sie die Therapie abbrechen, dazu genießen sie die Erfahrung, Sie »so klein mit Hut« zu machen, viel zu sehr. Sie werden damit solange weitermachen, wie Sie es zulassen. Bei einigen beobachten wir immer wieder einen Wechsel: An guten Tagen, wenn sie sich selbstsicher fühlen, treten sie als exhibitionistische Narzissten in Erscheinung; an ihren schlechten Tagen, wenn sie sich unsicher fühlen, werden sie feindselig und toxisch.

Häufige Untertypen toxisch narzisstischer Klienten

Der Haustyrann

Wenn sie sich gedemütigt fühlen, verschaffen sie sich ein besseres Gefühl, indem sie nach Hause gehen und ihren Partner oder ihre

Partnerin tyrannisieren. In der Therapie werden sie schnell Schwachpunkte an Ihnen wahrnehmen und es ist für sie ein innerer Reichsparteitag, Sie mit der Nase darauf zu stoßen.

Der tyrannische Elternteil

Statt stolz auf die Erfolge ihrer Kinder zu sein, fühlen sich toxische Narzissten im Angesicht dieser Erfolge unterlegen. Sie haben Angst, dass ihre Kinder auf sie herabsehen werden. Um diese Möglichkeit auszuschließen, setzen sie ihre Kinder pausenlos herab und schüchtern sie ein. Wenn Sie, ihr Therapeut oder ihre Therapeutin, eine neue Errungenschaft vorzuweisen haben – etwa die Veröffentlichung eines Buches – kann es gut sein, dass sie einen Weg finden, Ihre Leistung kleinzureden, statt Ihnen zu gratulieren.

Der Chef, der allen das Leben zu Hölle macht

Immer wenn etwas eintritt, das bei diesen Menschen schlechte Gefühle im Hinblick auf sie selbst weckt, kommen sie zur Arbeit, schreien wahllos alle an und drohen reihenweise Leute wegen Unfähigkeit zu entlassen. Sie lieben es, alle in Aufruhr zu versetzen, da es ihnen ein Gefühl von Macht verleiht. Sie ergötzen sich daran, wenn Sie sich unbehaglich auf Ihrem Stuhl winden, während sie in aller Öffentlichkeit auf Ihre Schwachpunkte und Ihr Versagen hinweisen. Je massiver Ihre Demütigung, desto besser fühlen sie sich. In der Therapie können Sie davon ausgehen, dass diese Klienten Sie jedes Mal, wenn Sie etwas tun, was ihnen missfällt, lautstark attackieren und mit Abbruch der Therapie drohen. Dabei bleibt es nicht bei subtilen Andeutungen – Derartiges wäre ihnen fremd. Machen Sie sich darauf gefasst, dass sie aufstehen und herumbrüllen, Sie verfluchen und beim Herausgehen die Tür hinter sich zuknallen. Seien Sie nicht überrascht, wenn die Bezahlung der Sitzung ausbleibt.

Zusammenfassung: Anpassungen toxischer Narzissten

Hauptthemen: Selbsthass, Versagensangst und ein tief sitzendes Gefühl persönlicher Unzulänglichkeit bewirken, dass die Betroffenen anderen ihre Erfolge verübeln. In der Regel sträuben sie sich gegen Selbstreflexion und Introspektion. Stattdessen geben sie anderen die Schuld an dem, was in ihrem Leben unbefriedigend ist oder nicht gut läuft. Ihr toxischer Neid und ihr Hang zu abwertenden Schimpftiraden in der Öffentlichkeit beschneiden sie in ihren Möglichkeiten, Beziehungen zu anderen zu unterhalten, die für beide Seiten befriedigend sind. Toxische Narzissten machen sich überall Feinde. Ihre Liebesbeziehungen sind ein einziges Desaster und im Kollegenkreis lernt man schnell, sie zu fürchten und ihnen aus dem Weg zu gehen. Ihre Kinder haben Angst vor ihnen. Unschöne Scheidungen sind hier an der Tagesordnung.

Hauptziel: Andere demütigen und klein machen, um sich selbst weniger unterlegen zu fühlen.

Schwierige Zeiten: Wenn ein anderer etwas hat, was sie selbst begehren und nicht haben können.

Hauptabwehrmechanismen: Grausamkeit, Grandiosität (Großspurigkeit, aufgeblasenes Gebaren) und Abwertung anderer.

Geheime Ängste: Andere werden sie abwerten, demütigen und attackieren; sie werden vor aller Welt als wertlos, schwach und minderwertig entlarvt.

Titelsongs: »Woke up this Morning« (The Chosen One) von Alabama 3 und »Turning of the Tide« von Richard Thompson.

Schutzpatron: Adolf Hitler und die böse Stiefmutter in »Schneewittchen«.

Beitrag zur Welt: Sie füllen die Rolle des Bösewichts in unseren zwischenmenschlichen Dramen aus und geben unserem Alltag Würze und fügen ihm eine Prise Angst hinzu.

Interpersonelle Gestalt, was für den Klienten beim persönlichen Miteinander zur Figur wird: Toxische Narzissten registrieren die Schwachpunkte ihres Gegenübers und alles, was dieses vielleicht hat und was sie selbst haben wollen. Außerdem reagieren sie außerordentlich empfindlich auf die kleinste Kleinigkeit, die sie als Abwertung ihrer selbst erleben.

Motto: »Tu anderen etwas an, bevor sie dazu kommen, es dir selbst anzutun.«

Grundmerkmale von Narzissten: Eine Zusammenfassung

Die folgenden Punkte treffen natürlich nicht auf alle Narzissten gleichermaßen zu. Und selbst wenn, treffen sie nicht immer im gleichen Umfang zu.

- Sie brauchen Bestätigung von außen, um ein gutes Gefühl zu sich selbst zu haben.
- Sie sind sehr ichbezogen.
- Ihnen fehlt es an emotionaler Empathie.
- Sie sind anfällig für überzogene Scham und mit Selbsthass verbundene Depressionen.
- Sie sind extrem empfindlich im Hinblick auf Kränkungen.

- Sie benutzen Großspurigkeit, Abwertung und Selbstobjekt-Verschmelzung, um Gefühle der Wertlosigkeit abzuwehren.
- Sie sind sehr statusbewusst.
- Sie haben eine sorgsam konstruierte öffentliche Fassade, die dazu gedacht ist, andere zu beeindrucken.
- Ihre Beziehungen basieren darauf, inwiefern die andere Person ihnen nützlich ist.
- Sie sind anfällig für Neid und dafür, sich mit anderen zu vergleichen.
- Sie sind perfektionistisch und versuchen so, sich vor inneren und äußeren Angriffen zu schützen.

Behandlungsvorschläge in der Therapie mit Narzissten

Empathische Einstimmung

Der absolut beste Weg, eine positive Beziehung zu narzisstischen Klienten herzustellen, ist der, dass Sie versuchen, sich in sie hineinzuversetzen. Für Narzissten hat es etwas Beruhigendes, sich verstanden zu fühlen. Treffen Sie Aussagen, die zeigen, dass Sie verstehen, was sie fühlen und warum, etwa: »Das muss eine sehr schmerzhafte Erfahrung für Sie gewesen sein, als Ihr Vorgesetzter Sie bei diesem Meeting völlig links liegen ließ. Ich kann nachvollziehen, warum das solche Wut in Ihnen geweckt hat und warum Sie sich nicht wertgeschätzt fühlten.«

Widersprechen Sie Narzissten nicht unverblümt und gehen Sie nicht auf Konfrontationskurs

Es ist selten therapeutisch sinnvoll, Narzissten unverhohlen zu widersprechen. Hinter ihrem selbstbewussten Auftreten verbirgt sich ja eine große Verletzlichkeit. Sie können sich selbst nicht genügend

Rückhalt bieten, um etwas aufnehmen und nutzen zu können, woraus sie Kritik an sich heraushören. Vielmehr dürften sie sehr auf Abwehr schalten und Streit mit Ihnen vom Zaun brechen. Wenn Sie einen narzisstischen Klienten auf etwas aufmerksam machen wollen, beginnen Sie mit einigen positiven, wahren, bestätigenden und empathischen Aussagen und bemühen Sie sich dann nach Kräften, das, was Sie zu sagen haben, in einen positiven Kontext einzubetten.

Helfen Sie den Betroffenen zu verstehen, wie ihre emotionalen Höhen und Tiefen mit ihren Reaktionen auf die Ereignisse in ihrem Leben zusammenhängen

Einige meiner narzisstischen Klienten dachten, sie hätten eine bipolare Störung, da sie so heftige Stimmungsschwankungen erlebten. Sie nahmen nicht wahr, dass die Höhen und Tiefen bezogen auf ihre Stimmung unmittelbare Reaktionen auf die Ereignisse in ihrem Leben waren. Hier hat es sich als sehr nützlich erwiesen, den Betroffenen zum Verständnis zu verhelfen, dass Ereignisse, durch die sie sich in ihrer Besonderheit bestätigt sehen, ihre Stimmung heben (himmelhoch jauchzend), und dass solche, bei denen ihr Gefühl der eigenen Wichtigkeit einen krassen Dämpfer erhält, bewirken, dass sie sich niedergeschlagen und ernüchtert fühlten (zu Tode betrübt). Unter anderem helfe ich ihnen, diese Verbindung herzustellen, indem ich sie auf wiederkehrende Muster bei dem aufmerksam mache, wovon sie in der Therapie berichten, etwa: »Mir fällt auf, dass Sie nach jedem Zusammentreffen mit diesen Bekannten am Boden zerstört sind, wenn Sie zur Therapiesitzung kommen. Sie messen sich an ihnen und fragen sich, was Sie schon Großartiges erreicht haben. Geschieht bei diesen Treffen zum Mittagessen irgendetwas, was diese Gefühle in Ihnen auslöst?«

Benutzen Sie spiegelnde Deutungen der narzisstischen Verwundbarkeit

Schmerz – Selbst – Abwehr, dabei handelt es sich um eine aus drei Teilen bestehende, von James F. Masterson entwickelte Intervention, die mit einer empathischen Aussage beginnt wie: »Es muss ja so schmerzhaft gewesen sein für Sie, als Ihr Kollege im Flur grußlos an Ihnen vorbeiging« (Schmerz). Als Zweites flechten Sie ein, wie sich dieser Vorfall auf das Selbstgefühl des Klienten ausgewirkt haben muss: »Ich stelle mir vor, dass Sie dabei das Gefühl hatten, für ihn nicht wichtig genug zu sein, um beachtet zu werden« (Selbst). Am Ende folgt noch eine Aussage zu dem, was der Klient unternommen hat, um sich vor diesen schmerzhaften Gedanken und Gefühlen zu bewahren: »Für Ihr Gefühl hatten Sie, um vor sich selbst wieder besser dazustehen, wahrscheinlich nur noch die Option, vor versammelter Mannschaft zu sagen, was für ein Arsch der Typ ist« (Abwehr) (Masterson 1983, Masterson und Klein 1989).

Ziel einer »spiegelnden Deutung« ist, narzisstischen Klienten stärker bewusst zu machen, wie Kränkungen ihr Selbstwertgefühl negativ beeinflussen und wie dies mit dem zusammenhängt, was sie daraufhin tun, um sich besser fühlen zu können. Besonders nützlich ist diese Intervention bei Klienten, die immer wieder impulsiv zurückschlagen, und zwar auf eine Art, die sich mit Blick auf ihre eigenen Ziele als selbstzerstörerisch erweist. Einer meiner Klienten zum Beispiel war immer wieder entlassen worden, weil er gehässige E-Mails im Kollegenkreis verschickt und sich am Arbeitsplatz mit Vorgesetzten gestritten hatte. Dadurch, dass ich für ihn beleuchtete, was er damit bezweckte – sich vor einer (in seinen Augen) Herabsetzung zu schützen – gelang es mir, mit ihm ein Brainstorming zu anderen Möglichkeiten durchzuführen, wie er dieses Ziel erreichen könnte, ohne seinen Arbeitsplatz zu gefährden.

Wenn man »spiegelnde Deutungen« einsetzt, ist Feinfühligkeit gefragt im Hinblick darauf, wie Ihr Klient oder ihre Klientin auf sie reagiert. Handeln Sie nach bestem Wissen und Gewissen so, wie es Ihr klinisches Urteil verlangt. Bei einigen Klienten kann die narzisstische Verletzbarkeit so groß sein, dass sie vielleicht bis zu einem Jahr lang ausschließlich empathische Aussagen brauchen, bevor sie die volle »spiegelnde Deutung« ertragen oder von ihr profitieren können. Mitunter ist es geboten, in Form einer bestimmten Aussage zunächst einmal einen Versuchsballon zu starten und darauf vorbereitet zu sein, bei einer negativen Reaktion schnellstens den Rückzug anzutreten und sich einzig und allein wieder auf empathische Aussagen zu konzentrieren. Keine Sorge, Sie werden die negative Reaktion nicht übersehen. Negative Reaktionen von Narzissten fallen selten subtil aus – entweder sie zeigen Ihnen die kalte Schulter und ziehen sich zurück, oder sie gehen zur Attacke über.

Helfen Sie den Betroffenen abzuschätzen, welche Situationen für sie problematisch sind und wie sie diese umgehen

Narzissten versuchen sich meist mit Leuten zu umgeben, die aus ihrer Sicht einen hohen gesellschaftlichen Status haben. Hinter diesem Drang steckt – mitunter unbewusst – das Verlangen, durch diese Verbindung zu Höhergestellten das eigene Selbstwertgefühl zu stabilisieren und zu heben. Auf den einfachsten Nenner gebracht, denken sie sich: »Wenn ich wichtige Leute um mich habe, macht mich das auch wichtig.« Für einige Klienten jedoch wird dieses Verhalten immer wieder zu einem Schuss, der nach hinten losgeht.

Ein Beispiel: Mein Klient Bob hatte großes Geschick darin, sich mit klug gesetzten Worten den Weg in wohlhabende, gebildete und mächtige Kreise zu bahnen. Bob war gleichzeitig allerdings auch nur allzu bewusst, dass er nicht annähernd so viel Geld und Bildung hatte wie die anderen, was bewirkte, dass er sich wie ein Hochstapler vorkam. Bald sollte sich zeigen, dass Auftritte bei entsprechenden gesellschaftlichen Anlässen und der Umgang mit diesen Kreisen seine Ängste und unguten Gefühle im Hinblick auf sich selbst verschlimmerten. Nach ausgiebigen Gesprächen über dieses Thema in der Therapie wurde Bob klar, dass es seinem Selbstbewusstsein zwar momentan einen Kick gab, wenn er in solche Gruppen aufgenommen wurde, alles in allem aber fühlte er sich dadurch schlechter. Er gelangte zu dem Schluss, dass er sich selbst – zumindest bis auf Weiteres – schützen musste, indem er solche Anlässe mied.

Vermitteln Sie Möglichkeiten zur Selbstberuhigung

Dies kann auf vielerlei Weisen erfolgen und reicht vom einfachen Vorschlag, ein paar langsame, tiefe Atemzüge zu tun, seinen Körper zu spüren und langsam die Muskeln zu entspannen, bis zu einer regelrechten Unterweisung in Selbsthypnose, Meditation oder den Einsatz kognitiver Verhaltenstechniken, die darauf abzielen, den Betroffenen zu einer realistischeren Selbstwahrnehmung zu verhelfen. Klienten dieser Art können auch hervorragend auf die beschriebene Intervention mit dem Emotionalen Notfallkasten zurückgreifen.

Helfen Sie den Betroffenen, sich selbst in einem positiven und dabei realistischen Licht zu sehen, indem Sie sie auf ihre positiven Eigenschaften aufmerksam machen

Besonders große Wirkung hat diese Intervention dann, wenn Sie den Klienten auf etwas aufmerksam machen, was er gerade gesagt oder getan hat, das ihm normalerweise gar nicht als positiv auffällt. So zum Beispiel war mein Klient Peter ungewöhnlich stark bereit und in der Lage (vor allem für einen Narzissten), zu begreifen, was meine Interventionen bewirken sollten, und sie dazu zu nutzen, auch eigenständig noch weiter in sich nachzuforschen. Nachdem ich ihn wiederholt auf diese Fähigkeit aufmerksam machte, wenn er sie in einer Sitzung wieder einmal unter Beweis stellte, bemerkte er es zunehmend auch selbst und empfand dann echten Stolz (im Gegensatz zu einer defensiven Grandiosität).

Deuten Sie die negativen Eigenschaften Ihres Gegenübers um, indem Sie erklären, wie diese in der richtigen Situation zu einem Talent oder überaus hilfreichen Werkzeug werden

Viele Narzissten stellen anderen gegenüber liebend gern ihr Wissen zur Schau. Oft führt dies dazu, Binsenweisheiten herunterzubeten; dazu, immer wieder dieselben Geschichten zum Besten zu geben oder ihr Publikum ungebeten mit Informationen zu einem Thema zu langweilen. Wenn Narzissten dann merken, dass andere ihnen aus dem Weg zu gehen beginnen oder Desinteresse signalisieren, fühlen sie sich verletzt und wütend. In der Therapie können Sie ihnen helfen, situationsgebunden zu entscheiden, wann und wie sie Informationen mit anderen teilen.

Dies muss von Ihrer Seite mit Fingerspitzengefühl und unterstützend erfolgen: »Mario, wir wissen ja beide, dass Sie über einen enormen Wortschatz verfügen. Sie bekommen es eben sofort mit, wenn Worte falsch gebraucht werden (unterstützende Aussage). Ich weiß, dass es Ihnen schwerfällt, jemandem weiter zuzuhören, wenn er Begriffe oder Zeiten durcheinanderbringt. Sie haben das Gefühl, ihn unterbrechen und korrigieren zu müssen (empathische Aussage). Sie haben mir jedoch auch berichtet, dass Ihre Freunde es nicht leiden können, von Ihnen berichtigt zu werden. Sie wollen einfach nur ihren Standpunkt darlegen. Sind Sie eigentlich schon mal auf die Idee gekommen, diese Fähigkeit beruflich zu nutzen? Sie wären sicher ein guter Lektor oder geradezu prädestiniert dafür, Leuten zu helfen, an ihren Sprachkenntnissen zu feilen.«

Unterstützen Sie das »wahre Selbst« von Klienten und ermutigen Sie sie, ihre authentischen Gefühle, Meinungen und Interessen auszudrücken

Im Wesentlichen geht es hierbei darum, Klienten zu helfen, den Fokus auf ihren eigenen inneren Prozess zu verlagern – was sie fühlen, wirklich möchten, denken – und ihn weniger auf die Informationen zu lenken, die aus ihrem Umfeld auf sie einströmen. Nachdem sie etwas gefunden haben, das sie wirklich interessiert, können sie für sich einen Weg wählen, wie sie dieses Interesse ausdrücken könnten – ohne Rücksicht darauf, wie andere sie sehen mögen. Das erfordert einigen Mut. Für viele Klienten ist schon allein die Vorstellung, eigenmächtig entscheiden und etwas zum Ausdruck bringen zu können, das vielleicht nur für sie selbst einen Wert hat, völlig neu.

Sorgen Sie für einen positiven Grundtenor am Ende von Sitzungen

Ich habe festgestellt, dass Narzissten in Sachen Selbstwertgefühl wesentlich mehr Unterstützung brauchen als andere Klienten. Mitunter können sie Erkenntnisse, die ihnen in der Therapie kommen, destabilisieren und dazu führen, dass sie von der Sitzung nach Hause gehen und auf unproduktive Weise darüber nachgrübeln, wie unvollkommen sie doch sind. Wenn das geschieht, kommt ihr Mangel an Objektkonstanz zum Tragen und sie werden dazu neigen, sich selbst als nur negativ wahrzunehmen (Greenberg 1996). Um das zu verhindern, fungiere ich als Hilfs-Ich und finde etwas Positives, das diejenigen innerhalb der Sitzung gemacht haben und worauf ich sie aufmerksam machen kann. Wenn es Ihnen am Herzen liegt, dass Ihre narzisstischen Klienten mit ihrer Therapie weiterhin zufrieden sind und bei der Stange bleiben, ist das eine hervorragende Methode.

Fünf grundlegende Stadien in der Therapie narzisstischer Klienten

Mein Verständnis dieser Stadien in der Therapie narzisstischer Klienten verdanke ich zu einem nicht unerheblichen Teil den Überlegungen von James F. Masterson. Ein Punkt, den ich an Mastersons Ansatz bewundere, ist die Tatsache, dass er die Zyklen identifizierte, die in der Therapie von Menschen mit Persönlichkeitsstörungen unweigerlich auftreten, und gleichzeitig praxisorientierte Lösungen für den Umgang damit anbot. Er ging an die Psychotherapie ein Stück weit wie ein Forscher heran: Er formulierte eine diagnostische Hypothese, diese Hypothese führte dann seinerseits zur Entscheidung für eine bestimmte Intervention, und dann beobachtete er, was geschah und ob die Resultate seine Ausgangshypothese bestätigten oder nicht. Falls nicht, war er flexibel genug, die ursprüngliche Hypothese zu verwerfen. Masterson ermittelte kurze Zyklen wie etwa die »Störungen der Triade des Selbst«, wo der Klient Fortschritte macht und dann in Abwehrmechanismen zurückflüchtet, und längere, die sich über den gesamten Verlauf der Therapie erstrecken, wie etwa diese Stadien:

1. *Ausagieren:* Die Betroffenen haben wenig oder keine Einsicht in ihre Probleme und greifen zur Abwehr auf ein Ausagieren zurück, über das sie ihre Emotionen zu bewältigen suchen.
2. *Erkennen:* Sie verstehen jetzt, wie ihre Stimmungsschwankungen und ihr schwankendes Selbstwertgefühl damit zusammenhängen, wie andere sie in ihrer Wahrnehmung sehen. Sie versuchen, sich adaptiver zu verhalten.
3. *Zwischenphase:* Die alten Abwehrmechanismen sind nun ichfremd (werden nicht mehr als intrinsischer Teil von sich selbst gesehen), gleichzeitig haben die Betroffenen jedoch noch kein Selbstgefühl entwickelt, das stabil genug wäre, um ihr eigenes Selbstwertgefühl zuverlässig regulieren zu können. Das macht sie anfällig für heftige Scham. In diesem Stadium werden die Betroffenen möglicherweise wütend auf den Therapeuten oder die Therapeutin, da sie nun die ganzen schlimmen Gefühle durchleben, die ihre vorherigen Abwehrmechanismen von ihnen ferngehalten haben. Zusatzsitzungen sind in dieser Phase hilfreich.

4. *Durcharbeiten:* Die Klienten haben den Wechsel von einem Sichbeklagen über ihre negativen Gefühle zu einer Auseinandersetzung mit diesen vollzogen. Es kommt zu Kontinuität von einer Sitzung zur nächsten und das therapeutische Bündnis festigt sich.
5. *Selbstaktivierung:* Die Betroffenen können ihre eigenen Interessen verfolgen, ohne auf die Meinung anderer Rücksicht zu nehmen. Sie fühlen sich freier, kreativer, freudvoller und spontaner.

VII. Die schizoide Persönlichkeitsstörung

Klienten mit schizoiden Persönlichkeitsstörungen haben große Probleme mit Vertrauen und Nähe. Ihre frühen Kindheitserfahrungen haben in ihnen die Überzeugung zurückgelassen, dass körperliche und seelische Nähe zu anderen mit Gefahr behaftet seien. Mitunter haben sie massive frühe Erfahrungen mit körperlichen und seelischen Misshandlungen hinter sich. Ich hatte einen Klienten, der jedes Mal zurückwich, wenn ich eine allzu plötzliche Bewegung machte. Ein anderer klagte, immer wenn ich ihn direkt ansähe, erlebe er das wie einen Übergriff und es mache ihn wütend. Hier einige der Erfahrungen, die Menschen den Impuls gaben, schizoide Anpassungen vorzunehmen.

Sie wurden instrumentalisiert und nicht wie Menschen behandelt

Einige schizoide Klient*innen haben keine offenkundigen Misshandlungen erlebt, wurden aber behandelt, als hätten sie keine Gefühle und seien nur dazu da, auf die Bedürfnisse anderer einzugehen. Ein Klient von mir beschrieb es so, dass er das Gefühl hätte, für seine Mutter wohl vergleichbar mit ihrem Staubsauger zu sein: ein nützliches Utensil, das sie bei Bedarf hervorholte und das wieder in die Besenkammer wanderte, wenn es seine Schuldigkeit getan hatte.

Übergriffige Eltern

Andere schizoide Klienten berichten, dass ihre Eltern unglaublich übergriffig gewesen seien. Ihnen wurde keinerlei Privatsphäre zugestanden und sie hatten wenig zu sagen, wenn es um ihre Umgebung oder sogar um ihren eigenen Körper ging. Meine Klientin Jennifer zum Beispiel berichtete, dass ihre Mutter mitunter mitten in der Nacht auf die Idee gekommen sei, ihr Zimmer zu putzen, und dabei keine Rücksicht darauf nahm, dass Jennifer schlief. Ihre Mutter machte das Licht an, sortierte den Inhalt ihrer Schubladen und staubsaugte um ihr Bett herum. Wenn Jennifer sich darüber beschwerte, schien ihre Mutter gar nicht zu verstehen, dass Jennifers Gefühle irgendeine Berechtigung hatten.

Wiederholte schmerzhafte Entwurzelung

Nicht alle schizoiden Klienten hatten schlechte Eltern. Mitunter hatten sie frühe Lebenssituationen durchlebt, die in ihnen das Gefühl aufkommen ließen, es sei sinnlos und schmerzhaft, Bindungen einzugehen. Mannys Eltern zum Beispiel waren so arm, dass er von einer Pflegestelle zur nächsten weitergereicht wurde. Einen Monat lang wohnte er bei einer Tante, im darauffolgenden Jahr bei einigen Cousins, dann wieder bei jemand anderem. Anfangs band sich Manny noch an seine Bezugspersonen, doch als er emotional immer wieder den herzzerreißenden Schmerz durchlebte, aufs Neue aus seiner vertrauten Umgebung herausgerissen zu werden, zog er sich emotional zurück und andere wurden ihm gleichgültig.

Bewältigungsmechanismen

Das versteckte Selbst

Die meisten schizoiden Klienten berichten, dass sie sich in Gegenwart anderer zu stark gefährdet fühlen, um sich zu entspannen und sie selbst sein zu können. Um sich zu schützen, haben sie gelernt, eine gut funktionierende öffentliche Fassade aufzubauen und ihr wahres Selbst so tief in ihrem Inneren zu verbergen, dass sogar sie selbst manchmal nicht mehr an es herankommen. Die Folge ist oft, dass sie in einer Art von dissoziativem Zustand durch den Tag gehen. Einige berichten von einem Gefühl der Unwirklichkeit, als befänden sie sich in einem Schwarzweißfilm oder als ob ihr Leben ihnen gar nicht wirklich widerfahren würde.

Emotionale Distanz

Dieses Gefühl des Unbeteiligtseins war ursprünglich einmal eine kreative Anpassungsstrategie, die den Betroffenen erlaubte, psychisch und emotional aus einer Situation »auszusteigen«, die sie als unerträglich erlebten. Nun ist sie zum Automatismus und zur Gewohnheit geworden. Viele meiner schizoiden Klienten beginnen eine Therapie, wenn ihnen klar wird, dass sie eine intime Beziehung mit jemandem eingehen möchten, doch statt einer Annäherung entsteht, wie sie merken, bei jedem Versuch, mehr Nähe herzustellen, mehr innere Distanz. Sie beschreiben das Phänomen auf verschiedene Weisen, die sich allesamt bemerkenswert ähneln. Ein Klient sagte, er hätte das Gefühl, in einer Art Goldfischglas zu sitzen und alle anderen seien draußen. Er könne sie hören und sehen, aber fühlen könne er nichts. Eine Klientin sprach von einer unsichtbaren Trennwand, die sich plötzlich zwischen ihr und ihrem Gegenüber herabsenkte. Sie hätte das Gefühl, keine Kontrolle über diese Wand zu haben und dass es nicht in ihrer Macht stünde, sie aus dem Weg zu räumen, wenn sie erst einmal heruntergekommen war.

Dissoziation vom eigenen Körper

Oft erstreckt sich das Gefühl von Distanz auch auf den eigenen Körper. Viele schizoide Klienten haben sich selbst mir gegenüber schon als »wandelnder Kopf« mit wenig oder gar keiner Körperwahrnehmung beschrieben. Eine Frau berichtete von einem Traum, der diese Loslösung vom Körper versinnbildlicht: »Ich bin in einer U-Bahn-Station auf dem Weg zur Arbeit. Alles ist ganz normal, bis auf die Tatsache, dass ich nichts weiter bin als ein super gepflegter Kopf. Ich trage Make-up und bin gut frisiert, aber ich habe keinen Körper. Ich, der Kopf, hüpfe am Boden entlang, begebe mich eine Treppe hinunter und warte auf die U-Bahn, die mich zur Arbeit bringt. Niemand scheint irgendetwas Ungewöhnliches an mir zu bemerken.«

Ein anderer Klient berichtete, er hätte acht Stunden lang völlig reglos an seinem Rechner gearbeitet. Als er aufstand, sackten ihm die Beine weg und er fiel hin. Er suchte daraufhin einen Neurologen auf, da er dachte, irgendetwas stimme wohl nicht mit ihm. Es überraschte ihn völlig, als sich herausstellte, dass sein einziges Problem darin bestand, dass er vergessen hatte, sich zu bewegen. Er war es so gewohnt, sich von seinen körperlichen Empfindungen abzuschneiden, dass ihm gar nicht in den Sinn gekommen war, zwischendurch aufzustehen und sich die Beine zu vertreten oder immer wieder einmal die Position zu verändern. Er war es gewohnt, seinen Körper so zu behandeln, wie seine Mutter und sein Vater ihn behandelt hatten: als hätte er keine menschlichen Bedürfnisse.

Schizoide Klienten berichten von drei Hauptängsten

1. Sie haben Angst davor, dass andere sie versklaven oder instrumentalisieren würden, wenn sie sie nahe genug an sich heranließen.
2. Sie haben existenzielle Ängste, dass sie irgendwie zwar noch am Leben wären, sich aber innerlich tot fühlen und dass das Leben ihnen sinnlos und leer vorkommen würde.
3. Sie haben Angst davor, am Ende völlig isoliert von anderen Menschen in einer großen Leere zu landen, ohne Verbindung zu irgendjemandem.

Mir kommt oft der Gedanke, dass existenzialistische Philosophen wie Sartre, Kafka und Camus schizoide Probleme gehabt haben könnten, da sie über typisch schizoide Themen schrieben. Das Gefühl, dass das Leben seinem Wesen nach bedeutungslos oder öde sei. Das Gefühl, sich ein Stück wie tot zu fühlen. Das Gefühl, in einem unmenschlichen bürokratischen Apparat gefangen zu sein, in dem sie nicht wie Wesen mit ganz normalen menschlichen Bedürfnissen behandelt werden. Ich stelle mir diese Frage sogar in Bezug auf Descartes mit seinem Ausspruch: »Ich denke, also bin ich.« In der Regel brauchen nur Menschen mit schizoiden Problematiken einen Beweis dafür, dass sie existieren.

Das schizoide Dilemma / Der schizoide Kompromiss

Ralph Klein (1995) versteht die Probleme schizoider Klienten im Hinblick auf Dilemma und Kompromiss. Das schizoide Dilemma zeigt sich, indem ein Klient sagen könnte: »Wenn ich Nähe zu anderen zulasse, kommt dabei doch nur eine Beziehung heraus, in der ich versklavt werde und andere mich für ihre eigenen Zwecke benutzen. Wenn ich mich aber abschotte, verliere ich vielleicht so sehr den Kontakt zu anderen Menschen, dass ich ihn nie mehr wiederherstellen kann. In diesem Fall wird mich eine so heftige Verzweiflung überkommen, dass ich meinem Leben ein Ende setzen will.«

Der schizoide Kompromiss ist dann: »Ich werde nur partielle Beziehungen haben. Oder ich wähle dafür Menschen, die im Grunde nicht ›zu haben‹ sind (verheiratet, nicht interessiert, weit weg lebend). Oder ich stürze mich in eine flüchtige Beziehung nach der anderen. Oder ich suche mir einen Beruf aus, der mir auf eine begrenzte und gut steuerbare Weise Kontakt mit Menschen ermöglicht (Psychotherapeutin, Computerprogrammierer, Lehrer, Ärztin). Oder ich habe Fantasiebeziehungen, von denen niemand etwas erfährt.«

Häufige Untertypen des schizoiden Klienten

Der Einzelgänger

Die klassischen Einzelgänger sind diejenigen, die am leichtesten als schizoid geprägt zu erkennen sind. Sie leben allein, haben kaum Freunde und versuchen, persönliche Interaktionen mit anderen zu begrenzen. Sie heiraten nur selten, obwohl es mitunter sein kann, dass sie in jungen Jahren vielleicht schon einmal verheiratet waren (und geschieden wurden), als sie noch relativ naiv waren im Hinblick darauf, wie viel Nähe sie im Alltag aushalten könnten. Im Allgemeinen haben sie sich auf ihre Situation eingestellt und genießen ihre Privatsphäre und Autonomie. Bei den wenigen Anlässen, wo sie gesellig mit anderen zusammen sind, sind sie sorgsam darauf bedacht, nicht sehr viel von sich preiszugeben. Sie kommen vielleicht in die Therapie, weil sie das Gefühl haben, dass sie mehr Gesellschaft bräuchten, aber bislang erfolglos versucht haben, ein Pendant zu finden, mit dem sie sich sicher genug gefühlt hätten, um eine Beziehung anzustreben. Oft fühlen sie sich von lebhaften, warmherzigen, ihnen flüchtig bekannten Menschen angezogen, die für sie »nicht zu haben« sind. Sie merken sich vielleicht genau, wann diese Person wo zu sein pflegt, um ihr dort gelegentlich »rein zufällig« zu begegnen. Ein Großteil der Beziehung spielt sich in ihrem Kopf ab, wo sie sich detailreiche und ausgefeilte Fantasien zurechtzimmern. Wenn sie eine Bindung mit ihrem Therapeuten oder ihrer Therapeutin eingehen, sind sie mit dieser Beziehung wahrscheinlich völlig zufrieden und betrachten ihn oder sie als ihren besten Freund oder ihre beste Freundin.

Der Intellektuelle

Hier haben wir es mit Menschen zu tun, die sich von ihren Emotionen und ihrem Körper abgeschnitten haben und hauptsächlich in ihrem Kopf leben. Ihre Hobbys und Beziehungen kreisen um ihre intellektuellen Interessen. Oft werden sie Mitglied von Gruppen oder Vereinen, in denen sie ihren Interessen unter Gleichgesinnten nachgehen können. Die Teilnahme an den entsprechenden Zusammenkünften oder der Besuch von Seminaren zu den Themen, für die sie sich interessieren, bieten ihnen den begrenzten Umfang von Sozialkontakten, die sie brauchen, um sich nicht völlig isoliert zu fühlen. Ihre emotionale Unzugänglichkeit lässt sie mitunter distanziert und empathielos wirken. Ihren Therapeuten oder ihre Therapeutin haben sie vermutlich durch Recherchen im Internet gefunden – sie kommen eher nicht auf Empfehlung anderer. Mitunter kommen diese Klientinnen oder Klienten in die Therapie, nachdem sie zu ihren Symptomen recherchiert haben und einige Bücher über schizoide Störungen gelesen haben. Wenn dem so ist, dürften sie Ihnen, ihrem Therapeuten oder ihrer Therapeutin, vermutlich vorschlagen, diese Bücher doch auch einmal zu lesen. In der Regel haben sie Kindheitstraumen erfahren und gelernt, diese auszuhalten, indem sie sich in die Welt des Geistes flüchteten. Diese Traumen und ihre Hinterlassenschaften könnten irgendwann ins Zentrum der Therapie rücken.

Der Narzoide

Das ist mein eigener Begriff für Klienten, die narzisstische Abwehrmechanismen nutzen, um Rationalisierungen dafür zu finden, warum sie Distanz zu anderen wahren. Anders als wirkliche Narzissten, die vollauf damit beschäftigt sind, das Niveau ihres Selbstwertgefühls zu regulieren, sorgt sich dieser Typus von schizoiden Klientinnen oder Klienten (wie alle Schizoiden) um Sicherheit im zwischenmenschlichen Umgang. Wenn jemand mit dieser Ausstattung sagt: »Ich finde die Leute alle zu bescheuert, um mich mit ihnen abzugeben«, sagt er das eher, um seine Angst vor Nähe zu kaschieren, als um sein Selbstwertgefühl zu heben.

Die Katzenmama

In der Regel haben wir hier eine liebevolle, aber argwöhnische Frau mit sehr magerer Erfolgsbilanz im Hinblick darauf, enge Beziehungen zu anderen Menschen aufrechtzuerhalten. Stattdessen hat sie sich Tieren zugewandt und findet dort Zuneigung und Gesellschaft. Vielleicht engagiert sie sich im Tierheim oder nimmt einfach Streuner bei sich auf. In der Regel identifiziert sie sich mit deren Hilflosigkeit, und dadurch, dass sie diese Geschöpfe rettet und sich um sie kümmert, rettet sie symbolisch auch sich selbst. Meist ist sie emotional zugänglicher als viele schizoide Klienten und wirkt auf den ersten Blick vielleicht wie eine Borderline-Klientin. Sie lebt jedoch allein, findet diverse Gründe dafür, keine partnerschaftliche oder anderweitig enge Beziehung einzugehen oder ist (wie viele andere schizoide Menschen) nur auf Personen aus, an die sie nicht herankommt. Nur in ihrer Liebe zu Tieren fühlt sie sich sicher.

Der histrionische Schizoide

Anders als der ruhige, beherrschte Einzelgänger, der eher dem typischen Bild von schizoiden Menschen entspricht, ist dieser Typ von schizoiden Individuen sehr dramatisch und emotional. Wäre da nicht die Tatsache, dass sich die heftigen Emotionen auf klassische schizoide Themen beziehen (»Wie kann man anderen nahe sein, ohne sich in Gefahr zu bringen, und wie geht man damit um, sehr durchlässige körperliche und Ich-Grenzen zu haben?«), könnte man diese Art von schizoiden Klienten fälschlicherweise leicht als Borderliner oder sogar Narzissten klassifizieren. Ein Klient dieses Typs machte mir in einer Sitzung voller Dramatik und lautstark vor, wie er seiner Freundin emotional so nahe gekommen war, dass er sich fühlte, als würde er sie sich buchstäblich einverleiben; und wie ihn dann Übelkeit überkam und er sich erbrechen wollte – Hauptsache, er bekäme sie wieder aus sich heraus. Er demonstrierte es mir dabei mit würgenden Lauten. Alles, was er sagte, hatte »gefühlt« eine primitive und psychotische Qualität. Doch im Alltag konnte dieser Mann einwandfrei funktionieren und ging einer hoch dotierten Tätigkeit nach.

Zusammenfassung: Schizoide Anpassungen

Hauptprobleme: Schizoiden Klienten fällt es schwer, sich körperlich und emotional sicher zu fühlen, wenn sie in Gesellschaft anderer Menschen sind. Ereignisse in ihrem frühen Leben haben dafür gesorgt, dass die bange Frage, wem sie vertrauen können, ein großes Thema für sie ist. Infolgedessen fällt es ihnen schwer, ein Maß von zwischenmenschlicher Distanz zu finden, mit dem sie sich wohlfühlen. Sie haben Angst vor Übergriffigkeit, leiden unter einem existenziellen entsetzlichen Gefühl banger Erwartung und erleben ihr Selbst vielleicht als fragmentiert. Sie können sich dissoziiert von ihrem Körper, ihrem alltäglichen Leben und von Menschen fühlen, die ihnen emotional wichtig sind. Oft haben sie ein Gefühl, als wären ihre persönlichen Grenzen zu durchlässig und andere könnten einfach in ihr Innerstes eindringen oder sie mehr beeinflussen, als ihnen lieb ist. In der Regel bewältigen sie ihre Ängste, indem sie Distanz wahren, Teilbeziehungen eingehen, wild entschlossen sind, ihre Unabhängigkeit zu wahren, und ein reiches Fantasieleben haben.

Hauptziele: Wahrung der eigenen Sicherheit, Meiden zudringlicher Menschen und Unabhängigkeit.

Hauptabwehrmechanismen: Sich die Fassade eines »falschen Selbst« zulegen, um mit der Welt zu interagieren, während sie ihr »wahres Selbst« tief in ihrem Innern verstecken. Oft sind sie energisch auf ihre Unabhängigkeit und Selbstständigkeit bedacht, da ihnen das Grundvertrauen in die guten Absichten anderer fehlt. Sie ziehen sich gegebenenfalls sozial zurück, um unwillkommene Zudringlichkeit abzuwehren und auch weil sie sich vielleicht schwertun, Nein zu unzumutbaren Forderungen oder unerwünschten Bitten zu sagen. Die Betroffenen dissoziieren häufig. Oft findet sich eine Spaltung zwischen Denken und Fühlen und sie benutzen projektive Identifikation, Intellektualisierung, Distanzierung und Abgeklärtheit oder Unbeteiligtsein als Abwehrmechanismen.

Geheime Ängste: Fremd zu sein und anders als alle anderen. Und dass sie, wenn sie weiter auf Distanz bleiben und Beziehungen meiden, irgendwann einen so großen inneren Abstand haben werden, dass ein wirklicher menschlicher Kontakt unmöglich wird.

Titelsong: »I am a Rock; I am an Island« von Paul Simon.

Schutzpatron: Der Dichter Franz Kafka sowie Steve Jobs, das IT-Genie, dessen Produkte es schizoid strukturierten Menschen erleichtert haben, eine Form von menschlichem Kontakt zu erfahren, mit dem sie sich sicher fühlen, den sie selbst steuern können und der von ihnen nicht verlangt, mit anderen im selben Raum zu sein.

Beitrag zur Welt: Schizoid strukturierte Menschen übernehmen oft mehr als ihren gerechten Anteil an der Arbeit, da sie glauben, es sei ohnehin sinnlos, sich bei anderen darüber zu beschweren. Oft kommen sie gar nicht auf die Idee, dass es überhaupt eine Option ist, hierüber zu verhandeln. Außerdem arbeiten sie außerordentlich gut unter Umständen, die andere, die sich in Gesellschaft wohler fühlen, vielleicht zu abgeschieden finden mögen. Da sie oft als Ersatz für persönliche Interaktionen ein reiches Fantasieleben führen, werden sie häufig zu wahren Vielschreiberinnen und Vielschreibern, denen wir viele unserer beliebtesten mehrbändigen Fantasy-Romane verdanken. Viele Schizoide machen erfolgreich Karriere in Wissenschaft oder Technik, da sich das Alleinsein in einem Labor, nur umgeben von Geräten, für sie sicherer anfühlt als mit vielen anderen zusammenzuarbeiten. Sie fühlen sich tendenziell von Berufen angezogen, die ihnen erlauben, ihre Nähe zu anderen zu dosieren. Oft arbeiten sie gern am Rechner, da Computer auf eine Weise berechenbar sind, wie es bei Menschen nicht der Fall ist, und da die Arbeit mit Gerätschaften weniger Kontakt mit Menschen mit sich bringt.

Interpersonelle Gestalt, was für den Klienten im persönlichen Miteinander zur Figur wird: Schizoide Individuen sind hochgradig empfänglich für Details, die damit zusammenhängen, wie sicher sie sich im zwischenmenschlichen Miteinander fühlen können, und diese treten für sie schnell in den Vordergrund. Zu diesen Aspekten kann sowohl der Inhalt des Mitgeteilten gehören wie auch die Art und Weise, auf die jemand kommuniziert. So zum Beispiel ist davon auszugehen, dass sie alles wahrnehmen und auf alles stark negativ reagieren, das für ihr Gefühl zudringlich ist. Etwa laute Stimmen; jemanden, der sehr dicht neben ihnen steht; plötzliche Bewegungen auf sie zu oder übergriffige Gesten. Sehr sensibel reagieren sie oft auch auf Signale bei ihrem Gegenüber, aus denen Wärme und Lebendigkeit sprechen, da dies Wesenszüge sind, von denen sie sich angezogen fühlen und die für sie gleichzeitig beängstigend sind.

Motto: »Sicher ist sicher«.

Vorteile bei der Therapie Schizoider

1. Sie sind selbstständig und zuverlässig

Da die meisten schizoiden Individuen Angst vor einer Abhängigkeit von anderen haben und der Preis dafür, sich auf andere zu verlassen, aus ihrer Sicht zu hoch ist, arbeiten sie hart darauf hin, unabhängig zu sein und selbst für all ihre Bedürfnisse zu sorgen. Anders als viele meiner Borderline-Klienten vergessen meine schizoiden Klienten nicht, mich zu bezahlen; sie merken sich den korrekten Termin und die korrekte Uhrzeit ihrer Sitzungen; sie reichen selbst ihre Belege bei der Krankenversicherung ein und bitten mich nicht um eine Zweitschrift, sie kommen pünktlich zur Sitzung und packen am Ende pünktlich ihre Sachen.

2. Sie verlangen eher wenig

Meine schizoiden Klienten sind tendenziell sehr selbstständig. Sie rufen nur selten zwischen den Sitzungen an, bitten selten um einen Gefallen; feilschen gewöhnlich nicht um ein niedrigeres Honorar.

3. Sie sind in der Regel fair

Die meisten meiner schizoiden Klientinnen und Klienten versuchen, fair zu anderen und zu mir zu sein (anders als viele narzisstische und Borderline-Klienten, deren Konzentration auf ihre eigenen Bedürfnisse zu einer Unsensibilität diesbezüglich führen kann).

4. Sie sind oft ausdauernde und zuverlässige Klienten

Wenn sie die Mittel dazu haben und sich nicht bedroht fühlen, bleiben sie solange wie erforderlich in Therapie. Woody Allen sagt man nach, dass er einmal witzelte: »Ich bin kurz davor, meine Therapie aufzugeben. Ich gebe ihr noch einmal fünfzehn Jahre, und wenn es damit nicht genug ist, steige ich aus!«

Nachteile bei der Therapie von schizoid Geprägten

1. Sie machen in der Regel nur sehr langsam Fortschritte

Schizoide Klienten offenbaren sich in der Therapie oft nur sehr zögerlich, da sie Angst vor Übergriffen ihres Gegenübers haben. Sie haben wenig Grundvertrauen und erleben sich womöglich als zu verletzlich und allzu leicht durch andere beeinflussbar. Hinzu kommt, dass viele ihrer Schwierigkeiten in zarterem Alter angefangen haben, als es bei Borderline- oder narzisstischen Problemen der Fall ist, weshalb sie sich tiefer eingegraben haben und es länger braucht, sie aufzulösen.

2. Ihnen ist es oft lieber, nur jede zweite Woche zu kommen

Viele meiner schizoiden Klienten haben darum gebeten, nur jede zweite Woche einen Termin zu bekommen oder sogar nur einmal im Monat. Einige finden schlichtweg Ausreden (bei der Arbeit sei gerade so viel zu tun, Geldnöte). Andere sind ganz ehrlich und sagen, sie hätten Angst, sich von ihrer Therapeutin zu abhängig zu machen. Wieder andere führen an, wöchentlich zu kommen sei für ihr Gefühl »zu intensiv«. Ein Klient sagte mir, er bräuchte mindestens zwei Wochen, um das, woran wir in der Sitzung gerade arbeiteten, »sacken« zu lassen. Weniger oft zu kommen, kann für die Betroffenen ein Weg sein, ihre Reaktion auf die inhärente »Zudringlichkeit« der Therapie im Griff zu behalten.

3. Es kann Jahre dauern, bis sich wirkliches Vertrauen entwickelt

4. Mitunter neigen sie sehr zu Heimlichtuerei

Eine Frau berichtete mir von Vorgefallenem immer erst zwei Wochen später. Als ich sie fragte, warum sie das tat, gab sie zurück: »Dann haben Sie keinen Einfluss darauf, wie ich mich entscheide.« Eine andere Klientin rückte ihre private Telefonnummer oder Anschrift nicht heraus.

5. Es kann Jahre dauern, bis therapeutische Fehler wiedergutgemacht sind, sofern das je geschieht

Mir riss einem Klienten gegenüber einmal der Geduldsfaden und ich fauchte ihn an, ich sei nicht seine Mutter. Ohne dass ich es wusste, benutzte er mich im Geiste als imaginäre Mutter, was ihm half, über Verletzungen von früher hinwegzukommen. Meine Bemerkung bewirkte einen Riss in unserer Beziehung, der erst nach Jahren verheilte.

6. Ihr »wahres Selbst« kann außerordentlich gut verborgen sein

Nicht alle Schizoiden zeigen die klassischen Merkmale schizoider Menschen, was Therapeuten auf eine falsche Fährte führen kann. Ich habe in meiner Praxis schon mit so mancher Person zusammengesessen, die freundlich, entspannt und mir gegenüber gelöst wirkte, sich dabei aber, wie ich später herausfand, emotional völlig unbeteiligt gefühlt hatte.

Behandlungsvorschläge[5]

1. Vermeiden Sie direktive Bemerkungen

Derartiges dürfte als Versuch verstanden werden, Ihr Gegenüber zu gängeln und zu versklaven. Fügt sich der Klient oder die Klientin, geschieht dies auf Kosten einer echten therapeutischen Arbeit. Direktive Bemerkung: »Sie müssen sich öfter verabreden.« Nicht direktive Bemerkung: »Wo Sie gerade sagen, dass Sie sich einsam fühlen: Ich habe mich gerade gefragt, ob Sie sich schon Gedanken gemacht haben, was Sie daran ändern können?«

2. Vermeiden Sie »Gedankenlesen«

Sagen Sie zum Beispiel nicht: »Jetzt merke ich an Ihrer Körperhaltung, dass Sie Angst haben.« Auf schizoide Klienten wirkt dies in der Regel unglaublich zudringlich. Außerdem raubt es ihnen das Recht, das Tempo selbst zu bestimmen und sich dann zu offenbaren, wenn es für ihr Gefühl stimmt. (»Gedankenlesen« kann allerdings in Ihren ersten Sitzungen mit exhibitionistischen Narzissten durchaus hilfreich sein. Es stellt klar, dass Sie eine kompetente Autoritätsfigur sind, die sie idealisieren können, und es bewirkt, dass sie sich verstanden fühlen.)

3. Sie können fast alles sagen, solange Sie eindeutig klarstellen, dass dies Ihr eigener Gedanke ist

Eine einfache Art, das zu tun, besteht darin, etwas zu sagen wie: »Mir ist gerade ein Gedanke zu dem gekommen, was Sie da sagen. Interessiert es Sie, ihn zu hören?«

4. Seien Sie berechenbar

Schizoide Klienten fühlen sich sicherer und sind entspannter, wenn sie wissen, was sie von Ihrer Seite zu erwarten haben. Es hilft ihnen, wenn sie sich selbst in einer Distanz zu Ihnen postieren können, die sich emotional und physisch sicher für sie anfühlt. Wenn ich aufstehen muss, um zum Beispiel ein Fenster zu öffnen, sage ich mitunter zunächst im Telegrammstil kurz Bescheid, dass ich das vorhabe. Ich stelle auch vorab klar, wo ich mich hinsetzen werde. Ich sage dann: »Ich setze mich gleich hierhin. Sie können auf irgendeinem anderen Stuhl oder auch auf dem Sofa Platz nehmen. Bitte nehmen Sie sich gern noch ein Kissen oder stellen Sie Ihren Stuhl dorthin, wo Sie sich wohlfühlen.« Ich sage ihnen also nicht nur, wo ich sitzen werde, sondern biete ihnen auch Wahlmöglichkeiten an. Damit wird klargestellt, dass sie in diesem Raum eine gewisse persönliche Freiheit haben.

5. Bringen Sie ihnen bei, zu verhandeln

Schizoide Klienten glauben in der Regel, wer auch immer gerade das Sagen hätte, würde auch die Regeln festlegen. Und ihnen bliebe nichts anderes übrig als sich zu fügen oder zu gehen (»Solange du deine Füße unter meinen Tisch stellst …«). So fühlten sie sich in ihrem Elternhaus. Die Vorstellung, dass Menschen Lösungen aushandeln können, die alle Seiten zufriedenstellen, ist ihnen noch nie untergekommen. In meiner Praxis benutze ich sich spontan ergebende Alltagssituationen, um Klienten mit diesem Gedanken bekannt zu machen. So zum Beispiel könnte ich sagen: »Ich habe jetzt zwar das Fenster offen stehen, aber wir können stattdessen auch die Klimaanlage anstellen, wenn Ihnen das lieber ist. Für mich es so gut, und für Sie?« Oder ich spreche die Beleuchtung an: »Ist Ihnen dieses Licht zu hell? Ich kann es auch dämpfen. Wir können gern ein wenig mit dem Dimmer herumspielen, bis wir eine Einstellung gefunden haben, die für uns beide richtig ist.«

6. Helfen Sie ihnen, Abwehrverhalten durch Verbalisierung zu ersetzen, indem Sie das Verhalten benennen, das sich in der Sitzung und außerhalb davon zeigt

»Ich habe hier gerade gesessen und mich gefragt, warum Sie eben gerade aufgehört haben, zu sprechen. Dabei ging mir durch den Kopf, dass Sie sich vielleicht zurückgehalten haben, weil es sich etwas heikel für Sie anfühlte, mir so viel über Sie zu erzählen. Wäre es für Sie okay, mit mir über diesen Punkt zu reden?«

7. Deuten Sie das »schizoide Dilemma«

Das grundlegende »schizoide Dilemma« nach der Definition von Klein (1995, Seite 100) besteht darin, dass »Nähe zu Angst vor Versklavung und Selbstverlust führt, während Isolation zu Verzweiflung führt«. Stellen Sie sich folgenden Fall vor: Ein Klient hat sich Sitzung für Sitzung mit der Frage herumgequält, ob er seine Freundin bitten sollte, mit ihm zusammenzuziehen oder besser nicht. Er hat zum Ausdruck gebracht, dass sich ein Teil von ihm nach einer dauerhafteren und intimeren Beziehung sehnt, aber gleichzeitig macht ihm das auch große Angst. Bei mehreren anderen Beziehungen hat er sich diese Chance schon entgehen lassen, da er weitere Schritte und mehr Tiefe nicht zuließ. Das ist etwas, das er zutiefst bereut.

In der Sitzung konnte ich etwas sagen wie: »Als ich Ihnen so zuhörte, wie Sie über Ihre Beziehung sprachen, kam mir der Gedanke, dass Sie da ja wirklich in einem Dilemma stecken. Sie sagen, dass Sie Ihre Freundin eigentlich fragen wollen, ob sie nicht bei Ihnen einziehen möchte. Aber allein schon der Gedanke beschwört bei Ihnen die Angst herauf, dann keinen Rückzugsort mehr zu haben, wenn Sie Raum für sich brauchen, und dass sie dann alles in Beschlag nimmt. Und gleichzeitig glauben Sie, wenn Sie nichts unternehmen, um Ihre Beziehung zu ihr zu vertiefen, ist es das dann gewesen. Und das würde Sie dann wahrscheinlich noch stärker in die Isolation treiben.« (Nicken.) »Mir kommen dazu noch ein paar weitere Gedanken. Soll ich weiterreden?« Er sagte: »Ja, es interessiert mich wirklich, was Sie dazu sagen«, also sprach ich weiter. »Sie berichten ja, wie das war, wenn Sie sich in der Vergangenheit so isoliert gefühlt haben. Dass Sie dabei eine schreckliche Verzweiflung überkam und Sie sich fragten, ob Sie wohl je eine intime Beziehung mit jemandem eingehen könnten.« An diesem Punkt schaltete sich der Klient ein und führte das, was ich gerade gesagt hatte, noch näher aus.

Durch Zusammenfügen der gesamten Informationen habe ich für den Klienten eine Verbindung zwischen den einzelnen Punkten hergestellt. Nun ist es ihm überlassen, was er damit anfängt. Die einzelnen Elemente zusammenzufügen, kann die Arbeit oft voranbringen und Ausgangspunkt für ein produktives Gespräch darüber werden, inwiefern dieses »Dilemma« im Leben des Klienten eine Dauerrolle gespielt hat. (Hinweis: Bei neuen Klienten würde ich nicht so vorgehen; ebenso wenig würde ich es bei Klienten tun, bei denen ich das Gefühl habe, sie könnten sich von mir niedergewalzt fühlen oder mich als übergriffig erleben, wenn ich ihnen so viel an Informationen über sie selbst gebe.) Wie alle psychotherapeutischen Interventionen funktioniert auch diese am besten, wenn Sie Ihre Klienten dort abholen, wo sie stehen, ein gutes therapeutisches Timing beachten und genauestens die Reaktionen Ihrer Klienten beobachten.

8. Seien Sie »echt«, ohne Ihr Gegenüber »niederzuwalzen«

Schizoide Klienten fühlen sich von lebhaften, emotional zugänglichen Menschen angezogen, da sie sich selbst oft irreal und tot vorkommen. Sie sind jedoch sehr auf ihre Privatsphäre bedacht, und wenn sie andere als zudringlich wahrnehmen oder sich von ihnen erdrückt fühlen, ziehen sie sich schnell zurück.

9. Haben Sie Geduld

Erwarten Sie eine Menge Widerstand unterschiedlichster Art und sehr langsame Fortschritte. Eine Kurzzeit- oder schnelle Therapie ist bezogen auf schizoide Klientinnen oder Klienten nicht denkbar. Ihr tief verwurzeltes Misstrauen sowie ihre Anfälligkeit für das Gefühl, andere würden in ihre Privatsphäre eindringen oder sie niederwalzen, sorgen dafür, dass selbst die erfolgreichste Therapie nur langsam vorankommt. Mein Lieblingsexperte zum Thema Widerstand, der amerikanische Entertainer Dick Cavett, fasst es gut zusammen: »Es kommt selten vor, dass einer hören will, was er nicht hören will.«

10. Erwarten Sie »primitive« Übertragungen und Gegenübertragungen

Da viele meiner schizoiden Klienten psychologisch keine festen Grenzen haben und ihre Probleme schon in sehr jungen Jahren begonnen haben, haben ihre Übertragungen auf mich und meine Reaktion auf sie oft etwas »Primitives«. Mit »primitiv« meine ich, dass sie weniger Struktur haben – sie wirken eher wie ein Produkt des Unbewussten, und ihr Inhalt ist oft eher verstörender Art.

Zwei Beispiele: Als ich mit meinem neuen Klienten Robbie zusammensaß und er mir von den schlimmen Erfahrungen in seiner frühen Kindheit erzählte, überkam mich plötzlich das verstörende und ungewöhnliche Gefühl, Robbie wäre wie ein junges Äffchen, das mir gleich auf den Schoß springen, mit den Armen und Beinen meine Hüfte umklammern und mich partout nicht mehr loslassen würde. Ich wollte mich instinktiv von ihm zurückziehen. Das war eine ungewöhnlich heftige, viszerale und atypische Gegenübertragungsreaktion für mich.

Zu einem späteren Zeitpunkt in Robbies Therapie erlebte ich eine Situation, in der beiden von uns die eigenen Grenzen abhandenkamen und wir gar nicht mehr sagen konnten, wessen Emotionen wir gerade empfanden. Ich fasste meine Erfahrung ihm gegenüber in Worte, indem ich sagte: »Ich fühle mich, als würden wir beide in einer Schüssel mit Suppe sitzen. Ein Fleischklößchen von Emotionen treibt an mir vorbei. Ich weiß nicht, ob es meines oder Ihres ist.«

VIII. Differenzialdiagnose

Ich habe in den vorigen Abschnitten versucht, die ganz bestimmte »Anmutung« der einzelnen Diagnosen einzufangen, die es leichter macht, das eine vom anderen zu unterscheiden. Als ich anfing, mit diesen Klienten zu arbeiten, machte ich zunächst einmal viele Fehler und neigte dazu, Klienten allzu leicht als »Borderliner« einzustufen, während sie in Wirklichkeit »heimliche Narzissten« waren (eine Kategorie, von der ich noch nie gehört hatte) oder »histrionische Schizoide« (eine Kategorie, von deren Existenz ich nicht einmal gewusst hatte). Heute weiß ich, dass ich wohl weniger Borderline-Klienten in meiner Praxis habe als zunächst gedacht, dafür aber erheblich mehr narzisstische und schizoide. Nachfolgend ein paar Punkte, die sich für mich als hilfreich erwiesen.

Betrachten Sie das Motiv, nicht nur das Verhalten

Im Laufe der Jahre ist mir aufgefallen, dass sich Menschen mit verschiedenen Persönlichkeitsstörungen mitunter sehr ähnlich zu verhalten scheinen, was die Differenzialdiagnose etwas knifflig machen kann. Ich habe gelernt, dass ich über die Verhaltensweisen als solche hinausblicken und mehr nach dem Motiv für das Verhalten fragen muss.

Ein Beispiel: Sowohl mein schizoider Klient Ned als auch mein exhibitionistisch-narzisstischer Klient Jason sagen immer wieder einmal, andere Menschen seien ihnen nicht gut genug, als dass sie sich mit ihnen abgeben wollten, und beide können sich dabei als überlegen gerieren. Nur dadurch, dass ich sie gut kenne und ihnen viele Fragen gestellt habe, fand ich ganz nebenbei heraus, dass Neds sein

Überlegenheitsgefühl als Begründung für die mit Distanzierung verbundenen Verhaltensweisen einsetzt, die ihm Sicherheit vermitteln (ein guter Grund für einen Schizoiden), während Jason nur Zeit mit statusmäßig hochstehenden Menschen verbringen will, die für ihn als Selbstobjekte herhalten können, mit denen er sein Selbstwertgefühl reguliert (ein typischer Grund für einen Narzissten). Oberflächlich betrachtet, wirken und klingen die Verhaltensweisen ähnlich, doch die Motive dahinter sind grundlegend unterschiedlich. Es folgen einige Beispiele, die aufzeigen, wie das Motiv hinter dem Verhalten bei der Differenzialdiagnose helfen kann.

1. Distanzierung

Schizoide Klienten: Wenn Menschen mit schizoider Struktur Distanzierung als Schutz- und Abwehrmechanismus einsetzen, dann in der Regel, um zu verhindern, dass andere in ihre Privatsphäre eindringen, was sich für sie so anfühlt, als könnte es ihr fragiles Selbstgefühl auslöschen. Für sie ist es regelrecht so, als könnte ihr Gegenüber durch die Barriere ihrer Haut hindurch in sie eindringen und die Macht über sie übernehmen. Ein sehr vulnerabler schizoider Klient berichtete beispielsweise davon, wie er auf der Straße hinter einem älteren Mann hergegangen sei und sich dabei auf verstörende Weise gewahr wurde, dass er wie der andere zu gehen begann und jedes Gefühl dafür verlor, wie er normalerweise geht. Die einzige Möglichkeit für ihn, sich wieder wie »er selbst« zu fühlen, bestand darin, eine andere Richtung einzuschlagen als der ältere Mann.

Da der Preis der Nähe aus ihrer Sicht zu hoch ist, glauben diese Klienten, wenn sie eine enge Beziehung zu einer anderen Person eingehen würden, müssten sie alles tun, was diese will und sich in das Los fügen, ausgenutzt und wie ein Objekt behandelt zu werden.

Borderline-Klienten: Borderliner gehen charakteristischerweise auf Distanz, weil sie so viele Male verlassen worden und zu der Überzeugung gelangt sind, dass niemand sie lieben könne. Sie haben

Angst vor Nähe, weil sie sicher sind, dass sie Zurückweisung erfahren werden. Auch hier haben wir nichts von der schizoiden Angst vor Selbstauslöschung oder einem Verlust der Ich-Grenzen beziehungsweise davor, zu jemand anderem zu werden. Sie haben Angst davor, wieder einmal zurückgewiesen zu werden.

Um zu testen, ob sie wohl zurückgewiesen werden, setzen sie womöglich zunächst ihre am wenigsten liebenswerten Seiten in Szene, damit das Gegenüber brüskiert wird. So zum Beispiel erschien meine Klientin Rosa zu ihrer ersten Sitzung in ihren schäbigsten Klamotten und mit einer Trotzhaltung, die sich gewaschen hatte. Rosa setzte sich so hin, dass sie von mir abgewandt war, benahm sich ein Stück weit »verrückt« und sperrte sich dagegen, mit mir darüber zu sprechen, was sie sich von Ihrer Therapie versprach. Als ich nicht anbiss, ließ sie sich schließlich auf die therapeutische Arbeit ein und hörte auf, die Rolle der hässlichen Schwachsinnigen zu spielen, die keiner lieben kann. Als wir später über diese erste Sitzung sprachen, sagte sie, sie hätte zunächst einmal ihre schlechtesten Seiten gezeigt, da es für sie unerträglich wäre, zurückgewiesen zu werden, wenn sie sich von ihrer »besten Seite« zeigte.

Klienten mit Borderline-Anpassungen können sich zudem auch distanzieren, um zu vermeiden, dass sie dazu benutzt werden, emotionale Bedürfnisse ihres Gegenübers zu befriedigen. Sie gehen auf Abstand, um so die Freiheit zu gewinnen, ihr »eigenes Ding« zu machen. Ängste in Sachen Auslöschung ihres Selbst sucht man hier vergeblich. Sie befürchten, vereinnahmt zu werden und einen Selbstverlust zu erleiden, da sie in ihrer Kindheit als emotionale Unterstützung für ihre Mutter oder einen anderen Erwachsenen herhalten mussten.

Narzisstische Klienten: Narzisstische Klienten gehen als Schutz- und Abwehrmechanismus dann auf Distanz, wenn sie Angst haben, als unvollkommen bloßgestellt und öffentlich gedemütigt zu werden. Außerdem werden sie den Kontakt mit jemandem meiden, der in ihren Augen unter ihnen steht und von dem sie sich keinen Nutzen versprechen. Bei Meinungsverschiedenheiten brechen sie, wenn sie ihr Gegenüber nicht davon überzeugen oder es nicht durch Drangsalieren dazu bringen können, mit ihnen konform zu gehen, unter Umständen jeden Kontakt ab. Ich habe einige hochgradig narzisstische Klienten verloren, die aus der Therapie ausstiegen, weil sie es nicht ertrugen, dass wir bezogen auf etwas, das ihnen wichtig war, unterschiedlicher Ansicht waren. Im Allgemeinen versuche ich genau aus diesem Grund, narzisstischen Klienten gegenüber meine persönlichen Ansichten nicht kundzutun.

2. Überlegenheitsgebaren

Schizoide Klienten: Wenn sich schizoide Individuen überlegen geben, benutzen sie dies als Schutz- und Abwehrmechanismus gegen Nähe. Es ist ein Weg, sich andere vom Leib zu halten.

Exhibitionistische Narzissten. Sie gebärden sich als die Überlegenen, um ihr wackliges Selbstwertgefühl zu stützen und sich vor mit Selbsthass verbundenen Depressionen zu schützen.

Heimliche Narzissten. Heimliche Narzissten geben sich selten als anderen überlegen. Eher behaupten sie steif und fest, etwas oder jemand anderes (ein Freund oder eine Freundin, ein Guru, eine Religion, ein Therapeut oder eine Therapeutin) sei allen anderen haushoch überlegen.

Borderliner: Für Borderline-Klienten ist es nicht typisch, Überlegenheitsgebaren als Abwehrmechanismus zu nutzen. Die meisten Borderliner sind recht egalitär – bereit, jede Person zu lieben und von ihr geliebt zu werden. Sollte ein Borderline-Klient gewohnheitsmäßig ein Überlegenheitsgebaren anderen gegenüber an den Tag legen, würde ich meine Diagnose überdenken.

3. Sich-Überarbeiten

Schizoide: Diese Klienten machen Überstunden, da sie nicht wissen, wie sie Nein zu unzumutbaren Forderungen sagen können. Sie sind es gewohnt, so behandelt zu werden (und sich selbst so zu behandeln), als würden ihre Gefühle und Bedürfnisse nicht zählen.

Heimliche Narzissten: Die heimlichen Narzissten unter den Klienten arbeiten manchmal bis zum Umfallen, um die Anerkennung zu bekommen, die sie brauchen, um ihr Selbstwertgefühl zu stützen. Mein Klient Timmy kam immer von seinem Tagewerk nach Hause und arbeitete dann noch unentgeltlich die halbe Nacht weiter, um einem prominenten Freund zu helfen, seine Filmrollen einzustudieren.

Exhibitionistische Narzissten: Sie legen manchmal erstaunlich lange Arbeitstage ein, wenn sie glauben, dass die Arbeit bewirken wird, dass sie als jemand Besonderes, als Experte, als der oder die Beste in etwas anerkannt werden, oder einfach, um in der Statushierarchie, in der sie sich engagieren, eine höhere Stufe zu erklimmen.

Borderliner: Diese Klienten arbeiten dann besonders hart, wenn sie jemandem gefallen wollen, von dem sie glauben möchten, dass er sie liebt – eine Situation, wie sie etwa zwischen Prostituierter und Zuhälter vorliegen mag. Die Prostituierte steht draußen im Regen an irgendeiner Straßenecke und wartet auf Freier, während sie fantasiert, dass »ihr Mann« sie liebt und irgendwann genügend Geld zusammen haben wird, dass dieses Leben für sie ein Ende hat.

Das Funktionsniveau als erschwerender Faktor bei der Diagnose

Klientinnen und Klienten mit Persönlichkeitsstörungen sind auf einem breiten Spektrum angesiedelt. Am einen Ende haben wir die hochfunktionalen Klienten, die eine Karriere und Hobbys haben und verheiratet sind, und am anderen Ende diejenigen, deren Funktionsniveau so eingeschränkt ist, dass sie weite Teile ihres Lebens in psychiatrischen Kliniken, in Haft oder als Obdachlose auf der Straße zubringen. Die meisten Menschen mit Persönlichkeitsstörungen sind irgendwo zwischen diesen beiden Extremen angesiedelt.

Nach meinem Dafürhalten sind diejenigen im mittleren Bereich am einfachsten zu diagnostizieren. Diejenigen am höherfunktionalen Ende des Kontinuums scheinen in ihrem Leben oft so erfolgreich, dass es für Therapeuten schwer sein kann, zu erkennen, dass auch sie hinter ihrer erfolgreichen Anpassung unter den gleichen Dingen leiden, die ihren weniger funktionalen »Vettern« zu schaffen machen.

Niederfunktionale Klienten – diejenigen mit den größten Schwierigkeiten bei der Alltagsbewältigung – zeigen in der Therapie eine gemischte und sehr verwirrende Palette von Symptomen. Es kann schwierig sein, sie einer Kategorie zuzuordnen, da sie so viele Probleme auf einmal haben. Mitunter können sie beinahe psychotisch wirken; dann wieder scheinen bei ihnen Merkmale sämtlicher Persönlichkeitsstörungen aufzutreten.

Die »Kellerkinder«

Ralph Klein benutzt einen interessanten Vergleich, um die Schwierigkeiten zu beschreiben, die mit dem Diagnostizieren dieser niederfunktionalsten Gruppe verbunden sind. Er schlägt vor, dass wir uns die Borderline-, narzisstische und schizoide Störung des Selbst als drei eigenständige Hochhäuser vorstellen, die sich ein gemeinsames Kellergeschoss teilen. Es gibt das Borderline-Gebäude, das Narzissten-Gebäude und das Schizoiden-Gebäude. Auf den höheren Etagen finden sich Klienten, die eine eindeutige Anpassung vollzogen haben, die relativ sauber in die jeweilige Kategorie passt. Die niederfunktionalsten Klienten, die in der Therapie ein derart gemischtes, chaotisches Bild abgeben, dass es schwierig wird, bei ihnen mit Gewissheit eine bestimmte Störung zu diagnostizieren, gehören zur Kategorie der »Kellerkinder«. Je nach Stimmung und Lebensumständen können diese Klienten im Kellergeschoss unter allen drei Gebäuden hin- und herflitzen und in der Sitzung Symptome und Verhaltensweisen zeigen, die zu mehr als einer Diagnose passen.

Der Dartboard-Effekt

Klein verweist darauf, dass jede Person mit Störungen des Selbst auch noch weitere seelische Leiden aufweisen kann, die sekundärer Natur sind und mit der diagnostizierten Persönlichkeitsstörung nichts zu tun haben. So zum Beispiel kann eine Mutter mit einer Borderline-Störung zusätzlich an einer Wochenbettdepression erkranken, zur Alkoholikerin werden, eine Phobie entwickeln oder irgendeine sonstige Form von psychischem und emotionalem Unglück. Er verwendet hierzu den Vergleich mit einem Dartboard. Der grundlegende Persönlichkeitsstil ist die Dartscheibe selbst, und diese anderen Schwierigkeiten sind die Dartpfeile. Er betont, dass es auch dann, wenn wir eine primäre Störung des Selbst diagnostiziert haben, wichtig ist, sonstige Störungen nicht zu übersehen, die vielleicht ebenfalls einer therapeutischen Begleitung oder Medikation bedürfen.

Medikation

Es ist wichtig, alle Klienten um eine Liste der von ihnen eingenommenen Medikamente zu bitten. Besonders wichtig aber ist es, dass Sie daran denken, ihre niederfunktionalen Klienten danach zu fragen. Ich konnte feststellen, dass viele der Betroffenen von unterschiedlichsten Ärzten im Laufe der Jahre einkaufstütenweise Medikamente verschrieben bekommen haben. Oft behält niemand den Überblick darüber, was sie alles einnehmen (wozu Antidepressiva, angstlösende Medikamente, Schlaftabletten und gelegentlich Opiate zur Linderung chronischer Schmerzen gehören können). Zusätzlich nehmen sie vielleicht diverse pflanzliche Präparate, deren Wirkungen und Wechselwirkungen untereinander sowie mit ihren verschreibungspflichtigen Medikamenten sie selten überblicken. In der Regel nehmen niederfunktionale Klienten all das ziemlich aufs Geratewohl ein, wann immer ihnen gerade danach ist oder wenn sie daran denken. All das kann das klinische Bild zusätzlich verkomplizieren.

Ein Wort zum Abschluss

Mein Hauptziel beim Verfassen dieses kurzen Leitfadens war die Entmystifizierung der Diagnose und Behandlung von Borderline-, narzisstischen und schizoiden Störungen. Meine Hoffnung ist, dass Sie mit diesen Klienten größere Erfolge verzeichnen und die Arbeit mit ihnen mehr Spaß macht, wenn Sie ein wenig in Erfahrung bringen, worin jeweils ihre Motivation besteht, welche Hoffnungen und Ängste sie haben und welche Therapieansätze bei ihnen wirksam sein dürften.

Platsch! Wenn Probleme von Klienten andere in Mitleidenschaft ziehen

Vor einigen Jahren sah ich bei den Olympischen Sommerspielen, wie der Schwimmer Michael Phelps seine Bahnen zog, und mit einem Mal kam mir ein simples Bild, wie wir uns das Funktionsniveau unserer Klienten und ihre Auswirkungen auf andere vorstellen können. Mir fiel nämlich auf, dass Phelps und andere Profischwimmer so flüssig durchs Wasser glitten, dass die Umstehenden kaum einen Spritzer abbekamen. Einige Tage später saß ich dann an einem Schwimmbecken, in dem ein Pulk kleiner Kinder schwamm und planschte, und wir mussten alle unsere Liegestühle vom Beckenrand abrücken, da die Gefahr bestand, pudelnass zu werden. Nicht genug damit, dass wir nassgespritzt wurden: Viele der Kinder schien es gar nicht zu kümmern, ob wir eine Dusche abbekamen. Einige spritzten uns sogar absichtlich nass. In diesem Moment ging mir ein Licht auf. Mir wurde klar, dass ich meine Klienten in verschiedene Kategorien einordnen konnte, je nachdem, wie sehr sie in ihrem Leben dazu neigten, Emotionen auf mehr oder weniger Unbeteiligte überschwappen zu lassen. Oder anders ausgedrückt, wie sehr sie andere in ihre persönlichen Probleme hineinzogen.

Einige meiner Klientinnen und Klienten gleiten so flüssig durch das Leben wie die olympischen Schwimmer durch das Wasser. Ja, auch sie haben Probleme, aber im Großen und Ganzen sind sie in der Lage, ihre Reaktionen auf diese Probleme zu zügeln, sodass nur ihr unmittelbares Umfeld etwas davon mitbekommt. Und, was noch entscheidender ist, sie *wollen* ihre Reaktionen zurückhalten und anderen nicht mit einem Riesenplatsch ihrer Probleme eine Dusche verpassen. Diese Klienten sind nach meiner Logik die mit einem geringen »Platschfaktor«. Am anderen Ende des Spektrums finden sich solche, denen es herzlich egal zu sein scheint, was sie im Leben ihrer Mitmenschen anrichten. Das sind die »Megaplatscher«. Die meisten Klienten, die zu mir kommen, würde ich wie das Gros der im Pool tobenden Kinder irgendwo in der Mitte verorten: Sie spritzen andere zwar nicht absichtlich klatschnass (mit ihren Problemen), tun es aber gelegentlich aus Unachtsamkeit, wenn sie emotional besonders gefordert sind.

Nehmen wir, um den Unterschied zu verdeutlichen, einmal drei Frauen, die erfahren, dass ihr Mann sie betrogen hat. Wie könnte eine Frau mit wenig ausgeprägtem »Platschfaktor«, eine mit mittelstarkem und eine mit hohem »Platschfaktor« mit dieser Situation umgehen?

Szenario mit einer »Megaplatscherin«

Die betroffene Frau schreit ihren Mann an, droht laut, sich umzubringen, schließt sich im Bad ein und schluckt sämtliche Tabletten aus der Hausapotheke. Ihre Nachbarn hören das Geschrei und holen die Polizei. Ihr Mann ruft einen Krankenwagen, die Polizei kommt und tritt die Badezimmertür ein, die Frau wird ins Krankenhaus gefahren, wo man ihr den Magen auspumpt. Gefahr, Drama und Chaos ohne Ende. Die Nachbarn, die Polizei und jede Person, der die Frau in der Klinik über den Weg läuft, bekommt emotional ihre Dusche ab und wird von dem Eheproblem der Frau in Mitleidenschaft gezogen. Die Frau wird zur Beobachtung über das Wochenende in die

Psychiatrie eingewiesen, aber als man dort zu dem Schluss kommt, dass sie keine Suizidgedanken mehr hat, darf sie nach Hause. Natürlich ist sie in der darauffolgenden Woche zu sehr neben der Spur, um arbeiten zu gehen, und die Kolleginnen müssen ihre Arbeit mit übernehmen. Im Laufe der Woche ruft sie ihre ganze Familie und ihren kompletten Freundeskreis an, um die ganze Geschichte haarklein zu erzählen, und jede Person, mit der sie redet, bekommt ebenfalls eine Dusche ab. Sie und ihr Mann beginnen eine Paartherapie, aber beide sind zu sehr von wechselseitigen Schuldzuweisungen in Anspruch genommen, um davon wirklich profitieren zu können. Sie versöhnen sich zwar fürs Erste, aber ihre dramatischen und unproduktiven Streitigkeiten setzen sich fort, bis sie sich irgendwann schließlich scheiden lassen. Alle um sie herum atmen erleichtert auf.

Szenario bei mittelstarkem »Platschfaktor«

Die Frau schreit ihren Mann an und besteht darauf, dass er sofort das Haus verlässt und die Nacht irgendwo anders verbringt. Sie ruft ihre beste Freundin an und beginnt hysterisch zu schluchzen. Zwei Freundinnen von ihr kommen vorbei und bleiben über Nacht da. Sie hören sich mindestens dreimal ihre Seite der Geschichte an, leeren gemeinsam mit ihr eine Flasche Wein und schauen bei Pizza und Eis alte Filme. Ihre Freundinnen fahren am anderen Morgen wieder nach Hause, nachdem sie ihnen versichert hat, dass sie jetzt wieder allein klarkäme. Sie nimmt sich einen Tag frei, kann aber für die restliche Woche wieder an den Arbeitsplatz zurück. In der Firma ist die einzige Person, die über ihre Eheprobleme Bescheid weiß, die Kollegin, zu der sie ein besonders gutes Verhältnis hat, und diese wird von ihr beschworen, niemandem davon zu erzählen. Die Frau und ihr Mann begeben sich in Paartherapie. Sie redet jeden Tag mit ihren Freundinnen darüber, wie es gerade so läuft, aber am Ende ist niemand außer ihren besten Freundinnen und ihrer Mutter (mit der sie ebenfalls jeden Tag spricht) von dem Problem mit ihrem Mann emotional »geduscht« und in Mitleidenschaft gezogen worden.

Szenario bei geringem »Platschfaktor«

Die Frau ist schockiert, bricht in Tränen aus und verlangt von ihrem Mann, sein Verhalten zu erklären. Sie führen ein aufbrausendes Gespräch, bei dem beide dem jeweils anderen die Schuld an der Situation zuweisen, aber irgendwann entschuldigt sich der Mann und verspricht, dass es nicht wieder vorkommen wird. Die Frau sagt, dass sie nicht sicher sei, ob sie ihm das abnähme. Er beteuert, dass er sie liebt, schwört, dass es nur ein einmaliger Ausrutscher gewesen sei und schlägt vor, sie sollten versuchen, eine Paartherapie anzufangen, um ihre Ehe zu retten. Sie ist damit einverstanden, allerdings unter der Bedingung, dass er parallel Einzelsitzungen nimmt, um besser zu verstehen, warum er sie betrogen und das Ganze vor ihr verheimlicht hat. Sie nimmt sich fest vor, auch für sich therapeutische Unterstützung zu organisieren. Ihr Mann verbringt die Nacht auf dem Sofa. Sie weint sich in den Schlaf, nachdem sie ihre beste Freundin angerufen und ihr die ganze Geschichte erzählt hat. Am nächsten Tag geht sie ganz normal arbeiten, erwähnt niemandem gegenüber ihre Ehesituation und prüft, welche Form von psychologischer Unterstützung ihre Krankenkasse bezahlt.

Charakteristische Probleme der »Megaplatscher« unter den Klienten

Bei näherer Betrachtung der Klienten in meiner Praxis, die ich zu den »Megaplatschern« zählen würde, merkte ich, dass sich bei ihnen immer wieder bestimmte Probleme und Verhaltensweisen zu zeigen schienen.

Sie setzen sich über die Grenzen anderer hinweg

Bei diesen Klienten gilt es, mit mangelndem Respekt gegenüber den Grenzen zu rechnen, die andere ihnen setzen. Einer der interessanten Punkte an den »Megaplatschern« ist, dass diese Neigung meiner Erfahrung nach sehr wenig mit Intelligenz, Wortgewandtheit, Witz, Kultiviertheit oder Charme zu tun hat. Zwei der klügsten Köpfe, die ich als Heranwachsende kannte, waren solche »Megaplatscher«, und beide kamen aufgrund ihres Leichtsinns früh ums Leben. Einer von ihnen, mein lieber Freund Bennett, war ein sehr kultivierter und hoch intelligenter Mann, der klassische Musik, gute Drogen und das alljährliche Tibetan Harvest Festival liebte. Bennett schaffte es immer wieder, von Zeit zu Zeit seine sämtlichen Freunde zu verprellen, indem er sie plötzlich und unerwartet in irgendeine kostspielige, gefährliche und illegale Situation hineinzog, die auf sein eigenes Konto ging.

Wenn man ihn danach fragte, erklärte Bennett sein ungeheuerliches Verhalten, seinen Hang zu schlechten Entscheidungen und seine Achtlosigkeit im Hinblick auf die Grenzen anderer wie folgt: »Weißt du noch, wie in unserer Schulzeit immer die Klingel ertönte, um uns zurück ins Klassenzimmer zu scheuchen? Und dann klingelte es noch ein weiteres Mal, und das zeigte an, dass es jetzt Zeit wurde, ruhig zu sein und uns auf unseren Platz zu setzen. Einige Kinder saßen schon direkt nach dem ersten Läuten auf ihrem Platz, und einige kamen abgekämpft und verspätet erst nach dem zweiten rein. Bei mir war es so, dass ich nie mitbekam, wenn es klingelte, und wenn doch, hat es mich einfach nicht gekümmert!«

Sie haben ihre Emotionen nicht unter Kontrolle

Diese Klienten neigen zu extremen Gefühlen, die sie eigenständig nicht zügeln können. Statt sich zu ärgern, toben sie vor Zorn. Statt Angst kommt gleich Panik. Generell fehlen ihnen konstruktive Möglichkeiten der Selbstberuhigung und -besänftigung und sie neigen stattdessen dazu, auf ihre Urinstinkte – Kämpfen, Fliehen oder Erstarren – zurückzugreifen. Einige Klienten dieser Art sträuben sich auch enorm, Strategien zu erlernen, die ihnen helfen könnten, die eigenen Emotionen zu verstehen und konstruktiver mit ihnen umzugehen.

Nehmen wir zum Beispiel meine Klientin Andrea. Für sie traf sowohl die Diagnose »Panikstörung« als auch die einer Borderline-Persönlichkeitsstörung zu. Andrea sträubte sich gegen meine Versuche, ihr zu vermitteln, wie sie ihre Angst im Zaum halten und verhindern könnte, dass sie sich zu einer regelrechten Panik auswuchs. Es gab so manches, was bei ihr Panik auslösen konnte, vor allem aber hasste Andrea weiträumige Orte mit viel Gedränge, wo es zu allem Überfluss warm war. Sie kochte aber gern, vor allem mit Zutaten von ihrem örtlichen Biomarkt. Leider überkam Andrea bei etwa der Hälfte ihrer Einkaufstouren plötzlich die Panik, wenn sie realisierte, dass sie sich inmitten eines gut besuchten Ladens befand. Das Gefühl, dass ihr warm war, verwandelte sich blitzschnell in ein Empfinden von unerträglicher Hitze, und aus der Wahrnehmung, dass es im Laden recht voll war, wurde die Angst, aus dieser Menschenmenge nicht mehr herauszukommen und von ihr zerquetscht zu werden. Sie geriet dann in Panik, ließ ihren Einkaufswagen samt Inhalt stehen und verließ fluchtartig den Laden.

Andrea ließ dann aber nicht nur ihre Einkaufspläne fallen, sondern auch sonst alles, was sie an diesem Tag eigentlich vorgehabt hatte. Statt sich im Anschluss an die Episode angenehmeren und weniger angstauslösenden Tätigkeiten zuzuwenden, rannte Andrea nach Hause, schloss die Wohnungstür ab und nahm ein Beruhigungsmittel. Alles, was sie sonst noch geplant hatte, so auch der vereinbarte Termin für ihre Therapiesitzung, war nun kein Thema mehr. Alle, die davon ausgegangen waren (ich selbst inbegriffen), an diesem Tag noch etwas mit Andrea vorzuhaben, erwartete eine Überraschung und Enttäuschung. Nach der Einnahme des Beruhigungsmittels schlief Andrea nämlich oft ein und vergaß, anderen Beteiligten zu sagen, dass sie sie an diesem Tag nicht treffen würde. Platsch!

Sie verfügen über wenig Impulskontrolle

Die Betroffenen handeln impulsiv und ohne über die langfristigen Folgen ihres Handelns nachzudenken. Das musste ich auf die harte Tour lernen, als ich mich darauf einließ, eine neue Klientin in meiner Praxis zu begrüßen, die drei andere Psychotherapeuten, allesamt erfahrener als ich, weiterverwiesen hatten. (Allein das hätte mir schon Warnung genug sein können, mir die Sache noch genauer anzusehen, bevor ich mich darauf einließ, die Klientin zu übernehmen.)

Der Fall Rita

Anfangs wirkte Rita auf mich wie die ideale Klientin: Sie war intelligent, hatte eine gute Auffassungsgabe und schien hoch motiviert. Das Problem, mit dem sie vorstellig wurde, hätte mir jedoch zu denken geben sollen: Sie war hochgradig depressiv, da sie von ihren Vorgesetzten zeitweilig von der Arbeit suspendiert worden war, während man in ihrer Firma der Beschwerde einer Kollegin nachging, sie würde von ihr belästigt. Auf meine Nachfragen hierzu sagte Rita, sie hätte versucht, sich mit der Kollegin anzufreunden, was aber falsch verstanden worden sei. Sie hätte lediglich kleine Geschenke auf ihrem Schreibtisch hinterlassen, etwa eine Packung Kekse oder eine Vase mit einem Blumenstrauß. Mein Selbsterhaltungsinstinkt reichte nicht aus, um Rita an diesem Punkt vorsorglich zu vermitteln, dass ich in meiner Praxis prinzipiell nur Einzeltherapiestunden anbiete und nie als Zeugin vor Gericht aussage. Wir schienen uns einig, und ihre Therapie lief gut an.

Eines Morgens ein paar Monate später trat ich dann vor meine Eingangstür, um die Zeitung hereinzuholen und fand dort eine Vase mit einem Blumenstrauß von dieser Klientin vor. Sie musste sie dort schon in aller Herrgottsfrühe hingestellt haben. In ihrer nächsten Therapiesitzung besprachen wir, warum sie mir die Blumen geschenkt hatte. Ich sagte ihr, dass ich es lieber sehen würde, wenn sie mir keine weiteren Geschenke vorbeibrächte, da dies ja genau das Verhalten gewesen war, dass sie am Arbeitsplatz in die Bredouille gebracht hatte. Zuerst protestierte Rita, dann jedoch schien sie sich doch noch darauf einlassen zu können. Am anderen Morgen fand ich ein weiteres Geschenk in Begleitung einer Dankeskarte vor. An diesem Punkt wusste ich, dass ich ein Problem hatte! Von da an wurde es immer schlimmer. Ein Geschenk folgte auf das andere, mochte ich in der Sitzung dazu sagen, was ich wollte. Ich ertappte mich morgens schon dabei, mit einem unguten Gefühl zur Haustür hinunter zu gehen, um die Zeitung hereinzuholen. Am Ende musste ich die Therapie mit dieser Klientin beenden, die nun auf mich fixiert war.

Als ich sie am Ende unserer letzten Sitzung mit einer Liste anderer Therapiepraxen und Kliniken entließ, tat ich einen Seufzer der Erleichterung. Am nächsten Tag rief sie bei mir an und bat mich, in dem Belästigungsfall für sie vor Gericht auszusagen, und war irritiert und wütend, als ich mich weigerte, das zu tun. Ich verkneife es mir, weiter über diesen Fall zu berichten, und beschränke mich hier darauf, zu sagen, dass ich mich schließlich selbst juristisch beraten lassen musste, welche Möglichkeiten ich hatte, da auch ihre Anwältin mich täglich anzurufen begann.

Meine schenkfreudige Klientin Rita ist ein gutes Beispiel dafür, welche Rolle eine schlechte Impulskontrolle dabei spielen kann, dass auch andere eine tüchtige Dusche abbekommen. Rita verspürte den Drang, anderen Geschenke zu machen, und gab diesem Impuls immer wieder nach. Und das ungeachtet der Tatsache, dass es sie mit großer Wahrscheinlichkeit den Job kosten würde, sie für das Ganze strafrechtlich belangt würde und dass es in meinem Fall dazu führen würde, dass ich sie als Klientin abgab. Ich weiß, dass meine Klientin ihren Job liebte, nicht erpicht darauf war, eine Haftstrafe abzusitzen oder ein Bußgeld zu zahlen, und dass sie gern weiter bei mir in Therapie bleiben wollte. Warum also tat sie das?

Ich hatte mich mit dem Gedanken befasst, ob Rita womöglich an einer bislang nicht diagnostizierten Zwangsstörung litt und ob ihr Hang zum Geschenkeverteilen vielleicht ein Schenkzwang war, aber sie zeigte sonst keine Anzeichen für diese Störung. Wenn ich sie fragte, was dabei in ihr vorging, berichtete Rita anders als meine sonstigen Klienten mit Zwangsstörungen von keinem der typischen Gefühle, die wie ein innerer Zwang über sie kamen – etwa eine bestimmte Handlung zu vollziehen, um so auf magische Weise etwas »Schlimmes« abzuwenden. Sie hatte auch nicht das Gefühl, nicht dagegen anzukommen. Was bei Rita im Mittelpunkt stand, war vielmehr das Vergnügen, das es ihr bereitete, ihrem Schenkimpuls nachzugeben und sich in der Fantasie die Reaktion der anderen Person vorzustellen. Sie sagte: »Ich bekomme einen Impuls, jemandem, den ich mag, etwas zu schenken. Dann mache ich mir gern Gedanken, was für diese Person genau das Richtige wäre. Dann macht es mir

Spaß, es zu kaufen. Vor allem male ich mir gern die Überraschung und Freude im Gesicht der Person aus, wenn sie mein Geschenk bekommt. Deshalb mache ich das.« Rita weigerte sich beharrlich, die Tatsache an sich heranzulassen, dass ihre Geschenke für die damit Bedachten absolut keine »freudige Überraschung« waren, sondern dass sie sich eher von ihr gestalkt fühlten. Es hätte sie nur in ihren wohligen Fantasien gestört.

Was Ritas »Platscher« anbelangte, so gehörte sie eindeutig zur höchsten Kategorie. Zuerst hatte die andere Frau an ihrer Arbeitsstelle die Dusche abbekommen; dann alle anderen, die sich mit der von ihr geschaffenen Situation befassen mussten; und nun war quasi auch ich an der Reihe. Leider hatte ich mich von der hohen Intelligenz meiner Klientin und ihrer vermeintlichen Fähigkeit, therapeutisch zu arbeiten, bezirzen lassen. So sehr, dass mir die im Nachhinein offensichtlichen Anzeichen dafür entgingen, dass sie kein Gefühl für die Grenze zwischen angemessenem und unangemessenem Verhalten hatte, ihre eigenen Impulse nicht unter Kontrolle hatte und nicht das leiseste Verlangen verspürte, die Wünsche anderer zu berücksichtigen.

Sie zeigen gefährliche Verhaltensweisen

»Megaplatscher« neigen zu gefährlichen oder unangebrachten Verhaltensweisen, ohne deren Konsequenzen vorherzusehen. Das Verhalten meines Klienten Bill zum Beispiel und seine oft völlig falsche Einschätzung von Situationen bewirkten oft, dass ich schon auf alles gefasst war und mir Gedanken machte, was er wohl als Nächstes tun mochte. Leider teilte Bill meine Sorge nicht. Er fühlte sich von seinem Partner Carlos leicht im Stich gelassen und verraten, wann immer Carlos etwas ohne ihn unternahm. Diesen mutmaßlichen Vertrauensbruch zahlte er ihm dann ohne Rücksicht auf Verluste heim, indem er etwas tat, um Carlos einen Schock zu verpassen und ihn zu bestrafen.

Der Fall Bill

Eines Abends, als er wusste, dass Carlos mit Bekannten von der Arbeit noch in einer Bar war, schaffte er es, sich selbst einzureden, dass Carlos ihn mit einem dieser anderen Männer betrügen würde. Im Nu schaukelte sich Bill zu einer solchen eifersüchtigen Raserei auf, dass er einen Baseballschläger nahm und sich auf die Suche nach Carlos' Fahrzeug machte. Als er den Wagen fand, zertrümmerte er mit dem Schläger die Windschutzscheibe und schoss dann wie ein geölter Blitz in das Lokal, um Carlos zur Rede zu stellen. Carlos, seinen Bekannten und dem Barkeeper gelang es mit vereinten Kräften, Bill zu beruhigen. Carlos und er verließen gemeinsam die Bar, nach einem »Megaplatscher« für alle, der sich sehen lassen konnte. Von dem Schaden an Carlos' Auto ganz zu schweigen.

Als Bill in einer Sitzung von dem Vorfall berichtete, schien er regelrecht stolz auf sich zu sein. Die ganzen Schwierigkeiten, in die er sich mit seinem leichtfertigen und gefährlichen Verhalten hätte bringen können, hatte er offenbar gar nicht »auf dem Schirm«. Als ich diesen Punkt mit ihm in der Sitzung näher beleuchtete, sagte er, die juristischen Folgen, die das Zertrümmern der Windschutzscheibe hätte haben können, hätte er gar nicht bedacht. Ebenso wenig wie die Gefahr, in die er sich begab, als er mit einem Baseballschläger in der Hand in die Bar gerannt kam. Genau das war typisch für Bill.

Viele »Megaplatscher« unter den Männern sterben früh. Ihre starke emotionale Reaktivität und Impulsivität und ihr Hang zu Grenzüberschreitungen bringen sie dazu, mit gefährlichen Drogen zu experimentieren, Schlägereien anzufangen, risikobehaftete Aktivitäten wie Motorradfahren auszuüben und sich rücksichtslos über die möglichen Folgen ihres Handelns hinwegzusetzen.

Sie bringen Konflikte zum Eskalieren

Wenn »Megaplatscher« auf Widerstand oder Reaktionen stoßen, die ihnen nicht ins Konzept passen, dürften sie eher auf Konfrontationskurs gehen. Sie lassen den Konflikt eskalieren, statt sich zurückzuziehen oder über bestehende Differenzen zu verhandeln. Typisch für diese Art Mensch war mein Klient Rudy. Er kam zur Therapie, weil seine Frau ihm gedroht hatte, wenn er es nicht täte, ließe sie sich scheiden. Sie klagte, dass er gewalttätig und ein Kontrollfreak sei, und sie bekäme zunehmend Angst vor ihm. Es war schon Rudys dritte Ehe, und seine früheren Frauen (und Freundinnen) hatten ihm im Grunde allesamt dasselbe gesagt. Mittlerweile war Rudy älter geworden, hatte mit seiner jetzigen Frau gemeinsame Kinder und erlag nicht mehr der Vorstellung, mit einer anderen Frau wäre alles anders. Er wollte die Ehe bewahren, reagierte aber sehr defensiv auf die Beschwerden seiner Frau. Ich bat Rudy, mir vom letzten heftigen Streit mit seiner Frau zu erzählen und davon, was ihm vorangegangen war.

Rudy: Meine Frau hatte Vorbereitungen dafür getroffen, am Wochenende mit ihrer Familie abends Essen zu gehen. Ich hasse es, wenn sie etwas plant, ohne sich zuerst mit mir abzusprechen. Sie telefoniert ständig mit ihrer Mutter, und für mein Gefühl hängen die beiden viel zu viel zusammen. Ich will nicht, dass meine Schwiegereltern meine Frau beeinflussen. Schließlich ist sie mit mir verheiratet, nicht mit ihnen!

EG: Was ist dann passiert, was Ihrer Frau so übel aufgestoßen ist?

Rudy: Als ich ihr sagte, sie solle sofort zum Telefon greifen und das Ganze abblasen, weigerte sie sich. Es kam zum Streit, und der Streit eskalierte. Es ging stundenlang hin und her deswegen. Sie bat mich, ihr zuliebe doch dieses eine Mal mitzukommen, wo sie jetzt ja schon den Termin vereinbart hätte. Das hat mich noch

> mehr auf die Palme gebracht. Ich bin ihr Mann! Da sollte doch *ich* die Nummer eins sein für sie! Zuerst sollte ich kommen, dann ihre Eltern, aber so ist es bei ihr nie. Es wurde spät und meine Frau wollte ins Bett und am anderen Morgen darüber weiterreden. Aber ich wusste, ich hatte viel zu viel Wut im Bauch, um schlafen zu können. Außerdem, verdammt noch mal, würde sie doch wohl nicht schlafen gehen, während ich mir mit diesen Gefühlen selbst überlassen war. Schließlich bekam ich einen solchen Frust, dass ich sie packte, ihr das Telefon in die Hand drückte und von ihr verlangte, sie solle auf der Stelle ihre Mutter anrufen und absagen, oder ich würde es selbst tun. Meine Frau sagte, es sei doch kurz vor Mitternacht, aber ich bestand darauf. Sie hat zwar geheult, aber sie machte den Anruf dann.

Nach wiederholten Erfahrungen mit Klienten, die ich heute in die Kategorie der »Megaplatscher« einordnen würde, wurde mir klar, dass ich selektiver vorgehen müsste im Hinblick darauf, wen ich als Klienten annehme. Ein anderer Therapeut oder eine andere Therapeutin hätte vielleicht einen sinnvollen Weg gefunden, zum Beispiel mit meiner ständig Geschenke machenden Klientin weiterzuarbeiten, bei mir jedoch war das Ende der Fahnenstange erreicht. Ich hatte gelernt, dass ich nicht bereit war, mit Klienten weiterzuarbeiten, die sich wiederholt weigern, meine persönlichen Grenzen zu respektieren, oder mit solchen, die gewohnheitsmäßig Handlungen begehen, die sie in Konflikte mit dem Gesetz bringen dürften. Infolgedessen musste ich eine Möglichkeit finden, um jene kleine Untergruppe potenzieller Klienten zu erkennen, die auf jeden Fall zu den »Megaplatschern« zählten, damit ich entscheiden konnte, mit wem von ihnen ich zu arbeiten bereit war und mit wem nicht.

Wie lassen sich »Megaplatscher« im Vorfeld erkennen?

Das Problem war, dass einige dieser Klienten zwar offensichtliche Marker zeigten, die andeuteten, dass es schwierig sein könnte, sie in einer Privatpraxis zu behandeln – mehrfache Klinikeinweisungen wegen psychischer Erkrankungen oder Drogenabhängigkeit –, andere aber wirkten auf den ersten Blick nicht viel anders als Klienten, die sich in der Therapie mit mir durchaus gut entwickelten. Als ich zum Beispiel anfing, mir über das Thema Gedanken zu machen, stellte ich zu meiner Überraschung fest, dass allein die Diagnose von Klienten kein besonders brauchbarer Prognosefaktor für die Ausprägung des »Platsch« bei ihnen war. Aufgrund meines Interesses an Klienten, die Borderline-, narzisstische oder schizoide Anpassungen vollzogen haben, werden oft Menschen an mich verwiesen, welche die Kriterien für irgendeine Form von Persönlichkeitsstörung erfüllen. Als ich jedoch meine Klienten von früher und heute noch einmal Revue passieren ließ und sie durch die Brille der von ihnen verursachten »Platscher« betrachtete (wie massiv sie mit ihren Problemen andere in Mitleidenschaft ziehen), wurde mir klar, dass es sich im Laufe der letzten vierzig Jahre bei weniger als einem Dutzend anbot, sie als »Megaplatscher« zu bezeichnen. Würde die Intensität der »Platscher« lediglich mit dem Vorliegen einer Persönlichkeitsstörung korrelieren, so hätte ich in meiner Praxis viel mehr Klienten dieser Art haben müssen.

Meine nächste Hypothese lautete, dass die Neigung zu heftigen »Platschern« einfach eine andere Möglichkeit sein mochte, niederfunktionale Klienten zu beschreiben. Aus dieser Warte betrachtet, kamen bei dem Mangel an »Megaplatschern« in meiner Praxis vielleicht mehrere Punkte zusammen: meine relativ hohe Vergütung (die meine Dienste für viele niederfunktionale Klienten unerschwinglich machte) und die Tatsache, dass ich nicht in Hausarzt-Modelle und Ähnliches eingebunden bin und eine Privatpraxis führe. Als ich diese Idee jedoch näher prüfte, wurde mir klar: Wenn ich die Klienten aus all diesen Jahren Revue passieren ließ, bei denen ich heute von »Megaplatschern« sprechen würde, schienen bei diesen auch noch andere Aspekte im Spiel zu sein. Nicht alle niederfunktionalen Klienten von mir zogen andere in ihre persönlichen Dramen mit hinein, einige meiner höherfunktionalen Klienten aber sehr wohl.

Die *Gestalt* der »Platscher«

Beim Spielen mit dieser Idee von den »Platschern« machte ich mich daran, einmal näher darauf zu achten, worin sich solche Klienten, die regelmäßig dafür sorgten, dass alle um sie herum bildlich gesprochen pudelnass wurden, von denen unterschieden, die es nicht taten. Gestalttherapeutisch beschrieben, experimentierte ich damit, bestimmte Details in Bezug auf den Klienten als Figur zu betrachten und andere zum Hintergrund werden zu lassen, um zu versuchen, eine in sich geschlossene Gestalt für die jeweilige Ausprägung der »Platscher« zu ermitteln. Für mich verhält es sich mit dieser Suche nach einem Muster, das ein Phänomen erklärt, ähnlich wie mit meiner Einstellung zu Diagnosen. Ich klammere mich nicht krampfhaft an »die Diagnose« und glaube, dass Diagnosen einfach eine temporäre Möglichkeit bieten, das enorme Feld aus potenziellen Informationen zu strukturieren, die jeder Klient und jede Klientin in die therapeutische Interaktion mit hineinbringt. Das im Hinterkopf behaltend, ließ ich mein Wissen über herkömmliche Diagnosen in den Hintergrund treten und machte mich ganz unvoreingenommen auf die Suche nach einem neuen Muster, das als Figur auftauchen mochte und an dem sich gut ablesen lassen würde, wie stark die »Platscher« bei einem Klienten ausfallen könnten. Dabei schienen sich unabhängig vom konkreten Klienten immer wieder drei Faktoren in den Vordergrund zu drängen, die, wenn sie zusammenkamen, gute Prädiktoren waren: (1) das Funktionsniveau von Klienten; (2) ihre Empathiefähigkeit, und (3) wie wichtig die Wahrung ihrer Privatsphäre für sie war. Ich entwickelte eine simple Formel, die diese Beziehung beschreibt:

Ausprägung der »Platscher« = Funktionsniveau + Verlangen nach Privatsphäre + Empathiefähigkeit

Die Rolle des Funktionsniveaus

Im Hinblick auf die »Platscher« definiere ich das Funktionsniveau von Klienten einfach auf Grundlage zweier Aspekte:

1. *Emotionales Funktionsniveau:* Kann der Klient konstruktiv mit starken und unangenehmen Emotionen umgehen? Wird dieser Klient leicht von Emotionen überwältigt und gerät dann in Panik, teilt aus, macht dicht oder dissoziiert?
2. *Alltagsbezogenes Funktionsniveau:* Ist der Klient in der Lage, elementaren Verpflichtungen in seinem Leben nachzukommen (etwa zur Arbeit beziehungsweise zur Uni oder Schule zu gehen) oder sich um seine Gesundheit und Hygiene zu kümmern? Ist es aus der Vorgeschichte des Klienten bekannt, dass er sich immer wieder einmal eine »Auszeit« von solchen Pflichten nimmt?

Ich fand heraus, dass das Funktionsniveau zwar nicht der einzige Punkt war, der auf das zu erwartende Ausmaß der »Platscher« schließen ließ, aber doch eine wichtige Rolle bei dem spielte, was de facto geschah. Die meisten meiner niederfunktionalen Klienten haben weniger innere Ressourcen, aus denen sie schöpfen können, und stehen vor umfassenderen Herausforderungen als meine höherfunktionalen Klienten. Meine Klientin Sara zum Beispiel, die immer am Rande der Panik war, verpasste im Arbeitsleben mitunter wichtige Meetings, weil sie in ausgewachsene Panikattacken hineinrutschte. Sara arbeitete in der Therapie sehr hart darauf hin, konstruktive Strategien zu entwickeln, um mit ihrer Panikstörung und ihren sonstigen Schwierigkeiten zurechtzukommen. Es war ihr entsetzlich peinlich, sich vorzustellen, dass andere herausfinden könnten, wie sehr sie jeden Tag mit ihren Ängsten rang, und außerdem hasste sie den Gedanken, dass ihre Probleme anderen womöglich Unannehmlichkeiten bereiten könnten. Mitunter jedoch konnte Sara es – wie viele meiner niederfunktionalen Klienten – trotz ihres ausgeprägten Wunsches, ihre Probleme für sich zu behalten, nicht vermeiden, negative Auswirkungen auf andere zu haben. In meinem System könnte man Sara als jemanden mit mittelmäßig ausgeprägten »Platschern« beschreiben.

Umgekehrt hatten meine höherfunktionalen Klienten tendenziell weniger Probleme und waren kompetenter darin, Krisen zu bewältigen. Außerdem konnten sie, sofern sie Lust dazu hatten, das Ausmaß einschränken, in dem sie andere in Mitleidenschaft zogen. John, einer meiner hochfunktionalen narzisstischen Klienten, verpasste Leuten, bei denen er Eindruck schinden wollte, keine »Dusche«. Denjenigen jedoch, bei denen er davon ausging, sie ungestraft kränken oder es ihnen ungemütlich machen zu können, bekamen die volle Dröhnung ab. Er hatte in Sachen »Platscher« die Wahl.

Die Rolle der Motivation: Verlangen nach Privatsphäre und Empathiefähigkeit

Als ich mir meine Klienten einmal näher ansah im Hinblick darauf, wie sie Beziehungen zu anderen herstellten und was sie dazu brachte, ihre Probleme mit anderen zu teilen, zu inszenieren oder zu verbergen, stieß ich auf zwei Dimensionen, die sich als wichtig erwiesen: das Verlangen des Klienten nach Privatsphäre und seine Empathiefähigkeit. Wenn alle sonstigen Faktoren konstant gehalten wurden, waren es scheinbar die hochgradig empathischen Klienten (unabhängig von ihrem Funktionsniveau) mit einem starken Bedürfnis nach Privatsphäre, bei denen eher davon auszugehen war, dass sie tun würden, was immer sie konnten, um andere nicht mit ihren persönlichen Problemen zu belasten. Umgekehrt waren Klienten, deren Empathie gering war und denen ihre Privatsphäre so gar nicht wichtig war, am ehesten diejenigen, bei denen andere eine tüchtige »Dusche« abbekamen.

Privatsphäre

Einige meiner Klienten waren sehr auf Diskretion bedacht und wollten nicht, dass irgendwer etwas von ihren Problemen mitbekam: Bei manchen war es so, weil sie sich schämten; für andere galt es, weil sie sehr darauf bedacht waren, in der Öffentlichkeit ein bestimmtes Image zu pflegen, und einige hatten ein starkes Bedürfnis nach Unabhängigkeit. Dieses Verlangen nach Wahrung der Privatsphäre fand sich durchgängig bei den verschiedensten Funktionsniveaus und Diagnosen. Einigen meiner höherfunktionalen Klienten war es gleichgültig, wer über ihre Probleme Bescheid wusste, und andere beschäftigte es sehr. Das Gleiche galt für meine niederfunktionalen Klienten.

Empathie

Ich stellte fest, dass meine Klienten in Sachen Empathiefähigkeit grob die Gauß'sche Normalverteilung spiegelten. An einem extremen Ende fanden sich ein paar wenige, die das Unbehagen anderer beinahe so heftig erlebten, als wäre es ihr eigenes. Dementsprechend neigten sie dazu, sehr rücksichtsvoll gegenüber anderen zu sein. Sie hatten Schwierigkeiten, sich zu behaupten, wenn sie sich vorstellten, dass andere dadurch in Schwierigkeiten oder Not geraten würden. Und sie neigten dazu, ihre Probleme auch dann noch für sich zu behalten, wenn es klüger gewesen wäre, um Hilfe zu bitten.

Am anderen Ende der Kurve waren Klienten, deren Motto »Geteiltes Leid ist halbes Leid« zu lauten schien. Wenn sie verzweifelt oder bekümmert waren, wollten sie andere aktiv dazu bringen, ebenfalls zu leiden.

Die meisten meiner Klienten fielen irgendwo in den mittleren Bereich der Kurve: Sie versuchten nicht gezielt, anderen Leid zuzufügen – sie waren eher wie Unfallopfer, die in ihrer Hilfsbedürftigkeit gar nicht auf den Gedanken kamen, welche Unannehmlichkeiten sie den Leuten um sich herum machten.

Persönlichkeitsanpassungen und »Platscher«

Wie nach der vorigen Formel nicht anders zu erwarten, fand sich die stärkste Neigung, andere mit den eigenen Problemen »nass zu spritzen« bei niederfunktionalen Klienten (also Klienten mit häufigen heftigen und beunruhigenden Reaktionen auf Lebensereignisse, die sie in ihrer Funktionsfähigkeit einschränkten), für die gleichzeitig »Privatsphäre« ein Fremdwort und deren Empathie gering war. Betrachtete ich mir die vertretenen Persönlichkeitsanpassungen, so gehörten die Klienten mit ausgeprägtem »Platschfaktor« diagnostisch in der Regel vier Gruppen an, die ich hier nun nach Funktionsfähigkeit aufliste, von maximal hochfunktional zu maximal niederfunktional: (1) exhibitionistisch-narzisstische Klienten; (2) toxisch-narzisstische Klienten; (3) niederfunktionale Borderline-Klienten; (4) chaotische, niederfunktionale Klienten mit Mischdiagnose.

Exhibitionistisch-narzisstische Klienten

Die beiden Hauptabwehrmechanismen, mit denen sich exhibitionistische Narzissten ihr Selbstwertgefühl bewahren – Grandiosität und Abwertung – führen dazu, dass sie anderen immer wieder »eine Dusche verpassen«. Wenn sie eine defensive Grandiosität mobilisieren, um ihr Selbstbild als ganz besonders, perfekt und einzigartig zu stützen, äußert sich das oft darin, eine Sonderbehandlung für sich zu beanspruchen oder schlichtweg so zu handeln, als seien sie über die normalerweise geltenden Regeln erhaben. So zum Beispiel gibt es Klienten, die nach dem Ende ihrer Sitzung regelmäßig noch dableiben und weiterreden, trotz meiner Versuche, sie hinauszukomplimentieren, selbst wenn sie wissen, dass schon der nächste Klient darauf wartet, hereinkommen zu können. Oder sie vergessen, Geld mitzubringen; schicken nie den Scheck, den ich angeblich am nächsten Tag in der Post finden würde, und brauchen dann mehrere Zahlungserinnerungen. Wenn ich unbedachterweise etwas sage, wodurch ihrer aufgeblasenen defensiven Grandiosität die Luft herausgelassen wird, kann ich damit rechnen, dass sie mich wutentbrannt heruntermachen. Wenn ich etwas sage, das sie so interpretieren, dass ich ihnen nicht zustimme, verstehen sie es unter Umständen als Kritik an ihnen und versuchen mich solange zu schikanieren, bis ich zugebe, dass sie vollkommen recht haben und dass ich absolut falsch liege. Ich habe schon hochgradig narzisstische Klienten erlebt, die mich anbrüllten und mir Schimpfwörter an den Kopf warfen, laut herumschreiend aus ihrer Sitzung rannten und ihre Zahlungen an mich einstellten, weil sie nicht zufrieden damit waren, wie ich mit etwas umgegangen war. Ein paar davon versuchten sogar, andere Klienten von mir, die persönliche Bekannte von ihnen waren, davon zu überzeugen, die Therapie bei mir abzubrechen. Nachdem ich gelernt hatte, die Kandidaten, bei denen es sich um »Megaplatscher« handeln könnte, herauszufiltern, und wie ich Klienten, die narzisstische Anpassungen vollzogen haben, wirksam behandeln kann, nahmen diese unangenehmen Zwischenfälle ab. Dennoch ist die Möglichkeit, eine »Dusche« abzubekommen, immer im Hintergrund.

Toxisch-narzisstische Klienten

Das sind die Klienten, die ein sadistisches Vergnügen daran haben, andere herabzusetzen. Sie beziehen ihr Gefühl, etwas Besonderes zu sein, daraus, andere zu demütigen und zu attackieren. Oft sind sie in meinen Augen »verhinderte exhibitionistische Narzissten«. Sie würden sich (wie es bei erfolgreichen exhibitionistischen Narzissten oft der Fall ist) wünschen, für das, was sie erreicht haben, als besonders anerkannt zu werden. Aber ihnen mangelt es an der Intelligenz, dem Scharfsinn, dem Talent oder der Arbeitsmoral, die sie bräuchten, um in den Augen der Öffentlichkeit brillieren zu können. Also muss es reichen, andere herabzusetzen, um sich selbst ein besseres Gefühl zu verschaffen. In der Therapie nehmen sie hierzu gern den Therapeuten oder die Therapeutin aufs Korn. Natürlich kommt es bei jeder Sitzung dazu, dass man irgendeine massiv unangenehme »Dusche« abbekommt.

Niederfunktionale Borderline-Klienten

Meine niederfunktionalsten Borderline-Klienten neigen dazu, ihr ganzes Leben im Notfallmodus zu verbringen. Sie stolpern von einer Krise in die nächste. Dementsprechend sorgen sie, ob sie es beabsichtigen oder nicht, dafür, dass viele in ihrem Umfeld eine »Dusche« nach der anderen abbekommen. Die erwähnte »Megaplatscherin«, die herausfindet, dass ihr Mann eine Affäre hatte, ist ein gutes Beispiel dafür, wie stark niederfunktionale Borderline-Klienten auf Probleme in ihrem Lebensalltag reagieren. In der Therapie neigen »Megaplatscher« dazu, immer wieder genau die Art von Schwierigkeiten zu schaffen, die sie auch im Leben erfahren. Klienten, die es nicht hinbekommen, ihre Miete pünktlich zu bezahlen, da sie ihre finanzielle Situation nicht realistisch einschätzen, sind auch diejenigen, die für die Therapie Rechnungen auflaufen lassen, die sie nicht bezahlen können. Klienten, die immer wieder zu spät zur Arbeit kommen, dürften auch ein pünktliches Erscheinen zu ihren Sitzungen eher locker sehen. Und diejenigen, die von ihren Freundinnen und Freunden Unzumutbares verlangen, wann immer Ängste in ihnen aufsteigen, werden vermutlich auch zwischen ihren Terminen beim Therapeuten anrufen, um Zuwendung und Beruhigung zu erfahren. Klienten, von denen bekannt ist, dass sie außerhalb der Therapie schon öfter dramatische und gefährliche Verhaltensweisen gezeigt haben, dürften auch ihre Therapeutin oder ihren Therapeuten in Derartiges hineinziehen. Das sind die Klienten, die Suizidversuche unternehmen, um Aufmerksamkeit zu bekommen; die notfallmäßig in die Klinik eingewiesen werden müssen oder ihren Therapeuten in ihre Rechtsstreitigkeiten verwickeln.

Chaotische, niederfunktionale Klienten mit Mischdiagnose

Gewöhnlich sind dies die Klienten, die in chaotischen Verhältnissen aufgewachsen sind, wo es keine eindeutig bestimmbare Anpassungsstrategie gab, die ihnen zuverlässig die Liebe und Fürsorge ihrer Eltern hätte sichern können. Ihre Eltern waren in der Regel impulsiv und unberechenbar und kamen schon mit ihrem eigenen Leben nicht zurecht, geschweige denn, dass sie ihren Kindern wirklich Eltern sein konnten. In der Therapie können diese Klienten bei oberflächlicher Betrachtung wie niederfunktionale Borderline-Klienten wirken, aber sie werden zudem auch Abwehrmechanismen einsetzen und Probleme aufweisen, die für andere Persönlichkeitsanpassungen charakteristisch sind. In der Regel ist es ziemlich schwer, mit diesen Klienten eine stabile therapeutische Beziehung herzustellen. Ein nicht unerheblicher Teil der Therapie wird damit verbracht, dass Therapeut und Klient versuchen, ein Grundvertrauen aufzubauen. Die »Dusche« kann jederzeit und aus jeder Richtung kommen.

Persönlichkeitsanpassungen der wenig ausgeprägten »Platscher«

Schizoide Klienten

Es ist beachtlich, dass ich, als ich meine Klienten einmal systematisch durch die Brille betrachtete, wer von ihnen zu den »Megaplatschern« zählte, unter denen mit schizoiden Störungen niemanden fand, der es auf diese Liste schaffte. Die meisten Klienten mit schizoiden Persönlichkeitsanpassungen sind sehr auf ihre Privatsphäre bedacht und verteidigen mit Zähnen und Klauen ihre Unabhängigkeit. Gewöhnlich haben sie von Seiten ihrer frühen Bezugspersonen Gleichgültigkeit, Übergriffe, Gewalt beziehungsweise Missbrauch erfahren. Also haben sie gelernt, sich zu schützen, indem sie andere auf Distanz halten. Das allerletzte, was sie wollen würden, ist, dass andere in ihre persönlichen Schwierigkeiten mit hineingezogen werden oder auch nur wissen, was sich in ihrem Leben gerade abspielt. Ihr extremes Bedürfnis nach Wahrung ihres Privatlebens hält sie sogar nur allzu leicht davon ab, sich Hilfe zu suchen, auch wenn es geboten wäre.

Borderline-Klienten

Ungeachtet der weit verbreiteten Überzeugung, dass Borderline-Klienten schwierig zu therapieren seien, schlecht ausgebildete Grenzen hätten und für ihre therapeutische Begleitung viele unangenehme Situationen kreierten, waren tendenziell nur meine *niederfunktionalen* Borderline-Klienten »Megaplatscher«. Die meisten, die ich im Laufe der Jahre beobachten konnte, sind ihrem schlechten Ruf in Psychotherapeutenkreisen nicht gerecht geworden. Im Großen und Ganzen waren sie warmherzig und rücksichtsvoll und es war ein Vergnügen, mit ihnen zu arbeiten.

Die tröpfelnde Dusche

Mitunter kann der »Platscheffekt« in der Therapie auch eher ein langsames Dahinplätschern zeigen. Man nimmt ein ständiges Tropf-Tropf von Unangenehmem wahr: sich reihenweise wiederholende kleine Gesten der Rücksichtslosigkeit, die irgendwann die Gutwilligkeit des Therapeuten auf eine harte Probe stellen und seine Motivation, weiterzumachen, zermürben.

So zum Beispiel musste meine Klientin Joanne nicht mehr arbeiten und genoss die Freiheit, sich ihren Tag nach eigenem Gusto einzuteilen. Leider wollte Joanne auch, dass ich meinen Tag so organisieren würde, wie es ihr am besten passte. Immer wieder bat sie mich außerhalb meiner normalen Praxiszeit um einen Termin für eine reguläre Sitzung und beharrte darauf, dass es nicht einzusehen sei, warum ich ihrem Ansinnen nicht nachgab. Diskussionen mit ihr über diesen Punkt führten zu nichts, und ebenso wenig wollte sie sich damit befassen, welche Probleme sie selbst in Verbindung mit diesem Thema hatte. Stattdessen nutzte sie den angeblich »schlecht passenden« Termin für ihre Therapiesitzung als Vorwand dafür, es zu vermeiden, regelmäßige Sitzungen anzusetzen sowie als Rationalisierung für ihre Absagen, ihr Nichterscheinen oder Zuspätkommen zu den vereinbarten Terminen. Joanne ging damit noch weiter: Jedes Mal, wenn sie sich darum »drücken« wollte, an den Themen zu arbeiten, die sie zu mir in die Therapie geführt hatten, sprach sie wieder den Punkt an, wie ungelegen der Termin ihr kam. Ich mochte Joanne, aber nach einer Weile wollte ich nicht mehr mit ihr arbeiten. Ich fand ihre Ausreden, ihren Widerstand dagegen, ihren Teil zur therapeutischen Arbeit beizusteuern, und ihre ständigen Anfragen nach einem Termin außerhalb meiner normalen Praxisöffnungszeiten so zermürbend, dass ich sie an eine andere Therapeutin verwies. Tropf, tropf, tropf … PLATSCH!

Mitunter zeigt sich die Ausprägung des »Platscheffekts« schon an alltäglichen Routineabläufen in der Praxis. So weigern sich viele »Megaplatscher« unter meinen Klienten aktiv, die Verantwortung dafür zu übernehmen, selbst im Blick zu behalten, was sie mir schulden und wann ihr nächster Termin ist oder sogar, sich zu merken, wo sie ihren Erstattungsbeleg für die Krankenkasse haben. Stattdessen rufen sie mich ständig mit irgendwelchen Fragen an, und wenn ich mich nicht dagegen zur Wehr setze, wäre ich, ehe ich mich versehe, ihre Privatsekretärin.

Einer meiner eher narzisstisch gepolten Klienten dachte sich nichts dabei, mich immer wieder zu bitten, ihm noch einmal eine Kopie der Versicherungsbelege zuzuschicken, die ich ihm bereits geschickt hatte. Er sagte doch tatsächlich: »Ich weiß, sie müssen irgendwo auf meinem Schreibtisch liegen, aber mir dauert es jetzt zu lange, sie zu suchen.« Er schien absolut keine Notiz davon zu nehmen, welche Botschaft er mir damit übermittelte: dass sein Zeit- und Energieaufwand zählte und meiner gleichgültig war.

Diese Art von »Platscheffekt« setzt mitunter schon ein, bevor ein Klient oder eine Klientin auch nur zur ersten Sitzung eintrifft. Meine neue Klientin Laura war gerade erst nach New York City gezogen, also dachte ich mir zunächst einmal nichts dabei, als sie mich um eine Wegbeschreibung zu meiner Praxis bat. Nachdem sie mich jedoch auf dem Weg zu ihrer ersten Sitzung schon zweimal angerufen hatte und mehr als dreißig Minuten verspätet war, begann ich mich dann doch zu fragen, was sich da abspielte. Laura hatte eine neue Arbeitsstelle angetreten, und sie verbrachte das Gros der verbleibenden Sitzungszeit damit, ihre Bedenken in Verbindung mit dieser Arbeitsstelle und die unangenehmen Erfahrungen auszuführen, die sie an ihrem vorherigen Arbeitsplatz mit ihren Kolleginnen gemacht hatte. Am Ende der Sitzung sagte Laura dann, obwohl wir am Telefon bereits die Höhe meines Honorars und meine Erwartung klargestellt hatten, jeweils am Ende der Sitzung direkt bezahlt zu werden, dass sie mich für diese Sitzung nicht bezahlen könne, da sie erstens nicht daran gedacht hätte, Geld mitzunehmen, und zweitens mein Stundensatz zu hoch für sie sei. Tropf, tropf, tropf … PLATSCH!

Warum ist das Ausmaß des »Platscheffekts« wichtig?

Als ich als junge Therapeutin zu praktizieren begann, dachte ich voller Optimismus, ich könnte mit so gut wie jedem Klienten arbeiten. Ich nahm buchstäblich jede Person an, die nicht volltrunken oder mit einer Waffe zum Termin erschien. Naiverweise ging ich davon aus, dass jeder, der zu mir kam, zu der therapeutischen Arbeit imstande sein würde, die es braucht, um selbstzerstörerische Verhaltensweisen zu verstehen und zu ändern, sich von alten Verletzungen zu lösen und neue Erkenntnisse zu gewinnen. Hatte ich das denn nicht auch in meiner eigenen Therapie getan?

Ich würde gern sagen können, dass sich dieser blauäugige Optimismus meinerseits spätestens am Ende meines ersten Jahrs in eigener Praxis erledigt hatte, aber die Wahrheit ist komplexer. Wenn ich eine potenzielle Klientin oder einen potenziellen Klienten mochte (und ich mag die meisten Menschen) oder interessant fand (und ich finde die meisten Menschen interessant), standen die Chancen gut, dass ich mich zur Therapie bereitfand. Meistens lief es mit dieser Haltung gut, und wir waren beidseits mit dem Ergebnis zufrieden. Im Laufe der Jahre habe ich jedoch auch einige spektakuläre therapeutische Niederlagen und unangenehme Erfahrungen mit Klienten erlebt, bei denen ich mir wünschte, ich hätte es besser gewusst und sie an jemand anderen verwiesen. Mir wurde klar, dass ich noch einmal überdenken musste, nach welchen Kriterien ich potenzielle Klienten beurteilte – jemanden zu mögen, reicht nicht aus, damit die Therapie klappt.

Die Vorteile einer Einschätzung des »Platscheffekts«: Berechenbarkeit

Als ich mir die Klienten in meiner Praxis durch die Brille der »Platscher« betrachtete, stellte ich schockiert fest, dass ich überproportional viel Energie für einen sehr kleinen Prozentsatz meiner Klienten aufwandte, vielleicht 5 bis 10 Prozent. Es waren diejenigen, die ich heute zur Kategorie der »Megaplatscher« zähle. Ich erkannte, dass mir die Einschätzung potenzieller Klienten danach, wie heftig bei ihnen die Dusche für ihre Umgebung ausfällt, half, bessere klinische Entscheidungen zu treffen, wenn es darum ging, welche Klienten wahrscheinlich gut zu mir passen würden; Probleme zu antizipieren, die während der Therapie des Betroffenen auftauchen dürften; abzusehen, wie viel Zeit die Therapie in Anspruch nehmen und wie stürmisch sie ablaufen würde, sowie realistisch abzuschätzen, ob die von mir praktizierte Form von Therapie für die Person geeignet wäre. Am meisten profitierte ich dabei davon, schnell jene Klienten identifizieren zu können, bei denen ich von »Megaplatschern« sprechen würde.

»Megaplatscher« als Klienten stellen einen vor viele therapeutische Herausforderungen

Die Therapie von »Megaplatschern«, wie ich sie hier nenne, ist enorm fordernd. Sie zeigen starke Übertragungsreaktionen auf ihre Therapeuten, und viele von uns entwickeln ihnen gegenüber ebenso negative Gegenübertragungsreaktionen. Angesichts ständiger Provokationen und letztlich unzumutbarer Forderungen, kann es sehr schwer sein, eine positive Einstellung oder neutrale therapeutische Haltung zu bewahren. Die Therapie von »Megaplatschern« ist (wie ihr Leben überhaupt) voller emotionaler Notfälle, Regressionen und Krisen, und ihre therapeutischen Fortschritte verlaufen tendenziell sehr langsam. Therapeuten winkt nur ganz vereinzelt ein Lohn für die eigene Mühe. Hinzu kommt, dass viele dieser Klienten die Therapie vorzeitig abbrechen oder je nach aktueller Dringlichkeit ihres emotionalen Leidensdrucks einmal zur Therapie kommen und dann wiederum nicht. Außerdem ist es bei ihnen wahrscheinlicher als bei anderen Klienten, dass sie einen Streit mit ihrem Therapeuten oder ihrer Therapeutin vom Zaun brechen und eingeschnappt das Feld räumen.

»Megaplatscher« neigen auch dazu, sich mehr als andere auf ihren Therapeuten zu verlassen, wenn es um emotionale Unterstützung und Krisenintervention geht. Ihr Hang dazu, unangenehme Emotionen als Notfall zu erleben, ihr geringes Bedürfnis nach Privatsphäre, die fehlende Feinfühligkeit für Grenzen und mangelnde Empathie gegenüber ihrem Therapeuten können dazu führen, dass sie zur Beruhigung und Rückversicherung zu jeder Tages- und Nachtzeit dort anrufen. Das sind die Klienten, die Sie spät nachts noch per SMS kontaktieren, die Sie weinend am Telefon haben oder die an Tagen, an denen Sie nicht in der Praxis sind oder Ihren Urlaub genießen wollen, notfallmäßig um eine Sitzung bitten. Ich kam einmal an einem Feiertag in meine Praxis, um mit einem Paar zu arbeiten, das mich angerufen und förmlich um eine Notfallsitzung angebettelt hatte. Naiv wie ich war, gab ich meinen freien Tag auf, um den Termin einzurichten – nur um festzustellen, dass es lediglich um die üblichen Ehestreitigkeiten der beiden ging, bei denen sie mich als Schiedsrichterin dabeihaben wollten. PLATSCH!

Die besten Therapeuten für »Megaplatscher« unter den Klienten

Klienten, die dazu neigen, ihrer ganzen Umgebung eine Dusche zu verpassen, sind in der Regel am besten mit außerordentlich geduldigen und erfahrenen Therapeuten oder Therapeutinnen bedient, die ihnen energisch Grenzen aufzeigen können und sich von ihren langsamen Fortschritten, häufigen Regressionen oder wütenden Attacken und dramatischen Krisen relativ wenig beeindrucken lassen. Es sind keine Klienten, die ich an eine unerfahrene Therapeutin verweisen würde oder an jemanden, der auf Kurzzeittherapie spezialisiert oder oft weg ist. Außerdem empfehle ich konsequent allwöchentliche oder zweiwöchentliche Therapiesitzungen mit möglichst wenig Pausen zwischendurch. Urlaub des Therapeuten und andere Unterbrechungen der Therapie lassen diese Klienten mitunter mit weniger Unterstützung zurück, als sie brauchen, um im Alltag weiter funktionieren zu können. Bei diesen Klienten ist es wahrscheinlich, dass sie regredieren, wenn ihr Therapeut oder ihre Therapeutin im Urlaub ist. Ebenso kann es sein, dass sie unter dem Einfluss heftiger Emotionen gefährliche Entscheidungen treffen und damit ihr ganzes Leben auf den Kopf stellen. Einer meiner Klienten hörte während meines Urlaubs auf, zur Arbeit zu gehen, und ein anderer unternahm einen Suizidversuch, während ich auswärts zu tun hatte.

Das therapeutische Dilemma

Wie an den genannten Beispielen abzulesen ist, besteht bei »Megaplatschern« eine Menge Nachbesserungsbedarf in Sachen Impulskontrolle, Umgang mit Emotionen und Prognose der Folgen ihres eigenen Verhaltens. So wie sie durch das Leben gehen, zwingen sie anderen eine Menge auf und nehmen dabei kaum jemals wahr, dass sie diese damit vielleicht vergraulen oder so ihre eigenen Ziele sabotieren. Oder sie stecken zu tief in ihrer aktuellen dramatischen Krise, um sich näher ansehen zu wollen, warum sie immer wieder die gleichen Arten von Problemen erleben. Für Therapeuten ist das eine Herausforderung, da es im Idealfall an gleich zwei Themenkomplexen zu arbeiten gilt:

1. Die tiefer liegenden Kernthemen, die diesen Klienten immer wieder Probleme machen: ihre fehlende emotionale Kontrolle, ihre Neigung, die Grenzen anderer zu missachten und spontanen Impulsen nachzugeben sowie gefährliche Verhaltensweisen zu praktizieren und Konflikte zum Eskalieren zu bringen.
2. Die Themen, die der Klient als wichtig benennt.

In der Welt optimaler Therapie würden sich diese beiden Arten von Themen überlappen und der Klient würde den Zusammenhang zwischen ihnen sehen, aber oft ist das nicht der Fall. Viele »Megaplatscher« erkennen entweder nicht, dass sie selbst einen Anteil haben an dem, was ihnen widerfährt, oder aber – bei narzisstischen Anpassungen – ist für sie Selbstreflexion und Verantwortungsübernahme zu schmerzhaft oder schambesetzt. Die Folge davon ist, dass diese Klienten durchaus aktiv Widerstand zeigen können, wenn es um eine Auseinandersetzung mit ihren eigenen Verhaltensweisen und Einstellungen geht. Stattdessen schieben sie in der Regel entweder anderen die Schuld an ihrem Unglück in die Schuhe oder stellen sich als zu ohnmächtig dar, um irgendetwas anders handhaben zu können. Man könnte sagen: *Sie brauchen eine Menge Unterstützung, um sich einzugestehen, dass sie an Selbstunterstützung arbeiten müssen.*

Wenn ich mich von diesen Klienten führen lasse und nur das bearbeite, was bei ihnen während der Sitzung als Figur auftaucht, erzielen wir eine Zeit lang zwar vielleicht gewisse Fortschritte in Bezug auf diese spezifischen Themen. Dieser Erfolg ist jedoch meist wie weggewischt, wenn der mangelnde Respekt dieser Klienten vor den Grenzen anderer, ihre Unfähigkeit, die eigenen Emotionen im Zaum zu halten, ihre schlechte Impulskontrolle und ihre Bereitschaft, sich in destruktive Verhaltensweisen hineinzustürzen, ohne ernsthaft darüber nachzudenken, eine neue Flutwelle von Krisen erzeugt. Hinzu kommt, dass dasselbe eingeschränkte und um den eigenen Bauchnabel kreisende Denken, das diesen Klienten außerhalb der Therapie Schwierigkeiten macht, auch innerhalb der Therapie ausagiert werden dürfte. Sollte der Therapeut keine sinnvolle Weise finden, auf die Kernthemen einzugehen, die die »Dusche« auslösen, wird der Therapeut am Ende klatschnass dastehen und gezwungen sein, es anzugehen.

Fazit

In diesem Kapitel benutze ich das Bild von der Heftigkeit der »Platscher« als Vorschlag für eine neue Möglichkeit für Psychotherapeuten, eventuelle künftige Klienten einzuschätzen und abzuklären, ob sie die richtige therapeutische Begleitung für eine bestimmte Person sind. Realistisch zu beurteilen, wie stark sich das »Platsch« bei potenziellen Klienten auf ihre Therapie auswirken dürfte, erlaubt Therapeutinnen und Therapeuten, erst einmal innezuhalten, zu reflektieren und basierend auf den entsprechenden Hintergrundinformationen wohlüberlegt zu entscheiden, ob sie über die Kenntnisse, Geduld, Ausdauer und emotionale Belastbarkeit verfügen, um mit dem fraglichen Klienten zu arbeiten. Einigen macht die Herausforderung Freude, die es bedeutet, mit Klienten zu arbeiten, die dazu neigen, ihr ganzes Umfeld sozusagen pudelnass zu spritzen. Andere dagegen fühlen sich von ihnen überfordert und emotional ausgelaugt und finden die Arbeit mit ihnen zeitraubend. Hier zum Abschluss einige Punkte, die Therapeuten bedenken sollten, wenn sie zu entscheiden versuchen, ob sie mit einem bestimmten Klienten ins Schwimmbecken steigen:

- Die Ausprägung der »Platscher« des Klienten oder der Klientin zu kennen, ist ein guter Ansatz dafür, zu prognostizieren, wie gut sich die Person in der Therapie entwickeln wird. *Dürfte dieser Klient oder diese Klientin in der Therapie gute Fortschritte erzielen?*
- Bei Klienten mit ausgeprägtem »Platscheffekt« besteht mehr Nachbesserungsbedarf im Hinblick darauf, ihre Impulse zu zügeln, mit ihren Emotionen umzugehen und das Resultat ihres Verhaltens vorherzusehen. *Wie viel Nachbesserungsbedarf besteht bei diesem Klienten oder dieser Klientin?*
- Die »Megaplatscher« unter den Klienten erfüllen meist die Voraussetzungen für die Diagnose einer Borderline-Störung, was ihre Therapie komplizierter macht. Je nach Art der Persönlichkeitsanpassung ist eine andere Behandlung angesagt. *Fühlen Sie sich adäquat darauf vorbereitet, mit diesem Klienten oder dieser Klientin zurechtzukommen?*
- »Megaplatscher«+ unter den Klienten werden Ihre sonstigen Grenzen und Verfahrensweisen in der Therapie vermutlich nicht respektieren. *Wie reagieren Sie, wenn die von Ihnen gesetzten therapeutischen Grenzen immer wieder missachtet werden?*

Teil II

Borderline-Anpassungen

Heilung von Borderlinern[6]

In diesem Kapitel soll es darum gehen, Klienten zu verstehen und zu heilen, die eine Anpassung in Richtung Borderline vollzogen haben. Im Mittelpunkt stehen für mich dabei die Fragen: (1) Was ist eine Borderline-Persönlichkeitsstörung? (2) Wie »wird« man zum Borderliner? Und (3) Was können wir als Therapeuten tun, um Betroffenen zu helfen?

Die Borderline-Anpassung war an einem bestimmten Punkt gesund

Meine Grundposition ist die, dass das, was üblicherweise Borderline-Persönlichkeitsstörung genannt wird, ursprünglich einmal als gesunde Anpassung an ungesunde häusliche Verhältnisse entstand. Die Borderline-Störung zu entwickeln, war das kleinere von zwei Übeln.

Diese Sichtweise lässt sich mit der aktuell weit verbreiteten Vorstellung vergleichen, dass viele medizinische Probleme der Neuzeit Immunität gegen andere, gefährlichere Erkrankungen bieten. Der Gendefekt zum Beispiel, der eine Sichelzellanämie auslösen kann, erwies sich in Afrika als lebensrettend, indem er nämlich Schutz vor den schweren, lebensbedrohlichen Formen von Malaria bietet.

Diabetes Typ I und andere Autoimmunreaktionen, die unter Menschen nordeuropäischer Herkunft nicht ungewöhnlich sind, gehen vielleicht darauf zurück, von Vorfahren, die die Beulenpest überlebt haben, ein ungewöhnlich wirksames Immunsystem geerbt zu haben. Selbst eine Anfälligkeit für Allergien könnte ein ungewollter Nebeneffekt eines verbesserten Schutzes vor gefährlichen Würmern und Parasiten sein (Lear, 1988).

Zuallererst einmal müssen Kinder das Gefühl haben, dass sie ihre Mutter lieben und darauf vertrauen können, dass sie sie ihrerseits liebt und für sie sorgt. Finden sie sich in einer Situation wieder, in der dieses elementarste Grundbedürfnis nicht erfüllt wird, werden sie instinktiv jede verfügbare Ressource nutzen, um doch noch zu versuchen, die Liebe ihrer Mutter zu gewinnen. (Ich benutze hier das Wort »Mutter« als Oberbegriff für eine primäre erwachsene Bezugsperson, die das Kind betreut).

Schlägt alles andere fehl und eine realistische Einschätzung seiner Situation würde das Kind verzweifeln lassen und bei ihm jede Hoffnung zunichtemachen, je eine liebevolle Beziehung zu seiner Mutter erreichen zu können, wird es sich die Realität auf jede nur denkbare Weise zurechtbiegen (mit Verdrängung, Spaltung, Dissoziation), um zu vermeiden, mit der Realität konfrontiert zu sein. Diejenigen, die wir also in unseren Praxen sehen und als »Borderliner« etikettieren, sind ursprünglich gesunde Individuen, die einen bestimmten Bewältigungsmechanismus entwickelt haben, um ihre Kindheit überhaupt zu überleben. Ein in der Kindheit entwickeltes Anpassungsverhalten hat störende Auswirkungen darauf, im Erwachsenenalter Glück zu finden. An einer Kreuzung bei Rutland im ländlichen Vermont steht ein berühmtes Hinweisschild, das das Borderline-Dilemma perfekt auf den Punkt bringt: »Wählen Sie die richtige Spur, denn Sie kommen die nächsten siebenundzwanzig Kilometer nicht mehr von ihr herunter« (Sarnoff, 1987).

Wer hat eine Borderline-Störung?

Wenn ich den Begriff »Borderline-Persönlichkeitsstörung« verwende, meine ich einen Kliententyp, dessen Kernproblematik sich um Identitäts- und Beziehungsprobleme dreht. Borderline-Klienten sind Menschen, denen es nicht geglückt ist, sich vollständig von ihrer Mutter oder ihrem Vater abzulösen und zu individuieren. Mit dem Ergebnis, dass sie nicht wirksam in der Lage sind, als eigenständige Erwachsene zu funktionieren. Diese Entwicklungsproblematik tritt in Begleitung diverser Kontaktstörungen, Ich-Defizite und primitiver psychologischer Abwehrmechanismen (vor allem Spaltung) auf.

Typische Fallbeispiele

Sara zum Beispiel ist typisch für eine bestimmte Art von Borderline-Klientinnen und -Klienten: die »Klette«. Als Kind hasste sie es, zur Schule zu gehen und dabei von ihrer Mutter weg zu müssen. Ihre Mutter war etwas depressiv und einsam und baute darauf, dass Sara ihr Gesellschaft leistete, da Saras Vater geschäftlich viel unterwegs war. Aufgrund ihrer eigenen Bedürftigkeit ermutigte Saras Mutter ihre Tochter nicht, Freundschaften zu schließen und auf eigenen Beinen zu stehen. Das ging sogar so weit, dass Sara Schuldgefühle hatte, wenn sie ihre Mutter zurückließ und ihren Spaß hatte, da sie ihre eigenen Selbstständigkeitsbestrebungen als etwas wahrnahm, das für ihre Mutter schmerzhaft war. Also hatte Sara, statt ein eigenes Leben zu führen, oft Magenschmerzen und andere vage körperliche Beschwerden, aufgrund derer sie dann in der Schule fehlte und bei ihrer Mutter zu Hause blieb.

Sara war generell ängstlich, wenn es um neue Situationen ging und darum, ihr unbekannten Menschen zu begegnen. Bei geselligen Anlässen war sie recht unbeholfen. Dennoch gab es durchaus Freundschaften in ihrem Leben, und in Situationen, die nicht viel Eigenständigkeit von ihr verlangten, kam sie gut zurecht.

Sie zog von zu Hause aus, um das College zu besuchen. Bis zum Ende ihres ersten Jahres dort hatte sie jedoch fast fünfzehn Kilo zugenommen und war in ihren Leistungen in allen Fächern zurückgefallen. Sie begann die Hilfe einer Schultherapeutin in Anspruch zu nehmen und zog schließlich wieder zu ihrer Mutter.

Sich selbst überlassen, fühlt sich Sara leer, einsam und unzulänglich. Wenn es ihr gut geht, empfindet sie vage Schuldgefühle. Schließlich wird sie dann depressiv und beginnt sich gehen zu lassen. Sara verfügt innerlich nicht über die Ressourcen, um sich selbst eine Mutter zu sein. Ebenso wenig hat sie das Gefühl, die mütterliche Erlaubnis dafür zu haben, Derartiges zu entwickeln. Wenn sie allein ist, fühlt sie sich wie ein zurückgelassenes und vernachlässigtes Kind oder aber (umgekehrt) so, als würde sie ihre Mutter im Stich lassen und vernachlässigen. Sollte sie ihr Zuhause und ihre Mutter irgendwann wieder verlassen, dann wahrscheinlich deshalb, weil sie eine andere Person kennengelernt hat, an die sie sich im Gegenzug für ihre Fürsorge anklammern kann.

John dagegen ist ein anderer Typ von Borderline-Klient: der »stets auf Distanz Bedachte«. John ist davon überzeugt, hässlich zu sein und unmöglich geliebt werden zu können, da seine Mutter ihn als Kleinkind einfach seinem Schicksal überlassen hatte. Er ist sehr vorsichtig, wenn es darum geht, jemanden nahe an sich heranzulassen. Schließlich geht er davon aus, zurückgewiesen zu werden. Er wuchs bei einer Reihe von Pflegefamilien auf, ohne sich je geborgen oder geliebt zu fühlen. Um mit der Situation fertig zu werden, entwickelte er die Theorie, dass seine Mutter ihn so behandelt hatte, weil er ein schlechtes Kind war und schlimme Makel hatte. Das erlaubte

John, davon auszugehen, dass er irgendwann – sozusagen nach einer Rundumerneuerung – in der Lage sein würde, die Bestätigung und Liebe seiner Mutter zu gewinnen.

Johns Strategie, alles »Schlechte« auf sich zu nehmen, um seine Sichtweise seiner Mutter als »rundum gut« aufrechtzuerhalten, ist ein Beispiel für den häufigen Borderline-Abwehrmechanismus der Spaltung: Bei der Spaltung werden die ganzen komplexen Gefühle, die wir im Hinblick auf eine andere Person (oder uns selbst) in uns tragen, übervereinfachend in nur zwei Kategorien untergliedert: »rundum gut« und »rundum schlecht«. Alles, was diese unrealistische Zweiteilung widerlegen würde, darf nicht ins Bewusstsein dringen. In Johns Fall war es so, dass er Spaltung und Verdrängung nutzte, um sich die Fantasie zu bewahren, eines Tages würde er das mütterliche Genährtwerden erfahren, nach dem es ihn verlangte. Eine Fantasie, die ihn davon abhielt, tief in die Depression abzugleiten oder die Sache mit der Liebe gleich ganz aufzugeben. John retroflektierte die Wut darauf, von seiner Mutter verlassen worden zu sein, und lenkte sie auf sich selbst zurück, weg von ihr. Nun war *er* der Schlechte, und seine Mutter blieb als »rundum gut« erhalten. Dieser Schritt erlaubte ihm, nicht sehen zu müssen, dass seine Mutter einige ganz elementare Defizite hatte, an denen sich wohl nie etwas ändern dürfte. Und dass er von ihr deshalb wohl nie so genährt und gefördert werden würde, wie er es ersehnte und brauchte. John begann als Teenager mit der Therapie, und zwar zu der Zeit, als seine Mutter wieder in sein Leben trat. Nun war er mit ihr konfrontiert und damit, wer sie tatsächlich war – in der Realität, nicht in seiner Fantasie. Seine ganze verdrängte Wut und Enttäuschung traten zutage.

Das Borderline-Dilemma

Die Essenz des Problems bei Borderline-Klienten ist, dass sich die Betroffenen an eine pathologische Situation in ihrem Elternhaus angepasst haben, um diese zu überleben, indem sie die Entwicklung ihres wahren Selbst unterdrückten und eben zu denen wurden, die sie sein mussten, um die Kindheit zu überstehen. Die Identität wurde in der Hoffnung auf Liebe dem Überleben geopfert. Liebe und Nähe wurden daraufhin mit der Gefahr in Verbindung gebracht, sich selbst zu verlieren, indem sie entweder von ihrem Gegenüber vereinnahmt oder von ihm verlassen würden.

Als Jennifer zum Beispiel erstmals in meine Praxis kam, leugnete sie, je wütend zu sein. Sie hatte die Persona von »Mamis bravem kleinen Mädchen« angenommen. Sie verbrachte nicht gerade wenig Zeit damit, dies und jenes für Leute zu erledigen, und versprach sich von diesem Angebot, dass man sie dann mögen würde. Nur um es den damit Bedachten hinterher übel zu nehmen, dass ihre Mühe als selbstverständlich erachtet wurde. Sie klagte, sich nicht wie eine richtige Person vorzukommen: Sie wüsste nicht, was sie eigentlich vom Leben wolle, konnte sich nicht entscheiden und empfand es als aufreibend, wenn sie einfache alltägliche Kaufentscheidungen treffen musste – etwa um ein Paar Jeans zu erwerben oder etwas für das Abendessen zu besorgen.

Jennifer baute nie emotionale Nähe zu jemandem auf, da sie Angst hatte, andere würden irgendwann herausfinden, dass ihr wahres Ich gar nicht so nett war, wie sie immer tat, und dann würden sie nichts mit ihr zu tun haben wollen.

Was als erfolgreiche Anpassungsstrategie begonnen hatte und dazu gedacht war, von ihrer depressiven, zurückweisenden Mutter möglichst viel Liebe zu bekommen, war ihr mittlerweile zur reinen Gewohnheit geworden. Es war nicht mehr angemessen, wurde von ihr gar nicht mehr wahrgenommen und ließ sich auch nicht mehr steuern.

Borderliner sind auf ihrem Lebensweg immer und ewig auf der Suche nach Liebe, Genährtwerden und der Erlaubnis, sich ablösen und ihr eigener Herr werden zu dürfen – ein Prozess, der ihnen als Kinder nicht vergönnt war. Da Klienten mit Borderline-Anpassungen aber davon ausgehen, dass die ganze Welt genauso sei wie das Elternhaus ihrer Kindheit (und da sie von dem komplizierten Netz an Schutz- und Abwehrmechanismen gehandicapt sind, das sie hervorgebracht haben, um ihre Kindheit zu überleben), neigen sie dazu, die Tragödie ihrer Kindheit immer wieder neu aufzuführen. Sie wählen Liebespartner und Freunde, die Gewalt gegen sie ausüben oder schlecht mit ihnen umgehen, klammern sich an unbefriedigende Beziehungen und unterdrücken ihr wahres Selbst in der Hoffnung, damit das Herz anderer zu gewinnen. Einige haben solche Angst davor, verlassen und abgelehnt zu werden, dass sie sich scheuen, andere an sich heranzulassen.

Borderline-Klienten leiden unter einer »MISERE«

M = Mutterprobleme

Wie bereits erwähnt, ist es Borderline-Klienten nicht gelungen, sich voll und ganz von ihrer primären elterlichen Bezugsperson zu lösen und zu individuieren. Auf der emotionalen Ebene sind sie noch sehr mit dem Versuch beschäftigt, die Aufmerksamkeit und Bestätigung ihrer Mutter oder ihres Vaters zu bekommen. Haben sie sich auf eine ernsthafte Beziehung mit einem anderen Menschen als Vater oder Mutter eingelassen, wird der oder die Auserwählte viele Wesensmerkmale mit dem Elternteil gemein haben, von dem sie nicht viel zu erwarten hatten.

Der Gruppentherapeut Irving Yalom konstatiert in diesem Zusammenhang ein paradoxes Phänomen: »Was passiert mit jenen, die in vielfältig gebeutelten, hochgradig konfliktbeladenen Familien aufgewachsen sind? Man sollte meinen, dass die Betroffenen bei der Aussicht darauf, einer solchen Familie zu entkommen und leichtfüßig davontänzeln zu können, schon Gewehr bei Fuß stehen. Aber man beobachtet das genaue Gegenteil: Je gestörter die Familie, desto schwerer fällt es dem Nachwuchs, sie zu verlassen. Er bringt schlechte Voraussetzungen dafür mit, sich abzulösen, und klammert sich an die Familie« (zitiert in Bauer, 1990, Seite 245).

I = Identitätsprobleme

Borderline-Klienten haben zwei grundlegende Identitätsprobleme.

1. Ihnen fehlt ein integriertes Selbstbild

Sie sind außerstande, einander widersprechende Sichtweisen von sich selbst und anderen zu integrieren. Das liegt wahrscheinlich daran, dass sie schon früh auf Spaltung angewiesen waren, um sich ihre guten Gefühle für ihre Mutter (oder primäre Bezugsperson) erhalten zu können. Spaltung ist ein psychischer Abwehrmechanismus, der beinhaltet, widersprüchliche Sichtweisen von sich selbst oder anderen säuberlich voneinander getrennt zu halten. Der Widerspruch als solcher wird nicht bewusst. In dem Moment zum Beispiel, wo die Mutter als liebevoll wahrgenommen wird und das Kind seine Beziehung zu ihr als gut erlebt, wird die Mutter als rundum gut gesehen, und auch das Kind selbst erlebt sich als rundum gut. Fühlt sich das Kind von der Mutter verlassen, so wird die Mutter als rundum schlecht wahrgenommen, und das Kind erfährt auch sich selbst als rundum schlecht. Das Kind ist außerstande, diese beiden Extreme zu einem realistischen Bild zusammenzufügen. Und diese Sichtweisen können sich auch abwechseln: Am einen Tag erlebt sich die Person als rundum gut, am nächsten als rundum schlecht. Oder der Klient beziehungsweise die Klientin identifiziert sich hauptsächlich mit nur einer Seite der Spaltung.

Das führt zu extremen, unrealistischen und allzu simplifizierenden Selbstbildern. So zum Beispiel behauptete meine Klientin Sara steif und fest, sie sei zu dick, sie sei hässlich und sie könne unmöglich jemand lieben. Sie weigerte sich, irgendetwas zu hören, das dieser Sicht widersprach. Sie fühlte sich extrem unwohl damit, wenn ihr jemand Komplimente machte. Mitunter kann auch der rundum gute Teil der einen Person zugeordnet werden und der rundum schlechte der anderen, etwa: »Meine Mutter war eine Heilige (rundum guter Teil) und ich war ein schreckliches Kind (rundum schlechter Teil).«

2. Ihr Identitätsgefühl ist unterentwickelt

Das Identitätsgefühl der Betroffenen ist unterentwickelt, da sie sich an ihre familiäre Situation angepasst haben, indem sie die Entwicklung ihres wahren Selbst unterdrückten. Stattdessen entwickelten sie einen Umgang mit der Welt, der dazu angetan war, ihre Eltern zufriedenzustellen und sich selbst so weit wie möglich vor dem Schmerz zu schützen, der mit ihrer Situation verbunden war. Da ihr Identitätsgefühl unterentwickelt ist und sich aus nicht integrierten Sichtweisen ihrer selbst zusammensetzt, fällt es Borderline-Klienten schwer, in Situationen angemessen zu funktionieren, die von ihnen Selbstaktivierung und Unabhängigkeit verlangen und das sie ihrem wahren Selbst Ausdruck verleihen. Selbstaktivierung ist die Fähigkeit, seine wahren Bedürfnisse und innigsten Wünsche identifizieren und umsetzen zu können und sich selbst genug Rückhalt zu bieten, um sich die Motivation zu erhalten, bis sie erreicht sind.

Kernberg (1992) und Masterson (1976) postulierten, dass die Innenwelt von Borderline-Klienten von zahlreichen unintegrierten, widersprüchlichen Sichtweisen von sich selbst und anderen bevölkert ist, die die Autoren »Teilselbst« und »Teilobjektrepräsentationen« nennen. Anstatt auf jede interpersonelle Situation als integrierte, ganze Person zu reagieren, deren Identität im Laufe der Zeit in wesentlichen Zügen stabil bleibt, kann der Borderline-Klient nur als eines seiner Teilselbste reagieren. Analog dazu werden Sie als Therapeut oder Therapeutin in der Therapiesituation nicht als ganzes, integriertes Selbst wahrgenommen, sondern nur als Teilobjekt. Einige Beispiele für typische Borderline-Teilselbstrepräsentationen sind: »das brave, gehorsame Kind« (die rundum gute Teilselbstrepräsentation) oder »das hässliche Kind, das keiner liebhaben mag« (rundum schlechte Teilselbstrepräsentation). Zu den typischen Teilobjektrepräsentationen, die auf den Therapeuten oder die Therapeutin projiziert werden, gehören: »die nährende, perfekte Mutter« (rundum gute Teilobjektrepräsentation) oder »die im Stich lassende oder vereinnahmende Mutter« (rundum schlechte Teilobjektrepräsentation).

S = Spaltung

Borderline-Klienten benutzen Spaltung (sich widersprechende emotionale Zustände unverbunden nebeneinander bestehen zu lassen, um zu verhindern, dass negative Affekte sie überwältigen und letztlich das Positive zunichtemachen) und andere primitive Formen von Abwehr (Ausagieren, Anklammern, Vermeidung, Verdrängung, Projektion, projektive Identifizierung), um sich gute Gefühle im Hinblick auf sich selbst und Menschen, die ihnen wichtig sind, zu bewahren. Leider verzerren diese Abwehrmechanismen die Realität und beeinträchtigen Borderline-Klienten in ihrer Fähigkeit, sich selbst und andere korrekt wahrnehmen zu können.

E = Einverleibungs- & Verlassenheitsängste

Diese im Doppelpack auftretenden Ängste dominieren in der Beziehung von Borderline-Klienten zu anderen. Jede Nähe ist potenziell bedrohlich für sie, da sie sich schwertun, eine zwischenmenschliche Distanz zu finden, mit der sie sich wohlfühlen und die weder ihre Angst weckt, verlassen zu werden, noch die, das Gegenüber würde sie komplett vereinnahmen.

Dominiert die Angst davor, vereinnahmt zu werden (die persönliche Autonomie zu verlieren, indem man in die »Fänge« der emotionalen Bedürfnisse des anderen gerät), reagiert der Klient oder die Klientin darauf, indem er oder sie emotional und physisch auf Abstand bleibt. Die Therapeutin wird als die bedürftige Mutter gesehen, die Konfluenz und Fürsorge verlangt.

Stehen Verlassenheitsängste im Vordergrund, kann es dazu kommen, dass der Klient oder die Klientin sich anklammert und in dem Versuch, die eigenen Ängste vor dem Verlassenwerden zu lindern, übertrieben viel Liebe und Unterstützung einfordert. Ist die betreffende Person vom Leben so geschädigt worden, dass sie nicht einmal mehr in der Lage ist, sich an jemanden zu klammern, da sie davon ausgeht, dass ohnehin unweigerlich Zurückweisung erfolgt, dominieren Distanz und Rückzug. Anklammern und Rückzug können auch in rasantem Wechsel erfolgen, sogar in ein und derselben Sitzung, gewöhnlich jedoch bestimmt eines von beidem überwiegend die Art der Beziehungsaufnahme.

R = Rage

Borderline-Klienten sind permanent in Rage. Sie erleben sich selbst als Menschen, die in ihrem Innersten eine unbändige Wut in sich tragen. Hinzu kommt auf der Verhaltensebene mitunter, dass sie alles mit sich machen lassen und Angst haben, wenn sie sich erlauben würden, ihre Wut in vollem Umfang zu erleben, würden sie sich nie wieder unter Kontrolle bekommen. Die Realität sieht so aus, dass es in ihrer Vorgeschichte oft Tobsuchtsanfälle gegenüber Menschen gegeben hat, in deren Gegenwart sie sich sicher fühlen, während sie allen anderen gegenüber zu gutwillig sind.

Borderliner haben nicht jenen Meilenstein in ihrer Entwicklung erreicht, den Margaret Mahler »Objektkonstanz« nennt (Mahler, Pine und Bergman 2008). Objektkonstanz besteht aus zwei Aspekten: (1) der Fähigkeit, selbst dann, wenn man auf jemanden wütend ist, sich von ihm verletzt oder enttäuscht fühlt, positive emotionale Bande mit ihm aufrechtzuerhalten; und (2) der Fähigkeit, sich mit jemandem emotional verbunden zu fühlen, der gerade nicht physisch anwesend ist, und sich aus dem Gedächtnis das Gesicht dieser Person abrufen zu können.

Das bedeutet: Wenn Menschen mit Borderline-Anpassungen auf jemanden wütend sind, sind sie nicht in der Lage, ihre positiven Gefühle für diese Person aufrechtzuerhalten. Es ist so, als sei die gute Person, die sie einmal mochten, komplett vernichtet und würde in der emotionalen Welt des Borderline-Klienten nicht mehr existieren. Damit ist dann auch jede emotionale Sicherheit, die die Beziehung zu ihr dem Borderliner einmal gegeben hat, voll und ganz dahin. Außerdem hat er davor Angst, dass der andere ihn für seine unbändige Wut bestrafen oder verlassen würde.

All das kann zu einer Retroflektion der Wut führen. Retroflektion ist ein Abwehrmechanismus, der darin besteht, eine Reaktion auf eine Person oder äußere Situation zu hemmen und die mobilisierte Energie in die eigene Richtung zurückzulenken. Bei höherfunktionalen Klienten kann sich dies in körperlicher Anspannung sowie selbstzerstörerischen Gedanken und Trieben äußern. Die Betroffenen denken zum Beispiel vielleicht, sie seien zu nichts zu gebrauchen, und geben sich selbst alle erdenklichen Schimpfnamen.

Bei niederfunktionalen Klienten kann es tatsächlich zu Selbstverletzung kommen.

E = Einsames Verlangen

Auf ihrem Lebensweg sehnen sich Menschen mit Borderline unablässig nach dem perfekten Partner oder der perfekten Partnerin. Nach einem Menschen, der ihnen bedingungslose Liebe schenkt und sie ohne eine Spur von Zweifel so akzeptiert, wie sie sind. Der ihnen Ablösung, Individuation und ein fortwährendes persönliches Wachstum erlaubt; ihnen vierundzwanzig Stunden am Tag treu ergeben ist und keine Gegenleistung dafür verlangt – und all das im Rahmen einer unglaublich innigen Zweierbeziehung. Mit anderen Worten, sie suchen jemanden, der oder die bereit ist, die Essenz der frühen Kindheitserfahrung eines glücklich aufwachsenden Kleinkindes nachzubilden. Auf dass die Borderline-Persönlichkeit endlich die angemessene elterliche Unterstützung erhält.

Diese Rolle der perfekt liebenden Elternfigur wird oft auf den Therapeuten oder die Therapeutin projiziert, was die eigentümliche Intensität der Therapiesitzungen von Borderline-Klienten erklärt. Diese beobachten Sie unentwegt, um Anzeichen einer besonderen Fürsorge und Aufmerksamkeit zu entdecken (oder umgekehrt Anzeichen dafür, dass Sie sie vereinnahmen oder verlassen werden).

Der Entstehungshintergrund der Borderline-Störung

Normale Stadien der frühkindlichen Entwicklung

Margaret Mahler und ihrem Team (Mahler, Pine und Bergman 2008) zufolge durchlaufen normale Säuglinge und Kleinkinder eine Reihe absehbarer und wohlgeordnet aufeinander folgender Entwicklungsstufen. Sie beginnen zum Zeitpunkt der Geburt mit einer vollständigen Abhängigkeit des Neugeborenen von seiner elterlichen Bezugsperson – einer Zeit, in der diese noch nicht als eigenständiges und klar von dem Säugling abgegrenztes Individuum wahrgenommen wird. Und sie enden im Idealfall damit, dass das Kind irgendwann über ein gefestigtes Gefühl für seine eigene Individualität verfügt, in der Lage ist, sich selbst und andere jeweils als integriertes Ganzes zu sehen, und mit drei oder vier Jahren die Anfänge von Objektkonstanz erreicht. Mit anderen Worten, wenn alles gut läuft, nimmt das Kind seine Mutter (oder sonstige elterliche Bezugsperson) dann als eigenständiges Individuum wahr, das für das Kind psychologisch und emotional auch dann noch weiterexistiert, wenn sie gerade nicht da ist oder wenn das Kind wütend auf sie ist.

In den frühen Lebensphasen geht eine angemessene mütterliche Fürsorge damit einher, die vollkommene Abhängigkeit des Säuglings zu akzeptieren und einen Großteil seiner emotionalen und körperlichen Bedürfnisse zeitgerecht zu erfüllen. Geschieht das, entwickelt der Säugling ein Urvertrauen zu seinen Bezugspersonen, und es wird das Fundament dafür gelegt, andere Menschen lieben und ihnen vertrauen zu können. Später, wenn das Kind zunehmend mobiler wird und seine Umgebung zu erkunden beginnt, braucht es weiterhin Liebe und Unterstützung, doch nun ist angesagt, dass die Mutter dem Kind mehr Autonomie zugesteht.

Mit etwa fünfzehn bis vierundzwanzig Monaten durchlaufen Kinder Mahler zufolge die »Wiederannäherungskrise«: Das Kleinkind erkennt in aller Heftigkeit, dass es selbst und andere jeweils ein eigenständiges Dasein führen, was mit einem Gefühl extremer Verletzlichkeit gekoppelt ist. Ein Kind in diesem »Trotzalter« reagiert hierauf, indem es scheinbar gleichzeitig eins sein möchte mit seiner Mutter und auf eigenen Beinen stehen. Wutanfälle, Verstimmungen und Quengelei sind in dieser Phase gang und gäbe. Nun besteht die Aufgabe der Mutter darin, einigermaßen tolerant mit den negativen Reaktionen des Kleinkindes umzugehen und ihm bei Bedarf weiter Liebe und Unterstützung zukommen zu lassen. Ist die Mutter weiterhin unterstützend und erlaubt dem Kind, je nachdem, was es gerade braucht, abhängig wie auch unabhängig zu sein, geht diese schwierige Periode irgendwann vorbei, und das Kind beginnt sich selbst als eigenständiges und liebenswertes Menschenwesen wahrzunehmen, das sich von der Mutter unterscheidet.

Angesichts dessen, wie schwierig die Rolle der Mutter ist und wie vieles schiefgehen kann, spricht es für die innere Stärke von uns Menschen, dass die meisten von uns diese Zeit relativ stabil und funktionsfähig überstehen.

Die frühe Geschichte von Borderline-Klienten

In der klinischen Praxis wurde immer wieder die Beobachtung angestellt, dass Borderline-Klienten und -Klientinnen charakteristische Verhaltens- und emotionale Probleme aufweisen, die stark denen ähneln, die man bei normalen Kleinkindern vor dem Eintritt von Objektkonstanz und der Festigung der Identität feststellt. Das heißt, sowohl Kleinkinder als auch Borderliner tun sich damit schwer, ein und dieselbe Person als gleichzeitig gut und schlecht sehen zu können. Beide sind nicht in der Lage, ein positives affektives Band mit jemandem aufrechtzuerhalten, auf den sie wütend sind. Beide sind nicht in der Lage, gut zu funktionieren, wenn sie auf sich selbst gestellt sind. Einige Theoretiker stellten infolgedessen die Überlegung an, dass Borderline-Erwachsene wohl unter unaufgelösten Entwicklungsproblematiken litten, die auf diese Zeit zurückgingen (siehe Blanck und Blanck 1979; Kernberg 1992; Mahler et al. 2008; Masterson 1976, 1981, 1983).

In meiner eigenen Praxis ist mir aufgefallen, dass sich grundsätzlich immer wieder drei frühe Kindheitsgeschichten ermitteln lassen, die typisch für meine Borderline-Klienten sind. Entweder es handelt sich um eine davon allein, oder aber es liegt eine Kombination von mehreren vor. Ich betone hier zwar immer wieder die Wichtigkeit der mütterlichen Rolle, doch das Verhalten des Vaters kann die Situation durchaus zum Positiven verändern oder aber alles noch schlimmer machen. Die negativen Auswirkungen jeder dieser Lebensgeschichten intensivieren sich noch zusätzlich, wenn auch Gewalt oder Missbrauch durch einen Elternteil (beziehungsweise durch ein Geschwister oder eine andere Bezugsperson) Teil des Bildes sind.

1. *Frühe Trennung oder frühes Verlassenwerden:* Der Klient oder die Klientin wurde vor dem Alter von drei Jahren von der Mutter getrennt. Oft kam es temporär zu einer Unterbringung in Pflegefamilien, wie es auch bei John der Fall war. Der Vater war abwesend oder passiv und überließ die Kindererziehung ganz der Mutter. Ebenfalls unter diese Kategorie fallen Kinder, die lange Zeit im Krankenhaus lagen, fern von ihren Eltern; sowie Kinder, deren Mutter während dieser prägenden Zeit krank war, oder die anderweitig physisch keinen Zugang zu ihr hatten.

2. *Widerstand gegen Streben nach Unabhängigkeit:* Die Mutter leistete aktiv Widerstand dagegen, dass das Kind »größer wurde«. Sie stellte sich aktiv gegen das Verlangen des Kindes, seine Umgebung zu erkunden, neigte zum Überbehüten und klammerte sich an den Nachwuchs. Der Vater war abwesend, passiv oder handelte in Absprache mit der Mutter. In diese Kategorie fällt Saras Situation.
3. *Emotional distanzierte Ausübung der Elternrolle:* Der Klient oder die Klientin wurde zwar nicht weggeschickt, aber die Mutter war kalt, kritisch und uninteressiert. Sie übte ihre Mutterrolle zwar mechanisch aus, war aber emotional nicht wirklich für das Kind da. Der Vater war auf seine eigene Weise ebenfalls nicht da (als Alkoholiker, Workaholic etc.).

Wie die Lebensgeschichte das Verhalten beeinflusst

Jede der drei Lebensgeschichten (samt ihren zahllosen Varianten und Kombinationen) ergibt im Zusammenspiel mit dem, womit die Natur die Person ausgestattet hat, ein Stück weit ein unterschiedliches klinisches Bild:

Klienten mit Lebensgeschichte vom Typ 1: Das verlassene Kind

Klienten dieser Art haben Angst davor, verlassen zu werden, und sind ultrasensibel für das leiseste Anzeichen von Zurückweisung. Sie stellen sich vor, zurückgewiesen oder abgelehnt zu werden, auch wenn es gar nicht der Fall ist. Ihre Ängste bringen sie dann dazu, überstürzt aus der entsprechenden Situation zu flüchten oder die Beziehung zu beenden. Oder sie hängen sich, da sie sich nach der nährenden Zuwendung sehnen, die ihnen entgangen ist, an die falschen Menschen, die sich ihrer Vorstellung nach um sie kümmern werden.

Klienten mit Lebensgeschichte vom Typ 2: Das ewige Kind

Klienten dieser Art mögen etwas kindlich wirken, da es in ihrer Kindheit nicht gern gesehen war, dass sie zu Individuen heranreifen würden, die eigenständig funktionieren können. Sie haben gelernt, passiv und gefügig zu sein. Oft haben sie Schwierigkeiten damit zu wissen, wie und wann es Nein zu sagen gilt. Erwachsene Klienten mit dieser Art von Vorgeschichte wohnen vielleicht noch in ihrem Elternhaus. Sollten sie es geschafft haben, von zu Hause auszuziehen, so werden sie berichten, dass das nur möglich war, indem sie die heftigen Einwände ihrer Mutter ignorierten. Wahrscheinlich stehen sie noch immer in engem Kontakt mit ihrer Mutter (telefonieren etwa regelmäßig mit ihr oder fahren jedes Wochenende »nach Hause«, um mit ihr Abend zu essen).

Klienten mit Lebensgeschichte vom Typ 3: Das kritisierte Kind

Klienten mit einer Anpassung vom Typ 3, die eine kalte, ständig an ihnen herumkritisierende Mutter hatten, können anfangs selbst kühl oder überkritisch wirken. Sie haben gelernt, sich vor dem Urteil anderer in Acht zu nehmen, und diese Haltung kann sich gelegentlich auch auf die Therapie übertragen. Diese Klienten sprechen jedoch oft sehr positiv auf das warme, wertfreie Interesse ihrer Therapeutin oder ihres Therapeuten an. Sobald ihre Sorge abnimmt, von dieser Seite so be- oder verurteilt zu werden wie von ihrer Mutter, werden sie gelöster, öffnen sich und zeigen mehr und mehr von ihrem wahren Selbst.

Narzissmus und der Borderline-Klient

Klienten, die von ihren Eltern gewohnheitsmäßig links liegen gelassen wurden oder die das Gefühl haben, dass ihr wahres Selbst nie wirklich erkannt wurde und dass keine entsprechende Reaktion darauf erfolgte, können auch stark narzisstische Persönlichkeitszüge entwickeln. Da sie immer wieder der fehlenden Empathie ihrer Eltern ausgesetzt waren, werden sie in ihrem späteren Leben möglicherweise ultrasensibel für die leisesten Fehltritte anderer in Sachen Empathie. Hinzu kommt häufig, dass die Mutter oder der Vater aufgrund ihres oder seines eigenen Narzissmus keine Empathie aufbringt und somit narzisstisches Verhalten auch vorlebt.

Natürlich erklären Probleme in der frühen Entwicklung nie alles. Auch Borderliner entwickeln sich ja schließlich wie jeder andere ihr Leben lang weiter, indem sie neuen Hindernissen begegnen und sie überwinden. Deshalb kann man korrekterweise nicht von *der* Behandlung für Menschen mit Borderline sprechen. Dennoch kann ein allgemeines Verständnis der Borderline-Persönlichkeitsanpassungen, gepaart mit einigen grundlegenden Informationen über die Vorgeschichte des Klienten und sein Funktionsniveau, dem Therapeuten enorm helfen, seine Wahrnehmungen dieses Individuums einzuordnen und therapeutische Interventionen zu wählen, die zu diesem Zeitpunkt angesagt sind.

Gängige Schwierigkeiten von Gestalttherapeuten im Umgang mit Borderline-Klienten

1. Die Gestalttherapie wurde nicht für Klienten mit Borderline-Anpassungen konzipiert

Historisch war die Gestalttherapie (wie die meisten anderen Therapien) primär für allzu verstandesorientierte Klientinnen und Klienten mit Problemen gedacht, die in eine neurotische Richtung gingen (oder Problemen, von denen man dies annahm). Viele der Techniken wurden entwickelt, um im Gefühlsleben die Intensität des Therapieerlebnisses zu erhöhen und in neurotischen Konflikten steckenden Klienten zu helfen, ihre Abwehrmechanismen möglichst schnell zu durchbrechen.

Borderline-Klienten verfügen nicht über die gleichen inneren Ressourcen wie der typische Klient mit neurotischen Problemen. Bei Überlastung sind sie womöglich gar nicht mehr funktionsfähig. Wer noch studiert, hört vielleicht auf, Vorlesungen und Seminare zu besuchen und schläft stattdessen den ganzen Tag. Berufstätige melden sich vielleicht telefonisch krank, da es ihnen zu viel wird, ihren Kolleginnen und Kollegen zu begegnen, und sie sich außerstande sehen, ihren Job wirklich auszuüben. Es kann Tage, Wochen oder sogar Monate dauern, bis sie sich wieder erholen. Es können vorübergehend quasi-psychotische Symptome vorliegen, und in einigen schweren Fällen kann eine reale Suizidgefahr bestehen.

Da die Erholung so viel langwieriger ist als bei durchschnittlichen Klienten mit neurotischen Problematiken und die Reaktionen auf Stress so viel extremer, ist bei den therapeutischen Interventionen umso mehr Vorsicht angebracht. Interventionen, die darauf abzielen, die emotionale Intensität des Augenblicks zu erhöhen (»Sprechen Sie *mit* Ihrem Vater statt *über* ihn«; »Sagen Sie ›ich‹ statt ›man‹«), können bei manchen Borderline-Klienten kontraproduktiv sein. Häufig ist der Borderline-Klient gar nicht imstande, Intensiveres zu bewältigen als das, was er bereits fühlt.

Für die meisten von uns bedeutet das eine Menge Veränderung im Vergleich dazu, wie wir Therapie sonst angehen. Ich konnte feststellen, dass ich viel langsamer vorgehen muss und viel Vorbereitungsarbeit brauche, um dem Klienten oder der Klientin zu helfen, ein besser funktionierendes innerpsychisches Unterstützungssystem aufzubauen. In den noch folgenden Abschnitten finden Sie hierzu von mir konkrete Vorschläge.

2. Borderline-Klienten haben anfangs meist mehr Interesse an der Erfüllung ihrer Beziehungsbedürfnisse als an einer Therapie

Borderline-Klienten verbringen oft einen Großteil ihrer Sitzungen damit, zwanghaft über ihre aktuellen Beziehungen zu reden, sich über sie zu beklagen und kundzutun, wie unglücklich sie sind. Wenn sie damit gerade nicht beschäftigt sind, klammern sie sich vielleicht an ihren Therapeuten oder ihre Therapeutin und verlangen eine kaum zumutbare Nachbeelterung (»Warum kann ich Sie denn nicht anrufen, wann immer ich will?«, »Warum müssen Sie mir zusätzliche Sitzungen in Rechnung stellen, wo ich sie doch wirklich brauche?«). Alternativ ziehen sie sich von ihrem Therapeuten zurück, weil sie wütend auf ihn sind oder Angst haben.

Es kann sehr schwer sein, Borderline-Klienten dazu zu bringen, den Fokus auf das zu lenken, was wir gewöhnlich als die Aufgabe der Therapie bezeichnen (mehr Bewusstsein zu schaffen; zu verstehen, welche Folgen ihr Verhalten und ihre Entscheidungen für ihr

Leben haben etc.). Viele Borderline-Klienten sträuben sich gegen diese Aufgabe und versuchen stattdessen beharrlich, ihre unerfüllten Beziehungsbedürfnisse in den Vordergrund zu rücken. Diese Dynamik kann zu einem unproduktiven Tauziehen zwischen Klient und Therapeut führen. Der Therapeut versucht erfolglos, den Klienten dazu zu bringen, von seinen destruktiven persönlichen Beziehungen und seinen Forderungen nach Nachbeelterung abzulassen, während der Klient in den Widerstand geht und sich kritisiert, schlecht und unverstanden fühlt.

Es gibt allerdings einen Ausweg aus diesem Dilemma. Als Gestalttherapeuten wissen wir, dass sich Unerledigtes von früher in die Gegenwart drängt, um noch abgeschlossen zu werden. Und dass die Teile des Feldes, die unsere unerfüllten Bedürfnisse (ob nach Nahrung oder anderweitig Nährendem) am ehesten zu erfüllen versprechen, sozusagen dick und fett in den Vordergrund treten. Um effektiv mit Borderline-Klienten arbeiten zu können, müssen wir akzeptieren, dass die von ihnen gesetzten Prioritäten legitim sind. Und doch heißt es gleichzeitig, darauf bedacht zu sein, realistische Grenzen zu wahren, was unsere eigene Rolle in ihrem Leben anbelangt. Ihre Prioritäten gelten zu lassen, bedeutet nicht, dass wir zulassen müssen, dass sie uns anrufen können, wann immer ihnen danach ist. Es bedeutet nicht, dass wir ihnen Extrazeit bei Sitzungen einräumen oder zu allem werden, was wir für sie sein sollen. Es bedeutet nur, dass wir nicht aus der fehlgeleiteten Vorstellung heraus, wir wüssten besser als sie selbst, was sie für ihr persönliches Wachstum brauchen, ihr Leben oder den Fokus ihrer Therapie zu steuern versuchen.

Borderline-Klienten erkennen intuitiv, dass sie, um über den Punkt in ihrer Entwicklung hinauszugelangen, an dem sie steckengeblieben sind, zunächst einmal irgendwie ihre Kindheitssituation auf eine Weise nachstellen müssen, dass sie dieses Mal so ausgeht, dass ihre Bedürfnisse doch noch erfüllt werden. Deshalb suchen sie immer wieder intensive, dyadische Beziehungen zu Menschen, die sie an ihre Eltern erinnern (vor allem ihre Mutter) und beschäftigen sich dann obsessiv mit diesen Beziehungen, und zwar auf Kosten anderer Bereiche ihres Lebens (etwa Zufriedenheit mit ihrem Job, persönliches Wachstum, Hobbys).

Die meisten Therapeutinnen und Therapeuten machen den Fehler, das Streben von Borderline-Klienten nach dieser intensiven, alles wiedergutmachenden Beziehung als komplett pathologisch anzusehen. Schließlich ist sie ja unrealistisch (kein erwachsener Mensch wird einem anderen Erwachsenen dieselbe selbstlose Liebe zuwenden wie eine gute Mutter ihrem Säugling oder Kleinkind). Außerdem haben die Partner und die engsten Freundinnen und Freunde der Borderline-Klienten ähnliche Mankos wie ihre Eltern. Respektieren wir ihr Streben jedoch als einen rational verständlichen Versuch der organismischen Selbstregulation und Wiedergutmachung und vermitteln ihnen, dass wir das Bedürfnis nach solchen Beziehungen verstehen und akzeptieren, werden sie sich in der Regel weniger dagegen sträuben, sich anzuschauen, welche Rolle diese unerfüllten Bedürfnisse in ihrem Leben spielen.

3. Gegenübertragung kann zum Störfaktor bei der Behandlung werden

Da Borderline-Klienten so fordernd und bedürftig sein können, stellen die meisten Therapeuten bei sich extrem heftige und mitunter unerwartete emotionale Reaktionen auf sie fest. Diese können die ganze Bandbreite von Wut, Ärger und Unmut angesichts ihrer Forderungen und Beschuldigungen bis hin zu der Versuchung aufweisen, einzuspringen und uns um sie zu kümmern und ihnen alles zu geben, was sie von ihren Eltern nie bekommen haben.

Meine Grundsatzposition dazu ist die, dass sich die meisten Gegenübertragungsreaktionen auf Borderline-Klienten, die den therapeutischen Prozess stören, deshalb entwickeln, weil Übertragung und Gegenübertragung Themen sind, die bei der Ausbildung in Gestalttherapie ganz allgemein nicht vorkommen und weil, konkreter betrachtet, der Therapeut oder die Therapeutin nicht adäquat auf den Umgang mit Borderline-Klienten vorbereitet wird. Weitere Informationen zu Gegenübertragung und Borderline-Klienten siehe Kapitel »Gegenübertragung: Wie wir das Netz entwirren«).

Behandlung

Borderline-Klienten kommen mit unerfüllten elementaren Grundbedürfnissen in die Therapie. Verläuft ihre Psychotherapie erfolgreich, dann in der Regel deshalb, weil diversen unerfüllten Bedürfnissen endlich doch noch Rechnung getragen wird. Hierzu gehören:

- eine intensive Zweierbeziehung mit einem Gegenüber, das sie wirklich als liebenswertes und einzigartiges Individuum sieht und schätzt;
- eine Erlaubnis, sich abzulösen und zu individuieren, um ihr Wachstum fortzusetzen (und etwas Orientierung dabei, wie sie das angehen können);
- eine Gelegenheit, in einem sicheren, unterstützenden Umfeld neue Verhaltensweisen auszuprobieren;
- Hilfe beim Entwirren des komplizierten Netzes aus Schutz- und Abwehrmaßnahmen, das sie im Würgegriff hält und davon abhält, in der Gegenwart zu sein und einen angemessenen Kontakt mit anderen herzustellen, der ihnen Freude macht.

Als ich anfing, mit Borderline-Klienten zu arbeiten, fand ich in der gestalttherapeutischen Fachliteratur nur wenig Konkretes zur Behandlung ihrer spezifischen Probleme. Im Allgemeinen fand ich die Fachliteratur der klassischen Psychoanalyse, der Ich-Psychologie und der Objektbeziehungen hier informativer, nur waren ihre Vorschläge manchmal zu vage (beispielsweise die Förderung der Ich-Entwicklung und die Ermutigung zu Ablösung und Individuation) und außerdem schwer zu verstehen oder ungeeignet für die Gestalttherapie.

Im folgenden Abschnitt habe ich versucht, möglichst genau zu beschreiben, wie ich Klienten mit einer Borderline-Anpassung behandle (wobei die Einzelheiten von Klient zu Klient abweichen). Es wäre unmöglich, alles aufzulisten, was ich tue, zumal meine besten Interventionen spontan sind. Aber ich habe versucht, klare und konkrete Informationen zu dem zu vermitteln, was sich für mich als wichtig erwiesen hat. Einige Ideen und Techniken sind meine eigenen, andere habe ich in abgewandelter Form von anderen übernommen. Besonders viel schulde ich dem Werk von James F. Masterson (1976, 1981, 1983), Margaret Mahler (mit Pine und Bergman 2008), Gerald Adler (1985) sowie Gertrude und Rubin Blanck (1979) sowohl für die Klarheit ihrer Darstellung als auch für ihre Bereitschaft, konkrete Vorschläge zu machen, wie Klienten mit Borderline-Anpassungen geholfen werden kann.

1. Schaffen Sie ein sicheres, verlässliches Umfeld

Viele Borderline-Klienten sind in einem chaotischen Elternhaus aufgewachsen, in dem auf die Erwachsenen kein Verlass war. Auf sie konnte man in Sachen beständige Unterstützung und nährende Zuwendung nicht zählen. Daher sind die Zuverlässigkeit und Beständigkeit des Therapeuten oder der Therapeutin wichtige Komponenten der Behandlung. Klare therapeutische Grenzen helfen diesen Klienten, ihr Leben zu organisieren. Was ein Klient oder eine Klientin jedoch als nützlich wahrnimmt, kann sich sehr von dem unterscheiden, was ein anderer braucht. Ein sicheres und zuverlässiges Umfeld zu schaffen, erfordert, dass der Therapeut oder die Therapeutin sensibel für die einzigartigen Bedürfnisse eines jeden Individuums ist und die Bereitschaft mitbringt, von seinen ausgetretenen Pfaden abzuweichen.

Die physische Umgebung als solche ist viel weniger wichtig als die Gefühle des Klienten oder der Klientin Ihnen gegenüber. Im Idealfall gilt es für Sie, das zu werden, was Adler (1985) ein »haltendes Selbstobjekt« nennt: ein stabilisierender Einfluss im Leben der Person. Manchmal stelle ich mir mich selbst als eine unsichtbare Hand vor, die die Person bei Bedarf stützt, bis sie sicher auf eigenen Beinen steht.

Ein sicheres Umfeld für Borderline-Klienten zu schaffen, kann schwierig sein, da die Essenz ihres Problems ja darin besteht, dass sie sich im zwischenmenschlichen Kontakt unwohl fühlen. Viele der stärker geschädigten Klienten gehen auch in Bezug auf Sie davon aus, dass Sie sie verlassen, ablehnen, ihnen Schaden zufügen oder im Dienste eigener emotionaler Bedürfnisse vereinnahmen werden, und sie versuchen sich unablässig vor diesem erwarteten »Verrat« zu schützen. Ihr Urteilsvermögen ist ihnen dabei keine große Hilfe. Während sonstige Klienten das tatsächliche Gefahrenpotenzial in der Therapiesituation oft recht schnell realistisch einschätzen können und sich entsprechend verhalten, sind Borderline-Klienten hierzu häufig gar nicht in der Lage. Es gibt jedoch bestimmte Dinge, die Sie als Therapeut oder Therapeutin tun können, um für sie ein Umfeld zu schaffen, in dem sie sich sicher fühlen und die dazu beitragen, dass in der Therapie alles glattläuft:

a) Lassen Sie sich von den Bedürfnissen Ihres Klienten leiten

Ich orientiere mich bei dem, was ich tue, in der Regel an Signalen meines Klienten oder meiner Klientin. Zu Beginn der ersten Sitzung sage ich Klienten, dass sie mich entweder Elinor oder Dr. Greenberg nennen können, und frage sie, wie sie gern genannt werden möchten. Außerdem verfüge ich über eine ganze Reihe verschiedener Sitzmöglichkeiten in meiner Praxis, sodass die Klienten ein Stück weit selbst wählen können, wie nah bei mir sie sitzen möchten. Entscheidet sich jemand zum Beispiel für einen Sitzplatz, der viel Abstand von mir bietet, und sagt, dass wir uns lieber siezen sollten, gehe ich eher davon aus, dass er eine etwas steifere und unpersönlichere Atmosphäre bevorzugt.

Mitunter kann man ziemlich genau abschätzen, was sich für einen bestimmten Klienten unsicher anfühlen wird, wenn man etwas von seiner frühen Lebensgeschichte weiß. Klienten des Typs 1 zum Beispiel, die früh von ihrer Mutter verlassen wurden, sind besonders sensibel für die kleinsten Anzeichen von Zurückweisung oder Ablehnung. Der Anfang und das Ende von Therapiesitzungen sowie Urlaubszeiten und andere Abwesenheiten des Therapeuten sind für sie besonders schwierig.

Einige dieser Klienten verbringen die gesamte Sitzung – bewusst oder unbewusst – damit, dass sie jeden Unterton und jede Geste von Ihnen zu deuten versuchen, um in vorauseilendem Gehorsam Ihren mutmaßlichen unausgesprochenen Erwartungen an sie Rechnung zu tragen. Damit wiederholen sie ein Kindheitsmuster: ihre Individualität zu opfern, um es dem anderen recht zu machen und damit Wutausbrüche, Verlassenwerden oder Ablehnung zu umgehen.

Eine Klientin interpretierte die Tatsache, dass ich während ihrer Sitzung auf die Toilette musste, als ein Signal dafür, dass ich das, wovon sie gerade sprach, nicht guthieß. Eine andere wechselte das Thema, sobald sich mein Gesichtsausdruck veränderte.

b) Konfrontieren Sie Ihre Klienten nicht sofort mit ihren Distanzierungsmechanismen

Einige Borderliner fühlen sich im zwischenmenschlichen Miteinander so unwohl und haben so wenig Vertrauen, dass Sie gewöhnlich gut daran tun, eventuelle Beobachtungen zurückzustellen, die sich auf ihre Angst vor Zurückweisung oder Ablehnung oder ihr Bedürfnis nach Abstand beziehen, und sie erst anzusprechen, wenn sie sich mit Ihnen wohler fühlen und die Therapie schon ein gutes Stück weit fortgeschritten ist.

Hier ist Improvisation gefragt. Höherfunktionale Klienten ertragen es in nicht unbeträchtlichem Ausmaß, ihre interpersonellen Schwierigkeiten wahrzunehmen. Andere, niederfunktionalere Klienten sind so fragil und ihre emotionale Balance kann derart auf der Kippe stehen, dass sie ihr Funktionsniveau nur aufrechterhalten können, indem sie die ganze Situation nicht wahrhaben.

c) Stimmen Sie die menschliche Wärme, mit der Sie dem Klienten begegnen, auf seine Bedürfnisse ab

Typ 1: Das verlassene Kind

Die Beziehung, die Klienten dieser Art zu Ihnen herstellen, ist eine Funktion davon, wie sie mit ihrer Erfahrung des Verlassenwerdens umgegangen sind, und hängt auch davon ab, ob Gewalt und Missbrauch sie stark verängstigt haben. Das günstigste Szenario sähe so aus, dass sie hoffen, dass Sie ihre Bedürfnisse erfüllen können, und die herbeigesehnte »gute Mutter« auf Sie projizieren. In dieser Situation wird der Klient oder die Klientin Wärme und freundliche Zuwendung von Ihnen begrüßen. Sie sind jedoch gut beraten, keine unrealistischen Erwartungen zu wecken, was Ihre Bereitschaft zu grenzenloser Fürsorge anbelangt. Sie werden klare Grenzen setzen und dem Klienten vermitteln müssen – etwa über Regeln zu Anrufen zwischen den Sitzungen und zum pünktlichen Beenden der Sitzungen. Das hilft gleichzeitig, die Fantasien diesbezüglich in einem vertretbaren Rahmen zu halten.

Im ungünstigsten Fall haben Gewalt, Missbrauch und frühere Erfahrungen von Verlassenwerden solche Narben in Klienten hinterlassen, dass sie sich scheuen, sich auf eine Beziehung mit Ihnen einzulassen. Oder sie versuchen aktiv, jegliche Beziehung schon im Vorfeld kaputt zu machen, da sie davon ausgehen, ohnehin zurückgewiesen zu werden. Bei solchen Klienten hilft es oft, trotz ihres Fehlverhaltens konsequent Interesse an ihnen zu zeigen.

Typ 2: Das ewige Kind

Klienten dieser Art wirken oft warmherzig, freundlich und offen. Wenn Sie Ihrerseits Wärme zeigen, dürften sie vollauf begeistert davon sein, in Therapie zu sein, und Ihnen als ihrer Therapeutin oder ihrem Therapeuten sehr positive Gefühle entgegenbringen. Hier können unbedarfte Therapeuten jedoch ein wenig in eine Falle tappen: Es kann leicht passieren, dass Sie denken, die Therapie liefe gut, während bei Ihrem Klienten oder Ihrer Klientin lediglich eine positive Übertragung entstanden ist und er oder sie sich oberflächlich fügsam zeigt, um sich in Ihrer Wärme und Zustimmung sonnen zu können. Wahrscheinlich haben Sie es hier mit einer Reinszenierung der Beziehung zur Mutter zu tun, bei der das Kind die mütterlichen Bedürfnisse in den Mittelpunkt stellte, keine Individuation stattfand und der Klient oder die Klientin in vielerlei Hinsicht auf einer kindlichen Ebene verharrte. Der wahre Test für die Therapie wird also die Frage sein, ob die Betroffenen bereit sind, an ihren tatsächlichen Themen zu arbeiten und eine für Erwachsene angemessene Verantwortung für ihr Leben zu übernehmen. Wichtig ist dabei, dass im Mittelpunkt der Therapie die Therapie steht und nicht, wie gut man sich miteinander fühlt, sonst wird nichts von Belang passieren.

Typ 3: Das kritisierte Kind

Einige von Borderline Betroffene, die kühle, sie andauernd kritisierende und gängelnde Mütter sowie passive oder abwesende Väter hatten, fühlen sich mit mir tendenziell dann am wohlsten, wenn ich mich zunächst einmal an ihren Grad von Förmlichkeit anpasse und Abstand von ihnen halte – wortwörtlich verstanden wie auch im übertragenen Sinne. Mitunter ist es ihnen lieber, nichts Persönliches über mich zu wissen, da ich sonst für sie zu real werden könnte. Alles, was sie von mir brauchen, ist, mich in meiner Rolle als Therapeutin zu sehen – die Vorstellung, einem realen Menschen intime Dinge zu erzählen, wäre für sie zu bedrohlich. Ich gehe sogar so weit, mich an dem Tag, an dem sie zu mir kommen, bewusst formeller oder informeller anzuziehen, da ich glaube, dass es an diesem Punkt in der Therapie notwendig ist, für eine gewisse Zeit die Art und Weise zu unterstützen, auf die der Klient oder die Klientin mich sehen muss, um sich sicher zu fühlen.

Cynthia zum Beispiel hatte einen sehr konservativen Kleidungsstil und war dabei immer gut angezogen. Ihre Familie hatte ihr Manieren eingebläut. Obwohl sie sich danach sehnte, lockerer sein zu können und weniger an allem herumkritisieren zu müssen, tat sie sich schwer, mit Menschen etwas anfangen zu können, die ganz anders waren als sie selbst. An den Tagen, an denen sie zur Therapie kam, glich ich meine Kleidung an ihren Grad von Förmlichkeit an und veränderte meinen persönlichen Kleidungsstil auf subtile Weise so, dass ich eine Disharmonie mit ihrem vermied. (Normalerweise bin ich extrem lässig und fröhlich gekleidet.) Als Cynthias Therapie schon etwas fortgeschritten war und sie sich in Gegenwart anderer generell zunehmend sicherer fühlte, konnte sie mehr Wärme meinerseits und mehr Wissen über mich als Person ertragen.

Als Therapeuten haben wir jeweils unseren eigenen Stil. Es ist wichtig, darauf zu achten, wie Ihre Klienten auf diesen Stil reagieren, vor allem auf Ihre relative Wärme oder Kühle. Einige Borderline-

Klienten können Kühle und Förmlichkeit als mangelndes Interesse interpretieren. Sie sind ausgehungert nach Wärme und Zuwendung. Sie sind in der Lage, eine ganze Menge Feedback und Ermutigung produktiv zu nutzen, solange dabei das Thema Selbstfindung im Mittelpunkt steht sowie eine erwachsene Verantwortungsübernahme. Für sie ist »Hühnersuppe für die Seele« kein Gift. Andere Klienten dagegen erleben Wärme vielleicht als etwas, das sie überrollt und überfordert, und sie sind besser in einer neutraleren Situation aufgehoben.

2. Finden Sie einen angemessenen Umgang mit Wut

Ein weiterer Aspekt davon, ein sicheres Umfeld zu schaffen, besteht darin, Klienten mit einer Borderline-Anpassung zu zeigen, dass sie gefahrlos wütend auf Sie sein dürfen. Dazu gehört, Wut im Grunde genauso zu behandeln wie jedes andere Thema, das in der Therapie zum Tragen kommt: als etwas, das es zu erkunden und abzuklären gilt. Borderliner müssen sehen, dass ihr Zorn keinen von Ihnen beiden zerstört, dass sie Ihnen ihre Wut nicht Ihrerseits mit Wut heimzahlen. Und dass Sie Wut nicht als Abwehrmechanismus und gegen sie einsetzen, sondern weiter empathisch auf sie eingehen. Eine feinfühlige Abhandlung dieses Punktes findet sich bei Adler (1985).

a) Selbstschädigendes Verhalten ist weit verbreitet

Wenn Klienten mit Borderline-Anpassung wütend werden, entsteht in ihnen der Drang, sich selbst auf diverse Weisen zu verletzen, und oft können sie sich nur begrenzt davor schützen. Solche Retroflektionen, wie etwa immer wieder mit dem Kopf oder anderen Teilen des Körpers gegen eine Wand zu hämmern, sich die Arme aufzuschneiden, glühende Zigaretten auf der Haut auszudrücken oder

Glas zu zertrümmern, sind bei niederfunktionalen Klienten gang und gäbe. Es kann durchaus eine reale Suizidgefahr bestehen.

Klienten mit einer Borderline-Anpassung, die ihre Wut nicht sichtbar ausagieren, tun dies oft innerlich, und zwar still und leise durch Retroflektionen – sie beschimpfen sich selbst und sagen sich schreckliche Dinge (»Wer soll mich schon lieben? Ich habe es verdient, zu sterben«). Oder sie agieren mit Selbstbestrafung in Form beängstigender Fantasien über Tod, Verlust oder Verstümmelung.

b) Rechnen Sie bei Abwesenheit Ihrerseits mit Wut und Rückzug

Da die meisten Borderline-Klienten, bevor sie genug Ich-Stärke ausgebildet hatten, um diese Erfahrung bewältigen zu können, in irgendeiner Form das Erlebnis hatten, emotional mutterseelenallein gewesen zu sein, dürften sie sich zurückziehen und am Boden zerstört sein, wenn absehbar ist, dass Sie eine Zeit lang nicht da sein werden (Urlaub, Tagungen). Zunächst einmal sind sie vielleicht gar nicht imstande, ihre Gefühle damit in Verbindung zu bringen, dass Sie übergangsweise weg sein werden. Sie beginnen sich angesichts dieser Perspektive vielleicht schon einen Monat vorher zurückzuziehen; haben in ihrer Abwesenheit flüchtige psychoseartige Symptome und brauchen womöglich etliche Sitzungen, um Ihnen verzeihen zu können, dass Sie weg waren.

Da diese Klienten keine Objektkonstanz erreicht haben, ist es für sie, wann immer Sie als Therapeut weg sind, emotional so, als würden Sie nicht mehr existieren. Das Gleiche gilt, wenn die Person wütend auf Sie ist. Ihr Verstand sagt ihr zwar, dass Sie noch existieren und wiederkommen werden, aber für ihr Gefühl verhält es sich anders. Manchmal erinnern sich die Betroffenen noch nicht einmal daran, wie Sie aussehen.

c) Benutzen Sie Übergangsobjekte

Diese Klienten brauchen Übergangsobjekte, die dazu beitragen, dass Sie für sie auch dann noch real bleiben, wenn Sie weg sind. Manchmal gebe ich ihnen während meiner Abwesenheit eine Zimmerpflanze von mir in Pflege oder leihe ihnen ein Buch, von dem wir gesprochen haben – kurzum, irgendetwas, das sichtbar und konkret ist und das sie mit mir in Verbindung bringen können. Sofern machbar, notiere ich für sie, wo ich sein werde und wie sie mich erreichen können. Zu solchen Anrufen kommt es während meiner Abwesenheit dann allerdings so gut wie nie. Es beruhigt sie schon ausreichend, zu wissen, dass es etwas gibt, das sie tun können, falls ihre Verlassenheitsgefühle sie gar zu sehr überwältigen.

d) Hüten Sie sich davor, verfrüht zum Erleben von Wut zu ermuntern

Da Borderline-Klienten meist keine Objektkonstanz erreicht haben, ist es keine gute Idee, sie darin zu bestärken, ruhig wütend auf Sie (oder ihnen wichtige Menschen) zu werden, solange Sie nicht einigermaßen sicher sein können, dass sie diesen Meilenstein in ihrer Entwicklung vollzogen beziehungsweise reichlich sonstige Unterstützung in ihrem Leben haben.

Wenn Ihre neue Klientin beispielsweise steif und fest behauptet, ihre Mutter sei eine »Heilige«, obwohl es reichlich Belege dafür gibt, dass dem ganz und gar nicht so ist, ist das nicht der richtige Zeitpunkt, doch einmal zu versuchen, ob Sie sie dazu bringen können, ihre verdrängte Wut auf die Mutter zu erleben. Immer wenn Sie ein wirklich einseitiges Urteil über einen Elternteil hören, dürfte das bedeuten, dass der Klient den borderlinetypischen Abwehrmechanismus der Spaltung einsetzt. Das heißt, die schlechte Seite der Mutter wurde als so grauenvoll erlebt, dass es notwendig war, das Schlechte vollständig zu verdrängen und auf jemand anderen zu projizieren (den anderen Elternteil, das Kind selbst, ein Geschwister), um überhaupt irgendwelche guten Gefühle in Bezug auf sie bewahren zu können.

Mitunter erleben sehr kleine Kinder die beiden Seiten ihrer Mutter oder ihres Vaters als zwei völlig verschiedene Menschen: »die gute Mutter« steht der »Hexe« gegenüber – ein häufiges Motiv im Märchen. Bei Erwachsenen ist diese Verdrängung der »schlechten« Seite eines Elternteils ein Hinweis darauf, dass sie emotional noch abhängig von ihm sind und auf diese Bindung zurückgreifen, um ihr derzeitiges Funktionsniveau aufrechtzuerhalten.

Ihnen die Möglichkeit zu nehmen, den betreffenden Elternteil positiv erleben zu können, bevor sie begonnen haben, Sie (oder jemand anderen) als stabiles inneres Objekt zu nutzen, kann sich in heftigen Ängsten und Depressionen niederschlagen.

e) Gehen Sie von häufigen Regressionen aus

Sollte ein Borderline-Klient, nachdem er eine recht gute Beziehung zu Ihnen hergestellt und gewisse Fortschritte in der Therapie gemacht hat, mit einem Mal rasend wütend auf Sie werden, kann er unter Umständen so weit regredieren, dass alle vorher erreichten Fortschritte wie weggewischt scheinen. An diesem Punkt wird den Klienten wahrscheinlich heftigste Angst packen. Das liegt daran, dass jede emotionale Stabilität, die er dadurch erreicht hat, sich auf Sie zu verlassen oder Sie als gutes Objekt zu verinnerlichen, plötzlich weg ist, da Sie emotional für ihn ja nicht mehr existieren.

Meine Klientin Rosalie zum Beispiel wurde einmal sehr wütend auf mich, als ich ihre Sitzung auf einen anderen Termin verlegen musste, da sich meine Planung verändert hatte. Ich hatte mir eine Rückenverletzung zugezogen und brauchte die Zeit, die ursprünglich für sie reserviert gewesen war, für Arztbesuche und Physiotherapie. Damit war es das gewesen mit unserer guten Beziehung und mit allen Fortschritten, die Rosalie bis dahin in ihrer Therapie gemacht hatte. Sie fiel in ein altes Muster zurück und begab sich in einen »Sitzstreik«: Sie schwänzte Sitzungen, und wenn sie sie doch wahrnahm, trug sie sehr wenig Produktives zur Arbeit bei. Rosalie interpretierte die von mir verschobenen Termine als eine Form von Verlassenwerden und zog sich zu ihrem Schutz schmollend zurück.

Anfangs können sich diese Regressionen über Monate, wenn nicht sogar Jahre erstrecken. Im weiteren Verlauf der Therapie jedoch, wenn Klienten immer wieder die Erfahrung machen, dass Sie trotz ihrer Wut oder Leere für sie da sind, wird die Heftigkeit und Dauer der Regressionen schließlich abnehmen.

f) Helfen Sie Klienten, ihre Wut zu verstehen

Oft sind sich Klienten gar nicht gewahr, was ihrer Wut vorausgegangen ist. Helfen Sie ihnen in dem Moment, wo sie wütend werden, zu verstehen, was sie so wütend gemacht hat und warum. Wenn dies – was anzunehmen ist – Teil eines sich wiederholenden Musters ist, das auf Verletzungen in der Kindheit zurückgeht, sollte auch das näher erkundet und abgeklärt werden. Ich sage dann vielleicht etwas wie: »Bei meiner Ankündigung, dass ich in zwei Wochen Urlaub mache, sind Sie ja sehr wütend auf mich geworden. Ich denke einmal, Sie haben daraus abgeleitet, dass Sie mir nicht wichtig genug seien, um dazubleiben und mit Ihnen zu arbeiten. Und dass ich Sie im Stich lassen würde. Sie erinnern sich vielleicht noch, wie das ja schon letztes Mal vor meinem Urlaub Thema war.«

g) Treffen Sie im Vorfeld Vorkehrungen für gefährliche Situationen

Mitunter brauchen es Klienten, versichert zu bekommen, dass Sie ihnen helfen, sie vor ihrer eigenen Wut zu schützen, und nicht zulassen werden, dass sie sich selbst oder eine andere Person verletzen. Wenn dieser Bedarf an Schutzmaßnahmen zum Thema wird, bitte ich den Klienten um Vorschläge, wie sich das auf möglichst wenig störende Weise erreichen ließe. Ein Klient erzählte mir zum Beispiel, ihn packe die Panik bei der Vorstellung, in eine Zwangsjacke gesteckt oder fixiert zu werden, selbst wenn es zu seinem eigenen Besten sei. Aber er könne es aushalten, wenn man ihm gleichzeitig verbal zusichere, dass man ihn damit nur vor sich selbst schütze und dass die Fixierung gelöst würde, sobald er sich beruhige.

Indem Sie Klienten nach Vorschlägen fragen, regen Sie zu Ablösung und Individuation an und vermeiden es, sie zu infantilisieren. Außerdem können sie sich dann schon einmal mit der Idee vertraut machen, und sie macht nicht mehr ganz so viel Angst, falls die besprochene Maßnahme tatsächlich geboten ist. Das bloße Wissen, dass ein bestimmtes Prozedere existiert, um mit ihrem potenziell außer Kontrolle geratenen Verhalten umzugehen, ist mitunter beruhigend genug, um das besagte Verhalten zu vermeiden. Der gerade zitierte Klient musste zum Beispiel nie fixiert oder in eine Klinik eingewiesen werden.

Sollte Suizidgefahr bestehen, sehen Sie dieser Tatsache ins Gesicht und hoffen Sie nicht einfach nur, dass sie sich wieder legt. Ich versuche dann durch vorsichtiges Nachfragen zu eruieren, wie real das Risiko ist. Ich stelle Fragen zu Punkten wie: Wie oft denkt die Person daran, sich umzubringen? Unter welchen Umständen? Hat sie dabei eine bestimmte Methode im Sinn? Hat sie es schon einmal versucht? Und so weiter. Wann immer möglich, versuche ich sie aktiv in die Planung einzubinden, wie wir mit ihren suizidalen Impulsen umgehen sollten. Gewöhnlich lasse ich mir von ihnen die Zusage geben, nicht Suizid zu begehen, solange sie in Therapie sind, und sich vielmehr Hilfe bei mir zu holen.

Aus fachlicher Sicht wird der Schritt, Klienten die Sicherheit zu geben, dass Sie ihnen bei Bedarf helfen, selbstzerstörerische Neigungen unter Kontrolle zu behalten, als Übernahme einer »Hilfs-Ich-Funktion« bezeichnet: Sie fungieren als Erweiterung des Ichs ihres Klienten, um etwas für ihn zu tun, was er allein nur unvollständig kann. Dies hat große Ähnlichkeit mit der Rolle, die die Mutter eines noch sehr kleinen Kindes übernimmt.

3. Übernehmen Sie bei Bedarf Hilfs-Ich-Funktionen

Ein Punkt, in dem sich Borderliner von höherfunktionalen Klienten unterscheiden, ist die Tatsache, dass sie weitaus weniger in der Lage sind, ohne die Hilfe anderer ihre psychische und emotionale Stabilität zu bewahren. Im einen oder anderen Umfang sind sie darauf angewiesen, dass Sie als Therapeut oder Therapeutin die Rolle eines Hilfs-Ichs übernehmen. Sie nehmen ihnen das ab, wozu sie in diesem Moment nicht imstande sind. Und da ihr Funktionsniveau von Tag zu Tag stark schwanken kann, heißt es für Sie, feinfühlig für ihre sich ändernden Bedürfnisse zu sein: nicht mehr zu tun als absolut nötig und gleichzeitig genug, um sie zu schützen.

Mein obiger Vorschlag, dass der Therapeut dem Klienten dabei helfen kann, vorab zu planen, wie sich suizidale Impulse zügeln ließen, ist ein Beispiel für das, was ich meine, wenn ich sage, dass wir manchmal vielleicht eine Hilfs-Ich-Funktion übernehmen müssen.

a) Schützen Sie Klienten nötigenfalls, indem Sie ihnen Anleihen bei Ihrer Wahrnehmung ermöglichen

Gruppentherapie bietet viele Gelegenheiten für eine Arbeit mit dem Hilfs-Ich bei Borderline-Klienten. Es kommt häufig vor, dass Gruppenmitglieder mit einem anderen Mitglied der Gruppe weiterarbeiten wollen, obwohl bereits der Punkt überschritten ist, bis zu dem dies sinnvoll ist. Viele Borderline-Klienten sind außerstande, es zu merken, wenn sie etwas überfordert, und können andere gleichzeitig auch nicht bitten, aufzuhören. Als Therapeut oder Therapeutin können Sie Klienten Ihre Fähigkeit ausleihen, zu antizipieren und zu erkennen, was ihnen potenziell zu viel werden könnte. Auf diese Weise bieten Sie ihnen den erforderlichen Schutz, für den sie noch nicht selbst sorgen können. Außerdem leben Sie vor, dass es möglich ist, sich durch selbstbewusstes Verhalten zu behaupten und bringen ihnen bei, aufmerksam für ihre inneren Signale zu werden.

Als Florence zum Beispiel Gruppentherapie mit mir begann, überforderte es sie regelmäßig, wenn Gruppenmitglieder ihr eine Menge persönlicher Fragen stellten. Florence war noch nicht in der Lage, ihren inneren Erregungspegel zu beobachten und es andere wissen zu lassen, wenn der Punkt kam, wo ihre Fragen ins Destruktive umschlugen, statt noch produktiv zu sein. Als ich das erkannte, begann ich mich einzuschalten und das zu tun, was Florence noch nicht konnte: Ich bat die anderen in der Gruppe, erst einmal innezuhalten und bei Florence nachzuhören, wie sie sich fühlte, bevor sie ihr noch mehr Input gaben.

Wäre Florence eine Klientin mit weniger umfassenden Persönlichkeitsproblemen oder auch nur eine höherfunktionale Borderline-Klientin, würde ich davon ausgehen, dass sie in der Lage ist, ihre eigenen Emotionen und ihr Verhalten im Blick zu behalten. Ich hätte in der Therapie vielleicht mit ihr erkundet, warum sie der Gruppe nicht gesagt hatte, dass sie aufhören sollte, als es ihr zu viel wurde. Bei Florence aber war klar, dass sie das nicht tat, weil sie die Verantwortung scheute oder versuchte, in einer passiven Rolle zu bleiben. Sie arbeitete so hart, wie sie konnte, und brauchte tatsächlich Hilfe dabei, sich selbst zu schützen.

b) Beruhigen Sie Ihre Klienten

Viele Borderline-Klienten wissen nicht, wie sie sich selbst beruhigen können, wenn sie aufgewühlt sind. Oder sie setzen selbstschädigende Methoden ein, wie etwa mit dem Kopf gegen die Wand zu schlagen oder sich zu ritzen. Oft verlieren sie komplett jede realistische Perspektive im Hinblick auf eine Situation und geraten in Panik oder werden hysterisch. Ebenso wie Sie ihnen ihr Ich leihen können, um sie zu schützen, können Sie ihnen Ihre Fähigkeit leihen, sich zu beruhigen.

Jeder Klient ist anders, ebenso wie jeder Therapeut. Was im Allgemeinen hilft, ist jedoch: mit ruhiger, beruhigender Stimme zu sprechen; die Person an Vergessenes zu erinnern, das die Situation in ein weniger düsteres Licht rückt (»Als Ihre Tochter das letzte Mal eine Woche lang nicht anrief, lag es daran, dass sie einen neuen Freund hatte – der Punkt war nicht, dass sie krank war«) und ihr zu helfen, die verloren gegangene Perspektive zurückzugewinnen, indem Sie ihr helfen, bislang nicht gesehene Aspekte in den Blick zu nehmen (»Ich weiß, aus Ihrer Sicht wirkte es so, als würde John Sie absichtlich brüskieren. Können Sie sich auch noch andere Gründe vorstellen, aus denen er Ihnen vielleicht nicht ›Hallo‹ gesagt hat?«).

Nachdem Klienten wiederholt die Erfahrung gemacht haben, von Ihnen beruhigt zu werden, verinnerlichen sie Ihre Art des Beruhigens und werden schließlich in die Lage versetzt, sich selbst zu beruhigen. Anfangs sind sie noch darauf angewiesen, Schritt für Schritt durch diesen Prozess hindurchgeführt zu werden. Doch nach und nach werden sie dabei immer eigenständiger. Unter extremem Druck regredieren sie vielleicht gelegentlich, aber in der Regel brauchen sie nur ein klein wenig Hilfe, bevor sie sich diese Fähigkeit wieder »zu Eigen machen« und für sich selbst sorgen können.

4. Fördern Sie die Ich-Entwicklung

Hier haben wir eine breit gefächerte Kategorie, zu der es gehört, die spezifische Ich-Schwäche von Klienten zu beurteilen und wachsam auf natürlich auftretende Gelegenheiten zu achten, die sich anbieten, um Fähigkeiten einzuüben, die zu Wachstum und einer Verbesserung führen (siehe G. Blanck und R. Blanck 1979). Hier ein paar Vorschläge, die ich als hilfreich erlebt habe:

a) Benennen Sie Emotionen entsprechend und differenzieren Sie zwischen ihnen

Da Menschen mit Borderline-Anpassungen als zentralen Schutz- und Abwehrmechanismus Spaltung benutzen und auf gewisse Weise wie ein sehr kleines Kind funktionieren, neigen sie dazu, sich auf übersimplifizierende Kategorien zu stützen, die ein Zerrbild der Wirklichkeit wiedergeben – gut und schlecht, ohne jede Grautöne. Louise zum Beispiel hatte die Tendenz, alle negativen Emotionen als »Wut« zu bezeichnen. Wenn es mir so vorkam, als wäre sie gar nicht wütend, sondern leicht verärgert oder traurig, wies ich sie darauf hin.

b) Bringen Sie den Klienten von vereinfachenden Etikettierungen ab

Holly neigte dazu, jeden, auf den sie wütend war, als »Arschloch« zu titulieren, sich selbst inbegriffen. Wenn sie jemanden »Arschloch« nannte, sagte ich ihr, mir sei nicht klar, was sie damit meinte und ob sie das näher erklären könnte. Oder ich fragte sie, ob der Betreffende immer ein »Arschloch« sei. Nach einer Weile setzte sie an, »Arschloch« zu sagen, ertappte sich dann dabei und machte eine differenziertere Aussage, etwa: »Er ist eigentlich nicht immer ein Arschloch. Er hat nur gerade etwas gemacht, was ich nicht mag, und ich bin sauer auf ihn.«

c) Denken Sie »ökologisch«

Sich im Übermaß auf eine bestimmte Kategorie von Emotion, etwa Wut oder Verletztheit, zu konzentrieren, erfüllt manchmal eine Schutz- oder Abwehrfunktion. Mein Klient John etwa gab nie zu, dass er Wutgefühle hatte. Er gestand nur, traurig oder verletzt zu sein, da er die Sichtweise verinnerlicht hatte, wütend zu sein sei schlecht, und schlecht zu sein bedeutete seiner primitiven Logik zufolge, wertlos zu sein und es nicht zu verdienen, überhaupt am Leben zu sein. Dies illustriert noch einmal, wie wichtig es ist, voll und ganz zu verstehen, welche Funktion eine bestimmte Einstellung oder Verhaltensweise innerhalb des persönlichen ökologischen Systems eines Klienten erfüllt, bevor man es anstrebt, etwas daran zu verändern.

d) Helfen Sie Klienten, ihre Spaltung wahrzunehmen

Wenn ein Klient oder eine Klientin wiederholt von unkritischer Bewunderung einer Person zu einer ultrakritischen Haltung ihr gegenüber umschwenkt, sagte ich so etwas wie: »Letzte Woche haben Sie mir gesagt, Harry sei einfach umwerfend und total nett. Diese Woche können Sie offenbar kein gutes Haar an ihm lassen. Wie kann das sein? Genauso war es ja auch bei Jim und Bill. Erst waren es tolle Typen und dann haben Sie sie mit einem Mal gehasst. Was meinen Sie, was dabei abläuft?« Oder: »Fällt Ihnen nicht vielleicht wenigstens ein Punkt ein, den Sie an Harry gut finden?«

e) Setzen Sie sich mit dem Perfektionismus des Klienten auseinander

Viele Borderline-Klienten kennen nur zwei Kategorien von Verhalten: perfekt und völlig daneben. Alles, was nicht zu 100 Prozent richtig ist, ist nach ihrer Definition indiskutabel.

Teilweise handelt es sich hier um ein Nebenprodukt ihrer allgemeinen Unfähigkeit, mit Uneindeutigem umzugehen. Oft jedoch geht ihr dringendes Bedürfnis nach Perfektion auf ihre Kindheitsfantasie zurück: Wenn sie doch nur auf irgendeine Weise besser gewesen wären – reinlicher, hübscher, klüger, sportlicher, netter –, dann wären sie von ihren Eltern nicht verlassen, links liegen gelassen oder ausgenutzt worden. Sie halten an ihrem Perfektionismus fest, da er sowohl eine Erklärung für ihre Kindheitsmisere bietet als auch die Hoffnung, dass sich doch noch eine Lösung finden wird: Irgendwann, wenn ihre Perfektionierung abgeschlossen ist, wird man sie so lieben, wie sie geliebt werden wollen.

f) Helfen Sie dem Klienten, die Konsequenzen seines Verhaltens zu antizipieren

Die meisten Klientinnen oder Klienten mit Borderline-Anpassungen sind ein Stück weit impulsiv in ihrem Verhalten. Oft sehen sie die negativen Folgen ihres Handelns nicht vorher. Sie können ihnen etwas von Ihren Ich-Funktionen leihen, indem Sie ihnen auf eine für sie akzeptable Weise die zu erwartenden Konsequenzen vor Augen führen.

Paula zum Beispiel hatte sich wegen ihrer Negativität und Streitlust schon um etliche Jobs und Beförderungschancen gebracht. Als sie wieder einmal im Begriff war, eine neue Stelle anzutreten, konnte ich ihr helfen, Probleme abzuwenden, indem ich mit ihr ein Gespräch darüber begann, wie sie selbst als Chefin von einer Untergebenen behandelt werden wollte. Als ihr klar wurde, dass sie es sich nicht leisten konnte, im Arbeitsleben immer wieder ihr Kindheitsdrama ablaufen zu lassen, wurde sie vorsichtiger mit dem, was sie sagte und tat.

g) Regen Sie zum Verbalisieren statt Ausagieren von Gefühlen an

Dieses Verbalisieren kann in vielerlei Formen erfolgen. Mitunter beginnt es damit, dass Sie zu verstehen versuchen, was die Klientinnen oder Klienten Ihnen gegenüber darzustellen suchen, wie bei einer Scharade. Denn sie wissen vielleicht selbst nicht, was ihre Aktionen bedeuten. Sobald es ihnen zu Bewusstsein gelangt ist, geht es darum, ihnen zu helfen, Gefühle in Worte umzusetzen.

5. Ermutigen Sie zu Ablösung und Individuation

Borderliner haben in der Regel erlebt, wie man sie aktiv davon abzubringen versuchte, sich zu eigenständigen und einzigartigen Individuen zu entwickeln. Solchen mit besonderen Eigenschaften, Fähigkeiten, Vorlieben und Abneigungen, die anders waren als die ihrer Eltern. Mitunter war die einzige Möglichkeit, sich irgendetwas in Richtung Liebe, Bestätigung oder auch nur Toleranz zu sichern, die, jeden Ausdruck von Individualität zu unterdrücken, der in Konflikt mit dem stand, was die Eltern oder Bezugspersonen wünschten. Zwar müssen alle Kinder Seiten von sich selbst unterdrücken, um Erwartungen der Eltern und der Gesellschaft zu erfüllen, von Menschen mit Borderline-Anpassung jedoch wurde dies häufig in Extremform verlangt. Die Strafe für Selbstausdruck bestand dann oft darin, körperlich oder seelisch fallengelassen und misshandelt zu werden.

Einige Menschen mit Borderline-Anpassungen tragen insgeheim die Angst in sich, dass hinter der schlechten Behandlung durch ihre Eltern im Verborgenen der Wunsch stand, sie wären nie geboren worden (was der primitiven Logik des Borderliners zufolge beinahe dasselbe ist wie sich heute zu wünschen, sie wären tot). Daher haben sie Angst, wenn sie das aktivieren würden, was Masterson ihr »wahres Selbst« nennt, liefen sie Gefahr, dass ihre Mutter ihnen etwas antäte. Eine Frau, die ein ungewolltes und emotional verwaistes Kind gewesen war, brachte zu ihrer Sitzung das Buch *So the Witch Won't Eat Me* (»Die Hexe wird mich also nicht auffressen«, Bloch 1978) mit, das ihre Situation, wie sie sagte, treffend beschrieb.

Wird diese Angst in der Therapie näher beleuchtet, so drückt sie sich mitunter als ein Gefühl aus, dass etwas tief im Innern der Betroffenen sie hasst, ihnen Fehlschläge auf der ganzen Linie wünscht und sie am liebsten tot sähe. Diese Angst bewirkt bei derartigen Klienten größte Zurückhaltung, wenn es darum geht, mit den »zwei

Stühlen« zu arbeiten. Intuitiv spüren sie die reale Gefahr, dass die strafwütige Instanz in ihnen, die das Sagen hat (der Anteil, der ihre Niederlagen kommentiert und sie antreibt, besser zu werden), den Sieg davonträgt und sie dazu bringt, sich selbst zu verletzen. Diese Angst kann im Traum in Gestalt von Ungeheuern auftreten – etwa als Hexen oder fratzenhafte Wasserspeier –, die der Person auf den Fersen sind oder sie zu verschlingen versuchen. Bilder einer allesverschlingenden Mutter können aber auch in einem weniger offensichtlichen Gewand auftreten. Eine Frau, deren Mutter regelmäßig ihrem Hass auf sie Luft machte, träumte immer wieder, wie sie in eine Grube mit Treibsand hineingesogen wurde, aus der sie nie ganz herauskam. Einige Borderliner wurden als Kinder brutal geschlagen oder haben sexuelle Übergriffe erlebt und bringen diese Ängste und Erinnerungen mit in die Sitzung. Nachfolgend finden sich einige Vorschläge dazu, wie zu Ablösung und Individuation ermutigt werden kann.

a) Ermutigen Sie dazu, den eigenen Weg zu wählen

Maßnahmen, die Ablösung und Individuation fördern, können viele Formen annehmen. Im Kern jedoch geht es darum, die Person darin zu bestärken, ihre eigenen Vorlieben und Meinungen zu haben, ihren eigenen Weg durchs Leben zu entdecken und ihm und ihrer inneren Führung zu folgen, statt sich von außen dirigieren zu lassen.

Sandra war eine extrem passive junge Frau, der jede Selbstbehauptung fehlte. Sie schien die Vorstellung zu haben, dass sie die Welt eben genau so hinnehmen müsste, wie sie sie vorfand. Um ihr eine Idee davon zu vermitteln, dass sie Dinge mitunter auch nach eigenem Gusto verändern konnte, beschloss ich, klein anzufangen und Präferenzen von ihr in den Mittelpunkt zu rücken, die sich auf nicht besonders emotional geladene oder konfliktreiche Bereiche bezogen. Als sie in meine Praxis kam, schlug ich ihr also vor, ihren Stuhl dorthin zu stellen, wo sie sich an diesem Tag am wohlsten fühlte. Außerdem bat ich sie, die Beleuchtung nach eigenem Belieben zu regulieren: heller oder schwächer, Deckenlicht oder Stehlampe. Schließlich begann sie selbst die Initiative zu ergreifen.

b) Helfen Sie Klienten, wieder zu ihrem Nein zu finden

Viele Borderline-Klienten haben Angst davor, Nein zu einem ihnen unwillkommenen Ansinnen zu sagen, da ihre Eltern – sei es, nur ein Elternteil oder beide – jeden Selbstausdruck dieser Art zu unterbinden wussten.

Larrys Mutter etwa gestattete ihrem Sohn nicht, mit dem Essen aufzuhören, wenn er satt war. Sie öffnete ihm buchstäblich mit Gewalt den Mund und stopfte ihm das Essen hinein. Als er irgendwann genug Kraft hatte, um die Lippen fest aufeinandergepresst zu halten, kippte sie ihm den Inhalt des Tellers über den Kopf und ließ ihn zur Strafe derart besudelt auf seinem Hochstuhl sitzen.

Jonis Eltern waren subtiler in ihrer Weigerung, es zuzulassen, dass ihre Tochter sich von ihnen abgrenzte. Ihre Mutter war immer wieder »gekränkt«, zog sich zurück und redete tagelang nicht mehr mit ihr, ohne ihr mitzuteilen, worüber sie sich aufregte. Joni hatte dann Schuldgefühle, weil sie ihrer Mutter so viel Schmerz zugefügt hatte. Sie ging im Geiste noch einmal alles durch, was sie getan und was ihrer Mutter vielleicht missfallen hatte, und schwor, es nie wieder zu machen. Jonis Vater verkniff sich jede Kritik am Verhalten der Mutter, und ebenso wenig offenbarte er Joni, worüber ihre Mutter sich aufregte.

Oft wird der Gesundheitszustand eines Elternteils oder auch der beider Eltern dazu benutzt, Kontrolle über das Kind auszuüben: »Dein Vater verträgt keine Aufregung. Du weißt doch, dass er ein schwaches Herz hat.« »Wenn du deine Mutter so aufregst, musst du dich nicht wundern, wenn sie zu viel trinkt (durchdreht, ohnmächtig wird, stirbt …).«

Da solchen Klienten verständlicherweise nicht wohl dabei ist, Nein zu sagen, versuchen sie sich auf kompliziertere Weisen vor unliebsamen Ansinnen zu schützen: indem sie gar nicht erst Freundschaften schließen, außerhalb des Arbeitsplatzes keine Menschenseele treffen, die Flucht ergreifen, sobald irgendetwas von ihnen verlangt wird, und so weiter.

Patty, eine hübsche, aber stark übergewichtige junge Frau, benutzte ihr Gewicht als ihre Art, Nein zu sexuellen Avancen zu sagen. Solange sie dafür sorgte, dass sie dick und unattraktiv blieb, musste sie sich nicht behaupten und Männern gegenüber Nein sagen.

c) Was nicht genutzt wird, geht verloren

Karl überließ immer anderen die Entscheidung, wo sie zusammen Essen gehen oder welchen Film sie sich ansehen würden. Wurde er nach seiner Meinung gefragt, sagte er: »Was du möchtest – mir ist es egal.« In Karls Elternhaus hatte es nie jemanden gekümmert, was Karl wollte. Statt den Schmerz zu fühlen, der damit verbunden war, ständig Nein gesagt zu bekommen, lernte er, die Stimme seiner eigenen Wünsche immer mehr zu dämpfen, bis er wirklich nicht mehr wusste, was er wollte.

In der Terminologie der Gestalttherapie waren die Figuren bei Karl vage und hoben sich nicht lebhaft und stark von ihrem Hintergrund ab. Da er mittlerweile keine ausgeprägten Vorlieben mehr bei sich wahrnahm, fühlte er sich immer schuldig, wenn er Nein zu den Wünschen anderer sagte. »Warum sollte ich Nein sagen«, argumentierte er, »wenn mir gar nichts einfällt, was mir lieber wäre?«

Bei Klienten wie diesem braucht es zunächst einmal einiges an Therapiearbeit, die ihnen hilft, sich sowohl ihr Nein als auch ihr Ja zurückzuerobern. Sie brauchen die Erlaubnis, wieder fühlen und wollen zu lernen. Und das Wissen, dass sie das, was sie möchten, manchmal bekommen können oder nicht Gewolltes umgehen können, indem sie den Mund aufmachen. Solche Klienten können von der Gestalttherapie und ihrer Betonung der Stärkung der Selbstwahrnehmung und der Übernahme einer persönlichen Verantwortung (sowie den vielen Techniken hierzu) profitieren.

Einige Borderline-Klienten unterfüttern ihr wackeliges Identitätsgefühl mit einer negativen Einstellung und dadurch, ständig Streit zu suchen. Sie können sehr meinungsstark oder rechthaberisch wirken, weil sie sich so oft in Streit verwickeln und dogmatische Ansichten zum Ausdruck bringen, aber sie sind es im Grunde nicht. Bei näherer Prüfung erweisen sich ihre Ansichten oft als flach und nicht als tief empfunden. Diese Klienten streiten sich mit anderen, um den Versuch zu starten, sich selbst zu behaupten und ihre Identifikation als eigenständiger Mensch zu stützen – vergleichbar damit, wie Kinder im Trotzalter immer wieder Nein sagen oder Teenager endlos mit ihren Eltern herumdebattieren. Für sich das Recht in Anspruch zu nehmen, Nein zu sagen, ist für diese Klienten in der Regel wichtiger als das Thema der Diskussion.

6. Selbstwertgefühl aufbauen

Borderliner haben in der Regel ein geringes Selbstwertgefühl, wenn sie mit der Therapie beginnen. Die meisten merken, dass sie funktionell in einem oder mehreren Bereichen Defizite haben. Sie schaffen es etwa nicht, sich um ihre gesundheitlichen Probleme zu kümmern, Projekte zu Ende durchzuführen oder emotional im Lot zu bleiben. Meist haben sie wegen solcher Mankos Schuldgefühle. Zu allem Überfluss haben einige von ihren Eltern immer wieder zu hören bekommen, sie seien hässlich, sollten nicht meinen, dass irgendwer sie lieben könne, oder würden nichts taugen.

Harveys Eltern sagten ihm, dass sie ihn nach seiner Geburt beinahe in der Klinik zurückgelassen hätten, weil er so hässlich gewesen sei. Janet redete man ein, sie würde nie einen Mann abbekommen, weil sie so viele Muttermale hatte. Bei Lorraine und Terry hieß es, wenn sie ihr Zimmer nicht aufräumten, kämen sie nie unter die Haube. Eine Klientin hatte einen Vater, der sie mit dem Kosenamen »Dummerchen« bedachte. Beispiele wie diese mögen trivial wirken, doch das, woran sich die Betroffenen später noch erinnern, steht stellvertretend für ein Muster ständiger Herabsetzung.

Klienten oder Klientinnen beim Aufbau von mehr Selbstwertgefühl zu helfen, ist leichter, wenn man es mit jener Art von Borderline-Klienten zu tun hat, die voller Hoffnung in die Therapie kommen und die Bereitschaft mitbringen, von Ihrer Unterstützung auch Gebrauch zu machen. In der Regel handelt es sich um höherfunktionale Klienten, die in ihrem Elternhaus nicht ganz so viel über sich ergehen lassen mussten. Sie tun sich leichter, Menschen zu vertrauen, und sind mitunter nur wenige Schritte davon entfernt, Objektkonstanz und Ganzobjektbeziehungen zu erreichen. Sie sind mit Eifer bei der Sache, wollen sich weiterentwickeln, haben eine positive Sicht von Ihnen und ihrer Therapie, und Interventionen, die ihnen Gelegenheit geben, sich selbst in einem positiveren Licht zu sehen, sind ihnen in der Regel willkommen.

Einige der eher niederfunktionalen Borderline-Klienten jedoch kommen mit einem eingefleischten Selbstbild als hässlich und nicht liebenswert in die Therapie. Sie sind sicher, dass sie bei Ihnen auf Ablehnung stoßen werden, sobald Sie sie näher kennenlernen. Sie hinterfragen argwöhnisch Ihre Motive und wehren sich vehement gegen alle Bemühungen, etwas an ihrem Selbstbild zu ändern. Zu Beginn der Therapie setzen sie ihre rundum schlechte Seite in Szene und sehen oft auch Sie, den Therapeuten oder die Therapeutin, als rundum schlecht an. Viele dieser Klienten haben Angst, sie würden in der Therapie herausfinden, dass sie die ganze Zeit über mit ihrer Selbsteinschätzung richtig gelegen haben. Die Auseinandersetzung mit sich selbst in der Therapie, so ihre Befürchtung, würde nur ihre schlimmsten Ängste bestätigen: dass sie in der Tat hässlich sind, unzählige Fehler haben und unmöglich geliebt werden können. Andere haben so wenig Stabiles in ihrem Leben, dass ihr Selbstbild als rundum schlecht zu dem Wenigen gehört, auf das sie zählen können. Etwas an diesem Bild zu ändern, setzt voraus, dass sie zuerst etwas anderes finden, was für Stabilität sorgt.

Ich konnte feststellen, dass vielen dieser stärker verwundeten Klienten durchaus zu helfen ist. Allerdings erfordert der Prozess eine Menge Geduld und Ausdauer und verlangt, dass man ihnen das entmutigende Bild, das sie von sich selbst malen, nicht abkauft. Es dauert lange, bis Vertrauen aufgebaut ist, und der Therapieprozess verläuft langsam und ist voller Regressionen. Doch wenn Sie das quälend langsame Tempo der Therapie und den Widerstand dieser Klienten ertragen können, kann es sehr befriedigend sein, mitzubekommen, wie sie sich ganz allmählich weiterentwickeln.

Mit zunehmenden therapeutischen Fortschritten wächst das Selbstwertgefühl von Borderline-Klienten. Hier einige Vorschläge, wie Sie diesen Prozess unterstützen können:

a) Validieren Sie ihre positiven Eigenschaften

Machen Sie die Klienten auf ihre positiven Eigenschaften aufmerksam, und zwar so, dass sie erkennen, dass Sie es wirklich so meinen und dass es keine reine Schmeichelei ist. Sobald sich die Betroffenen stärker mit Ihnen als ihrer Therapeutin oder ihrem Therapeuten identifizieren, werden sie diese Eigenschaften zunehmend als real erleben und in die Lage versetzt, sie selbst zu überprüfen.

b) Ermutigen Sie dazu, Dinge wahrzunehmen und Ihnen zu berichten, die sie an sich mögen oder die sie gut können

Dieser Vorschlag fördert ein gesundes Maß an Exhibitionismus und Stolz auf sich. Jemanden von seinen eigenen guten Qualitäten erzählen zu lassen, ist dazu angetan, dass diese Aspekte als realer erlebt werden. In einem gewissen Umfang bildet es das Annäherungsstadium der frühen Kindheit (fünfzehn bis vierundzwanzig Monate) nach, in dem es dem Kleinkind Vergnügen bereitet, Dinge mit seiner Mutter zu teilen und sich in ihrer Aufmerksamkeit und Bestätigung zu sonnen. Für Menschen, die in dieser Phase der Ablösung und Individuation keine angemessene Reaktion erfahren haben, kann dies emotional auch eine korrigierende Erfahrung sein. (Eine ausführliche Beschreibung der Entwicklung eines normalen Säuglings von totaler Abhängigkeit von der Mutter zu vollständiger Ablösung und Individuation als unabhängiges Menschenwesen findet sich bei Mahler et al. 2008.)

c) Machen Sie die Klienten auf bereits erzielte therapeutische Fortschritte aufmerksam

Mehr Selbstwahrnehmung und emotionale Kontrolle kann schon für sich genommen eine Quelle von Selbstwertgefühl werden. Nachdem Klienten Fortschritte in der Therapie erzielt haben, schlage ich ihnen ein »Image-Update« vor. Hierzu gehört, dass sie ihr Selbstbild mit ihrer aktuellen Realität abgleichen.

Marie zum Beispiel hatte von sich selbst zu Therapiebeginn das Bild einer zornigen Außenseiterin. Sie machte im Laufe der Jahre beträchtliche therapeutische Fortschritte, aber für mich zeigte sich auch sehr offensichtlich, dass sie von sich selbst immer noch veraltete Bilder hatte. Ich machte sie mit der Idee vertraut, ein Image-Update vorzunehmen und ihr Selbstbild mit ihrem Verhalten in der neuesten Zeit zu vergleichen. Sie hatte am Arbeitsplatz neue Freundschaften geschlossen, war keine Außenseiterin mehr und hatte schon seit Jahren keine gravierenden Ausraster mehr gehabt. Marie stimmte zu, dass es für sie darum ging, sich von ihrem alten Selbstbild zu lösen und ein neues zu entwickeln, das sich darauf stützte, wer sie heute war.

d) Deuten Sie Negatives in Positives um – aus Vorbelastungen werden Fähigkeiten

Ich bin der festen Überzeugung, dass jede menschliche Eigenschaft auch eine positive Seite hat. Jeder Mensch hat also viele Talente. Oft werden diese als Probleme gebrandmarkt, da sie ohne große Bewusstheit oder unangemessen zum Einsatz kommen. Manche Klienten sind beispielsweise in der Lage, so stark auf ihre körperlichen Funktionen einzuwirken, dass es zur Entstehung psychosomatischer Erkrankungen beiträgt. Damit verfügen sie über eine Fähigkeit, die durchaus der von indischen Yogis nahekommt, die jahrelang trainieren, um Körperfunktionen kontrollieren zu können.

Dieses Konzept geht auf den großen Hypnotherapeuten Milton H. Erickson zurück, der dafür den Namen »Reframing« (Umdeuten) gebrauchte, und methodisch wird es im Umfeld des Neurolinguistischen Programmierens recht gut vermittelt (siehe Bandler und Grinder 2010). Der Begriff »Reframing« besagt kurz und bündig, dass die Bedeutung eines Ereignisses, eines Verhaltens oder einer Eigenschaft von unserem jeweiligen Betrachtungsrahmen abhängt. Was aus einem bestimmten Blickwinkel erschwerend wirken mag, wird aus einem anderen ganz simpel eine Fähigkeit.

Hier einige Beispiele: Ich machte einer Klientin ein Kompliment zu ihrem hervorragenden Gedächtnis, da sie die Angewohnheit hatte, sich wegen Fehlern der Vergangenheit herunterzuputzen. Eine andere Frau tat sich schwer, sich von ihrem Zorn und ihrer Wut auf ihre Eltern zu lösen. Sie fand immer wieder Anlässe dafür, ihre Empörung und ihr Gefühl zu nähren, so vieler Dinge beraubt worden zu sein. Ich machte sie darauf aufmerksam, dass sie in diesem häuslichen Umfeld, um überleben zu können, eine Menge Fähigkeiten erworben hatte. Sie war etwa besonders gut darin, feinste Nuancen aus der Stimme und Mimik anderer herauszulesen – und das verdankte sie ihren Kindheitserfahrungen. Bislang mochte sie von diesen Fähigkeiten auf eine negative Weise Gebrauch gemacht haben, aber das war ja nicht die einzige Möglichkeit, sie einzusetzen. Ja, sie hatte gelitten und das war schade, aber sie hatte auf bestimmte Weisen auch durchaus von ihrer Kindheit profitiert. Durch ein solches Umdeuten half ich ihr, das von ihr in der Kindheit Erlittene, das sie als sinnlose Qual angesehen hatte, mit einem Nutzen und Sinn auszustatten. Danach war sie in der Lage, einen gewissen inneren Frieden mit ihrer Kindheit zu schließen.

e) Helfen Sie dem Klienten, seine frühe Lebensgeschichte zu rekonstruieren

Meiner Erfahrung nach glauben so gut wie alle Kinder, die in frühen Jahren verlassen oder schlecht behandelt wurden, es gäbe auf irgendeine Weise etwas an ihnen auszusetzen oder sie seien eben schlecht oder böse – deshalb sei ihnen das passiert. Vieles am geringen Selbstwertgefühl von Borderline-Klienten geht auf diesen unausrottbaren Glauben zurück, man hätte sie wegen irgendeines schrecklichen Makels nicht haben wollen. Ich habe es als außerordentlich hilfreich erlebt, mit den Betroffenen darüber zu reden, was während dieser frühen Kindheitsphase in ihrem Elternhaus vor sich ging. In der Regel läuft es darauf hinaus, dass ihre Wahrnehmung, mit ihnen würde etwas nicht stimmen, auf den Prüfstand kommt, während eine gewisse Einsicht in die Schwierigkeiten ihrer Eltern zustande kommt. Das kann ein wichtiger therapeutischer Durchbruch sein.

f) Vermitteln Sie Möglichkeiten zur Regulierung des Selbstwertgefühls

Ebenso wie Sie Klienten vermitteln können, wie sie sich selbst beruhigen, können Sie ihnen beibringen, ihr eigenes Selbstwertgefühl zu regulieren, indem Sie (1) sie an ihre positiven Eigenschaften erinnern; (2) ihnen helfen, Ereignisse zu relativieren, über die sie sich aufregen; (3) sie befähigen, den Zusammenhang zwischen ihren Selbstgesprächen und ihrer Gefühlslage zu sehen.

Vielen Klienten ist gar nicht bewusst, dass sie überhaupt einen Einfluss auf ihre Gefühle im Hinblick auf sich selbst haben. So zum Beispiel bringen sie schlechte Gefühle dieser Art vielleicht gar nicht mit den kritischen Kommentaren in Verbindung, die bei ihnen im Stillen ablaufen (oder die sie anderen gegenüber vielleicht auch laut aussprechen). Bill zum Beispiel stellte sich immer vor den Spiegel und suchte seinen Körper auf irgendwelche Schönheitsfehler ab. Hatte er einen gefunden, ließ er eine Schimpftirade auf sich los und setzte davon ausgehend eine Abwärtsspirale in Gang, die ihn geradewegs in eine Depression führte: »Meine Hüften sind zu breit, mein Brustkorb ist zu schmal. So hässlich wie ich bin, kann mich unmöglich jemand lieben. Ich werde immer allein sein. Ich ertrage das nicht. Da kann ich auch gleich aufgeben und mich umbringen.«

7. Ändern Sie allzu strafende Über-Ichs und negative Introjekte

Hier haben wir einen Punkt, der für die meisten Gestalttherapeuten stark mit Schuldgefühlen behaftet ist. Als generelles Prinzip haben wir uns antrainiert, argwöhnisch die Ohren zu spitzen, wenn jemand »sollte« sagt, und Introjektionen den Wind aus den Segeln zu nehmen. Unsere Borderline-Klienten jedoch brauchen von uns Hilfe dabei, ihre allzu negativen und restriktiven »Solltes« durch angemessenere zu ersetzen.

Wir müssen uns die Freiheit nehmen, unverbrämt vorzuschlagen, dass sie sich gut behandeln, angemessene Risiken eingehen und sich selbst positiv und anerkennend begegnen *sollten*, wenn ihnen etwas gut gelungen ist. Bei ihnen gilt es, die Introjektion angemessenerer Über-Ich-Standards zu unterstützen, während wir gleichzeitig versuchen, sie dazu zu bringen, die übertrieben negativen und einschränkenden Einwürfe ihres Über-Ichs zu hinterfragen. Introjektion zu unterstützen, ist bei Borderline-Klienten ein temporärer, aber notwendiger Schritt auf dem Weg zum Umlernen.

Einige Therapeuten haben vielleicht auch ein Problem damit, offen die Position einzunehmen, sie wüssten besser als der Klient, welche Standards angemessen sind. Als Therapeuten haben wir in der Regel gelernt, dass zur Rolle des Klienten gehört, seine eigenen Maßstäbe festzulegen. Das stimmt letzten Endes natürlich, aber es setzt einen Grad von emotionaler und psychologischer Entwicklung voraus, den der Borderline-Klient noch nicht erreicht hat: relative emotionale Stabilität, ein realistisches Bild der Wirklichkeit sowie eine vollständige Ablösung und Individuation.

Hier die grundlegenden Schritte für die Veränderung übermäßig negativer Introjekte:

- Schaffen Sie ein sicheres, verlässliches Umfeld.
- Zeigen Sie, dass Sie die Sichtweise des Klienten oder der Klientin verstehen.
- Unterstützen Sie die Person, wenn sie sich dort, wo es angebracht ist, lobt oder konstruktive Kritik an sich übt.
- Sollte sie unangebracht grob mit sich umspringen oder auf destruktive Weise an sich herumkritisieren, weisen Sie sie darauf hin und benutzen Sie Experimente oder Übungen, um es klarer hervortreten zu lassen.
- Tragen Sie dem Klienten auf, destruktive, kritische Gedanken gezielt durch konstruktive und realistische zu ersetzen. Sollte ihm nichts dergleichen einfallen, können Sie ein paar vorschlagen.
- Nachdem ihm das im Rahmen der Sitzung gelungen ist, tragen Sie dem Klienten auf, dasselbe auch außerhalb der Sitzungen zu praktizieren. Ein Anzeichen dafür, dass dieser Versuch, das Über-Ich des Klienten zu verändern, Wirkung zeigt,

besteht darin, dass der Betroffene berichtet, wie er in seinem Kopf positive und ermutigende Kommentare Ihrerseits hört.
- Haben Sie keine Angst vor dem Wort »sollte«. Schlagen Sie dem Klienten oder der Klientin offen vor, dass er oder sie gut, fair, mitfühlend und so weiter mit sich umgehen *sollte*. Irgendwann löst sich dieses »Sollte« von Ihrer Person und wird Bestandteil des Über-Ichs dieser Person. (»Ich sollte nett zu mir sein, nicht nur weil meine Therapeutin meint, dass das besser ist, sondern weil ich denke, dass es so richtig ist.«)

Sie gehen hierbei also so vor, dass Sie ein Glaubenssystem zunächst einmal kraft Ihrer Autorität verändern, dann über vernünftige Argumente und schließlich durch Verinnerlichung und Assimilation. An dieser Stelle bedanke ich mich bei Adler (1985), der den Ausspruch tat, ich, die Therapeutin, »sollte« dies tun.

Übermäßig schroffe Introjekte, die sich nicht ohne Weiteres durch einen der genannten Griffe in die Trickkiste ändern lassen, können bewusst oder unbewusst mit jemandem zusammenhängen, der für den Klienten oder die Klientin wichtig ist. Den bisherigen Glauben aufzugeben – so zerstörerisch er für ihr Selbstwertgefühl auch sein mag –, wird von den Betroffenen dann als gleichbedeutend damit erlebt, diese Person fallen zu lassen. Im Innern dieser Klienten mag es so düster aussehen, dass sie sich ohne dieses innere Objekt dann gänzlich allein und verlassen fühlen. Hier haben wir wieder ein Beispiel dafür, wie borderlinetypische Verhaltensweisen, die bei oberflächlicher Betrachtung fehlangepasst und pathologisch wirken, de facto einem positiven Zweck dienen können.

Um dem Klienten wirklich zu helfen, ist es wichtig, nicht nur das Verhalten zu sehen, sondern zu verstehen zu suchen, welches Motiv ihm zugrunde liegt. In der Regel ist den Klienten dieser Zusammenhang zwischen einer bestimmten Art von permanentem schroffen Herumkritisieren an sich selbst und einem geliebten Menschen nicht bewusst. Wenn der Therapeut dem Klienten hilft, sich dessen gewahr zu werden und zu artikulieren, wie Aspekte seiner übermäßig schroffen inneren Stimme Versuche sind, sich eine wichtige Beziehung zu erhalten, kann der Klient gewöhnlich einen Weg finden, das Andenken an diese Person lebendig zu erhalten, ohne ihre destruktiven und unrealistischen Maßstäbe zu akzeptieren.

8. Helfen Sie dem Klienten durch Einüben entsprechender Fähigkeiten, sich bei zwischenmenschlichen Kontakten wohler zu fühlen

Viele Borderline-Betroffene verfügen über unzureichende soziale Fähigkeiten. Einigen ist dieses Defizit bewusst, vielen jedoch nicht, und sie führen ihre mangelnde Beliebtheit auf Pech zurück oder betrachten sie als Strafe dafür, gesündigt zu haben. Eine angemessene und feinfühlige Intervention auf diesem Gebiet kann hilfreich sein.

Allerdings ist es wichtig, genug über den Klienten oder die Klientin zu wissen, um antizipieren zu können, wie dieser Mensch auf Ihre Intervention reagieren mag. Damit sind wir wieder bei dem Punkt, die ökologische Funktion dieses Verhaltens für Ihren Klienten zu verstehen. Wenn aggressive Aktionen und eine unpassende Garderobe auf Unkenntnis zurückgehen, ist Hilfe meist willkommen und therapeutisch nützlich. Handelt es sich jedoch um einen versuchten Selbstausdruck oder eine trotzige Bekundung der eigenen Unabhängigkeit, so heißt es wertfrei zu erkunden, welche Funktion Derartiges mit Blick auf die individuellen Bedürfnisse des Klienten erfüllt, ohne jeden Versuch, Veränderungen nahezulegen.

9. Nutzen Sie eine angemessene Art der Konfrontation

Ich verwende das Wort »Konfrontation« hier auf eine sehr spezielle Weise. »Konfrontation« ist eine von Masterson (1976, 1981) entwickelte Technik, bei der der Therapeut die verdrängte Destruktivität am Verhalten des Borderline-Klienten zur Figur werden lässt, ohne ihn dafür zu kritisieren. Masterson macht das Konfrontieren des Borderline-Klienten zu einem Grundpfeiler seines Therapieansatzes gegenüber dieser Personengruppe. Die Konfrontation, so Masterson, muss intuitiv und empathisch erfolgen und zu dem Material passen, das sich beim Klienten im Hier und Jetzt zeigt. Ist die Verdrängung aufgelöst, sind Klienten ihre eigentlichen Gefühle wieder zugänglich und können in der Therapie in den Vordergrund treten.

Inhaltlich unterscheidet sich die Form der Konfrontation je nach Übertragungstyp: ob es sich um den »anklammernden« oder »distanzierenden« Typus handelt. Bei dem, was Masterson eine »anklammernde Übertragung« nennt, vermeidet der Klient es, die negativen Aspekte von Beziehungen zu sehen, um sich diese Beziehungen zu erhalten. Der Therapeut muss den Klienten dann mit dem verdrängten destruktiven Verhalten diesbezüglich konfrontieren – in der Regel außerhalb der Sitzung, manchmal aber auch während der Sitzung selbst. Bei der »distanzierenden Übertragung« muss der Therapeut den Klienten mit seinen feindseligen, negativen Projektionen auf ihn im Laufe der Sitzung konfrontieren. »Warum nehmen Sie, wenn ich schweige, immer an, dass ich wütend sei?« Die Erfahrung hatte Masterson gezeigt, dass angemessene Konfrontation Borderline-Klienten bei ihrem Prozess der Verdrängung und des Ausagierens unterbricht, was dazu führt, dass sie die ganzen negativen Gefühle erleben, vor denen sie sich hierdurch geschützt hatten.

Um den Schmerz in ihrem Inneren ein Stück weit zu lindern, zeigen Borderliner oft eine ganze Reihe von destruktiven und unangemessenen Verhaltensweisen, die es ihnen zumindest temporär erlauben, sich besser zu fühlen. Diese können fast jede Form annehmen, wobei manche auf offensichtlichere Weise dysfunktional sind als andere. Die Beispiele reichen von unangemessenen Forderungen nach Nachbeelterung bis zu gefährlichen Verhaltensweisen wie Esssucht, Konsum von Partydrogen, sexuellem Ausagieren und Eingehen impulsiver Beziehungen mit den falschen Leuten. Außerdem kann Fantasie als Ersatz für Befriedigungen im wahren Leben eingesetzt werden.

Diese Klienten nutzen dann Verdrängung, um nicht zur Kenntnis nehmen zu müssen, welche Probleme auf die von ihnen getroffene Wahl zurückgehen. Oder sie sind in einigen Fällen so sehr daran gewöhnt, sich destruktiv zu verhalten und behandelt zu werden, dass sie solche Situationen gar nicht als abnormal oder veränderbar wahrnehmen. Sie, der Therapeut oder die Therapeutin, können Ihren Klienten sozusagen Ihre Wahrnehmung der Realität ausleihen, um ihnen zu helfen, die eigene Situation aus neuen Blickwinkeln zu sehen.

Linda zum Beispiel, eine attraktive alleinstehende Neunundzwanzigjährige, hatte solche Angst vor dem Alleinsein und litt bei jeder Trennung unter einer derart extremen Verlassenheitsdepression, dass sie sich zwanghaft an die nächstbeste Person klammerte, die ihr über den Weg lief. Aktuell war sie in einer Beziehung mit einem Mann, der sie schlug und untreu war. Um ihn nicht verlassen zu müssen, griff sie auf die gängigen borderlinetypischen Abwehrmechanismen Spaltung und Verdrängung zurück: Mit ihm oder der Beziehung war alles in Ordnung. Wenn er sie misshandelte, dann hatte sie wohl etwas falsch gemacht, und das hatte ihn provoziert. Als Folge davon, schlecht behandelt zu werden und sich selbst die Schuld daran zu geben, schwand bei Linda schnell auch der letzte Rest an Selbstwertgefühl. Ihr Einsatz von Spaltung und Verdrängung, um die Beziehung aufrechtzuerhalten und ihren wahren Gefühlen nicht ins Gesicht sehen zu müssen, hinderte sie daran, ihre Situation klar zu sehen und sich selbst hilfreich zur Seite zu stehen.

Hier sind etliche angemessene Konfrontationen denkbar. Man könnte den Fokus auf Lindas Spaltungsprozesse richten und ein Gespräch darüber in die Wege leiten, wie ungewöhnlich es ist, dass es immer voll und ganz ihre Schuld sei, wenn sie sich streiten. »Macht er denn auch mal Fehler?« Oder, zu ihrer Verdrängung: »Warum sagen Sie, Sie hätten eine gute Beziehung, wenn er sie doch schlägt und mit anderen Frauen schläft?« Wenn sie dann die Beziehung nach und nach realistischer sieht und ihre Einsamkeit und Verzweiflung in den Vordergrund treten, kann ihr klar werden, welchen Einfluss ihre Angst vor dem Alleinsein auf ihre Bereitschaft hat, einfach darüber hinwegzusehen, wenn sie schlecht behandelt wird.

Wenn Linda erkennt, welche destruktiven Auswirkungen es hat, sich an gewaltbelastete Beziehungen zu klammern, kann man ihr helfen, für sie günstigere Lösungen für ihre Probleme zu formulieren. Unterdessen kann die Klientin Sie und die therapeutische Situation als Unterstützung nutzen. Statt sich an ihren Partner zu klammern, kann sie vorübergehend bei Ihnen Halt finden. Sie bieten ihr vielleicht zusätzliche Sitzungen an, Zeit für Telefonate oder schlagen vor, dass sie einen Brief an Sie schreibt, wann immer sie sich schlecht fühlt. Selbst wenn sie diese Briefe nie abschickt, wird an Sie zu schreiben ihr helfen, sich verbundener und weniger allein zu fühlen.

In Situationen wie dieser, wo Borderline-Klienten ihr emotionales oder physisches Wohlergehen gefährden und zu sehr in ihrem pathologischen Denken gefangen sind, um sich selbst helfen zu können, ist es vielleicht angesagt, dass der Therapeut oder die Therapeutin das Thema anspricht. Dies ist eine andere Form der Arbeit mit einem Hilfs-Ich. Wenn der Therapeut darauf wartet, dass der Borderline-Klient das Gespräch initiiert oder anerkennt, dass es da ein Problem gibt, ist es vielleicht schon zu spät, um gravierenden Schaden abzuwenden.

Es ist allerdings immer eine Gratwanderung, ob ich Klienten auf kreative und feinfühlige Weise den Spiegel vorhalte, was die destruktive Wirkung von Einstellungen und Verhaltensweisen ihrerseits anbelangt (eine »Konfrontation« im Sinne Mastersons), oder ob ich mich in ihr Leben einmische und sie so in ihrem Unzulänglichkeitsgefühl bestärke und ihre Angst davor wecke, zur Marionette anderer zu werden. Eine wirksame Konfrontation setzt voraus, dass die Therapeutin oder der Therapeut als nicht wertend wahrgenommen wird und als jemand, der kein persönliches Interesse daran hat, dass sich der Klient in die eine oder in die andere Richtung entscheidet.

An dieser Stelle noch ein paar warnende Worte vor unangemessenen oder zeitlich ungünstigen Konfrontationen. So ist es zum Beispiel, so sehr Sie damit den Nagel auf den Kopf treffen mögen, unklug, Klienten zu konfrontieren, wenn sie gerade wütend sind. Es wird als Angriff wahrgenommen werden, und entsprechend fällt die Reaktion aus. Und wenn Sie dem Klienten, aus welchem Grund auch immer, etwas gegeben haben, was er als Rat auslegen könnte, ist es wichtig, klarzustellen, dass es sich nur um eine Zusatzinformation handelt. Es könnte in seine Überlegungen einfließen, aber niemand verlangt, dass er sich daran hält. Borderline-Klienten erwarten in der Regel, dass der Therapeut oder die Therapeutin genauso reagiert, wie ihre Eltern es taten. Wenn ihre Mutter oder ihr Vater also auf sie wütend wurde oder sich emotional zurückzog, sobald sie nicht willenlos mitzogen, werden sie dasselbe auch von Ihnen erwarten.

10. Finden Sie Ihren Klienten oder Ihre Klientin liebenswert

Ich finde, dass die Therapie dann am besten läuft, wenn ich die unverwechselbaren Eigenschaften meiner Klienten wirklich wertschätzen kann und es mir gelingt, Punkte zu finden, die ich an ihnen aufrichtig bewundere und mag. Wenn ich sie liebenswert finde, in ihrer Einmaligkeit respektiere, passende Interventionen starte und ihnen den Raum und die Erlaubnis gebe, zu wachsen und zu individuieren, beginnen alte Wunden zu heilen.

Anpassung der Gestalttherapie an Borderline-Klienten

1. Benutzen Sie keine Methoden, die die emotionale Beteiligung von Klienten steigern sollen …

… wenn diese schon mit dem, was sie emotional bereits empfinden, nicht zurechtkommen. Ich halte niederfunktionale Borderline-Klienten zum Beispiel in der Regel nicht dazu an, »ich« statt »man« zu sagen, oder schlage nicht vor, mit den zwei Stühlen zu arbeiten und sie dabei *mit* ihrer verstorbenen Mutter reden zu lassen statt *über* sie, bevor ich mir ein Bild davon gemacht habe, inwieweit sie in der Lage sind, sich selbst zu beruhigen und einen höheren emotionalen Erregungspegel auszuhalten.

2. Lassen Sie Borderline-Klienten möglichst mindestens zweimal die Woche kommen

Wenn Sie sie nur – wie es in der Gestalttherapie der Norm entspricht – einmal die Woche zu Gesicht bekommen, dürften sie aufgrund ihres fehlenden adäquaten Unterstützungssystems und ihrem

Hang zu einem impulsiven Ausagieren unter Stress zwischen den Sitzungen regredieren. Natürlich kann man sich mit dieser Regression dann in der darauffolgenden Sitzung auseinandersetzen. Viele Klienten werden aber schneller und kontinuierlicher Fortschritte machen, wenn sie in eine nächste Therapiesitzung kommen, bevor sie mit ihrer Fähigkeit, sich selbst Rückhalt zu geben, das Ende der Fahnenstange erreicht haben.

3. Hüten Sie sich davor, die fantasierte Verbindung eines Klienten zu Ihnen vorzeitig zunichtezumachen …

… indem Sie darauf bestehen, dass er Ihre Beziehung zueinander so wahrnimmt, wie sie wirklich ist. In der Regel ist es bei Borderline-Klienten kontraproduktiv, sich in jeder Sitzung darum zu bemühen, die Übertragung aufzulösen. Sagen Sie einem Klienten zum Beispiel nicht, dass Sie nicht seine Mutter sind, wenn er seine Fantasievorstellung von Ihnen als wohlwollender Mutter gerade als Ankerpunkt für eine positive Veränderung und für Stabilität benutzt.

4. Seien Sie realistisch, wie viel persönliche Verantwortung ein Klient mit Borderline-Anpassung übernehmen kann

In der Gestalttherapie wird mitunter beinahe blindlings betont, wie wichtig es ist, dass der Klient eine persönliche Verantwortung übernimmt, ohne dass eine adäquate Einschätzung der tatsächlichen Fähigkeiten und Bedürfnisse der konkreten Person stattfindet. Viele Borderliner sind im Hinblick auf ihr Funktionsniveau sehr primitiv und benötigen wirklich ziemlich viel Hilfe, um durchs Leben zu kommen. Sie bringen vielleicht nicht einmal die Voraussetzungen mit, um auch nur zu verstehen, was Sie meinen, wenn Sie von ihnen verlangen, die Verantwortung für etwas zu übernehmen.

Bevor Cindy zum Beispiel in die Therapie kam, hatte sie an EST-Seminaren (Erhard Seminar Training) teilgenommen. Da Cindy in ihrem Denken extrem konkret ist (wie es bei Borderline-Klienten oft gang und gäbe ist), verfiel sie dann, wenn ihre EST-Lehrer ihr sagten, sie sei selbst für alles verantwortlich, was ihr passierte, und ebenso für sämtliche von ihr getroffenen Entscheidungen, geradewegs in eine Depression. Auf ihrem psychologischen Funktionsniveau war sie nicht in der Lage, zwischen der Übernahme von Verantwortung für sich selbst und Selbst-Schuld-Sein zu unterscheiden.

5. Beantworten Sie, wo es von Belang ist, auch persönliche Fragen

Es ist wichtig, Klienten dabei zu helfen, ihre Projektionen von der Realität unterscheiden zu können. Einige Borderline-Klienten können ziemlich paranoid werden und müssen in einem bestimmten Moment dann wirklich wissen, was Sie denken. Wenn sie es dann fertigbringen, zu fragen, statt einfach zu projizieren und zu reagieren, ist das ein großer Fortschritt. Wenn Sie auf ihre ehrlichen Fragen mit einer Plattitüde antworten wie »Und was stellen Sie sich in Ihrer Fantasie vor, was ich gerade denke?«, werden Sie wahrscheinlich unnötige Ängste auslösen und die Person regrediert womöglich auf ein früheres Funktionsniveau, wie es vor der Therapie bestand.

Wenn mich ein Klient oder eine Klientin konfrontiert, versuche ich so ehrlich wie möglich zu antworten, selbst wenn mir das, was ich gerade denke, peinlich ist. Ich glaube, dass es immer noch besser ist, wenn Klienten mich etwas Dummes oder Unschmeichelhaftes eingestehen hören, als wenn sie genötigt werden, ihre eigene Wahrnehmung anzuzweifeln. Wenn auch nur ein Körnchen Wahrheit an dem ist, was sie andeuten, werde ich versuchen, genau den Teil ihrer Beobachtungen zu bestätigen, der der Wahrheit entspricht. Wenn ich abgelenkt war und ein Klient sagt: »Sie sehen nicht so aus, als würden Sie mir zuhören«, bestätige ich das, statt mich zu verteidigen: »Ja, das haben Sie sehr gut beobachtet. Da war ich mit den Gedanken gerade woanders.«

Auch das ist wieder eine Ermessensfrage. Einige Klienten stellen auch aus Gründen, die für die Therapie nicht nützlich sind, persönliche Fragen. Cindy fragte mich immer über meine Familie aus, um sich mit ihr zu vergleichen und zu sehen, ob sie sich an ihr messen konnte. In ihrem Fall vermied ich es, die Fragen zu beantworten, und lenkte den Fokus stattdessen auf ihren Hang zum Konkurrieren und ihr geringes Selbstwertgefühl.

6. Übertragungs- und Gegenübertragungsreaktionen werden in den Vordergrund gestellt

Anders als bei der traditionelleren gestalttherapeutischen Arbeit, bei der man sich mit Unerledigtem aus der Vergangenheit über die Arbeit mit den zwei Stühlen und anderen Gestalt-Experimenten beschäftigt, wird unerledigt Gebliebenes von Borderline-Klienten auf den Therapeuten oder die Therapeutin projiziert. Je primitiver die Borderline-Anpassung, desto ausgeprägter die Übertragung (und desto massiver potenziell Verstörendes für den Therapeuten). Ein Gutteil der Therapie mag darin bestehen, dass Klient und Therapeut ihre heftigen Reaktionen aufeinander zu verstehen suchen.

7. Mitunter unterstütze ich vorübergehend eine Introjektion

Generell suche ich meine Klienten davon abzubringen, meine Verhaltensstandards zu introjizieren, und lade sie zu Introspektion und dazu ein, sich selbst Gedanken über Dinge zu machen. Mitunter jedoch mache ich hier für niederfunktionale Borderline-Klienten eine Ausnahme. Ich bin vielleicht die erste Person, die sie respektieren und die ihnen jemals gesagt hat, dass sie ein Recht darauf haben, gut behandelt zu werden. Ich sage dann vielleicht einfach etwas ganz Direktes wie: »Es ist nicht okay, wenn Sie sich selbst verletzen.«

8. Interaktive Formen von Gruppentherapie sind hier nützlicher

Die herkömmliche Form von Gestalt-Gruppentherapie, bei der ein Klient nach dem anderen arbeitet, mit wenig spontaner Interaktion untereinander, kann die Fortschritte bei Borderline-Klienten regelrecht ausbremsen. Eine solche Arbeitsweise infantilisiert die Gruppenmitglieder tendenziell und unterstützt Passivität, indem sie die Verantwortung für die Vorgabe der meisten therapeutischen Vorschläge der Gruppenleitung zuweist.

Es ist jedoch wichtig, zu beurteilen, ob der Klient oder die Klientin an einem Punkt ist, wo sich Gruppenarbeit anbietet. Zu den Punkten, die ich dabei bedenke, gehören folgende:

- Ist der Klient dazu in der Lage, mit mehr als einer Person jeweils in Beziehung zu treten? Mitunter finde ich erst dann, wenn ein Klient in die Gruppe kommt, heraus, dass er in Anbetracht seines derzeitigen Funktionsniveaus davon überfordert ist. Statt mitzumachen, rutscht er vielleicht unruhig auf seinem Stuhl hin und her, verstummt oder stört.

- Ist der Klient oder die Klientin in der Lage, mich mit anderen zu teilen? Gruppenarbeit betont den Punkt, dass ich nicht ihm oder ihr allein gehöre.
- Erträgt es der Klient, mich als reale dreidimensionale Person zu erfahren? Wenn nicht, kann die Vielfalt von Reaktionen anderer Gruppenmitglieder auf mich und können die verschiedenen Seiten, die ich von mir bei der Interaktion mit der Gruppe zeige, emotional fordernd sein und sich manchmal bedrohlich anfühlen.

Fazit

Anpassungen in Form einer Borderline-Persönlichkeitsstörung lassen sich am besten als eine Gestalt mit folgenden Komponenten begreifen:

- *eine innerpsychische Struktur*, die von Schwierigkeiten mit der Integration sich widersprechender Sichtweisen von sich selbst und anderen gekennzeichnet ist, einem übermäßig strafenden Über-Ich sowie einem unterentwickelten Identitätsgefühl;
- *eine bestimmte Art des Umgangs mit der Welt*, gekennzeichnet von der unablässigen Suche nach intensiven Zweierbeziehungen in der Hoffnung auf Nachbeelterung; vom Unvermögen, eine zwischenmenschliche Distanz zu finden, mit der die Person sich wohlfühlt, und von einem unangemessen anklammernden oder sich distanzierenden Verhalten

aufgrund einer Angst davor, verlassen oder vereinnahmt zu werden;

- *eine charakteristische Problemkonstellation,* zu der ein schwaches und fragmentiertes Identitätsgefühl gehört, eine Neigung zu intensiven chaotischen persönlichen Beziehungen; ein übermäßiger Rückgriff auf primitive Schutz- und Abwehrmechanismen, die eine Verzerrung der Wirklichkeit bedingen (Spaltung, Verdrängung, Projektion und so weiter); unzureichende Impulskontrolle; ein geringes Selbstwertgefühl; ein Gefühl innerer Leere, durch das es schwerfällt, allein zu sein; ein nur bedingt kontrollierbarer Zorn und das Unvermögen, einen spontanen und angemessenen Kontakt herzustellen, mit dem die Person sich wohlfühlt.

Als Therapeuten können wir die Wirksamkeit unserer Therapie bei Borderline-Klienten erhöhen, indem wir unseren jeweiligen Therapiestil stärker an ihre Bedürfnisse anpassen. Um effektiver sein zu können, müssen wir die Gestalt von Borderlinern verstehen: ihre innerpsychische Welt, ihre Bewältigungsmechanismen, ihre typischen Probleme. Am wichtigsten aber ist, dass wir verstehen, dass diese Klientinnen und Klienten durch Psychotherapie wirksam behandelt werden können. Sie sind nicht von Natur aus mit Mängeln behaftet. Ihre Probleme gehen auf einen inhärent gesunden Versuch zurück, ihre emotionalen Überlebenschancen in einem unwirtlichen Umfeld zu maximieren.

Borderline-Klienten und Ziele: Ein gestalttherapeutischer Ansatz[7]

»Wer den Hafen nicht kennt, in den er segeln will, für den ist kein Wind der richtige«, heißt es bei Lucius Annaeus Seneca. Klienten mit Borderline-Persönlichkeitsanpassungen fällt es schwer, für sich erstrebenswerte Ziele zu benennen und zu erreichen. Sofern sie überhaupt ein Ziel benennen, neigen sie dazu, es nur vage zu umreißen, ohne konkreten, realistischen Plan, wie sie dorthin kommen. Lässt man sie gewähren, sprechen sie vielleicht ein paar Sitzungen lang über das generelle Thema, um es dann für Monate fallen zu lassen. Oder sie erwähnen ein bestimmtes Ziel (etwa fünf Kilo abzunehmen, mit dem Trinken aufzuhören oder eine Fremdsprache zu lernen), unternehmen dann einen zaghaften Schritt in diese Richtung (fangen mit einer Diät an, treten den Anonymen Alkoholikern bei oder melden sich für einen Sprachkurs an), »vergessen« das Ganze dann scheinbar aber wieder, bevor sie ihr Ziel tatsächlich erreichen. So kann es immer wieder ablaufen, ohne dass je ein nennenswerter Fortschritt in Richtung Ziel erlangt wird.

Die Theorie hinter der Gestalttherapie und das Figur-Grund-Geschehen

Es ist ein grundlegender Gedanke der Gestalttherapie, dass wir, um uns einen Reim auf die unzähligen Details des Feldes um uns herum (unseren Organismus und unsere Umgebung) zu machen, im gegebenen Moment primär das in den Vordergrund treten lassen (zur Figur machen), was mit unserem drängendsten Bedürfnis oder Verlangen oder der Angst in Verbindung steht, die uns am meisten beherrscht. Wie Fritz Perls konstatiert: »… das vorherrschendste Bedürfnis des Organismus wird zu jedem beliebigen Zeitpunkt die Figur, die in den Vordergrund tritt, und die anderen treten, zumindest vorübergehend, in den Hintergrund (1976, Seite 9). Die Schwierigkeiten von Borderline-Klienten mit persönlichen Zielen lassen sich anhand der Theorie der Gestaltbildung aus der Gestalttherapie verstehen. Das Ziel samt den persönlichen Gründen dafür, es erreichen zu wollen, (1) bleibt wenig fest umrissen und wird nie zu einer klaren, kontrastreich hervortretenden, überzeugenden Figur, da andere emotionale und praktische Bedürfnisse mit ihm um Aufmerksamkeit konkurrieren. Oder das Ziel wird (2) vorübergehend zu einer klaren Figur, gerät dann aber im Erleben schnell zu einem Bestandteil des nicht weiter wahrgenommenen Hintergrunds, sobald die Person auf dem Weg zum Ziel auf innere oder äußere Hindernisse stößt. Sich selbst überlassen kommen Borderline-Klienten nicht ohne Weiteres aus dieser Sackgasse heraus (siehe Kapitel »Liebe, Bewunderung oder Sicherheit?«).

Die fünf grundlegenden Fragen

Die folgenden fünf Fragen wurden von mir aus dem Wunsch nach einem simplen System entwickelt, das Therapeuten benutzen können, um Klienten mit Borderline-Anpassungen zu helfen, für sie persönlich erstrebenswerte Ziele zu ermitteln und zu erreichen. Natürlich taugen sie auch generell als Hilfe für Menschen, denen es schwerfällt, selbstgesteckte Ziele umzusetzen. Die Fragen sollen Klienten helfen, ihre Ziele schärfer ins Visier zu nehmen, sich selbst genauer zu beobachten und diese Ziele sowie die Schritte, die erforderlich sind, um sie zu erreichen, immer als klar abgegrenzte Figuren vor Augen zu haben, deren Sinn für sie erkennbar ist. Natürlich gibt es auch noch viele andere potenziell sinnvolle Möglichkeiten, diese Fragen zu formulieren und so an die grundlegenden Punkte heranzukommen. Was hier nun folgt, versteht sich als modellhafte Beispiele, nicht als feste Vorgaben:

1. *Das Ziel:* Welche Veränderung würden Sie in Ihrem Leben jetzt gerade gern vornehmen?
2. *Die konkreten Schritte:* Was müssen Sie in dieser Woche konkret tun, um das in die Wege zu leiten?
3. *Der Realitätscheck:* Welche Hindernisse könnten Ihnen in dieser Woche innerlich oder äußerlich in den Weg geraten, wenn es darum geht, diese Schritte zu unternehmen?
4. *Umgang mit Hindernissen:* Wie gehen Sie mit den Hindernissen um, die diese Woche auftauchen könnten?
5. *Der Motivationscheck:* Sind Sie fest entschlossen, diese Woche das zu tun, was erforderlich ist, um Ihr Ziel zu erreichen?

Verinnerlichung eines strukturierten Herangehens: Ziel ist nicht das Ziel

Die fünf Fragen (und die Planungsschritte, die sich in ihnen niederschlagen) können Klienten mit Borderline-Persönlichkeitsanpassung dabei helfen, Ziele zu ermitteln, die für sie persönlich erstrebenswert wären, und realistisch die Schritte zu planen, die zum Erreichen dieser Ziele erforderlich sind. Die grundlegende Absicht hierbei ist die, Klientinnen und Klienten ein strukturiertes Herangehen an ihre Ziele zu vermitteln, auf das sie, wenn sie es erst einmal verinnerlicht und auf ihre persönlichen Verhältnisse übertragen haben, für den Rest ihres Lebens auch außerhalb der Therapie zurückgreifen können. Der entscheidende Punkt hierbei ist das Erlernen der Struktur – was es zu bedenken und planen gilt und wie sich innere und äußere Hindernisse überwinden lassen –, nicht das Erreichen eines bestimmten Ziels. Paradoxerweise könnte man sagen: *Ziel ist nicht das Ziel.*

Außer in Notfällen, in denen für den Klienten oder eine andere Person unmittelbar Gefahr in Verzug ist (etwa während eines psychotischen Schubs oder wenn Gewalt im Spiel ist), ist es außerordentlich wichtig, dass sich die Klientinnen und Klienten ihre eigenen Ziele setzen und die Detailplanung selbst übernehmen. Ihr Widerstand wird so tendenziell geringer ausfallen und es vermittelt ihnen eher das Gefühl, dass das, was dabei herauskommt, »auf ihrem eigenen Mist gewachsen« ist.

Die Rolle des Therapeuten oder der Therapeutin

Die Rolle des Therapeuten oder der Therapeutin besteht darin:

- Fragen zu stellen, die zu Introspektion und Problemlösung anregen;
- dem Klienten eigene Gedanken und Lösungen in Sachen Hindernisse zu entlocken;
- Vorbilder für die Arten von Fragen zu demonstrieren, die zu bedenken sind, um erstrebenswerte Ziele zu erreichen;
- dem Klienten oder der Klientin zu helfen, die kritischen emotionalen Punkte durchzuarbeiten, die bei diesem Prozess unweigerlich zutage treten.

Dieser ganze Prozess kann sich lange hinziehen, und vieles mag sich wiederholen. Zusätzlich zu den gewöhnlichen Widerständen, die viele von uns haben, wenn es darum geht, etwas Neues zu tun, das uns schwierig und vielleicht unangenehm vorkommt, haben Klienten mit Borderline-Persönlichkeitsanpassung oft auch unrealistische Erwartungen und Wünsche, die ihnen in den Weg geraten. Viele wollen umsorgt werden, wehren sich aktiv dagegen, Erwachsenenpflichten zu übernehmen (etwa Wäschewaschen oder das Bezahlen von Rechnungen) und haben eine Menge unreflektierter und unrealistischer Vorstellungen vom Leben und ebensolche Erwartungen an dieses. James F. Masterson sagte gern, dass das Motto von Borderlinern laute: »Das Leben sollte leicht sein, und das, was schwierig daran ist, sollte mir jemand anderes abnehmen.«

Bei einigen Klienten kann es jahrelange Anläufe, Stopps und Neustarts erfordern, bevor sie auch nur ein einziges selbstgesetztes Ziel erreichen, das für sie erstrebenswert ist, obwohl sie auf anderen Gebieten ihrer Therapie vielleicht beträchtliche Fortschritte machen. De facto hilft ihnen der Fortschritt, den sie in der Therapie zu anderen Kernpunkten erzielen – etwa sich selbst besser zu verstehen, mit emotionalem Schmerz und alten Verletzungen umzugehen, innere Konflikte aufzulösen und zu einem besser integrierten Ganzen zu werden – dabei, auch im Hinblick auf ihre anderen, konkreteren Lebensziele weiterzukommen. Die Widerstände der Klienten, die während dieses Prozesses zum Vorschein kommen, müssen von der Therapeutin oder dem Therapeuten immer wieder geduldig ergründet und angesprochen werden.

Was es nicht zu tun gilt

Es ist wichtig, sich als Therapeut oder Therapeutin Geduld und Realismus zu bewahren, wenn es darum geht, wie langwierig der beschriebene Prozess sein kann. Klagen von Klienten über ausbleibende Fortschritte auf dem Weg zu ihren Zielen sowie das eigene Verlangen, hilfreich zur Seite stehen zu können, kann Therapeuten in die Versuchung führen, an der einen oder anderen Stelle am liebsten eine Abkürzung nehmen zu wollen. Statt dass es zur Selbstaktivierung des Klienten kommt und dieser Zugang zu seinen wahren Wünschen und zu seiner eigenen Motivation findet, sind sie dann vielleicht geneigt, ihren Borderline-Klienten von sich aus Ziele vorzuschlagen und die Einzelheiten des Plans für sie auszuarbeiten, um zu versuchen, das Ziel auf diesem Weg zu erreichen.

Denken Sie daran: *Ziel ist nicht das Ziel*. Hier zu übernehmen, verstärkt nur das Unzulänglichkeitsgefühl der Klienten und baut nicht die innere Struktur auf, die sie brauchen, um eigenständig weiterzukommen. Es ist so, als würde man mit Klienten ins Fitnessstudio gehen, für sie die Gewichte heben und erwarten, dass sie dadurch Muskeln aufbauen.

Untergliedern Sie größere Ziele in wöchentliche Schritte

Die Fragen beziehen sich bewusst auf Wochenziele, da die meisten größeren Ziele in kleinere Komponenten untergliedert werden müssen, die wöchentlich bestimmte Schritte verlangen, und da die meisten Klienten ihren Therapeuten nur einmal die Woche sehen. Diese Fragen lassen sich also dazu verwenden, für Klienten sinnvolle Aufträge für zu Hause zu entwickeln, sodass die Therapiearbeit zwischen den Sitzungen weitergeht.

Klientin Rachel

Es folgt ein klinisches Beispiel, das illustriert, wie sich die Fragen in der Praxis einsetzen lassen. Rachel, eine einunddreißigjährige Frau, beklagt sich in der Therapie oft, dass ihre ganzen guten Freundinnen weggezogen sind und dass sie sich einsam fühlt. In dieser Fallvignette tastet sie sich an eine Lösung heran:

Rachel: Ich muss wirklich zusehen, dass ich öfter rausgehe und mehr unter die Leute komme.

Therapeutin: Was müssten Sie diese Woche unternehmen, damit es dazu kommt? (Therapeutin springt zu Frage 2 und fragt nach konkreten Einzelheiten, da Frage 1 durch Rachels ursprüngliche Aussage schon implizit beantwortet wurde.)

Rachel: Ich weiß nicht. Ich schätze einmal, ich müsste mir was vornehmen. Eine Veranstaltung zu besuchen, wo ich neue Leute kennenlernen kann. (Vage, allgemeine Antwort.)

Therapeutin: Haben Sie dabei eine bestimmte Veranstaltung im Sinn? (Therapeutin hakt erneut konkreter nach, ohne selbst einen Vorschlag einzubringen.)

Rachel: Jemand von der Arbeit gibt am Freitagabend eine Party. Ich schätze mal, da könnte ich hingehen.

Therapeutin: Sehr begeistert oder sicher klingen Sie dabei nicht. (Auf ein mögliches Hindernis aufmerksam machen: Frage 3.)

Rachel: Na ja … ich muss erst mal auf die Einladung reagieren und etwas zum Anziehen finden. Alles, was ich habe, ist entweder in der Wäsche, passt nicht zum Anlass oder macht mich fett. (Liste von Hindernissen.)

Therapeutin: Das klingt danach, als müssten Sie im Vorfeld ein paar konkrete Dinge erledigen, damit Sie zu der Party können. Haben Sie einen Plan? (Frage 4, Umgang mit Hindernissen.)

Rachel: Das mit der Rückmeldung auf die Einladung ist kein Problem. Eigentlich denke ich nicht, dass es jemanden stört, wenn ich einfach dort auftauche. So förmlich ist das gar nicht. Eigentlich nur so ein ungezwungenes Zusammensein. Wenn ich eine Flasche Wein oder ein paar Bier mitbringe, sind schon alle zufrieden. Das Problem ist: Im Moment sehe ich in so vielen Klamotten einfach nur scheiße aus. Ich fühle mich so dick. (Ein emotionales Hindernis.)

Therapeutin: Was können Sie vor der Party tun, damit Sie sich zufriedener mit Ihrem Aussehen fühlen? (Frage 4, Umgang mit Hindernissen – sich nicht auf einen Nebenschauplatz locken lassen, indem Sie auf die Probleme der Klientin mit ihrem Körper eingehen.)

Rachel: Ich denke, ich muss mal shoppen gehen. Oder vielleicht einfach was aus der Reinigung abholen. Ich könnte auf dem Nachhauseweg von hier mal gleich bei der Reinigung vorbeigehen. Dann weiß ich wenigstens, dass ich auf jeden Fall etwas zum Anziehen habe, in dem ich mich wohlfühle. Wenn ich warte und shoppen gehe, finde ich vielleicht nichts. Shoppen kann ich ja trotzdem immer noch gehen, wenn ich dazu noch Zeit habe. Wenn ich mich wirklich unsicher fühle, kann ich mir im Kaufhaus vor der Party mein Make-up richten lassen.

Therapeutin: Das klingt, als hätten Sie die Details klar. Wie steht es um Ihre Motivation? Machen Sie das wirklich? Gehen Sie hin?

Rachel: Ja. Ich bin ziemlich sicher, dass ich das wirklich mache. Einsam fühle ich mich ja schon. Und ich will mehr Gesellschaft. Meist sind es aber die ganzen Kleinigkeiten, die mich dabei aus dem Tritt bringen.

Das »vergessene« Ziel: Was tun?

An irgendeinem Punkt werden Ihre Klienten zu Ihnen kommen und über Aktivitäten ihrerseits sprechen, die ihr Ziel komplett sabotieren. Ihr Ziel ist jetzt ein Teil des nicht ohne Weiteres sichtbaren Hintergrundes, vor dem sich ihre Erfahrung abspielt, und ein anderes Bedürfnis oder Gefühl ist Figur. Da ihr Ziel so in den nicht weiter beachteten Hintergrund abgeglitten ist, nehmen sie den Widerspruch zwischen dem, was sie gerade vorhaben, und ihrem Ziel tatsächlich nicht wahr. Ich habe für diesen Fall eine simple Intervention entwickelt, mit der man das Ziel wieder zur Figur werden lassen kann. Man kann sie in drei Grundschritte untergliedern:

- *Schritt 1: Äußern Sie Empathie.* Derartige Aussagen zeigen, dass Sie verstehen, was der Klient oder die Klientin fühlt.
- *Schritt 2: Rücken Sie das Ziel des Klienten oder der Klientin wieder ins Bewusstsein.* Der Grundgedanke hierbei ist der, dass der Kli-

ent, wenn beide Ideen gleichzeitig im Vordergrund stehen, gegebenenfalls mit den offensichtlichen Widersprüchen zwischen dem langfristigen Ziel und seinem jetzigen Vorhaben konfrontiert wird. Wichtig ist hier, das Ziel des Klienten zur Figur zu machen, ohne eine Präferenz kundzutun oder ihm zu sagen, was er tun soll.[8]

- *Schritt 3: Stellen Sie Fragen, die zur Reflexion anregen.* Sie wollen, dass Ihr Klient oder Ihre Klientin reflektiert, welche Auswirkung sein oder ihr Vorhaben auf das längerfristige Ziel hat.

Hier einige klinische Beispiele, die illustrieren, wie ich diese Schritte in der Praxis umsetzen könnte und die auf tatsächlichen Äußerungen meiner Klienten basieren. Natürlich verstehen sich meine »Rezepte« nur als grobe Orientierung, nicht als Vorgaben. Wie bei allen anderen therapeutischen Interventionen gilt auch hier, dass diese Richtschnur dann gut funktionieren wird, wenn Sie Ihrer ureigenen Umgangsweise mit dem Klienten, Ihrer Art zu sprechen und Ihrem eigenen Gespür für das entsprechende Timing treu bleiben.

Klientin Jill

Jill ist eine zweiunddreißigjährige, unverheiratete Frau, die in ihrer Vorgeschichte immer wieder kurze Beziehungen zu ambivalenten Männern hatte. Sie erträgt es schwer, allein zu sein, und neigt dazu, ihre Einsamkeitsgefühle dadurch zu lindern, dass sie über den Durst trinkt und sich Hals über Kopf in Beziehungen mit Männern stürzt, die sie kaum kennt.

Jills derzeitiges Therapieziel: »Ich will aufhören, meine Zeit damit zu verschwenden, dass ich hinter Typen her bin, die echt nicht mit mir zusammen sein wollen oder die nichts für mich sind. Ich will, dass mir von jetzt an jeder, mit dem ich gehe, wirklich zeigt, dass er mich will. Und ich will jemand Passenden finden, der an dem Punkt ist, eine Beziehung einzugehen, die für beide befriedigend ist und die auf eine Heirat hinauslaufen könnte.«

Jill kommt in eine Sitzung und sagt: »Gestern Abend habe ich in einer Bar jemanden kennengelernt. Er ist nicht der Typ, auf den ich sonst so stehe, ein bisschen zu jung für mich. Aber wir haben uns zusammen ein paar Drinks gegönnt und ich habe seine Gesellschaft genossen. Ich weiß, dass ich das besser sein lassen sollte, aber ich bin noch mit zu ihm gegangen. Wir hatten zwar keinen Sex, aber es ging schon ziemlich zur Sache. Nach einer Weile sagte er, er hätte am anderen Morgen schon früh einen Termin. Und ob es mir was ausmachen würde, wenn er mir ein Taxi nach Hause bestellt. Er fragte mich nicht nach meiner Telefonnummer. Vielleicht hat er es einfach vergessen. Ich weiß, wo er arbeitet, und frage mich, ob ich vielleicht einmal dort hereinschneie und ihn überrasche. Was meinen Sie?«

Schritte für den Therapeuten oder die Therapeutin:

- *Schritt 1: Äußern Sie Empathie:* »Ich weiß, dass Sie derzeit ganz schön einsam sind und sich jemanden wünschen, den Sie lieben können und der Ihre Liebe erwidert.«
- *Schritt 2: Rücken Sie das Ziel der Klientin wieder ins Bewusstsein:* »Ich erinnere mich allerdings auch, dass Sie sich ja im Hinblick auf Beziehungen und die Art von Männern, mit denen Sie sich auf Dates einlassen wollen, ein neues Therapieziel gesetzt haben. Erinnern Sie sich?« (Jetzt wartet die Therapeutin darauf, dass Jill ihr Ziel formuliert. Sollte sie es »vergessen« haben, liest sie es ihr anhand ihrer Notizen zur letzten Sitzung noch einmal vor.)
- *Schritt 3: Stellen Sie Fragen, die zur Reflexion über die Auswirkungen anregen, die das Vorhaben auf das längerfristige Ziel der Klientin ha-*

ben würde, etwa: »Jill, ich habe an dieser Stelle ein paar Fragen an Sie. Vielleicht lassen Sie sich diese Fragen ja einmal durch den Kopf gehen: Wie verträgt sich sein Verhalten Ihnen gegenüber mit Ihrem Ziel? Hat er etwas an sich, das Ihnen signalisiert, dass er vielleicht kein guter Partner für Sie wäre? Oder: Was ist in der Vergangenheit passiert, wenn Sie so etwas gemacht haben?«

Jill: »Tja, darüber mache ich mir nicht gern Gedanken, das wissen Sie ja. Aber ich schätze mal, das muss ich wohl. In der Vergangenheit war es immer so: Wenn mich einer, bevor wir auseinander gingen, nicht nach meiner Telefonnummer gefragt hat oder kein neues Date mit mir verabredet hat, dann hat sich immer herausgestellt, dass er sich nicht wirklich genug für mich interessierte, um für mich der Freund sein zu können, den ich suche. Und der Typ jetzt ist zu jung für mich. Es könnte funktionieren, wenn er die entsprechende Reife hätte und bereit wäre, sich auf etwas Ernstes mit mir einzulassen. Seinem Verhalten nach kam es mir aber nicht so vor. Selbst wenn ich die Initiative ergreifen würde und es käme zu einer weiteren Verabredung, würde das Ganze wohl auseinandergehen. Weil er zu jung ist, eigentlich nicht mein Typ und zu ambivalent im Hinblick auf mich. Bei ihm am Arbeitsplatz vorbeizuschauen würde einfach nur dazu führen, dass die alte Leier für mich weitergeht.«

Klient Jim

Jim ist ein zweiundvierzigjähriger Mann, der in einem Familienbetrieb arbeitet. In der Vergangenheit hat er immer wieder die Beherrschung verloren, andere mit wüsten Beschimpfungen vergrault und sich dann gewundert, dass er bei ihnen nicht mehr gut gelitten war. Er tritt sehr streitlustig und impulsiv auf und tut sich schwer, sich in

Situationen, die ihn emotional beanspruchen, eine realistische Sicht der Dinge zu bewahren. Etliche Freunde und Bekannte reden schon nicht mehr mit ihm, nachdem er ihnen so einiges an den Kopf geworfen hat. Seine Beziehung zu seiner Familie steht aus eben diesem Grund ebenfalls immer wieder auf der Kippe. Das wiederum verletzt seine Gefühle und bewirkt, dass er sich verlassen und ungeliebt fühlt.

Jims derzeitiges Therapieziel: »Alles, was ich will, sind liebevolle Beziehungen, bei denen klar ist, dass einem der andere am Herzen liegt. Und ich bin bereit, dafür zu tun, was auch immer zu tun ist. Mein erster Schritt ist der: Wenn ich von jemandem enttäuscht bin oder wütend auf ihn, dann bremse ich mich erst einmal aus und denke nach, bevor ich etwas sage oder tue. Ich frage mich: Wird das, was ich sagen oder tun will, für meine Beziehung zu dieser Person hilfreich sein oder wird es ihr schaden?«

Jim kommt in die Sitzung und sagt: »Mein Bruder ist mir gegenüber ein richtiges Arschloch. Er denkt immer, er hätte recht mit allem. Heute hat er bei der Arbeit kaum Hallo zu mir gesagt. Für wen zum Teufel hält der sich? Ich schicke ihm eine E-Mail und blase ihm mal so richtig den Marsch. Und dann sage ich ihm auch, was ich wirklich von den ganzen beschissenen Sachen halte, die er im Laufe der Jahre mit mir abgezogen hat.«

Schritte für den Therapeuten oder die Therapeutin:

- *Schritt 1: Äußern Sie Empathie:* »Ich weiß, dass Sie auf ihren Bruder gerade sehr wütend sind und ihn am liebsten so klein mit Hut sehen würden.«
- *Schritt 2: Rücken Sie das Ziel des Klienten wieder ins Bewusstsein:* »Ich erinnere mich aber auch, dass Sie sich ja ein neues Therapieziel gesetzt haben, was Beziehungen angeht. Erinnern Sie sich noch daran?« (Nun wartet der Therapeut oder die Therapeutin darauf, dass Jim sein Ziel formuliert. Falls er es »vergessen«

hat, liest der Therapeut es aus den Aufzeichnungen zur letzten Sitzung noch einmal vor.)

- *Schritt 3: Stellen Sie Fragen, die zur Reflexion anregen,* etwa: »Jim, was meinen Sie, wie es sich auf Ihre Beziehung zu Ihrem Bruder auswirkt, wenn Sie ihm das alles sagen? Oder: Was meinen Sie, wie er sich dabei fühlen wird? Und was meinen Sie, wie er darauf reagiert? Bringt Sie das letzten Endes weiter, wenn es um Ihr Ziel geht, eine liebevolle Beziehung zu ihm zu haben, bei der klar ist, dass Sie sich wechselseitig am Herzen liegen? Oder ist es eher hinderlich?«
- *Jim* (lacht)*:* »Na ja, wenn Sie das so aufs Tapet bringen, stehe ich wieder wie ein Idiot da! Ich schätze mal, ich verkneife es mir und versuche, toleranter zu sein. Sie haben mir ja einmal gesagt, dass ich ruhig einige Gedanken für mich behalten könnte. Vielleicht sollte ich mal mit dieser Situation anfangen. Und einfach freundlich tun und so, als wäre nichts gewesen. Es bringt ja nichts, wenn ich ihn anschreie.«[9]

Elementare Grundsätze

1. *Überlassen Sie es den Klienten selbst, sich ihre eigenen Ziele zu stecken:* Wenn Sie ihnen das abnehmen, verstärkt es ihr Gefühl, dem nicht gewachsen zu sein, und ermutigt zu Passivität. Außerdem erlaubt es ihnen, den Anteil von sich auf Sie zu projizieren, der von ihnen will, dass sie bestimmte Dinge tun (den »Boss«). Und sie selbst gehen dabei in den Widerstand und inszenieren die Rolle des »Underdogs« (des Teils von ihnen, der sich davor drücken möchte, etwas selbstständig zu tun).

2. *Fragen Sie in der Folgesitzung nach, wie es gelaufen ist:* Falls Klienten mit derartigen Informationen nicht spontan von selbst herausrücken, erkundigen Sie sich danach, inwieweit sie es geschafft haben, die Schritte zu unternehmen, die sie näher an das von ihnen gesetzte Ziel bringen. »Sie haben gar nichts von der Party erwähnt. Wie ist sie gelaufen?«
3. *Erinnern Sie den Klienten an sein Ziel:* Borderline-Klienten neigen dazu, es zu »vergessen«, dass sie ja weiter auf ihr Ziel hinarbeiten wollten. Wenn Sie sie gewähren lassen, erwähnen Sie dieses Ziel dann vielleicht wochen- oder monatelang nicht mehr. Wenn sie also aufhören, über das Ziel zu sprechen, sagen Sie etwas, was ihnen in Erinnerung ruft, dass sie sich ein Ziel gesetzt hatten, etwa: »Rachel, mir fällt auf, dass Sie gar nicht mehr davon reden, dass Sie in Ihrem Leben mehr Menschen um sich haben möchten.« Oder: »Haben Sie seit der Party sonst noch etwas unternommen, um häufiger auszugehen und mehr unter die Leute zu kommen?«
4. *Bleiben Sie bei der gegenwärtigen Realität:* Rücken Sie das erklärte Ziel Ihres Klienten und das, was er realistisch betrachtet *jetzt* dafür tun kann, in den Fokus Ihrer Fragen. Ansonsten werden diese Klienten dazu neigen, die Beschäftigung mit ihren Zielen bis zu irgendeinem hypothetisch idealen Zeitpunkt aufzuschieben, wo sich all ihre Ängste und Einwände wie von Zauberhand ohne jedes eigene Zutun in Luft aufgelöst haben (das heißt, wenn sie schlank, schön, reich sind oder mehr Selbstvertrauen haben oder was auch immer es ihrer Vorstellung nach leichter machen würde, ihr aktuelles Ziel zu erreichen).

Häufige Stolpersteine

Einige höherfunktionale Klientinnen und Klienten mit Borderline-Anpassungen sind froh über Anleitungen zum Festlegen und Erreichen von Zielen und machen recht schnell Fortschritte. Andere dagegen haben vielleicht massive Widerstände gegen Veränderungen in ihrem Leben, selbst wenn offensichtlich ist, welche Vorteile sie davon hätten. Es folgen einige tatsächliche Kommentare von Borderline-Klienten mir gegenüber – zusammen mit meinen Antworten darauf, um die Arbeit voranzubringen.

Beispiel 1: Durch unlogisches Denken rationalisierte Passivität

Ziel der Klientin: Etwas für die eigene Gesundheit tun

Klientin: Mein Arzt hat gesagt, ich bräuchte mehr Bewegung. Und ich müsste wieder Physio machen, um die Muskeln rund um mein Knie zu kräftigen, damit ich um eine Knie-OP herumkomme. (Zum Arzt zu gehen, war der konkrete Schritt, den sie zwei Wochen zuvor als Antwort auf Frage 2 benannt hatte.) Ich will mich wirklich nicht operieren lassen. Ich weiß, dass ich zur Physiotherapie muss, aber ich schlafe nicht gut, weil ich von meinen Schmerzen im Knie immer wieder wach werde. Ich denke, ich muss warten, bis ich besser schlafe. Ich bin zu schlapp, um auch nur daran denken zu können, da hinzugehen. Ich wäre heute beinahe auch nicht hierhergekommen. (Die Stellen, an denen ihre Argumentation offenkundig hakt, scheinen Teil des nicht wahrgenommenen Hintergrunds.)

Therapeutin: Ich bin nicht sicher, ob ich Ihren Überlegungen folgen kann. Die Schlafprobleme kommen doch von Ihren Schmerzen, oder? Wie wollen Sie dann mehr Nachtruhe bekommen, ohne Ihr Knie in Ordnung zu bringen? (Hervorheben der Denkfehler bei den Überlegungen der Klientin zum Umgang mit diesem Hindernis. Diese werden damit zur Figur.)

Klientin: Na ja, manchmal wird es auch von selbst wieder besser. Es ist nicht immer so schlimm. (Ausflüchte dafür, nichts zu unternehmen.)

Therapeutin: Aber ich meine mich zu erinnern, wie Sie damals, als es nicht ganz so schlimm war, nichts unternommen haben, weil die Schmerzen, wie Sie sagten, nicht schlimm genug waren, um Sie dazu zu motivieren. Deckt sich das mit Ihrer Erinnerung? (Ihre frühere Ausrede für ihre Untätigkeit wird so zur Figur, womit sie Impulse erhält, sich näher mit dem Haken bei ihrem Plan zu befassen, wie sie ihr Ziel erreichen will.)

Klientin: Ja. Ich schätze – wo Sie mir das jetzt so vor Augen führen … So, wie ich das angehe, kommt mein Knie wohl nie in Ordnung. Ich will zwar nicht, aber ich muss mich wohl irgendwie überwinden und zur Physiotherapie gehen. (Klientin macht sich das Ziel wieder zu eigen.)

Beispiel 2: Selbstzerstörerisches, durch emotionale Bedürftigkeit rationalisiertes Ausagieren

Ziel des Klienten: Eine gesunde, stabile Beziehung zu einer Frau haben

Klient: Meine Freundin hat gestern Abend mit mir Schluss gemacht. Wir hatten Streit, weil sie mich immer verdächtigt, ich würde mich mit anderen Frauen treffen. Ich bin so wütend auf sie geworden, dass ich mich volle Kanne betrunken und sie dann sturzbesoffen angerufen habe. Sie ist nicht rangegangen, also habe ich ihr eine lange Nachricht auf dem AB hinterlassen, dass sie fett und hässlich und die totale Loserin sei und sowieso zu alt, als dass irgendein Mann sie noch attraktiv finden würde, und dass ich sowieso nie geheiratet hätte. Jetzt will ich sie wiederhaben, aber sie geht nicht mehr ans Telefon.

Therapeutin: Haben Sie sich denn mit anderen Frauen getroffen? (Die Realität wird so in den Vordergrund gerückt.)

Klient: Schon. Aber das konnte sie unmöglich wissen. Jedenfalls denke ich wirklich, dass sie die Richtige ist. Obwohl ich das alles zu ihr gesagt habe. Die anderen Frauen bedeuteten mir nichts; ich war nur einsam, als sie auf Reisen war.

Therapeutin: Warum haben Sie ihr dann all diese Sachen gesagt? (Zur Introspektion anregend und für diesen Moment nicht weiter auf den Punkt eingehend, dass er sich mit anderen Frauen getroffen hatte.)

Klient: Na ja, wie konnte sie mich einfach so verlassen? Das konnte ich nicht hinnehmen. Ich musste etwas machen. (Auf diese Weise sein Verhalten rechtfertigend, obwohl es sein Ziel sabotiert.)

Therapeutin: Wirklich? Und (Skepsis signalisierend), dieses »Etwas« musste darin bestehen, sich zu betrinken und ihr eine lange Nachricht zu hinterlassen, von der Sie wussten, dass sie Sie dafür hassen wird? (Die Tatsache unterstreichend, dass er ja die Wahl hatte, wie er mit der Situation umgehen würde.)

Klient: Gut, ich hätte vielleicht auch etwas anderes machen können, aber ich weiß nicht, was.

Therapeutin: Was ist mit dem, was Sie in Ihren »Emotionalen Notfallkasten« gepackt hatten? (Der »Emotionale Notfallkasten« bestand aus einer Liste von Aktivitäten, die er in vorangegangenen Therapiesitzungen aufgestellt hatte, und umfasste zahlreiche produktive Möglichkeiten, die ihm offen standen, wenn er sich beruhigen oder wieder zu sich kommen wollte.)

Klient: Daran habe ich in dem Augenblick gar nicht gedacht. Ich war ganz im Moment. Ich habe einfach alles vergessen außer, wie verletzt ich mich fühlte.

Therapeutin: Selbst wenn Sie sie zurückgewinnen, dürfte es noch weitere Zeitpunkte geben, wo Sie sich von ihr verletzt oder im Stich gelassen fühlen. (Hiermit wird die langfristige Realität zur Figur gemacht.) Was machen Sie also, wenn Sie Ihre Freundin nicht betrügen und sich nicht betrinken und keine Sachen sagen, die der Beziehung schaden? (Mehr Realität, bezogen auf wahrscheinliche Hindernisse und Nachhaken nach konkreten Details dazu, wie sie sich überwinden lassen.)

Klient: Ich denke, ich warte einfach einmal ab und schaue mir an, was passiert. Vielleicht regelt es sich ja von selbst. (Widerstand)

Therapeutin: Hat diese Strategie Ihnen schon öfter etwas gebracht?

Klient (lacht): Nee, war wohl nix.

Fazit

Wie die hier beschriebenen Fallvignetten verdeutlichen, ist es keine leichte Aufgabe, Klienten mit Borderline-Anpassungen zu helfen, für sie persönlich erstrebenswerte Ziele zu ermitteln und im Blick zu behalten. An irgendeinem Punkt vergessen die meisten dieser Klienten, warum sie sich dieses Ziel überhaupt gesetzt haben. Und ihnen wäre es am liebsten, wenn Sie – als ihr Therapeut oder ihre Therapeutin – es auch vergessen würden. Es besteht eine eindeutige Spaltung zwischen dem Anteil des Klienten, der die Sache in die Hand nehmen und verantwortungsbewusst am eigenen Leben beteiligt sein will, und dem Anteil, der einfach nur den Weg des geringsten Widerstands sucht. Oder, wie ich einem Klienten einmal sagte: »Ihr

Erwachsener hat sich den Termin geben lassen, aber wahrgenommen wird er anscheinend von Ihrem Kind.«

All das verlangt Therapeuten eine Menge ab. Der Therapeut oder die Therapeutin muss das sein, was der Klient nicht sein kann: stabil, berechenbar, realistisch und ausdauernd. Der Therapeut muss anfangs die gesamte Bandbreite der Wirklichkeit im Sinn behalten, in der der Klient lebt: seine früheren Erfahrungen, gegenwärtigen Ziele und die wahrscheinlichen langfristigen Resultate seiner derzeitigen Einstellungen und Handlungen. Eine verlässliche Möglichkeit, den Therapieerfolg bei Klienten mit Borderline-Anpassungen zu messen, besteht sogar darin, dass sich bei erfolgreicher Therapie die Last der Arbeit vom Therapeuten zum Klienten verlagert.

Gegenübertragung: Wie wir das Netz entwirren[10]

Die Behandlung von Klienten mit Borderline-Themen kann mit zum Schwierigsten und Frustrierendsten überhaupt gehören. Ihr Verhalten in der Therapie wechselt häufig zwischen mit Anklammern verbundenen Forderungen nach Nachbeelterung (»Mach du das für mich. Du gibst mir nachträglich noch alles, was ich im Leben nie bekommen habe«) und einem erzürnten Misstrauen und Rückzug, wenn sie enttäuscht sind, weil ihre Bedürfnisse nicht erfüllt werden.

Anders als der typische Klient mit weniger umfassenden Problemen, der im Laufe der Therapie nach und nach eine Übertragungsreaktion entwickelt und in dessen therapeutische Grundthemen nicht der Therapeut oder die Therapeutin selbst verwickelt ist, kommt der Borderline-Klient schon mit einer voll entwickelten Übertragung in die Therapie, bereit, sie auf die nächstbeste Person zu projizieren, die ihm dazu gerade gelegen kommt (Masterson 1976). Infolgedessen macht der Borderline-Klient seine Beziehung zum Therapeuten oder der Therapeutin von Anfang an zu einem zentralen Thema und nimmt sie als eine der wichtigsten Beziehungen, wenn nicht sogar *die* wichtigste Beziehung in seinem Leben wahr.

Das alles zusammengenommen verlangt therapeutisch Tätigen außergewöhnlich viel ab. Dementsprechend ertappen sich viele Therapeutinnen und Therapeuten dabei, extrem heftige und mitunter unerwartete emotionale Reaktionen auf ihre Borderline-Klienten zu erleben. In diesem Kapitel gehe ich auf die gängigen Gegenübertragungssituationen ein, die sich während der Behandlung von Borderline-Klienten entwickeln können. Ich schildere, was sie mit Blick auf das, was sich in der Therapie abspielt, bedeuten und wie man mit ihnen umgehen kann.

Definition von Gegenübertragung

Traditionell wurde der Begriff »Gegenübertragung« auf emotionale Reaktionen des Therapeuten auf den Klienten angewandt, die in Bezug auf die gegenwärtige Situation unangebracht waren und Fragmente ungelöster eigener Problematiken aus der Vergangenheit des Therapeuten oder der Therapeutin, die er/sie jetzt auf den Klienten übertrug.

Heute ist eine weiter gefasste Definition üblich, die ich persönlich bevorzuge. Ich bezeichne sämtliche emotionalen Reaktionen des Therapeuten auf den Klienten als Gegenübertragung. Vor allem gefällt mir die Unterscheidung, die Peter Giovacchini (1989) zwischen dem trifft, was er »homogene Übertragungsreaktionen« nennt (die durchschnittlichen Reaktionen, die in bestimmten Situationen zwischen Klient und Therapeut zu erwarten sind) und den »idiosynkratischen Gegenübertragungsreaktionen« (der Therapeut oder die Therapeutin reagiert »übertrieben oder ungewöhnlich auf eine Situation, die die meisten als harmlos betrachten würden«). In diesem Kapitel richte ich den Fokus im Grunde auf *homogene Übertragungsreaktionen:* solche, die man bei der Arbeit mit Borderline-Klienten so häufig erlebt, dass sie bis zu einem gewissen Grad unausweichlich scheinen.

Alles steht und fällt damit, Borderline-Klienten zu verstehen

Meiner Erfahrung nach entstehen die meisten Gegenübertragungsreaktionen, die den therapeutischen Prozess stören, weil der Therapeut oder die Therapeutin unzureichend auf den Umgang mit Borderline-Klienten vorbereitet ist. Dementsprechend missversteht oder übersieht er oder sie entscheidende therapeutische Belange und wird von der Haltung oder dem Verhalten des Klienten völlig überrascht.

Um den emotionalen Verwicklungen, in die Therapeut und Klient geraten können, etwas von ihrer Rätselhaftigkeit zu nehmen und ihre Absehbarkeit aufzuzeigen, werde ich hier einige der gängigeren Gegenübertragungsprobleme beschreiben und sie kurz in Verbindung zu den darunterliegenden Borderline-Themen setzen, die zu dieser Situation beitragen. Unter der Überschrift »Lösung« werde ich einige mögliche Wege vorschlagen, an diese Probleme heranzugehen.

Auch wenn ich meine Vorschläge als »Lösungen« tituliere, sind sie lediglich als Ausgangspunkt gedacht: etwas, das Ihnen helfen soll, sich zu überlegen, wie der Umgang mit einer bestimmten therapeutischen Schwierigkeit aussehen könnte. Jede Begegnung zwischen Klient und Therapeut ist einzigartig, und jeder Therapeut, jede Therapeutin bringt einen ganz eigenen Schatz an Wissen und Erfahrung mit. Ich möchte Ihnen mit meinen Vorschlägen nichts vorgeben, sondern Ihnen Mut machen.[11]

Häufige Gegenübertragungsprobleme

Es gibt fünf grundlegende Gegenübertragungsreaktionen auf Borderline-Klienten. Ich nenne Sie hier einmal kurz und knapp MAD (wütend), BAD (schlecht), SAD (traurig), GLAD (froh) und SCARED (angstvoll). Diese Reaktionen können allein oder in Kombination auftreten. Es kann sein, dass an einem bestimmten Punkt der Therapie die eine vorherrscht und dann wieder – in Reaktion auf andere Umstände – eine andere.

MAD – wütend

Szenario 1

Ihre Klientin hat sich gerade ungewöhnlich bedürftig, klammernd und fordernd gezeigt. Sie sind immer wieder über Ihren Schatten gesprungen, um ihre Bedürfnisse zu erfüllen. Vielleicht haben Sie sie unentgeltlich die Therapiestunde überziehen lassen; haben ihr oft erlaubt, Sie zu Hause unter Ihrer Privatnummer anzurufen oder haben ihr sogar in ihrer einstündigen Mittagspause oder an Wochenenden Termine für notfallmäßige Sitzungen gegeben. Statt all das angemessen zu würdigen, verlangt Ihre Klientin jedoch immer mehr von Ihnen. Vielleicht beklagt sie sich sogar, wie wenig Sie für sie tun, und bringt Ärger darüber zum Ausdruck.

Sie erreichen einen Punkt, an dem Sie sich ausgelaugt und wütend fühlen. Je nach der Tiefe Ihres Gefühls und Ihrem Naturell werden Sie sich dabei ertappen, sich emotional von der Klientin zurückzuziehen, sie bestrafen zu wollen oder sich zornig zu verteidigen.

Oder aber Sie merken (wenn die Anschuldigung eine Resonanz mit unaufgelösten Selbstzweifeln bei Ihnen selbst auslöst oder an negative Introjekte Ihrerseits andockt), wie Sie sich mit der Projektion der Klientin identifizieren, und retroflektieren Ihre Wut, um sich an Stelle der Klientin selbst zu attackieren: »Ich bin eine grauenvolle Therapeutin. Ich kriege aber auch gar nichts auf die Reihe. Wahrscheinlich sollte ich mehr tun. Ein anderer Therapeut hätte das Problem mit dieser Klientin bestimmt nicht.« Und so geht es weiter, bis Sie sich neben MAD (wütend) auch noch SAD (traurig) und BAD (schlecht) fühlen. Was dabei geschehen sein dürfte, ist Folgendes: Die Klientin projiziert die Rolle der idealisierten Mutter auf Sie. In der Hoffnung, Sie dazu zu bewegen, sich so um sie zu kümmern, wie sie es ersehnt. Und Sie sind mit dieser Projektion in Resonanz gegangen, statt sie in der Therapie näher zu erkunden.

Borderliner können außerordentlich geschickt darin sein, sich so zu präsentieren, dass andere das Gefühl bekommen, es läge ein Notfall vor, und so motiviert werden, die betroffene Person zu »retten«. Da Sie die Rolle des Retters oder der Retterin angenommen haben, haben Sie die Fantasie Ihrer Klientin genährt, dass Sie die Person sein würden, die bereit sei, sich um sie zu kümmern. In den Augen der Klientin ist es zu einer unausgesprochenen Vereinbarung zwischen Ihnen beiden gekommen. Ihre verspäteten Bemühungen, sich abzugrenzen, werden dann als Verrat erlebt und damit als Grund zu berechtigter Wut auf Sie.

Borderline-Klienten müssen ja auf Spaltung (siehe Glossar am Ende des Buches) zurückgreifen und sind nicht in der Lage, ein und dieselbe Person als gleichzeitig gut und schlecht zu sehen. Damit verlagert sich die Gestalt, und Sie, die ursprünglich als rundum gut wahrgenommen wurden, werden jetzt als rundum schlecht erlebt. An diesem Punkt fühlt sich die Klientin dazu berechtigt, ihre geballte unaufgelöste Wut bei Ihnen abzuladen.

Lösung: Sie müssen der Klientin gegenüber Ihre Schwierigkeiten mit der derzeitigen Situation auf eine Weise schildern, die sensibel mit ihren Gefühlen umgeht und Schuldzuweisungen an sie vermeidet. Sollten Sie die Klientin auf irgendeine Weise in die Irre geführt haben, ist es wichtig, sich zu entschuldigen und verbal explizit die Verantwortung für Ihren Anteil daran zu übernehmen, die aktuelle Pattsituation geschaffen zu haben. Was natürlich nicht bedeutet, dass Sie der Klientin zustimmen, dass Sie ihr alles geben sollten, was sie haben will.

Auf eine nicht defensive Weise Ihre Schwierigkeiten mit der aktuellen Situation zu verbalisieren und Ihre Rolle dabei anzuerkennen, zu ihrer Entstehung beigetragen zu haben (keine energischen Grenzen gesetzt zu haben, nicht zu antizipieren, wie sehr es Sie irgendwann verärgern oder auspowern würde, ihr immer wieder »Extrawürste zu braten«), hilft Borderline-Klienten in mehrerlei Hinsicht.

Sie geben ihnen damit eine Realitätsbasis, auf deren Grundlage sie beurteilen können, welche ihrer Gedanken und Gefühle in Bezug auf Sie Projektionen sind und an welchen etwas Wahres ist. Außerdem schafft es eine therapeutische Atmosphäre, in der Sie die Betroffenen wie Erwachsene behandeln, die dabei mitwirken können, zu planen, wie die Sitzungen auf Weisen ablaufen können, denen Sie beide zustimmen können.

Außerdem durchbrechen Sie auch das Muster, das vermutlich in ihrer Familie vorherrschte, wo es sich wahrscheinlich so verhielt, dass alle leugneten, was unterhalb der Oberfläche der Interaktionen wirklich passierte. Indem Sie die Situation offen ansprechen und ruhig und gelassen besprechen, demonstrieren Sie modellhaft neue Verhaltensweisen für die Klienten. Sie zeigen ihnen, wie es funktioniert, Fehler einzugestehen, etwas an einer bestehenden Beziehung zu ändern (statt sie zu beenden), und wie es möglich ist, schlechte Gefühle unumwunden anzusprechen, ohne das Gegenüber zu attackieren.

Und da Sie das Kommando darüber übernehmen, an Stellen, wo die Betroffenen es nicht können, etwas an der Situation zu verbessern, demonstrieren Sie damit auch auf eine Weise Ihre Stärke und Verlässlichkeit, die es wahrscheinlicher macht, dass Ihr Gegenüber

Ihnen künftig vertrauen kann, wenn es sich außerstande fühlt, etwas zu tun, um sich selbst zu helfen.

Nachdem Sie die gegenwärtige Situation sowohl aus Ihrer Perspektive und der Perspektive der Klientin besprochen haben, ist es dann angesagt, eine neue therapeutische Abmachung vorzuschlagen, zu deren Einhaltung Sie tatsächlich bereit sind. Sprechen Sie Punkte explizit an, werden Sie konkret: Sagen Sie, wie Sie mit verpassten Sitzungen umzugehen gedenken; wie viele Tage vorher die Klientin einen Termin absagen muss, um die Sitzung nicht bezahlen zu müssen; unter welchen Umständen sie bei Ihnen zu Hause anrufen kann (und wann), und so weiter. Stellen Sie klar, welche Aspekte verhandelbar sind und welche nicht.

Seien Sie darauf vorbereitet, dass Ihre Klientin vielleicht wütend auf Sie sein wird. Schließlich sagen Sie jetzt Nein, nachdem Sie (in ihren Augen) erst einmal Ja zu sagen schienen. Sie verlangen von ihr, von einer ihr kostbaren Fantasie von grenzenloser Liebe und Unterstützung abzulassen. Ihre Wut lässt sich als Ansatzpunkt dafür nutzen, wertfrei die tiefsten Bedürfnisse und Sehnsüchte der Klientin zu erkunden und wie diese ihr Leben und ihre Beziehungen zu anderen prägen.

Szenario 2

Die letzte Sitzung ist sehr gut gelaufen. Vielleicht haben Sie Ihrem Klienten sogar ein Kompliment zu seinen Fortschritten gemacht. Sie hatten wirklich das Gefühl, so richtig als Team mit ihm zusammengearbeitet zu haben und dass wirklich ein Kontakt zustande gekommen war. Nun kommt der Klient danach zu seiner nächsten Sitzung und ist in einem aufgebrachten, regredierten Zustand. Er äußert vernichtende Kritik an Ihnen und droht vielleicht sogar, die Therapie abzubrechen. Für ihn hätte sich, wie er sagt, gezeigt, dass Sie für seine Bedürfnisse nicht die richtige Therapeutin seien. Sie sind schockiert, verärgert und merken, wie Sie in eine Verteidigungshaltung gehen. Was ist passiert?

Wahrscheinlich spielt sich eine der folgenden Möglichkeiten ab:

1. Nach der letzten Sitzung sind angesichts der wachsenden Nähe zwischen Ihnen die Ängste Ihres Klienten vor Vereinnahmung oder Verlassenwerden aktiviert worden. Nun benutzt er Wut und Kritik als einen Weg, wieder auf »sichere« Distanz zu gehen.
2. Ihr Klient bekam es nach der letzten Sitzung mit der Angst zu tun. Womöglich würden Sie ja erwarten, dass er von nun an immer so kooperativ, kompetent und reif agieren würde wie in der vorherigen Sitzung. Er steigerte sich daraufhin in die Vorstellung hinein, Sie würden seine »schlechten« Ich-Anteile ablehnen, diese Ablehnung machte ihn wütend und jetzt lässt er seine Angst wie auch seine Wut an Ihnen aus, um Ihnen auf den Zahn zu fühlen. Er will sehen, ob Sie es zulassen, dass sich seine gesamten Ich-Anteile ausdrücken können, nicht nur die »guten«. Oder er hat einfach Angst, Ihren Erwartungen nicht gerecht werden zu können. Und statt darüber zu sprechen, zeigt er es Ihnen, indem er in ein Ausagieren der weniger reifen Seite seiner Persönlichkeit zurückfällt.
3. Die letzte Sitzung ist so gut gelaufen, dass Ihr Klient beschlossen hat, das Risiko einzugehen, Ihnen seine »schlechten« Anteile zu zeigen. Es sind die Seiten, die er vor seiner Mutter verstecken musste – entweder um Zurückweisung und Bestrafung zu umgehen oder aber, weil die Mutter von ihm als zu fragil wahrgenommen wurde, um seine Wut abzubekommen. Mit anderen Worten, Sie liegen richtig mit Ihrem Gefühl, dass Sie beide gerade dabei sind, therapeutische Fortschritte zu erzielen.

Lösung: Jede dieser Situationen erfordert eine andere therapeutische Antwort. Sie könnten jedoch damit beginnen, dass Sie den Punkt ansprechen, wie anders sich der Beginn dieser Sitzung im Vergleich zum Ende der letzten Sitzung für Sie anfühlt. Da Klienten mit Borderline-Themen Spaltung als Abwehrmechanismus einsetzen und häufig kaum ein Gefühl für zeitliche Kontinuität haben, ist sich Ihr Klient dieser Diskrepanz vielleicht gar nicht bewusst. Wenn Sie ihn auf wertfreie Weise auf seinen Einsatz von Spaltung aufmerksam machen und ihm helfen, das Ich, das er in der einen Sitzung zeigt, mit dem Ich in der nächsten in Verbindung zu bringen, hilft ihm dies, voneinander abweichende Sichtweisen von sich selbst zu integrieren.

Das kann zu einem Gespräch darüber führen, wie sich Ihr Klient nach der letzten Sitzung gefühlt hat. Fühlte er sich Ihnen nahe? Wenn ja, wann hat sich das geändert? Ist ihm etwas dieser Art schon einmal passiert: sich jemandem anfangs nahe zu fühlen und dann ohne erkennbaren Grund innerlich Rückzugstendenzen oder Wut und Ärger zu verspüren? All das hilft dem Klienten, Punkte in sein Gewahrsein zu rücken, die bislang rein gewohnheitsmäßig abliefen und sich seiner bewussten Kontrolle entzogen. Diese Art von Fragen zu stellen hilft Ihnen auch, herauszufinden, welche der schon genannten Hypothesen (oder welche andere Möglichkeit bezogen auf die Motivation des Klienten) am wahrscheinlichsten zutrifft. Dann können Sie künftige Interventionen hierauf zuschneiden.

Hat Ihr Klient zum Beispiel Angst davor, vereinnahmt zu werden, dürften Interventionen sinnvoll sein, die darauf abzielen, ihm ein Gefühl der Autonomie und der Eigenständigkeit Ihnen gegenüber zu vermitteln. Hat Ihr Klient Angst, Sie würden seine schlechten Anteile ablehnen, und er sucht Ihnen zuvorzukommen, indem er Sie vorsichtshalber zuerst zurückweist, um das erwartete Verlassenwerden zu umgehen, so vermeiden Sie es, den Klienten für sein Verhalten zu kritisieren und streben stattdessen eine Haltung an, die so neutral ist wie Ihnen nur irgend möglich, während sie das Thema mit ihm erörtern.

Szenario 3

Ihre Klientin meldet sich in der Gruppentherapie und möchte arbeiten, doch wenn Sie therapeutisch Ihre Aufmerksamkeit auf sie richten, führt die Arbeit nicht weiter. Welche Richtung Sie auch ausloten oder wie durchdacht die Experimente auch sind, die Sie sich ausdenken und mit ihr ausprobieren wollen, nichts funktioniert. Sie denken bei sich, dass sie bewusst will, dass Ihre Bemühungen ins Leere laufen. Das ärgert Sie und Sie beschuldigen die Klientin, Sie insgeheim frustrieren zu wollen, statt wirklich die Absicht zu verfolgen, therapeutisch zu arbeiten. Dieses Szenario kann ebenso gut auch in Einzelsitzungen stattfinden.

Lösung: Es gibt eine ganze Reihe von Dingen, die hierbei ablaufen könnten. Dass es darum geht, Ihnen einen Bären aufzubinden, ist nur eine Möglichkeit davon:

1. Sollte Ihre Klientin Sie tatsächlich auflaufen lassen, weil sie sich davon erhofft, Sie zu frustrieren oder zu demütigen, verlangt auch das von Ihnen ja therapeutische Arbeit mit ihr. Statt jedoch an dem angesprochenen Thema zu arbeiten, gilt es dann den Fokus der Arbeit darauf zu verlagern, die wahre Bedeutung dessen, was dabei gerade abläuft, ins Bewusstsein zu rücken. Handelt es sich um eine passiv-aggressive Vergeltung für eine Kränkung oder Demütigung, die in ihrer Wahrnehmung zuvor stattgefunden hat? Behandelt die Klientin Sie so, wie sie selbst als Kind von einem Elternteil behandelt wurde? Handelt es sich um einen Versuch der Klientin, in sich ein Gefühl von Macht zu verschaffen? Es kann alles oder nichts von all dem sein oder vielleicht auch etwas völlig anderes.
2. Die Klientin sucht vielleicht einfach Ihre Aufmerksamkeit und weiß keinen anderen Weg, um Zuwendung zu bitten. Sie liegen richtig mit Ihrer Wahrnehmung, dass die von ihr deklarierte Absicht falsch ist, aber sie versucht damit nicht,

Sie zu verletzen. Vielmehr manipuliert die Klientin die Situation, um ein Bedürfnis erfüllt zu bekommen. Der Fokus der therapeutischen Arbeit muss darauf liegen, der Klientin zu helfen, sich ihres Bedürfnisses bewusst zu werden und sie dabei zu unterstützen, direkter um Aufmerksamkeit und Zuwendung zu bitten.

3. Die Klientin kann in einem Konflikt stecken, was die Tatsache anbelangt, in Therapie zu sein. Ein Teil von ihr will, dass sich etwas ändert, doch der andere hat Angst. Vielleicht hat sie ein derart prekäres Identitätsgefühl, dass Veränderung als gefährliche Bedrohung ihres Selbstgefühls wahrgenommen werden kann. Oder die Klientin bringt die Vorstellung, dass es ihr irgendwann »besser geht«, damit in Verbindung, jede Hoffnung aufgeben zu müssen, noch jemals die Art von angemessener elterlicher Förderung zu bekommen, die sie nie erfahren hat. Wie der Konflikt auch aussehen mag: Das (und nicht die Gefühle der Therapeutin hierzu) muss in der Therapie in den Vordergrund gerückt werden.
4. Die Klientin will vielleicht gar nicht wirklich therapeutisch arbeiten. Sie hat sich nur dafür gemeldet, um es der Therapeutin recht zu machen oder um sie zu beschwichtigen. Auch hier stimmt die angegebene Intention nicht, allerdings nicht aus dem Wunsch heraus, der Therapeutin Schaden zuzufügen. Auch hier heißt es, den therapeutischen Fokus wieder darauf zu verlagern, der Klientin zu helfen, sich ihrer wahren Gefühle gewahr zu werden.

Die genannten Beispiele stellen natürlich in keinerlei Weise eine erschöpfende Auflistung der Möglichkeiten dar, wie Sie sich von Ihrem Borderline-Klienten oder Ihrer Borderline-Klientin provoziert fühlen mögen. Im Allgemeinen kann ich jedoch feststellen, dass die Toleranz der meisten Therapeuten für ihre Borderline-Klienten zunimmt, wenn sie die Betroffenen besser zu verstehen beginnen und realistischere Erwartungen an sie haben.

2. BAD - schlecht

Mit »schlecht« meine ich eines von Folgendem: Sie fühlen sich wertlos, hilflos, unsicher, unzulänglich, erleben einen Kontrollverlust oder ertappen sich dabei, dass Ihre Versuchung wächst, der Klientin gegenüber auf eine Weise zu handeln, bei der Sie sich sadistisch, rachsüchtig oder nicht vertrauenswürdig fühlen.

Szenario 1

Bei Ihrer Klientin scheint es keine Fortschritte zu geben. Sie jammert ununterbrochen, wie sehr sie leidet, wie verzweifelt sie sich fühlt und wie wenig die Therapie ihr hilft. Die Klientin agiert passiv und hilflos und klammert sich an Sie. Sie fühlen sich zunehmend ebenso verzweifelt und hilflos wie die Klientin und stellen sich langsam die Frage, ob Ihre Fähigkeiten ausreichen, um dieser Frau zu helfen.

Szenario 2

Nichts, was Sie bei dieser Klientin ausprobieren, scheint Wirkung zu zeigen. Wie beim zuvor umrissenen Szenario auch klagt Ihre Klientin häufig darüber, wie groß ihr Schmerz, wie verzweifelt ihre Lage sei und wie wenig die Therapie zu bringen scheint. Doch während Sie bei dem obigen Szenario zwar Mitgefühl mit Ihrer Klientin und ihrem Dilemma empfanden und sich als unzulänglich erlebten, wenn es um die Handhabung dieses Dilemmas ging, fühlen Sie sich diesmal von Ihrer Klientin angegriffen.

Die Klientin beschuldigt Sie auf irgendeine Weise unverblümt, sie nicht schnell genug von ihrem Schmerz zu erlösen. Vielleicht wirft Sie Ihnen sogar an den Kopf, Sie seien eine schlechte Therapeutin oder ein schlechter Therapeut, Ihre Qualifikation sei ungenügend, Sie würden ihr die Hilfe bewusst versagen oder es sei Ihnen gleichgültig, wie sehr sie leide. Angesichts der unentwegt auf Sie einprasselnden Kritik beginnen Sie schon selbst zu hinterfragen, ob Ihre Mittel ausreichen, zögern bei therapeutischen Interventionen, überlegen, ob Sie eine Fortbildung besuchen sollten, und Ihnen graut immer schon vor der nächsten Sitzung.

Szenario 3

Ihr Klient fühlt sich extrem verletzlich. Er vertraut Ihnen an, dass er andere noch nie an sich herangelassen hätte, weil in ihm die Angst sei, wenn er sich ihnen gegenüber verletzlich zeige und seine schlimmsten Ängste offenlege, würden sie diese Ängste ausnutzen, um ihn zu verletzen und zu demütigen. Oder sie würden ihm aufgrund dieser Ängste mit Ablehnung begegnen. Sie sind schockiert und irritiert, weil Sie merken, wie Sie sich versucht fühlen, Ihrem Klienten gegenüber auf eine Weise zu handeln, die seine schlimmsten Befürchtungen bestätigt. Was geht hier vor?

Alle drei geschilderten Situationen sind gewöhnlich das Ergebnis projektiver Identifikation. Bei der projektiven Identifikation (Ogden 1982) versucht Ihr Klient unbewusst, einen unerwünschten oder gefährdeten Anteil von sich zu verleugnen und *Ihnen* diesen unterzujubeln. Der Klient erwartet dann, dass Sie in Übereinstimmung mit dieser Projektion handeln, denken und fühlen. Solche Projektionen können sehr überzeugend sein, und Therapeuten, die mit niederfunktionalen Klienten arbeiten, stellen gar nicht so selten fest, wie sie unbewusst in Resonanz mit der Projektion gehen und sich bei ungewohnten Gefühlen und Handlungsweisen ertappen. Es ist beinahe so, als würde der Klient Sie hypnotisieren, ohne dass einer von Ihnen beiden sich dessen gewahr ist.

Im ersten Szenario, wo die Klientin sich passiv, hilflos und unsicher fühlt und bei dem in Ihnen ähnliche Gefühle hervorgerufen werden, identifiziert sie sich mit ihrer innerlichen Teilselbstrepräsentanz des hilflosen, unzulänglichen Kindes und projiziert diesen Anteil auf Sie. In Ihnen entsteht dann eine Resonanz auf diese Projektion und Sie verlieren Ihre Wahrnehmung von sich selbst als Ganzes, als kompetente, erwachsene Therapeutin. Sie werden alle beide zu hilflosen Säuglingen, die Eltern brauchen, statt dass Sie Klientin und Therapeutin sind.

Im zweiten Szenario, wo Sie erleben, wie die Klientin an Ihnen herumkritisiert und Sie attackiert, identifiziert sich Ihre Klientin wahrscheinlich mit ihrer innerlichen Teilobjektrepräsentanz der repressiven Mutter und projiziert dabei ihre Teilselbstrepräsentanz des hilflosen, schlechten Kindes auf Sie. Sie identifizieren sich mit dieser Projektion und beginnen sich ebenfalls hilflos, angsterfüllt und unzulänglich zu fühlen, wenn es darum geht, die Sitzung zu steuern.

Im dritten Szenario identifiziert sich Ihr Klient mit der Teilselbstrepräsentanz des hilflosen Opfers und projiziert die Teilobjektrepräsentanz des repressiven Elternteils auf Sie. Ohne es zu merken, identifizieren Sie sich mit dieser beängstigenden Projektion und verspüren die Versuchung, gewöhnlich unterdrückte und unausgedrückte sadistische Anteile Ihrer Natur auszudrücken.

Lösung: Der erste Schritt bei der Lösung dieser Probleme besteht darin, sich gewahr zu werden, dass Sie in Resonanz mit der Projektion Ihres Klienten gehen. Wenn Sie erst einmal erkennen, dass Ihr Klient eine Form von Spaltung benutzt, fällt es Ihnen gewöhnlich leichter, Ihre eigenen Gefühle von denen des Klienten zu trennen.

Auch wenn projektive Identifikationen feindselige oder unbehagliche Elemente beinhalten mögen, ist es meist am effektivsten, sie als eine primitive Form von Kommunikation und als eine Art des In-Beziehung-Tretens zu Ihnen zu betrachten: das, was Ogden »eine interpersonelle Reinszenierung einer bestimmten inneren Objektbeziehung« nennt. Der Akt der projektiven Identifikation vermittelt

Ihnen wichtige Informationen über die innerpsychische Welt Ihres Klienten oder Ihrer Klientin und dazu, wie es sich anfühlt, diese Person zu sein. Ihre Rolle ist die, zum Auffangbecken (Container) für die projizierten Gefühle zu werden, ohne diese auszuagieren. Irgendwann könnte es darum gehen, eine nicht bedrohliche Weise zu finden, wie Sie dem Klienten helfen, sich gewahr zu werden, was zwischen Ihnen abläuft.[12]

Eine andere gängige Art und Weise, auf die Sie sich bei der Arbeit mit Borderline-Klienten schlecht fühlen können, hängt mit Retterfantasien zusammen. Viele von uns sind aus einem tiefen Wunsch heraus Therapeuten geworden, symbolisch etwas in unserer eigenen Familie und bei uns selbst zu kitten, indem wir anderen helfen. Wenn Sie ein »Retter« oder eine »Retterin« sind und das Gefühl haben, Ihrem Borderline-Klienten nicht genug zu helfen, oder wenn Ihr Klient sich beklagt, in großer Not zu sein und nicht schnell genug Fortschritte zu machen, kann bei Ihnen eine gewisse verzweifelte Hektik ausbrechen, wie es im folgenden Szenario der Fall ist.

Szenario 4

Sie fühlen sich schrecklich, weil es Ihrer Klientin einfach nicht besser gehen will. Sie identifizieren sich mit ihrem Schmerz und haben das Gefühl, Sie sollten ihr mehr helfen. Ob Ihre Klientin Ihnen die Schuld an ihren langsamen Fortschritten zuweist oder nicht, spielt für Sie nicht wirklich eine Rolle. Sie suchen die Schuld bei sich selbst und fühlen sich mit jeder Sitzung schlechter.

Lösung: Es kann helfen, wenn Sie sich in Erinnerung rufen, dass Ihre Klientin – so heftig ihr Schmerz und ihre Forderungen danach, gerettet zu werden, auch sind – jetzt ja nicht mehr Beschwerden hat oder nicht unmittelbarer in Gefahr ist als vor Beginn der Therapie (vorausgesetzt, Ihre Klientin ist derzeit nicht gefährdet, sich selbst zu verletzen oder Suizid zu begehen). Nutzen Sie dieses Wissen dazu, sich Raum und Zeit zuzugestehen. Eine gute Therapie kommt selten zustande, wenn sich der Therapeut oder die Therapeutin unter Leistungsdruck fühlt.

Es ist also wichtig, nicht zu vergessen, dass der zeitliche Rahmen für die Arbeit mit Borderline-Klienten ein anderer ist. Die Arbeit wird viel länger dauern und langsamer fortschreiten, als wenn Sie mit besser strukturierten Klienten mit weniger Problemen arbeiten. Sie leisten vielleicht richtig gute Arbeit, und doch kann es bei einem sehr niederfunktionalen Borderline-Klienten Jahre in Anspruch nehmen, bis genug Fortschritte erzielt sind, dass es im Leben dieser Person zu signifikanten Verbesserungen kommt. Und bei Borderline-Klienten müssen Sie sich auf viele Regressionen gefasst machen. Wiederholung ist ein wichtiger und notwendiger Bestandteil der Therapie.

Sollten Sie sich oft zu sehr mit Ihren Klienten identifizieren, brauchen Sie vielleicht zusätzliche Therapiesitzungen und Supervision, um Hilfe dabei zu bekommen, Ihre Grenzen zu wahren und die schleppende, sich wiederholende Arbeit auszuhalten, die bei Borderline-Klienten gefragt ist.

3. SAD – traurig

Szenario

Ihre Klientin ist aufgrund ihrer Situation extrem niedergeschlagen und hoffnungslos. Sie erzählt Ihnen ständig, warum Sie ihr nicht werden helfen können und warum die Therapie zum Scheitern verurteilt ist. Es geht sogar so weit, dass Ihre Klientin sehr überzeugende Argumente dafür vorbringen kann, sich umzubringen. Auch Sie fühlen sich zunehmend traurig und hoffnungslos. Sie überlegen schon, ob Sie die Therapie mit dieser Klientin abbrechen, da Sie zu der Überzeugung gelangt sind, auch Sie könnten nichts tun, um ihr zu helfen.

Hier haben wir ein ähnliches Szenario wie unter BAD, wo die Therapeutin sich hoffnungslos und unzulänglich fühlt. Nur dass das vorherrschende Gefühl in diesem Fall Traurigkeit ist. In dieser Situation verhält es sich wie bei der anderen so, dass die Klientin ihre hilflose, niedergeschlagene kindliche Teilselbstrepräsentanz auf Sie projiziert, während sie sich selbst weiterhin damit identifiziert. Ihre Ich-Grenzen werden durch das mit Wucht auf Sie einprasselnde deprimierende Material geschwächt, und Sie beginnen, sich im Übermaß mit Ihrer Klientin zu identifizieren. Die Grenzen zwischen Ihnen und ihr verschwimmen. Auch hier ist es wieder beinahe so, als würden Sie von Ihrer Klientin hypnotisiert und dazu gebracht, zu werden wie sie. Selbst Ihre Gedanken, ob die Therapie abzubrechen vielleicht die einzige Lösung wäre, ähneln den Suizidgedanken der Klientin (eine andere Art des Aufgebens).

Lösung: Sie müssen etwas tun, um das Gefühl zurückzugewinnen, ein eigenständiges Individuum und kompetent zu sein. Sie sollten sich alle Ressourcen in Erinnerung rufen, die Ihnen zur Verfügung stehen, und dem Klienten nicht – alles, was Sie beide unterscheidet. Lassen Sie im Geist frühere klinische Situationen Revue passieren, die zunächst einmal hoffnungslos oder ungewöhnlich schwierig schienen und aus denen therapeutische Erfolge wurden.

Während der Sitzungen heißt es zu ermitteln, was es mit der Hoffnungslosigkeit Ihrer Klientin auf sich hat. Sie könnten versuchen, ihr zu helfen, mit ihrer eigenen Handlungsmacht in Kontakt zu kommen und sie sich zu eigen zu machen. Derzeit identifiziert sie sich nur mit der passiven, hilflosen Opferseite ihrer Persönlichkeit. Wenn Sie dazu gelangen könnte, ein Gefühl für die Stärke der Kraft in sich zu entwickeln, die sie derzeit dazu einsetzt, Hoffnungslosigkeit in sich zu erzeugen – und der Tatsache, dass diese potenziell für andere Zwecke zur Verfügung steht –, würde vielleicht mehr Hoffnung in ihr aufkeimen. Einige Klienten können beginnen, sich diese machtvolle Energie wieder anzueignen und sich mit ihr zu identifizieren, indem sie die einzelnen Rollen in ihren Träumen und Fantasien durchspielen. Sie erwachen erst so richtig zum Leben, wenn sie im Rollenspiel etwas anderes sind als der hilflose, passive, traurige Anteil, mit dem sie sich normalerweise identifizieren.

Eine andere potenzielle Richtung: Die Klientin stellt sich selbst als hilflos dar, ist aber außerordentlich geschickt darin, Sie zu beeinflussen. Ist das ein wiederkehrendes Muster? Hat die Klientin noch andere, zunächst einmal optimistische Menschen von der Hoffnungslosigkeit ihrer Situation überzeugt?

4. GLAD – froh

Mit »froh« meine ich alle positiven Gefühle in Bezug auf die Klientin oder den Klienten, die Sie in Ihrer Fähigkeit beeinträchtigen, eine gute Therapie durchzuführen.

Szenario 1

Sie mögen diesen Klienten sehr. Sie ertappen sich immer wieder dabei, mit ihm über gemeinsame Interessen zu plaudern, statt Therapie zu machen. Ihnen ist so gar nicht danach, die Therapiethemen des Klienten ins Visier zu nehmen. Irgendwie haben Sie deshalb ein Stück weit Schuldgefühle, und Sie rationalisieren Ihr Verhalten als einen Weg, ein therapeutisches Bündnis herzustellen. Abgesehen davon scheint sich der Klient für Ihre Geschichten wirklich zu interessieren und sagt Ihnen, dass er die Sitzungen sehr angenehm und hilfreich fände.

Lösung: In dieser Situation müssen Sie sich zwei Fragen stellen: »Warum mache ich das jetzt gerade?« und »Warum lässt mein Klient mich dabei gewähren?«

Vielleicht sind Sie zu diesem Zeitpunkt besonders einsam. Oder Sie sind es leid, Therapie zu machen, und erliegen einfach für eine

Weile der Versuchung, sozusagen einen Schongang einzulegen. Ihr Klient lässt mit Ihnen vielleicht unbewusst die Beziehung wiederaufleben, die er mit einem Elternteil unterhielt. Wo er Liebe und Bestätigung dafür erhielt, wie der Vater oder die Mutter zu sein und den gleichen Geschmack zu haben. Oder der Klient ist einsam und will eher eine Freundin als eine Therapeutin. Oder der Klient hat solche Angst davor, von Ihnen verlassen oder abgelehnt zu werden, dass er sich nicht traut, eine andere Art von Beziehung zu Ihnen zu unterhalten.

Was auch immer der Grund sein mag – Sie müssen den Fokus wieder auf die Therapie lenken. Das kann einfach so aussehen, dass Sie eine offene Frage stellen wie: »Mir ist gerade aufgefallen, dass wir eigentlich mehr Zeit damit verbringen, uns über gemeinsame Interessen zu unterhalten, als dass wir uns mit der Therapie befassen. Was meinen Sie?«

Wenn es sich um einen neuen Klienten handelt und sie ihn für besonders fragil halten, könnte es besser sein, den Zeitpunkt etwas hinauszuzögern, zu dem Sie dieses Thema ins Visier nehmen. Warten Sie am besten, bis Sie schon etwas länger mit ihm gearbeitet haben. In diesem Fall könnte es einfach so ablaufen, dass Sie das Thema wechseln und wieder auf etwas »Therapeutisches« zurückkommen, ohne es zu kommentieren, dass Sie beide gerade vom Thema abgekommen waren.

In manchen Fällen mag Ihre Rationalisierung, dass Sie damit ein therapeutisches Bündnis aufbauen, durchaus zutreffen. Einige wirklich fragile Klienten sind so ängstlich und haben eine solche Angst vor Kontakt, dass eine normale therapeutische Neutralität von ihnen als Abneigung oder Kühle interpretiert werden dürfte. Diese Klienten müssen sich die Illusion erhalten, dass Sie ihre ganz besondere Freundin oder ihr ganz besonderer Freund sind, um sich wohl genug zu fühlen, damit sie mit Ihnen arbeiten können. Vielleicht haben Sie das intuitiv gespürt und Ihre Art zu arbeiten entsprechend modifiziert.

Wenn Sie Ihre Beweggründe aufrichtig prüfen und glauben, dass Letzteres der Fall ist, ist es dennoch nützlich, Ihre Prioritäten im Hinterkopf zu behalten und mit wachem Blick nach Gelegenheiten zu einer behutsamen therapeutischen Arbeit Ausschau zu halten. Selbst der fragilste Klient kann in ein für ihn bedeutsames Gespräch über seine Probleme verwickelt werden, wenn Sie sorgfältig darauf bedacht sind, seinen oder ihren Angstpegel zu beobachten und Ihre Interventionen hiernach auswählen.

Szenario 2

Ihre Klientin kommt Ihnen eigentlich recht gesund vor. Die Sitzungen mit ihr machen Ihnen Spaß und vielleicht haben Sie sich sogar schon gefragt, warum sie eigentlich eine Therapie bei Ihnen machen wollte. Wenn Sie sich zu erinnern versuchen, welche Beschwerden bei ihr im Vordergrund standen, gelingt Ihnen das nur ganz vage. Sie haben ein viel klareres Bild Ihrer eigenen Probleme als ein Bild von ihren.

Ihr Gefühl, die Probleme Ihrer Klientin eigentlich nur vage zu kennen, gepaart mit Ihren einseitig guten Gefühlen im Hinblick auf sie, dürfte anzeigen, dass sich bei Ihnen selbst einiges an Verleugnung und Spaltung abspielt. Sie sehen Ihre Klientin in einem übermäßig positiven Licht, was dazu führt, dass Sie das Ausmaß ihrer wahren Schwierigkeiten unterschätzen.

Wahrscheinlich mögen Sie die Klientin sehr und sind so eifrig darauf bedacht, dass es ihr besser gehen soll, dass Sie eine Menge von dem ignorieren, was die Klientin Ihnen zu kommunizieren versucht. Es kann sich dabei auch um ein Wiederaufleben-Lassen einer Kindheitssituation handeln, in der Sie Verdrängung oder Spaltung eingesetzt haben, um eine wichtige erwachsene Bezugsperson nicht als den Menschen sehen zu müssen, der sie wirklich war. Denn wenn Sie das getan hätten, hätten Sie Angst bekommen und sich unsicher gefühlt.

Eine andere Möglichkeit ist die, dass diese Klientin Sie an Sie selbst erinnert und dass Sie Themen übersehen, die für sie wichtig sind, weil Sie mit diesen selbst noch nicht fertig sind.

Oft hat dieser Kliententyp die Neigung, sich selbst als perfekt und als jemand darzustellen, der alles vollkommen unter Kontrolle hat, während er unterschwellig spürt, dass etwas absolut nicht so ist, wie es sein sollte. Darin, dass Sie nicht so recht greifen können, wo die Probleme der Person liegen, spiegelt sich vielleicht sehr direkt, dass sie sich nicht erlauben kann, diese Probleme zu sehen.

Eine Klientin von mir, auf die diese Beschreibung zutrifft, identifizierte sich mit Jane Pauley, einer Fernsehmoderatorin. Oberflächlich betrachtet wirkte diese Klientin in der Tat wie ein Exemplar jener neuen Spezies von Superweib, die eine erfolgreiche Karriere problemlos damit verbinden kann, Kinder zu haben, großartig auszusehen, sich bei Dutzenden von Projekten zu engagieren und immer die richtigen Worte parat zu haben. Im Falle meiner Klientin jedoch wurde dieses Selbstbild durch massive Verdrängung aufrechterhalten. Unter der perfekten Oberfläche war ein kleines Mädchen, das jede Menge Probleme hatte und nicht wusste, wie es um Hilfe bitten könnte, und das sich schmutzig und nicht liebenswert vorkam.

Lösung: Da ich geneigt bin, lieber ein wenig zu optimistisch zu sein, habe ich es manchmal schon als hilfreich erlebt, einige Klientinnen und Klienten einen MMPI-Test (Minnesota Multiphasic Personality Inventory) ausfüllen zu lassen, um so eine unvoreingenommene Zweitmeinung zu erhalten. In den meisten Fällen zeige ich dem Klienten eine Kopie der Ergebnisse und benutze diese als Basis für die weitere therapeutische Arbeit.

Auch den Träumen des Klienten oder der Klientin besondere Beachtung zu schenken, kann helfen, eine gewisse Objektivität wiederherzustellen, da in ihnen verdrängte negative Emotionen und Attribute so deutlich zutage treten. Einer meiner Klienten berichtete zum Beispiel wiederholt, dass er von missgebildeten Babys mit allen erdenklichen Defekten und von misshandelten Tieren geträumt hätte, und sagte mir damit, dass ich sein Funktionsniveau überschätzte.

Szenario 3

Sie erleben Ihren Klienten als sehr attraktiv. Und Sie ertappen sich dabei, wie Sie Fantasien zu einer Romanze oder sexuellen Liaison mit ihm entwickeln. Sie freuen sich immer schon auf die Sitzungen mit diesem Klienten, und wenn Sie dann mit ihm zusammen sind, knistert die Luft förmlich vor sexueller Hochspannung.

Ich habe die Theorie, dass Therapeutinnen und Therapeuten, die mit Borderlinern des entgegengesetzten Geschlechts arbeiten (oder des gleichen Geschlechts, sofern homosexuell) besonders anfällig für romantische oder sexuelle Fantasien zu diesen Klienten sind, da die eigentümliche Intensität der Therapiesitzungen von Borderline-Klienten etwas von den Frühstadien des Sich-Verliebens hat, zumindest während positiver Übertragungsphasen.

Man hat hier zwei Menschen, die vollkommen voneinander in Anspruch genommen sind. Die Welt um sie herum hat vorübergehend zu existieren aufgehört. Was zählt, ist ihre Beziehung. Der Borderline-Klient stellt sich die Therapeutin als in jeder Hinsicht perfekt vor und äußert vielleicht sogar den Wunsch, ob sie miteinander gehen oder sogar heiraten könnten. Die unbedarfte oder naive Therapeutin genießt vielleicht unkritisch diese ganze positive Aufmerksamkeit, neben der ihre Beziehungen im realen Leben verblassen und ziemlich unspektakulär wirken mögen. Diese romantische Atmosphäre kann das frustrierte Verlangen argloser Therapeuten oder Therapeutinnen nach dem perfekten Partner oder der perfekten Partnerin wecken, das dann auf den Klienten oder die Klientin projiziert wird. Nun greifen beide Seiten auf Spaltung und Verdrängung zurück, um diese Fantasien (unangemessen, wie sie sind) aus dem eigenen Bewusstsein zu verbannen, statt während der Sitzung zu erkunden, was sie bedeuten. Wenn das geschieht, kommt jegliche produktive

Therapie zum Stillstand. Und wird die Sache weiterverfolgt, dürfte sie natürlich für beide nicht gut ausgehen.

Hinzu kommt, dass einige Männer mit Borderline-Anpassungen zu der in unserer Kultur herrschenden Vorstellung vom romantischen Helden passen: eine gequälte und launenhafte, byroneske Gestalt, die in ihrer Vergangenheit irgendeine heimliche Verletzung erlitten hat, die den Mann dazu gebracht hat, kein Vertrauen zu Frauen zu haben. Hunderte von Liebesromanen werden über diese Art von Charakter geschrieben, für den Heathcliff aus Emily Brontës *Sturmhöhe* eines der bekanntesten Beispiele darstellt. Ich hatte einmal die Überlegung, eine T-Shirt-Serie mit Aufschriften zu psychologischen Themen zu entwerfen. Auf dem ersten sollte stehen: »Heathcliff war Borderliner.«

Zudem haben viele Borderliner großes Geschick darin entwickelt, die Illusion zu erzeugen, sie seien an einer erwachsenen Liebesbeziehung oder sexuellen Beziehung interessiert, wo sie in Wirklichkeit nur versuchen, ihre kindlichen Bedürfnisse erfüllt zu bekommen. Zu wirklich wechselseitigen Erwachsenenbeziehungen sind sie aufgrund ihrer mangelnden Fähigkeit, sich selbst und andere als integriertes Ganzes zu sehen, gar nicht in der Lage.

Obwohl viele Borderliner sexuell sehr aktiv sind, scheint dies mitunter weniger ein Ergebnis echter sexueller Anziehung als vielmehr eine Manifestation eines Verwirrtheitszustandes zu Punkten wie:

- Wie können sich die Betroffenen einer Person nahe fühlen, ohne Sex mit ihr zu haben?
- Wie können sie so werden wie jemand, den sie bewundern?
- Wie schaffen sie es, in den Arm genommen zu werden?

Sexuelle Aktivität kann für Borderliner auch eine relativ unverfängliche und unaufdringliche Möglichkeit bieten, zu regredieren und infantile Bedürfnisse zu befriedigen. An einem Penis zu saugen oder eine Brust zu küssen, kann in der Fantasie zum Saugen an einer nährenden Mutterbrust werden. Oft haben Borderliner Sex mit jeder beliebigen Person, die sie bewundern oder der sie nahe sein möchten, unabhängig von ihrem Geschlecht, selbst wenn sie sich sexuell nicht von ihr angezogen fühlen. Oder sie gehen obsessiv sexuellen Aktivitäten nach, da es ihr Bedürfnis nach einer gefahrlosen Konfluenz erfüllt: Selbstverlust durch symbiotisches Verschmelzen mit dem anderen.

Lösung: In der Regel reicht es, sich dieser Informationen gewahr zu werden, um das Ganze in die entsprechende Perspektive zu rücken. Sollten Sie aber merken, dass Sie sich dennoch stark von Ihrem Klienten angezogen fühlen, ist er wahrscheinlich Ihr »schlechter« Typ: die Art von Mensch, auf die Sie sich immer wieder einlassen, weil der Betreffende eine gewisse Ähnlichkeit mit einem Elternteil von Ihnen hat, dessen Liebe und Beachtung das kleine Kind in Ihnen auch heute noch sucht.

Sollte das der Fall sein, werden Sie sich besonders bemühen müssen, nicht zuzulassen, dass Ihre Gefühle (oder die Fantasien des Klienten) in der Sitzung das alles beherrschende Element werden. Vielleicht ist hier etwas Supervision gefragt, um sich genug Objektivität zu bewahren, damit Sie mit diesem Klienten arbeiten können. Das Ganze kann für Sie auch persönliches Wachstum mit sich bringen von daher, dass es Gelegenheit bietet, herauszufinden, was hinter der Fassade dieses Menschentyps steckt, von dem Sie sich derart angezogen fühlen. Es kann einen gesunden Realismus in Ihre zukünftigen Liebesbeziehungen bringen.

5. SCARED – angstvoll

Unter diese Kategorie fällt die volle Bandbreite an Therapeutenängsten: Der Klient bringt sich um; der Klient bricht die Therapie ab; dem Klienten geht es bald besser, und dann verlässt er mich; meine Therapie mit diesem Klienten ist erbärmlich schlecht; ich werde selbst wie der Klient, statt dass er Fortschritte macht; der Klient wird mich wegen Behandlungsfehlern verklagen; er wird mich körperlich angreifen; sie wird allen erzählen, wie schlecht ich bin und wie ungeeignet für diesen Job, und so weiter. Obwohl die Latte an Ängsten, die durch die Arbeit mit Borderline-Klienten ausgelöst werden können, endlos lang ist, passen die meisten Ängste in eine der folgenden Kategorien.

Szenario 1

Der Klient kommt mit einer Vorgeschichte flüchtiger psychotischer Episoden, Suizidversuchen oder Selbstverletzungsimpulsen in die Therapie, die er in einem gewissen Umfang in der Vergangenheit ausagiert hat. In der Sitzung wirkt der Klient niederfunktional und außerordentlich fragil. Sie, der Therapeut, bekommen solche Angst davor, durch ein Wort oder eine Intervention zur falschen Zeit einen dieser unglücklichen Vorfälle erneut auszulösen, dass Sie quasi nicht mehr wirksam agieren können.

Lösung: Sie müssen sich überlegen, was Ihnen helfen wird, vor der Arbeit mit diesem Klienten weniger Angst zu haben. Vielleicht brauchen Sie noch mehr Informationen über Borderline-Klienten generell und eine Supervision für Ihre Arbeit mit diesem konkreten Klienten. Oder Sie erkunden zusammen mit dem Klienten Ihre Bedenken und treffen eine Art von Absprache mit ihm, was er tut, wenn der Drang zur Selbstverletzung wieder auftritt oder er gravierende Probleme bekommt, regulär zu funktionieren.

Wenn bei einem Klienten anamnestisch zu ermitteln ist, dass er ohne eine Menge Unterstützung von außen bislang nicht in der Lage gewesen ist, über lange Zeiträume zu funktionieren, kann es unangemessen sein, ihn nur einmal in der Woche zu einer Einzel-Therapiesitzung zu sehen, ohne dass ihm für den Notfall weitere Hilfsangebote zur Verfügung stehen.

Szenario 2

Die Klientin berichtet von Fantasien, Sie oder andere zu verletzen, und Sie haben Angst, dass sie diese Fantasien irgendwann einmal tatsächlich ausagieren könnte. Sie sind nicht sicher, wie Sie mit Ihren Ängsten umgehen sollen, und Ihre therapeutische Arbeit verliert darüber an Effizienz.

Lösung: Wenn Sie mit der Klientin weiterarbeiten möchten, gilt es für Sie, die Situation auf eine Weise zu verändern, dass Sie sich sicherer fühlen.

Vielleicht schicken Sie die Klientin zu einem psychologischen Test oder zu einem Beratungsgespräch bei einer anderen Therapeutin oder einem anderen Therapeuten, um sich zu vergewissern, ob diese Ihre Einschätzung ihres Gewaltpotenzials teilen. Auf jeden Fall gilt es herauszufinden, ob Ihre Klientin in der Vergangenheit schon einmal jemanden verletzt hat.

Es ist wichtig, nicht zu vergessen, dass Borderline-Klienten weniger unterdrücken als viele andere Kliententypen. Also erörtern sie vielleicht Ideen, die viele andere Klienten nicht in ihr Bewusstsein dringen lassen oder nur mit größtem Zögern eingestehen würden. Sie fantasieren über eine Menge Dinge, die sie tun werden, aber dann nie umsetzen. Sie kommunizieren mit Ihnen vielleicht über eine bestimmte Fantasie, weil sie sie verstörend finden. Oder es ist eine feindselige Geste, ein Ausagieren.

Während ich schwanger war, sagte ein Klient von mir immer wieder, er verspüre den Drang, mich in den Bauch zu treten. Er war bislang jedoch noch nie durch Gewalt aufgefallen, und ich hatte nie Angst, dass er mich tatsächlich körperlich verletzen würde. Er berichtete zwar von gewalttätigen Fantasien, sagte aber auch, er wüsste, dass er sich unter Kontrolle hätte. Außerdem befriedigte er seinen Drang, bei mir einen Effekt auszulösen, dadurch, dass er mein Gesicht beobachtete, während er irgendwelche Gemeinheiten sagte, die mich eiskalt erwischten.

Wenn Sie glauben, dass der Klient vorhat, jemandem Schaden zuzufügen, klären Sie die Rechtslage im Hinblick darauf, wozu Sie der Gesetzgeber in einem solchen Fall verpflichtet. In der Vergangenheit haben US-amerikanische Gerichte entschieden, dass in einem solchen Fall die Schweigepflicht aufgehoben sei und es die gefährdete Person zu warnen gälte, um ein juristisches Nachspiel für sich selbst zu vermeiden. Prüfen Sie die aktuelle Rechtslage an Ihrem Niederlassungsort.

Letzten Endes müssen Sie auf Ihren Instinkt vertrauen, denn eine Therapie kann nicht in einer Atmosphäre der Angst durchgeführt werden.

Szenario 3

Der längere Umgang mit einem Klienten oder einer Klientin mit schwachen Ich-Grenzen hat bewirkt, dass Ihre eigenen Ich-Grenzen stärker verschwommen sind, und Sie erleben ganz primitive Ängste, Ihr Identitätsgefühl zu verlieren.

Lösung: Sollte Ihnen das häufiger passieren, brauchen Sie wahrscheinlich noch mehr persönliche Therapie, bevor Sie wirksam und mit einem guten Gefühl mit Borderline-Klienten arbeiten können. Erleben Sie das Ganze nur mit dieser einen Person, sollten Sie herausfinden, was sich hier konkret abspielt, das bei Ihrer Arbeit mit anderen Klienten kein Thema ist. Zum Beispiel: Erinnert Sie der Klient in ganz wesentlichen Zügen an Sie selbst? Oder haben Sie es versäumt, sich angemessen abzugrenzen, da Sie zu sehr mit dem Versuch beschäftigt waren, diesen Klienten zu »retten«? Ist dieser Klient besonders bedürftig und fordernd und Sie tun sich schwer, Nein zu sagen?

Wenn Sie diese Art von Regression innerlich aushalten können, lässt sie sich häufig auf positive Weise einsetzen. Sie kann Ihnen eine Menge Informationen dazu liefern, wie der Klient sich fühlt (wahrscheinlich ziemlich ähnlich wie Sie gerade). Den Klienten auf seiner eigenen Ebene abzuholen, kann ein Band zwischen Ihnen entstehen lassen, das Ihnen nach und nach vielleicht erlaubt, die Person auf ein höheres Funktionsniveau zu bringen. Es lässt sich damit vergleichen, einen Ertrinkenden zu retten, der sich nicht über Wasser halten kann und untergeht, bis Sie zu ihm hintauchen und ihn langsam mit an die Wasseroberfläche ziehen. Giovacchini (1989) beschreibt eine ganze Palette von Gegenübertragungsreaktionen auf primitive mentale Zustände, die bei entsprechendem Umgang mit ihnen in therapeutische Fortschritte münden können.

Szenario 4

Die Klientin kritisiert Sie, eine schlechte Therapeutin zu sein, und beschwert sich darüber, dass sie so gar keine Fortschritte mache. Vielleicht gibt sie Ihnen auch die Schuld an irgendeinem Problem in ihrem Leben. Sie sind zum Beispiel an ihrer Scheidung schuld, an ihrem Jobwechsel oder daran, dass sie keine Orgasmen mehr hat. Sie haben Schreckensfantasien, wie Sie wegen Falschbehandlung verklagt werden, Ihre Zulassung verlieren und öffentlich bloßgestellt werden.

Lösung: An diesem Punkt ist ein Realitätscheck gefragt. Hat Ihre Klientin recht? Haben Sie in Bezug auf diese Situation irgendeine Rolle gespielt, die Sie im Nachhinein bedauern? Oder sucht Ihre Klientin nur einen Sündenbock? Sind aus der Vorgeschichte der Klientin andere Fälle bekannt, wo sie anderen die Schuld an bestimmten Dingen in die Schuhe schob? Hat Ihre Klientin schon einmal jemanden verklagt?

Sollten Sie nach einer kritischen Prüfung der realen Gegebenheiten zu dem Schluss kommen, dass es unwahrscheinlich ist, dass diese Ängste von Ihnen tatsächlich wahr werden (und Sie haben noch immer Angst), betreibt Ihre Klientin vermutlich eine Spaltung, um sich das Gefühl bewahren zu können, selbst gut zu sein und den Ansprüchen zu genügen. Ihr unzulängliches, schlechtes Teilselbst projiziert sie auf Sie. In Ihnen wiederum stößt diese Projektion auf Widerhall, da es einen Anteil von Ihnen gibt, der Ihre fachlichen Fähigkeiten anzweifelt.

Die beschriebenen Szenarien decken natürlich nicht jeden Fall ab, sondern bieten nur eine Auswahl einiger häufiger anzutreffender Gegenübertragungssituationen.

Machen Sie sich die Gegenübertragung zum Freund

Gegenübertragung ist meines Erachtens weder negativ noch positiv. Sie wird für die Therapie zum Segen oder zum Fluch, je nachdem, wie Sie sie nutzen. Jede Reaktion Ihrerseits birgt das Potenzial, sich in eine weitere Information umzuwandeln, die Ihnen helfen kann, Ihren Klienten oder Ihre Klientin besser zu verstehen und besser mit ihm oder ihr zu arbeiten.

Bis ich bezogen auf einen meiner Klienten die irrationale Angst entwickelte, dass er sich an mir festklammern würde wie ein junges Äffchen, war ich mir gar nicht gewahr gewesen, wie infantil und bedürftig er eigentlich war. Oberflächlich gab er sich als reifer, etwas sehr verstandesbetonter Erwachsener. Meine Gegenübertragungsreaktion half mir zu sehen, dass ich das Funktionsniveau meines Klienten überschätzte. Ich dachte, wir unterhielten uns auf einer Erwachsenenebene, aber er *tat* nur so, als sei er erwachsen. Innerlich fühlte er sich wie ein enorm hilfloses und noch sehr kleines Kind, das den verzweifelten Wunsch hatte, von mir bemuttert zu werden.

Um Ihre emotionale Reaktion auf Ihren Klienten wirksam zu nutzen, gilt es Ihre Impulse zu zügeln, die eigenen Gefühle auszuagieren.

Sie müssen Ihre Reaktion dahingehend überdenken und analysieren können, welche Informationen sie über den Klienten liefern kann.

So zum Beispiel kann Ihre Gegenübertragungsreaktion auf Klienten bei der Diagnosestellung helfen. Borderline-Klienten rufen bei ihren Therapeuten oft die Reaktion hervor, sie beschützen und nähren zu wollen. Oder aber – die entgegengesetzte Reaktion – sie bekommen Angst vor ihrer Bedürftigkeit oder werden wütend auf diese. Wie schon erwähnt, sind Borderline-Klienten wahre Meister darin, das Gefühl zu erzeugen, dass man es mit einem akuten Notfall zu tun hat, was bei vielen Therapeuten die Versuchung entstehen lässt, ihre therapeutische Objektivität sausen zu lassen und die Klienten stattdessen zu umsorgen.

Wenn Sie bei bestimmten Klienten das Gefühl haben, dass sie besonders bedürftig seien, und merken, wie Sie sich versucht fühlen, ihnen Extrazeit zuzugestehen oder Ihr Stundenhonorar zu reduzieren; wenn Sie sich dabei ertappen, aktiv in das Leben der Betroffenen einzugreifen – um ihnen zu helfen, einen Job zu bekommen, eine Verabredung oder eine Wohnung – dürfte eine Borderline-Anpassung vorliegen.

Ähnliches gilt, wenn Sie Angst davor haben, von einem Klienten »ausgesaugt« zu werden, oder sich von ihm zurückziehen möchten, weil Sie eine primitive Angst packt, der Klient würde sich wie eine Klette an Sie heften und Sie würden die Verantwortung für ihn nie wieder los – auch dann plagt sich ihr Klient vermutlich mit Borderline-Problemen.

Sie können Ihre Gegenübertragung als Hilfe bei der Differenzialdiagnose einsetzen. Anders als bei Borderline-Klienten, die in Ihnen den dringenden Wunsch wecken, ihnen zu helfen, gilt hier: Wenn Sie merken, wie Sie Ihren Klienten oder Ihre Klientin beneiden, sich von seinem oder ihrem Erfolg im Leben einschüchtern lassen, Angst haben, diese Person zu kränken oder sich fragen, ob Sie wohl zu zweitklassig sind, um den Klienten wirksam zu behandeln, so haben Sie es wahrscheinlich mit einem Narzissten zu tun. Narzisstische Klienten sind sehr geschickt darin, andere von ihrer eigenen Wichtigkeit zu überzeugen und davon, dass ihnen eine Sonderbehandlung zustünde. Sie können auch sehr einschüchternd wirken, da sie mit großer Wahrscheinlichkeit bei der kleinsten Kränkung an die Decke gehen und andere ihren verächtlichen Zorn spüren lassen. Therapeuten kommen sich oft vor, als würden sie auf rohen Eiern gehen, wenn Sie mit narzisstischen Klienten arbeiten.

Vorzeitiger Abbruch der Therapie aufgrund von Gegenübertragungsdynamiken

Wenn Sie merken, dass es bei Ihnen zu Gegenübertragungsreaktionen kommt, die trotz größter Bemühungen Ihrerseits (zu denen auch Supervision gehören sollte) die Wirksamkeit Ihrer Therapie gefährden, sollten Sie sich überlegen, ob Sie Ihre Arbeit mit dem Klienten vielleicht besser einstellen. Da zu den schlimmsten Ängsten von Borderline-Klienten die Angst gehört, verlassen zu werden, und sie immer mit der Angst ringen, ihrem Wesen nach schlecht und nicht liebenswert zu sein, ist es wichtig, klarzustellen, dass sie nicht an dieser Situation schuld sind. Dass sie nicht in der Therapie versagt haben. Und dass Sie durchaus glauben, dass ihnen durch eine Therapie zu helfen sei. Zudem ist es eine gute Idee, einen passenden Kollegen oder eine passende Kollegin zu finden, an die Sie den Klienten verweisen können – eine Person, von der Sie meinen, sie könnte wirksamer mit ihm arbeiten als Sie. Tun Sie das, bevor Sie dem Klienten sagen, dass Sie die Therapie mit ihm einstellen möchten.

Sollten Sie davor gute Arbeit zuwege gebracht haben, ist es wichtig, auch diesen Aspekt in den Blickpunkt zu rücken, da der Klient dazu neigen wird, alles als völlig unnütz zu betrachten, wenn die Therapie mit Ihnen schlecht ausgeht. Sie können Spaltungsdynamiken entgegenwirken und Impulse für eine realistischere und differenziertere Sicht der Therapie geben, indem Sie Ihren Klienten in ein Gespräch über die Therapieerfahrung insgesamt verwickeln: Was hat ihm daran gefallen? An Ihnen? Was hat er daraus gelernt? Was hat ihm an Ihnen und dieser Therapie nicht zugesagt? Was war für ihn eine Enttäuschung? Selbst unter solchen etwas unglücklichen Umständen aus der Therapie auszusteigen, lässt sich nutzen und zu einer Lernerfahrung für Sie und den Klienten machen.

Um eine Wiederholung dieser Erfahrung zu vermeiden (die zweifellos ja auch für Sie negativ war), müssen Sie zu verstehen versuchen, was an diesem Klienten oder dieser Therapie bewirkt hat, dass Sie sich so darin verrannt haben. Vielleicht sind Sie ja bereit, zu einem künftigen Zeitpunkt durch zusätzliche persönliche Therapiesitzungen daran zu arbeiten. Wenn nicht, heißt es für Sie zu ermitteln, wo Ihre wunden Punkte liegen, sodass Sie es vermeiden können, Klientinnen oder Klienten anzunehmen, die emotional eine zu große Herausforderung für Sie sind.

Teil III

Narzisstische Anpassungen

Im Fokus: Diagnose und Behandlung narzisstischer Anpassungen[13]

Hatten Sie schon einmal das Gefühl, Sie seien nicht gut genug, um einen bestimmten Klienten zu behandeln? Sie überlegten sich, ob Sie ihn nicht besser an eine renommiertere Kollegin weiterverweisen sollten. Schließlich verdiente und erwartete dieser Klient nur das Beste, und außerdem machte Ihnen der Gedanke Angst, Sie könnten ihn womöglich kränken, da er bei der geringsten Kränkung unglaublich tobte vor Wut? Wenn ja, dann hatten Sie vermutlich eine Person mit einer narzisstischen Persönlichkeitsstörung vor sich.

Das Ziel des Narzissten

Narzisstische Klienten können außerordentlich schwer zu behandeln sein, da sie nicht mit den üblichen Therapiezielen in die Praxis kommen, mit denen die meisten von uns zu arbeiten gelernt haben. Nein, sie kommen nicht, um sich selbst besser zu verstehen. Sie kommen nicht, um mit Unerledigtem aus der Vergangenheit abschließen zu können. Oder um Hilfreiches an die Hand zu bekommen, um ihr Leben zu meistern. Vielmehr kommen Narzissten gewöhnlich in die

Therapie, um Sie, die Therapeutin oder den Therapeuten, als »Selbstobjekt« zu benutzen: als Ersatz für einen fehlenden oder geschädigten Teil ihrer selbst, den sie brauchen, um ihr Selbstwertgefühl zu regulieren (Kohut 1976, 1981; Stolorow und Lachman 1983). Infolgedessen werden sie den häufigsten therapeutischen Interventionen mit Widerstand begegnen und sie nicht ausstehen können, da sie diese als entweder irrelevant oder schädlich erleben.

Gesunder Narzissmus und defensiver Narzissmus

Es ist wichtig, zwischen einem gesunden Narzissmus zu unterscheiden und einem Narzissmus, der eine Schutz- und Abwehrfunktion erfüllt oder pathologisch ist. Ein gesunder Narzissmus ist positiv und eine Selbstachtung, die auf einem realistischen Verständnis der eigenen Vorzüge und Schattenseiten beruht. Das Selbstwertgefühl, das Resultat eines gesunden Narzissmus ist, hängt nicht davon ab, wie andere uns sehen. Dementsprechend bleibt es von einem Tag zum anderen relativ gleich und ist durch kleinere Fehlschläge nicht so ohne Weiteres zu erschüttern. Wenn ich in diesem Buch den Begriff »Narzissmus« benutze, beziehe ich mich nicht auf jemanden mit einem realistischen, positiv zu verstehenden Selbstwertgefühl.

Das grundlegende Merkmal eines defensiven oder pathologischen Narzissmus dagegen ist die Tatsache, dass das Selbstwertgefühl der Person von der Meinung anderer abhängt. Innerlich sind sich narzisstische Individuen ihres eigenen Wertes unsicher. Hinter ihrer Fassade der Arroganz und Überlegenheit fühlen sie sich oft leer, voller Scham und unzulänglich. Zwischen diesen beiden gleichermaßen unrealistischen Extremen können sie hin- und herschwanken –

je nachdem, was sich in ihrem Leben gerade abspielt. Der Punkt ist, ob es sie in ihrem defensiven Gefühl, etwas Besonderes zu sein, bestärkt oder nicht. Dieses Schutz und Abwehr dienende, seichte und leicht aus dem Lot zu bringende Selbstwertgefühl ist das Kennzeichen der narzisstischen Persönlichkeitsanpassung.

Typen von Narzissten

Narzissten fallen tendenziell in eine von drei grundlegenden Kategorien: exhibitionistischer, heimlicher oder toxischer Narzisst. In den folgenden Abschnitten beschreibe ich diese jeweils und schildere einige klinische Beispiele, die Ihnen helfen sollen, das jeweilige klinische Bild zu erkennen, das sich Ihnen in einer Sitzung zeigen kann.

Exhibitionistische narzisstische Anpassung

Exhibitionistische Narzissten zeigen unverblümt eine aufgeblasene Selbstherrlichkeit (Grandiosität). Sie erwarten eine Sonderbehandlung; sie ergehen sich in Fantasien von grenzenloser Macht, grenzenlosem Reichtum, grenzenloser Schönheit oder idealer Liebe; sie neigen in ihren privaten Beziehungen dazu, andere auszunutzen, und reagieren mit extremem Zorn auf alles, was sie als demütigende Schmach erleben.

Paul zum Beispiel war typisch für eine bestimmte Art von exhibitionistischen Narzissten, die ich gern »Gucci-Narzissten« nenne. Er kam in meine Praxis und trug eine Leinenhose, Velourslederschuhe, eine Rolex und einen Gucci-Zweireiher in marineblau. Dass der Blazer von Gucci war, weiß ich, weil es Paul gelang, es in die Sitzung einfließen zu lassen. Er schaffte es auch, mir unter die Nase zu reiben, wie viele wichtige Leute er kannte und dass er nur zu Partys von »A-Promis« ging. Er beschrieb alles, was er tat, und alle, die er kannte, als elitemäßig, wichtig und besonders. Nach Pauls Aussage kam er in die Therapie, weil es ihm bislang noch nicht geglückt war, seine Traumfrau zu finden, und er meine Hilfe dabei wollte. Sein wahres Problem jedoch, das er im Grunde nicht einmal ahnte, bestand darin, dass er sich im Untergrund seines aufgeblasenen äußeren Gehabes leer, niedergeschlagen, beschämt und abgrundtief unzulänglich fühlte. Er benutzte die ganzen Designerobjekte und Statussymbole als Stützgerüst für sein außerordentlich instabiles Selbstwertgefühl.

Mein Klient Jonathan zeigte eine andere Art von exhibitionistisch-narzisstischem Verhalten. Als kleiner Junge hatte er sich hässlich und gedemütigt gefühlt, und an der High School rangierte er in der sozialen Beliebtheitsskala ganz weit unten: der Junge, mit dem keines der beliebten Mädchen gehen wollte. Er hatte sich mit Fantasien darüber getröstet, was er alles tun würde, wenn er berühmt wäre. Heute war Jonathan außerordentlich erfolgreich, und die Zeit der Revanche für jede Schmach, die er je erlitten hatte, war gekommen. Zu dem Zeitpunkt, als er zum ersten Mal in meine Praxis kam, hatte er sich mithilfe von Schönheits-OPs ein markanteres Kinn und prägnantere Wangenknochen zugelegt und die Nase verkleinern lassen. Er war ein recht gut aussehender Mann. Nun kam er sich, statt unzulänglich, auf eine aufgeblasene Weise superwichtig vor. Sein größtes Vergnügen im Leben bestand darin, nun Mädchen wie diejenigen, die ihn in der High School verschmäht hatten, dazu zu bringen, mit ihm auszugehen, und sie dann öffentlich an den Pranger zu stellen. Er war sadistisch und hatte Spaß daran, Sex dazu zu benutzen, diese Frauen zu demütigen. Er schien keinerlei Empathie für den Schmerz anderer zu haben und keine offenkundigen Schuldgefühle wegen seines Verhaltens. Trotz seines gefühllosen Gebarens war Jonathan jedoch hoch intelligent und sagte in seiner ersten Sitzung, er begäbe sich in Therapie, weil ihm klar geworden sei, dass er, wenn er so weitermache, wohl nie eine befriedigende langfristige Beziehung erleben könnte. Er erkannte, dass er die Wahl hatte, und war klug genug, zu wissen, dass er etwas ändern musste.

Die heimliche narzisstische Anpassung

Heimliche Narzissten haben Angst davor, offen als exhibitionistische Narzissten aufzutreten und direkt um die Aufmerksamkeit und Bewunderung zu bitten, nach der es sie verlangt. In der Regel haben sie früh und anhaltend Demütigungen erlebt, dic dafür gesorgt haben, dass sie außerordentlich gemischte Gefühle in Verbindung damit haben, im Mittelpunkt zu stehen.

Als Janet nach drei Jahren Therapie endlich ihren Mut zusammennahm und ihrem Vater sagte: »Ich hätte eine gute Sportlerin werden können, wenn ich früher mit dem Training angefangen hätte«, sagte er: »Nein, hättest du nicht.« Seine Reaktion war bezeichnend dafür, wie er Janet in all den Jahren immer wieder entmutigt hatte. Ein anderer Klient bekam immer wieder zu hören: »Du musst nicht meinen, dass du etwas Besonderes bist.« Also ließ er es sein. Aber er wollte es immer noch.

Heimliche Narzissten versuchen dieses Dilemma (Wie fühlt man sich wie jemand Besonderes, ohne damit Attacken und Demütigungen Tür und Tor zu öffnen?) im Allgemeinen zu lösen, indem sie sich an Menschen, Organisationen oder Ideen binden, die es ihres Erachtens wert sind, idealisiert zu werden. Dann können sie dadurch, dass sie sich in diesen Kreisen bewegen, zu jemand Besonderem werden und sich gefahrlos erlauben, sich im Widerschein des Glanzes zu sonnen, der hiervon ausgeht.

Richard nahm am »EST«-Programm teil (Erhard Seminar Training) und entwickelte eine idealisierende Übertragung im Hinblick auf die

Organisation und ihren Leiter, Werner Erhard. Er sagte jedem, der ihm über den Weg lief, wie einmalig EST sei und dass es die Antwort auf alle Probleme böte. Richard benutzte seine Zugehörigkeit zu der Organisation dazu, sich selbst mit besseren Gefühlen begegnen zu können, und auch als Ventil für seine aggressiven Energien. Richard wusste sich extrem schlecht selbst zu behaupten, wenn es um seine eigenen Bedürfnisse ging, und er hatte oft das Gefühl, dass Freunde und Bekannte sein mangelndes Durchsetzungsvermögen ausnutzten. Er konnte aber sehr hartnäckig sein und selbstbewusst auftreten, wenn es darum ging, etwas für EST zu erreichen.

In der Therapie erwarten beide Arten von Narzissten, dass der Therapeut oder die Therapeutin als Selbstobjekt fungiert und in Resonanz mit ihren Projektionen geht, um ihr fragiles Selbstwertgefühl zu stützen. Entweder wollen die Betroffenen, dass Sie sie in ihrer Wichtigkeit bestätigen und ihr großspuriges Ausagieren unterstützen (exhibitionistische Narzissten wie Bob und Jonathan), oder sie wollen, dass Sie sich von ihnen idealisieren lassen, damit sie sich in Ihrem Glanz sonnen können (heimliche Narzissten wie Janet und Richard).

In beiden Fällen sind die Betroffenen enorm sensibel für kleine Kränkungen und für nicht entgegengebrachte Empathie und interpretieren therapeutische Interventionen leicht als Kritik. In dem Bemühen, sich selbst wieder mit besseren Gefühlen begegnen zu können und ihr zertrümmertes Selbstwertgefühl wiederherzustellen, kann es dann sein, dass Sie von ihnen links liegen gelassen, erniedrigt und abgewertet werden. In den Augen des Narzissten besteht Ihr einziger Daseinszweck darin, seine Bedürfnisse zu erfüllen. Und sobald Sie diesbezüglich ausgedient haben, kann man Sie entsorgen wie ein benutztes Tempotaschentuch oder einen angebissenen Hamburger. Unwissende Therapeuten finden sich hier nur allzu leicht in der Gegenübertragungshölle wieder.

Die toxische narzisstische Persönlichkeitsanpassung

Die meisten Betroffenen, durch die der Narzissmus in Therapeutenkreisen in Verruf geraten ist, sind solche, die ich »toxische Narzissten« nenne. Ihre hauptsächliche Art, mit eigenen Minderwertigkeitsgefühlen umzugehen, besteht darin, dass sie versuchen, bei anderen jedes Gefühl von Kompetenz zunichtezumachen. Oder sie keilen voller Ressentiments gegen Sie aus, weil sie sich derart verzehren vor Neid auf etwas, von dem Sie glauben, Sie hätten es und sie nicht.

Donna zum Beispiel sagte mir während jeder Sitzung, wie unzureichend ich als Therapeutin sei. Sie wies mich sarkastisch auf meine therapeutischen Fehler hin. Ihr einziges Vergnügen im Leben schien darin zu bestehen, mich herabzusetzen. Mitunter hatte sie mit ihren Beobachtungen auf eine geradezu unheimliche Weise recht, was dann bewirkte, dass ich mich noch schlechter fühlte. Ich war unaufmerksam gewesen; ich hatte nicht verstanden, worum es ihr ging, oder zu einem ungünstigen Zeitpunkt eine bestimmte Intervention gestartet. Mit graute zunehmend vor jeder Sitzung mit ihr, und mir fiel es immer schwerer, eine gute Arbeit mit ihr hinzubekommen. Wenn ich mit ihr zusammen war, machten mir meine Gegenübertragungs-Wut auf ihre Attacken und mein eigener verwundeter Narzissmus zu schaffen. Schließlich entwickelte ich dann doch einen mehr oder weniger gangbaren Weg, mit Donna zu arbeiten, der ihr zu helfen schien – doch am Ende jeder Sitzung fühlte ich mich erschöpft von der Anstrengung, die es mich kostete, auch nur eine effektive therapeutische Haltung zu bewahren.

Ein anderer Klient sprach regelmäßig darüber, was ich in meinem Leben alles hätte im Vergleich zu ihm. Immer wenn ich für meine Praxis etwas Neues angeschafft hatte, wurde Douglas mir gegenüber fuchsteufelswild. Ich begann mir sogar schon Gedanken zu machen, was ich zu seinen Sitzungen anziehen würde. Das hätte ich mir sparen können. Er neidete mir nämlich nicht nur meinen Besitz – er verabscheute auch alles, was mir an Ideen kam, selbst solche, die für ihn hilfreich sein könnten. Er wollte der Einzige sein, der etwas hatte, hilfreiche Ideen inbegriffen. Nachdem ich für meine Beobachtungen wiederholt angegriffen worden war und er mich abblitzen ließ, wenn ich Experimente vorschlug, lernte ich schließlich, was für Douglas am besten funktionierte: für ein paar Jahre still dabeizusitzen, ihn meine Gegenwart im Raum erleben zu lassen und ihm die Möglichkeit zu geben, sich an sie zu gewöhnen. Wenn ich einfach still dasaß, blickte er mich angstvoll an. Manchmal begann er zu weinen. Oft sagte er mir, dass er mit tiefen Angstgefühlen in Berührung käme. Wenn er mich gerade nicht attackierte, äußerte er mitunter seine Dankbarkeit dafür, dass ich bereit war, ihm zuzuhören; dass ich versuchte, ihn zu hören und zu verstehen und dass ich es ihm nicht heimzahlte, wenn er grausam war.

Douglas war als Kind so beschämt und lächerlich gemacht worden, dass er sich in Gegenwart eines jeden Menschen, wer es auch sein mochte, massiv gefährdet fühlte. Er hatte tiefsitzende Minderwertigkeitsgefühle und war sicher, dass ihn alle Welt auf die gleiche Weise unterwerfen und beherrschen wollte, wie er es bei anderen anstrebte. Wie ich später, als der Umgang zwischen uns entspannter wurde, herausfand, hatte er mich lange deshalb so erbittert attackiert, weil er sich sicher gewesen war, dass ich auf ihn herabsah, da er zur Therapie kam und weniger Geld, Status und Macht hatte als ich in seiner Vorstellung. Er hatte angenommen, jedes Mal, wenn mir eine gute Idee kam, würde ich sie ihm sagen, um meine Dominanz zu zeigen, ihn als Idioten dastehen zu lassen und meine Überlegenheit zu demonstrieren.

Nicht alle Narzissten sind unangenehm

Etliche in meinem Kollegenkreis finden es seltsam, dass so viele meiner Lieblingsklienten Narzissten sind. Aber nicht alle Klienten, die narzisstische Persönlichkeitsanpassungen vollzogen haben, sind unangenehme Zeitgenossen. Die Narzissten, die ich tendenziell mag, sind kreative, intelligente Menschen mit viel Energie, die ihr Gefühl, etwas Besonderes zu sein, daraus ziehen, anderen zu helfen oder interessante Sachen zu machen. Oder sie sind die Art Mensch, der jeder Party einen Hauch von Glanz verleiht und mit seinen geistreichen Beiträgen bereichert, wenn auch aus dem Bedürfnis heraus, sich hervorzutun. Nichtsdestotrotz reagieren sie mit narzisstischer Wut (oder Rückzug), wenn sie sich angegriffen oder kritisiert fühlen, aber sie haben auch noch andere Eigenschaften, die diese Züge wettmachen.

So zum Beispiel hat es einer meiner heimlich narzisstischen Klienten perfektioniert, etwas zu sein, was ich »mein Freund, der Zauberer« nenne. Dieser Klient, Raymond, braucht es, dass Freunde und Bekannte eine gute Meinung von ihm haben, da er noch nicht in der Lage ist, sich sein Selbstwertgefühl auch dann zu erhalten, wenn es seines Erachtens nicht so ist. Wenn er also unsicher ist, wie ein Freund zu ihm steht, denkt er sich für diese Person etwas ganz Wundervolles und Einmaliges aus. Einmal schickte er einem Freund, dessen Rückzug ihn ängstigte, ein besonderes Tape mit Aufnahmen verschiedener Künstler, die Titel zum Thema Freundschaft sangen. Zu jedem Song fügte er selbstverfasste kurze humoristische Kommentare hinzu. Außerdem entwarf und gestaltete er noch eine Grußkarte, auf der er zum Ausdruck brachte, was für ein ganz besonderer Mensch der Betreffende für ihn war.

Ein anderer ehemaliger Lieblingsklient von mir gehört zu den intelligentesten und aufmerksamsten Menschen, die mir je begegnet sind. Trotz seiner Überheblichkeit und gelegentlicher Zornausbrüche war es eine Freude, mit einem so hellen Kopf wie ihm zu arbeiten. Außerdem war er enorm motiviert. Mit einer gescheiterten Ehe und ohne echte Freunde war er ausreichend unglücklich mit seinem Leben, um die Bereitschaft zu entwickeln, zu tun, was auch immer erforderlich war, um sich aus diesem Sumpf herauszuziehen.

»Whatever It Takes« – Nichts unversucht lassen

Auch wenn nicht alle narzisstischen Klienten eine solche Herausforderung sind wie Donna und Douglas – aufgrund ihres versteckten geringen Selbstwertgefühls und ihrer Empfindlichkeit für jede Form von Kränkung verlangen die meisten durchaus danach, mit Samthandschuhen angefasst zu werden. Doch nichtsdestotrotz gibt es immer Wege, effektiv mit narzisstischen Klienten zu arbeiten und ihr Selbstwertgefühl aufzubauen, ohne sein eigenes einzubüßen. In den folgenden Abschnitten gebe ich einige Anregungen dazu, woran man Klienten und Klientinnen mit narzisstischen Persönlichkeitsanpassungen erkennt, und skizziere Ideen zu Behandlungsstrategien, die sich für mich als hilfreich erwiesen haben.[14]

Wie die meisten klinisch Tätigen jedoch, die vom Werk anderer beeinflusst wurden und sich davon leiten lassen, habe auch ich das getan, dann dem Material meine eigene Note verliehen und viele eigene Ideen einfließen lassen, die auf meinem Hintergrund als Gestalttherapeutin basieren. Ich denke mir dabei gern, dass ich das praktiziere, was Paul Carter und Stephen Gilligan (Ericksonianische Hypnotherapeuten) »WIT« (»Whatever It Takes«)-Therapie nennen: Ich lasse nichts unversucht.

Diagnose: SPECIAL GOD

»SPECIAL GOD« ist ein von mir erdachtes Kürzel, um sich die grundlegenden Merkmale der narzisstischen Persönlichkeitsanpassung einzuprägen. Wie Sie an den aufgeführten Beispielen schon erkannt haben dürften, sind Narzissten wie alle anderen Menschen Individuen und unterscheiden sich daher in vielerlei wichtigen Punkten voneinander. Die folgende Aufzählung charakteristischer Merkmale versteht sich daher nur als Orientierung, die Ihnen helfen soll, relevante Muster wahrzunehmen, um so wirksamere therapeutische Interventionen starten zu können. Einige Klienten werden diese Merkmale stärker aufweisen als andere. Und natürlich haben wir alle unsere guten und unsere schlechten Tage und handeln entsprechend.

S für Status (Status), Sensibility (Sensibilität) und Shame (Scham)

Wenn ich auf nur drei Informationen angewiesen wäre, um zu diagnostizieren, ob jemand wirklich narzisstisch ist oder nicht, dann wären es die drei S: Statusbewusstsein, extreme Sensibilität (oder Empfindlichkeit) für Kränkungen und Anfälligkeit für Scham.

Status

Alle Narzissten, die mir je begegnet sind, beschäftigten sich enorm mit Status und Statushierarchien. Innerhalb von Minuten, nachdem sie einen Raum voller Menschen betreten haben, beginnt eine echte narzisstische Persönlichkeit alle Anwesenden innerhalb der Hierarchie einzusortieren, auf die es dem Narzissten am meisten ankommt. So zum Beispiel werden Narzissten mit einem besonderen Bewusstsein für den sozialen Status allen einen Rang zuweisen, der sich nach ihrem gesellschaftlichen Prestige richtet, während die Literaturliebhaber unter den Narzissten nur kümmert, was die Einzelnen lesen. Ich hatte einmal einen literaturversessenen Narzissten als Klienten, der sich mir aufgrund der Zeitschriftenauswahl in meinem Wartezimmer überlegen fühlte.

Die meisten Narzissten lassen in ihrer Statushierarchie im Verhältnis zu sich selbst nur zwei Positionen zu: Man steht über oder unter ihnen. Die Vorstellung, dass jemand gleichgestellt mit ihnen sei, ist für sie nicht zu ertragen. Sie bewundern unkritisch jeden, den sie als ranghöher wahrnehmen, und wollen in seiner Nähe sein – unabhängig davon, ob sie diese Person mögen oder ob sie irgendetwas verbindet. Leute, die von Narzissten innerhalb der Statushierarchie als Rangniedere wahrgenommen werden, werden ignoriert. Oder er behandelt sie von oben herab beziehungsweise dient sich ihnen gelegentlich auch als Mentor an, wenn es dem Narzissten gerade ins Konzept passt. Wird jemand jedoch als in etwa ranggleich wahrgenommen, reagieren die meisten Narzissten mit ausgesprochenem Konkurrenzgebaren. Das gilt vor allem, wenn der andere sie links liegen zu lassen scheint oder offenbar nicht von ihnen beeindruckt ist. Sie können sich dann geradezu obsessiv damit beschäftigen, wie sie sich die Dominanz über den anderen sichern oder einen positiven Eindruck bei ihm hinterlassen könnten.

Ist der Narzisst während dieses Ringens um Dominanz in Therapie, rücken alle anderen Themen in den Hintergrund, während er zwanghaft einen Weg zu finden sucht, die Bedeutung der anderen Person herabzusetzen oder ihre Anerkennung zu gewinnen. Sitzung für Sitzung kann von prahlerischen Beteuerungen der eigenen Überlegenheit dem anderen gegenüber in Anspruch genommen werden, oder aber davon, wie und in welchem Umfang der andere dem Narzissten das Gefühl vermittelt hat, ihn anzuerkennen. Über jede Begegnung wird bis ins letzte Detail immer wieder berichtet. Es ist so, als würde die bloße Existenz des anderen dem individuellen Selbstwertgefühl des Narzissten eine klaffende Wunde beibringen. Dem Narzissten fällt es außerordentlich schwer, sich von der Situation zu lösen – es sei denn, er hat es geschafft, sich einzureden, dass er den anderen dazu gebracht hätte, auf eine Weise, die ihm wichtig ist, seinen Sonderstatus anzuerkennen. Für außerordentlich ausgeprägt narzisstische Individuen scheint es mitunter buchstäblich unerträglich, andere als gleichrangig zu akzeptieren. Sie rangeln innerhalb der von ihnen gewählten Statushierarchie unentwegt um ihre Position und um Anerkennung.

Sensitivity (Sensibilität, Empfindlichkeit)

Narzissten sind extrem dünnhäutig. Ihr fragiles Selbstgefühl ist sehr störungsanfällig, und sie können sich leicht durch Handlungen oder Situationen gedemütigt, abgewertet und kritisiert fühlen, über die die meisten anderen hinwegsehen können oder die diese allenfalls etwas unangenehm finden. Als ich noch kein Wartezimmer hatte, ließ ich einmal einen hochgradig narzisstischen Klienten ein paar Minuten lang im Flur vor meiner Tür warten. Er erlebte dies als unerträgliche Herabsetzung und es bedeutete einen heftigen Schlag für sein Gefühl, etwas Besonderes zu sein. Seine ganze Sitzung verbrachte er dann in narzisstischem Zorn und schrie mich an. Die narzisstische Sensibilität ist eine Einbahnstraße. Narzissten sind »außerordentlich hellhörig« (um Masterson zu zitieren), wenn es um mutmaßliche Kränkungen ihres Gefühls der eigenen Wichtigkeit geht, aber unglaublich unsensibel für die Gefühle anderer. Typisch für sie ist, dass sie eine kaltschnäuzige Gleichgültigkeit an den Tag legen, wenn es um das körperliche und seelische Wohlergehen anderer geht, obwohl sie vorgeben können, dass es sich anders verhielte, wenn es ihnen gerade genehm ist.

Joan zum Beispiel hatte eine warmherzige, fürsorgliche Fassade kultiviert. Ihrer Beschreibung zufolge hörte sie sich endlos die Geschichten an, die ihr andere, durchsetzungsfähigere Freundinnen über ihr Leben erzählten, während Joan sie insgeheim beneidete und dafür hasste, dass sie sich nicht stärker für Joans eigenes Leben interessierten. Joan war eine »heimliche Narzisstin«, deren Wunsch, etwas ganz Besonderes zu sein, abgetaucht war. Sie hatte Angst davor, so offen exhibitionistisch und egoistisch zu sein, wie sie es eigentlich wollte. Stattdessen gab sie sich also viel interessierter an anderen und viel mehr auf diese bedacht, als es ihren tatsächlichen Gefühlen entsprach. Sie hatte Angst, Menschen gegenüber sie selbst zu sein und geradeheraus um die Aufmerksamkeit zu bitten, die sie wollte, da sie das Gefühl hatte, anderen außer ihrem vorgeschobenen Interesse nichts von Wert geben zu können. Sie war davon überzeugt, dass ihre Freundinnen sie, wenn sie wüssten, wie sie wirklich war, allesamt ablehnen würden.

Shame (Scham)

Narzisstische Klienten sind sehr anfällig für Scham. Genau dieser Punkt liegt ihrer extremen Sensibilität für Kränkungen zugrunde. Relativ kleine Vorkommnisse – etwa von der Kellnerin übersehen, vom Therapeuten warten gelassen oder von Bekannten nicht zu einer Party eingeladen zu werden – kann Menschen mit einer narzisstischen Persönlichkeitsanpassung an ihrem eigenen Wert zweifeln lassen und sie dazu bringen, sich abgrundtief für sich selbst zu schämen. Um diesen Gefühlen entgegenzuwirken, versuchen sie dann defensiv, sich selbst und alle anderen von ihrer Besonderheit zu überzeugen.

Wird ihr fragiles Überlegenheitsgefühl verletzt, fühlen sich viele Narzissten ihrer Beschreibung nach buchstäblich »wie ein Stück Scheiße« (siehe Kapitel »›Scheiße‹, Scham und Narzissmus«). Häufig berichten narzisstische Klienten von Träumen über »Scheiße«. Ein Klient träumte, dass er sich in aller Öffentlichkeit über und über eingekotet hatte. Anfangs dachte er, es bekäme niemand mit. Bis ihm plötzlich klar wurde, dass andere ihn sowohl sehen als auch riechen konnten. Er wachte mit einem massiven Gefühl von Verletzlichkeit und tiefer Scham auf. Eine andere Frau träumte gegen Ende ihrer Therapie, sie würde ihre »Scheiße« in der Hand mit sich herumtragen. Sie brachte den ganzen Traum damit zu, dass sie zu entscheiden versuchte, ob sie die Scheiße irgendwo ablegen sollte oder nicht. So viele narzisstische Klienten haben das Wort »scheiße« benutzt, um ihre negativen Gefühle zu sich selbst zu beschreiben, dass ich dazu übergegangen bin, es als diagnostischen Indikator für eine mögliche narzisstische Persönlichkeitsanpassung zu benutzen.

In der Therapie kann die Empfindlichkeit narzisstischer Klienten in Sachen Kränkungen und ihre Anfälligkeit für Scham dazu führen, dass sie Bemühungen des Therapeuten oder der Therapeutin, ihnen zu helfen, fehlinterpretieren. Sie können sich von Interventionen kritisiert fühlen, die eigentlich als hilfreiche Kommentare gedacht waren. Selbst einige Formen von Lob können ihr Gefühl der Scham aktivieren.

Einer meiner Klienten hatte in relativ kurzer Zeit eine Menge Fortschritte gemacht. Als ich dies ihm gegenüber ansprach, reagierte er defensiv. Statt dass mein Kompliment ihm ein gutes Gefühl verschaffte, war sein erstes Gefühl, wie Burt berichtete, dass es dann davor ja so richtig schlimm gewesen sein musste mit ihm. Er konnte seine eigenen Fortschritte noch nicht auskosten, da er damit eingestanden hätte, dass er davor nicht perfekt gewesen war. Und das zuzugeben, bewirkte, dass er sich schämte und sich wie jemand mit Defiziten vorkam.

P für Perfect (perfekt)

Narzissten neigen dazu, sich selbst und Menschen, die sie bewundern, als rundum vollkommene überlegene Wesen zu sehen. Sie fühlen sich in tieferen Schichten unter ihrem überheblichen, abwehrenden Äußeren enorm unzulänglich und kompensieren dieses Gefühl damit, unbewusst jeden Hinweis auf Mankos ihrerseits aus ihrem Bewusstsein auszuklammern. Sollte der Punkt kommen, an dem sie nicht umhin können zu sehen, dass sie auf irgendeine Weise unvollkommen sind, verlieren sie mit ihrem aufgeblasenen Gehabe womöglich Luft wie ein mit Helium gefüllter Ballon nach einem Nadelstich.

Wie Menschen mit Borderline-Persönlichkeitsanpassungen haben auch Narzissten keine Wahrnehmung von sich selbst als integriertem Menschen mit guten wie auch schlechten Seiten, mit Talenten und Defiziten. Während Borderline-Betroffene das Problem der fehlenden Integration zu einem Ganzen lösen, indem sie sich selbst und andere abwechselnd als rundum gut oder rundum schlecht erleben, je nachdem, ob sie sich geliebt, vereinnahmt oder verlassen fühlen (Spaltung), versuchen Narzissten mit ihrem Mangel an Integration zu einem Ganzen durch eine andere Form von Spaltung fertigzuwerden. Ihre Version davon, rundum gut zu sein, steht damit in Verbindung, sich wie etwas Besonderes vorzukommen und sich allen um sie herum überlegen zu fühlen. Oder, wenn es sich um heimliche Narzissten handelt, beharren sie auf der Überlegenheit derer, die sie zu diesem Zeitpunkt gerade idealisieren. Sie ignorieren alles, was das Gegenteil belegt, und projizieren ihr Gefühl der Unzulänglichkeit auf diejenigen, die sie in der Statushierarchie als unter ihnen stehend betrachten (der abgespaltete rundum schlechte Anteil). Gutsein wird nur im Sinne einer Aussage über den Status in der Hierarchie wahrgenommen. Für einen Narzissten sind »Überlegenheit« und »Gutsein« Synonyme.

Wenn Sie einen narzisstischen Klienten so richtig kränken möchten, beschreiben Sie ihn oder sie am besten als »durchschnittlich«. »Durchschnitt« zu sein bedeutet für Narzissten, sich nicht von der Masse abzuheben und daher – so ihre Definition – unterlegen zu sein. Narzissten können für Psychotherapeuten wunderbar die Werbetrommel rühren. Schließlich ist es ihre Mission im Leben, sich selbst und aller Welt einzureden, dass das, was sie selbst haben, was es auch sein mag, das Allerbeste ist. Hat jemand in ihrem Freundes- oder Bekanntenkreis Therapiebedarf, wird es für den Narzissten sehr wichtig, dass er den Therapeuten oder die Therapeutin wählt, die der Narzisst empfiehlt. Analog dazu können Sie mit einiger Sicherheit davon ausgehen, dass Sie mit einem Narzissten oder einer Narzisstin arbeiten, wenn die Person alle wichtigen Kontaktpersonen in ihrem Leben als allen anderen haushoch überlegen und einfach nur perfekt beschreibt. Ein neuer Klient von mir sagte beispielsweise in der ersten Sitzung, was für ein großes Glück er hätte, dass es ihm gelungen sei, derart überragende Ärzte gefunden zu haben. Alles ganz außergewöhnliche Menschen, medizinische Genies geradezu. Ich war bei dieser Gold-Mannschaft nun natürlich mit von der Partie.

E für Entitlement (Anspruchsdenken) & Envy (Neid)

Anspruchsdenken

Narzissten laufen mit der Erwartung durch die Welt, dass sie von jedermann wie jemand ganz Besonderes behandelt werden sollten. Für ihr Gefühl steht ihnen eine Vorzugsbehandlung zu, es bedeutet für sie eine narzisstische Wunde und erzürnt sie, wenn ihre Erwartungen diesbezüglich nicht erfüllt werden.

Ein Klient von mir wurde rasend, als ihn ein Pförtner am Eingang eines Büro- und Praxengebäudes anhielt und ihn bat, wie alle anderen Besucher seinen Namen in eine Liste einzutragen. Als ich ihn fragte, warum es ihn so wütend machte, ein solches routinemäßiges Prozedere über sich ergehen zu lassen, sagte er mir: Auf diese Weise angehalten zu werden, sei für ihn eine abgrundtiefe Demütigung gewesen. »Er hätte wissen sollen, mit wem er es zu tun hat! Oder sehen, dass ich nicht der Typ bin, von dem er eine Anmeldung verlangen sollte.« Gemäß der Statushierarchie meines Klienten stand der Mann, der ihn anhielt, sozial unter ihm und hätte deshalb die Überlegenheit meines Klienten anerkennen sollen, indem er ihm eine Sonderbehandlung zukommen ließ.

Diese selbstverständliche Forderung nach einer Sonderbehandlung überträgt sich auch auf die Psychotherapie. So zum Beispiel erleben es viele meiner offen narzisstischen Klienten als narzisstische Kränkung, wenn ich sie nach der Sitzung (wie ich es standardmäßig handhabe) bitte, mir die Sitzung zu bezahlen. Ich denke, das liegt daran, dass es sie zwingt, einzugestehen, dass sie in Therapie sind (und deshalb »unvollkommen«) und dass ich das Sagen habe (und in ihren Augen meine Dominanz herauskehre). Diesen Klienten wäre es am liebsten, mich dann zu bezahlen, wenn es ihnen passt, und oft finden sie geniale Wege, mein Standardprozedere zu umgehen, sodass sie sich die Illusion erhalten können, dass das Ganze ja nicht wirklich Therapie sei, oder sie das Gefühl haben können, ich hätte klein beigeben müssen.

In eine ähnliche Richtung geht es, dass viele narzisstische Klienten mich (aus, wie sich in der Regel herausstellt, ziemlich trivialen Gründen) anrufen, um ihren Termin ganz kurzfristig abzusagen oder zu verschieben. Anfangs war ich hier sehr entgegenkommend. Bis ich lernen musste, dass die Therapiestunde bei diesem Personenkreis, sofern die Betroffenen nicht gerade mitten in einer Krise stecken, durchaus schon einmal zurückstecken musste, weil sie sich dann doch lieber die Haare machen lassen wollten. Da Narzissten ein solches Anspruchsdenken haben, wenn es darum geht, eine Sonderbehandlung für sich einzufordern, haben sie oft keine Skrupel, von Ihnen zu verlangen, dass Sie Ihr Leben umorganisieren, um ihren Launen gerecht zu werden. Und es kann gut sein, dass Sie ihren Zorn zu spüren bekommen, wenn Sie sich bemühen, auf Einhaltung des von Ihnen vorgegebenen therapeutischen Rahmens zu dringen.

Neid

Einige narzisstische Klienten können einen derart heftigen Neid auf andere erleben, dass er sie daran hindert, auch nur ansatzweise eine normale Beziehung mit anderen Menschen zu führen. Immer wenn sie mit der Erfahrung konfrontiert sind, dass jemand etwas hat, was sie selbst haben wollen, hassen sie ihn dafür und wünschen sich insgeheim, ihm würde das Objekt ihrer Begierde weggenommen. Als ich sehr sichtbar mit meinem ersten Kind schwanger war, sagte mir einer meiner narzisstischen Klienten immer wieder, dass er den Drang verspüre, mich in den Bauch zu treten. Er hasste die Vorstellung, dass ich etwas hatte, das er nicht hatte. Und außerdem wollte er jeden potenziellen Konkurrenten um meine Aufmerksamkeit aus dem Weg schaffen.

Narzisstischer Neid kann auch einen störenden Einfluss auf die Psychotherapie haben. Einige Narzissten ertragen den Gedanken nicht, dass der Therapeut oder die Therapeutin etwas weiß, das sie nicht wissen. Statt also dankbar zu sein für die Einsichten des Therapeuten zu ihren Problemen, bauen sie ein Konkurrenzverhältnis auf und erleben es als narzisstische Verletzung, wenn der Therapeut seine Fachkompetenz unter Beweis stellt.

C für Cold & Calculating (kühl & berechnend)

Narzissten empfinden selten eine echte Wärme für irgendwen außer sich selbst und die aktuellen Objekte ihrer Bewunderung. Was bei einem Narzissten als Wärme durchgehen mag, ist entweder ein Akt der Berechnung, mit dem sie andere zu täuschen suchen, um zu bekommen, was sie wollen. Oder sie sonnen sich damit in den wohligen Gefühlen, die die Bewunderung eines anderen in ihnen gerade auslöst. Wenn ein Narzisst oder eine Narzisstin also »Ich liebe dich« sagt, heißt das eigentlich: »Ich liebe es, wie wohl ich mich durch dich gerade in meiner Haut fühle«. Da Menschen für die meisten Narzissten außerdem fast zu 100 Prozent austauschbar sind, lässt sich der aktuelle Empfänger oder die aktuelle Empfängerin ihrer positiven Gefühle im Handumdrehen entthronen, wenn es die Umstände verlangen. Eine narzisstische Führungskraft, die ich kenne, stellte jeden neuen Vorgesetzten auf ein Podest und umwarb ihn regelrecht wie andere einen potenziellen Liebespartner. Oft gelang es ihm, die neuen Chefs davon zu überzeugen, dass er sie aufrichtig mochte und ihnen ein Freund fürs Leben sein würde. Er ging mit ihnen abends Essen, hörte sich ihre Lebensgeschichte an, schickte ihren Frauen Blumen und merkte sich die Geburtstage ihrer Kinder. In dem Moment jedoch, wo der Vorgesetzte innerhalb der Firma versetzt wurde und mein Klient einen neuen Vorgesetzten hatte, erstarben alle warmen Gefühle gegenüber dem ehemaligen Chef, und sofort begann der gleiche Prozess mit der neuen Person von vorn.

Narzisstische Männer wachsen selten aus ihrer Wahrnehmung heraus, jedes Mal »Punkte« zu ergattern, wenn sie eine Frau »herumgekriegt« hatten. Sie können sehr hartnäckig am Ball bleiben, wenn es darum geht, um eine Frau zu werben, und sind in der Lage, überzeugend die Rolle des Verliebten zu spielen. Der eigentliche Kick für sie besteht jedoch darin, ihren Jagdtrieb auszuleben und eine »Eroberung« (in ihren Augen) zu machen. In der Regel schwindet jegliches Interesse, das sie anfangs an der Frau hatten, sobald sie sich der Liebe dieser Frau zu ihnen sicher fühlen. Oft lassen sie die Frau an diesem Punkt unvermittelt fallen.

Narzissten sind ein gutes Beispiel für das alte Bonmot von Groucho Marx, er würde nicht Mitglied von einem Club sein wollen, der bereit wäre, ihn als Mitglied aufzunehmen. Da sich Narzissten hinter ihrer großspurigen Fassade leer und unzulänglich fühlen, glauben sie, unerreichbare Liebespartner oder -partnerinnen haben zu müssen, andere seien eine Beziehung zu ihnen nicht wert. Narzissten glauben, wer sie liebe, sei entweder ein leichtgläubiger Trottel, der sich von ihrer Show austricksen ließe, oder jemand, der ihnen unterlegen sei.

Die narzisstischen Klienten, die ich mochte, verstanden selten, warum ich sie mochte. Worüber sie besonders perplex waren, war die Tatsache, dass ausgerechnet ich sie mochte. Das konnten sie nicht als etwas abtun, was eben zeigte, dass ich ihnen unterlegen war oder mich von ihnen an der Nase herumführen ließ. Narzissten können sich sehr ähnlich verhalten wie Psychopathen. Anders als der Psychopath jedoch, der sein Gegenüber manipuliert, um irgendeinen Vorteil daraus zu ziehen, und dem es in der Regel gleichgültig ist, was der andere über ihn denkt, braucht der Narzisst andere, die ihm Anerkennung zollen und ihn bewundern, um sich in seiner eigenen Haut wohlfühlen zu können.

I für Idealizing & Mirroring Transferences (Idealisierende & Spiegelübertragungen)

Die idealisierende Übertragung

Bei einer »idealisierenden Übertragung« blickt der Klient zum Therapeuten oder der Therapeutin auf und betrachtet ihn oder sie als Inbegriff der Vollkommenheit. Der Klient kann diese Übertragung in der Sitzung darin ausdrücken, jedes Zeichen der Zustimmung oder Missbilligung auf Seiten des Therapeuten übergenau wahrzunehmen und davon beeinflusst zu werden. Der Klient macht der Therapeutin oder dem Therapeuten vielleicht extreme Komplimente, etwa: »Sie sind der weiseste Mensch, den ich kenne«, »… die beste Therapeutin, die ich je hatte«. Eventuelle Fehler auf Seiten des Therapeuten werden dabei übersehen oder der Klient findet Entschuldigungen für sie und leugnet, dass die Weisheit des Therapeuten irgendwo Grenzen hätte.

Einer meiner Klienten sagte mir, er hätte die Fantasie gehabt, mich um ein Foto zu bitten, das er dann bei sich über dem Bett aufhängte – dort, wo sonst immer das Bild von seinem Guru hing. Er stellte sich vor, wie er mein Bild ansehen würde, wenn er einen Rat brauchte. Ein anderer Klient sagte mir immer wieder, er könne sich nicht vorstellen, dass ich je etwas falsch mache; und ebenso wenig könne er sich vorstellen, je wütend auf mich zu werden.

Sinn und Zweck der idealisierenden Übertragung für den Klienten ist (wie bei allen narzisstischen Übertragungen) der Versuch, eine Situation aus der frühen Kindheit zu berichtigen und abzuschließen, die beim ersten Mal nicht so gelaufen ist, wie man es sich wünschen würde. Der Klient oder die Klientin versucht ein positives Selbstbild zu erreichen, indem er oder sie das eigene wahre Selbst als von jemandem respektiert, geliebt und gewertschätzt sieht, den er oder sie achten und lieben kann (in diesem Fall die Therapeutin). Aus der Warte der Gestalttherapie startet der Klient, ohne sich dessen gewahr zu sein, mit einem Wiedergutmachungsversuch, um Unerledigtes aus der Vergangenheit zum Abschluss zu bringen, indem er es in der Therapiesitzung durch Projektion auf die Therapeutin reinszeniert.

Wir müssen lernen, uns selbst zu mögen

Viele Theoretiker haben postuliert, dass unser Selbstwertgefühl (oder mangelndes Selbstwertgefühl) daher rühre, dass wir uns damit identifizieren, wie Menschen, die uns wichtig sind, uns sehen. Diese Ansicht wurde schon 1902 sehr klar von dem Soziologen Charles H. Cooley zum Ausdruck gebracht. In Verbindung mit seiner Idee des »zurückgespiegelten oder Spiegel-Selbst« sagte Cooley: »So wie wir unser Gesicht, unsere Figur und unser Kleid im Spiegel sehen und uns für sie interessieren, weil es unsere eigenen sind, und dann zu dem Schluss kommen, damit zufrieden zu sein oder anderes … nehmen wir in unserer Fantasie im Geist eines anderen einen Gedanken zu unserer Erscheinung, unseren Manieren, Zielen, Handlungen, Wesenszügen, Freunden und so weiter wahr und werden auf verschiedene Weisen davon beeinflusst« (Cooley, Seite 183).

Wir brauchen es, als die geliebt zu werden, die wir wirklich sind

Für kleine Kinder ist es nur natürlich, sich ihre Eltern und andere Erwachsene als weise, gottgleiche Gestalten vorzustellen und das Gefühl zu haben, weil diese gottgleichen Figuren sie lieben, seien sie es wert, geliebt zu werden. Durch immer wiederkehrende, im Großen und Ganzen positive Interaktionen mit unseren Müttern und Vätern, bei denen wir die Erfahrung machen, dass unser authentisches, spontanes Selbst akzeptiert wird und dass auf es eingegangen wird, entsteht eine stabile, im Wesentlichen positive, integrierte Selbstrepräsentanz. Läuft dieser Prozess gut, sind wir imstande, uns unser Selbstwertgefühl auch angesichts von Schwierigkeiten im Leben und ungeachtet von Kränkungen oder Gleichgültigkeit durch andere zu wahren und zu regulieren.

Läuft dieser Vorgang aber nicht gut oder wird durch den Tod oder die Abwesenheit einer wichtigen Elternfigur vorzeitig unterbrochen, bleibt unser Selbstgefühl fragil. Unser Selbstwertgefühl gerät dann leicht aus dem Lot, und wir brauchen die Hilfe anderer, die als das fungieren, was die Kohutianer »Selbstobjekte« nennen, um unsere innere Gelassenheit wiederherzustellen (Kohut 1976, 1981).

Mary, eine neunundzwanzigjährige Anwältin, rief immer dann, wenn sie nicht gut auf sich selbst zu sprechen war, ihre Mutter an und bat sie um Rat. Immer wenn sie sich unsicher fühlte im Hinblick auf eine getroffene Entscheidung oder bezogen darauf, ob sie in ihrem Arbeitsumfeld wohl etwas Falsches zu jemandem gesagt hatte, grübelte sie wie besessen, bis ihre Mutter sie beruhigte und ihr versicherte, dass das, was sie gemacht hatte, schon in Ordnung gewesen sei. Sich selbst überlassen gelang es ihr nicht, einen Punkt zu erreichen, an dem sie sich wieder wohler in ihrer Haut fühlte. Für Mary spielte es dabei keine Rolle, dass ihre Mutter oft nicht über das entsprechende Fachwissen verfügte, um diese Situationen beurteilen zu können. Mary fand es einfach deshalb beruhigend, die Meinung ihrer Mutter zu hören, weil sie sie idealisierte.

Gegenübertragung und Idealisierung

Viele Therapeuten tun sich sehr schwer damit, ein solches Ausmaß an Idealisierung zu akzeptieren, selbst wenn ihnen klar ist, dass manche Klienten sie temporär so sehen müssen. Ihr Unbehagen, kann dazu führen, dass sie die Idealisierung des Klienten oder der Klientin vorzeitig zu durchbrechen suchen, indem sie auf ihre eigenen Schwachpunkte hinweisen. Die meisten Klienten mit idealisierender Übertragung werden diese Versuche ignorieren, oder aber sie betrachten sie als Beleg für Ihre außerordentliche Bescheidenheit, was für sie erst recht beweist, dass Sie ihrer Idealisierung würdig sind.

Gestalttherapeuten kann es schwerfallen, Idealisierung zuzulassen

Gerade Gestalttherapeuten kann es schwerfallen, bewusst zuzulassen, dass sie idealisiert werden. Schließlich ist ein egalitärer Ansatz schon im Wesen der Gestalttherapie angelegt (wir reden einander in der Therapie mit Vornamen an; wir durchlaufen unsere Ausbildung in Gruppen, bei denen wir abwechselnd die Rolle des Therapeuten oder Klienten übernehmen; wir haben keine konkreten Verbote, wenn es darum geht, dass Therapeuten als Bestandteil der Therapiearbeit Klienten gegenüber etwas von sich selbst preisgeben; wir sehen Psychotherapie tendenziell eher als gemeinsames Werk, bei dem Klient und Therapeut Partner sind und sich auf Augenhöhe begegnen). Bei unserem Therapieansatz wird der Nutzung von Übertragung zum Erreichen unserer therapeutischen Ziele weniger Bedeutung beigemessen. Viele von uns wissen nicht einmal, was »Übertragung« bedeutet oder wie sich mit ihr arbeiten lässt. Nicht wenige haben sogar gelernt, wir sollten in jeder Sitzung aufs Neue darauf hinarbeiten, die Übertragung aufzulösen.

Vielleicht haben Sie Angst davor, idealisiert zu werden

Da die meisten Therapeuten wissen, dass sie nicht so perfekt sind, wie ihr narzisstischer Klient meint, entsteht in uns leicht das Gefühl, wir würden ihn irgendwie täuschen und es sei falsch, wenn wir zulassen, dass er uns idealisiert. Außerdem haben viele von uns schon die unangenehme Erfahrung gemacht, Klienten zu haben, die uns anfangs zu idealisieren schienen, bis das Ganze dann kippte und sie uns plötzlich verachteten, als wir sie enttäuschten oder als sie jemand anderen fanden, der ihre Bedürfnisse erfüllte. Bei einigen Klienten findet sich diese Anpassung in ihrer Vorgeschichte immer wieder: Zuerst findet eine unkritische Idealisierung ihrer Therapeuten, Lehrer oder Freunde statt, und dann schwenkt die Gestalt um, und die gleichen Personen sind »unten durch« und werden nur noch negativ gesehen.

Als Estelle mit ihrer Therapie begann, erzählte sie mir von Menschen in ihrer Vergangenheit, die sie anfangs ganz wundervoll fand, die sie aber allesamt irgendwann auf die eine oder andere Weise enttäuschten. Bald gehörte auch ich zu dieser Liga.

Viele Klienten mit narzisstischen Persönlichkeitsanpassungen sind jedoch durchaus in der Lage, eine einigermaßen stabile idealisierende Übertragung zu erreichen. Bei diesen Klienten kann es sein, dass sie durch die Erfahrung der Idealisierung ihrer Therapeutin oder ihres Therapeuten ausreichend stabilisiert werden, um wichtige therapeutische Arbeitsschritte zu ermöglichen. Nach und nach wird dann, während sie lernen, mehr und mehr auf eigenen Beinen zu stehen und ihr Selbstwertgefühl eigenständig zu regulieren, auch das Bild, das sie von ihrem Therapeuten haben, realistischer.

Spiegelübertragung

Bei der »Spiegelübertragung« agiert der Klient so, als verfüge der Therapeut gar nicht über einen separaten Kern, von dem die Initiative ausgeht. Vom Therapeuten oder der Therapeutin wird erwartet, die ausgesprochenen und unausgesprochenen Bedürfnisse und Wünsche des Klienten intuitiv zu erahnen und untrügerische Antennen für diese zu haben. Darüber hinaus erwartet der Klient die hundertprozentige Aufmerksamkeit des Therapeuten. Selbst kleine sichtbar werdende Unachtsamkeiten, wie etwa ein Blick auf die Uhr oder wenn der Therapeut einen Schluck Wasser zu sich nimmt, können vom Klienten als narzisstisch verletzend erlebt werden, da es die tröstliche Fantasie stört, dass der Therapeut nur dazu da sei, sie zu bewundern und zu bestätigen.

Diese Klienten wollen, dass Sie sich als Therapeut oder Therapeutin komplett auf ihre Dynamik einlassen und sich vollständig von ihnen führen lassen. Geradezu so, als sei Fred Astaire der Klient und Sie sollen Ginger Rogers sein. Übernimmt die Therapeutin oder der Therapeut die Führung (durch das Äußern von Beobachtungen, Deutungen oder das Vorschlagen therapeutischer Experimente, die aus einer anderen Richtung kommen als vom Klienten gewollt oder erahnt), werden diese Interventionen gewöhnlich als störend und als nicht hilfreich erlebt, und der Klient oder die Klientin reagiert gegebenenfalls verärgert auf Ihre »unzureichend feinen Antennen«.

Gegenübertragung und Spiegeln

Therapeuten, die mit einem Klienten arbeiten, bei dem es zu einer »Spiegelübertragung« kommt, können Langeweile, Hilflosigkeit oder Wut darüber empfinden, manipuliert zu werden. Einige Klienten dieser Art können die ganze Sitzung über reden wie ein Wasserfall, ohne Punkt und Komma, und dabei haarklein die Ereignisse ihrer Woche vortragen, ohne je eine Bemerkung direkt an den Therapeuten zu richten oder auch nur zu würdigen, dass sie ja mit einer anderen Person sprechen, die vielleicht ihre eigenen Gedanken hat.

Mögliche Neidattacken gegenüber Klienten

Einige sehr erfolgreiche narzisstische Klienten mit Spiegelübertragungen können ihr Leben in so schmeichelhaftem Licht darstellen, dass ihr Therapeut oder ihre Therapeutin Neid auf sie entwickelt. Die defensive Natur dieser Selbstbeschreibungen (das heißt, der Klient oder die Klientin distanziert sich unbewusst von emotionalem Schmerz, indem vermieden wird, den Fokus auf irgendetwas Negatives zu richten) gerät dabei aus dem Blick.

Ein Klient von mir schilderte sein Leben in so leuchtenden Farben, dass ich regelrecht neidisch auf ihn wurde. Ich verlor ganz aus den Augen, warum er zur Therapie kam. Seine Familie klang so warmherzig und da schien so viel Nähe; er wohnte einfach nur traumhaft; er hatte derart besondere Menschen in seinem Freundeskreis, dass ich doch glatt mein eigenes Leben infrage zu stellen begann. Nach dem Motto: »Warum habe ich nicht solche Leute in meinem Leben?« Ich war in den Fängen meiner Gegenübertragung und hatte bei dem Klienten an diesem Punkt noch keine schweren narzisstischen Probleme diagnostiziert.

In Wirklichkeit hatte mein Klient gar nicht das perfekte Leben, das er vor mir ausbreitete. Seine Freunde und Familie waren auch nicht viel besser als meine oder die von irgendwem sonst. Er musste sie lediglich durch diese Brille sehen, da er eine narzisstische Anpassung seiner Persönlichkeit vollzogen hatte. Er umging so innerseelischen Schmerz und schlug mir gegenüber narzisstisch sein Rad – in der Hoffnung, ich würde mit seiner Projektion, perfekt zu sein und das perfekte Leben zu führen, in Resonanz gehen. Irgendwann, als er dann Vertrauen zu mir geschöpft hatte, ließ er zu, dass seine tiefer liegenden Gefühle der Scham ans Licht kamen, und wir konnten nach und nach an ihnen arbeiten.

Mein Rat dazu, wie Sie am besten mit Ihrem in der Gegenübertragung auftretenden Neid auf Klienten umgehen, lautet: Denken Sie daran, dass immer dann, wenn wir nur eine Seite einer Polarität sehen oder fühlen, irgendwann auch die andere Seite zutage treten wird. Das trifft auch dann zu, wenn wir für einen Klienten Verachtung empfinden, der in der Therapie nur seine schämenswerte Seite zeigt. Wenn wir Geduld haben und die Therapie gut läuft, beginnt der Klient irgendwann seine guten Eigenschaften zu offenbaren.

Unzulänglichkeitsgefühle

Eine weitere häufige Gegenübertragungsreaktion bei der Arbeit mit sehr aufgeblasenen Klienten besteht darin, dass der Therapeut sich unzulänglich fühlt. Wenn Sie als sonst erfolgreicher Therapeut oder erfolgreiche Therapeutin merken, wie Sie ein bestimmter Klient beeindruckt, wie Sie neidisch werden und Angst haben, Sie seien nicht gut genug, ihn zu therapieren, haben Sie es wahrscheinlich mit einem exhibitionistischen Narzissten zu tun, der seine in tieferen Schichten vorhandene depressive, unzulängliche, leere Selbstrepräsentanz auf Sie projiziert, und Sie springen auf diese Projektion an.

Nach drei Jahren erfolgreicher Arbeit mit einem stark exhibitionistisch-narzisstischen Klienten erkannte dieser schließlich, dass er »Großspurigkeit« zur Abwehr seiner Minderwertigkeitsgefühle nutzte. Ihm wurde klar, dass er unter einer narzisstischen Persönlichkeitsstörung litt, und erlebte es als tröstlich, endlich zu verstehen, was in seinem Leben abgelaufen war. An diesem Punkt drehte er sich in meine Richtung und sagte: »Sind Sie sicher, dass Sie der Aufgabe gewachsen sind, mit jemandem zu arbeiten, der so schwer narzisstisch gestört ist wie ich? Schließlich haben Sie noch nicht viel Erfahrung mit Narzissten. Vielleicht sollte ich zu einer richtigen Koryphäe gehen, so jemandem wie James F. Masterson?« Er hätte sich für Heinz Kohut entschieden, aber Kohut war schon tot.

Ich wiederum wurde insgeheim selbst unsicher. War ich diesem Klienten wirklich gewachsen? Verglichen mit Masterson und Kohut war ich ja ein Grünschnabel. Schließlich fand ich meine Sicherheit wieder. Dieser Mann hatte vor mir schon sechs Therapeuten verschlissen. Jetzt blieb er endlich einmal bei jemandem und machte in der Therapie gute Fortschritte. Es war nicht der rechte Zeitpunkt für einen Therapeutenwechsel. Ich hatte bis dahin gute Arbeit geleistet mit ihm. Warum sollte ich auf den Gedanken kommen, nicht weiterzumachen? Mir wurde klar, dass es die Grandiosität meines Klienten war, die ihn dazu brachte, einen Therapeutenwechsel in Betracht zu ziehen, nicht meine Unzulänglichkeit.

Angst vor dem Zorn Ihres Klienten

Viele Therapeuten bekommen Angst davor, den Zorn oder die Verachtung ihres narzisstischen Klienten zu provozieren. Was dann zum Hemmschuh für mögliche Hilfsangebote wird und im Extremfall bewirken kann, dass der Therapeut dem Klienten in der Sitzung vollkommen das Regiment überlässt. Da Klienten dieser Art spüren, wenn sie jemanden drangsalieren können, verlieren sie schnell den Respekt vor Ihnen, wenn Sie das zulassen. Sollten Sie sich in dieser Situation befinden, ist es wichtig, einen mit Narzissten erfahrenen Supervisor zu haben, damit Sie sich von dieser Seite helfen lassen können, zu Ihrer Gelassenheit zurückzufinden.

Rasende Wut auf Ihren Klienten

Es kann sehr schwer sein, eine gelassene und hilfreiche therapeutische Haltung zu bewahren, wenn Sie sich von einem Klienten unberechtigt attackiert fühlen. Und jeder von uns hat seine eigenen »brenzligen Punkte«: Situationen oder Arten von Angriffen, die uns mehr auf die Palme bringen als andere.

Mir persönlich fällt es sehr schwer, nicht aus der Haut zu fahren gegenüber weiblichen Narzissten, deren kapriziöses Anspruchsdenken so groß ist, dass sie erwarten, den Tag oder die Uhrzeit ihrer Sitzungen aus den nichtigsten Gründen nach Belieben ändern zu können. Eine Frau zum Beispiel meldete sich immer wieder, um sich einen neuen Termin geben zu lassen aus Gründen wie: Sie musste mal wieder zur Maniküre, ihr Personal Trainer hatte nur diesen Termin für sie frei oder sie hatte eine Einladung zu etwas Interessantem erhalten. Wenn ich sie darauf hinwies, dass die Terminvereinbarung verbindlich war, und sie an meine Regeln zu Absagen erinnerte, brauste sie auf. Ich versuchte zwar, es nicht zu zeigen, aber ich wurde meinerseits wütend auf sie.

In Sitzungen mit einer anderen Klientin merkte ich über lange Zeit hinweg, wie ich immer sehr schläfrig wurde, konnte es mir aber nicht erklären. Schließlich wurde mir deutlich, dass mich ihr arrogantes Gebaren gegenüber ihrem Mann und ihren Kindern fuchsteufelswild machte. Bei dem Versuch, meine Missbilligung vor ihr zu verbergen, kam es dazu, dass ich sie auch vor mir selbst verbarg, indem ich mich ins Land der Träume zurückzog, wann immer sie von ihnen sprach.

In der Frühzeit meiner Praxis hatte ich einen männlichen Klienten, der sadistisch gegenüber Frauen war. Ich fühlte mich hin- und hergerissen. Einerseits wollte ich versuchen, ihm gegenüber eine helfende therapeutische Haltung zu wahren, andererseits hätte ich ihm am liebsten den Marsch geblasen. Mit jedem Mal, wo er sich detailliert darüber ausließ, wie er noch eine weitere Frau gedemütigt hatte, wuchs meine Wut auf ihn. Dass ich ihm nicht helfen konnte, war für mich der Ansporn dafür, mehr über die Behandlung von pathologischem Narzissmus in Erfahrung zu bringen.

Einige Therapeuten haben allerdings auch Spaß daran, tobende und nervtötende Narzissten auf ihren Platz zu verweisen, was natürlich das Problem noch verstärkt. Was hier stattfindet, ist nicht von therapeutischem Wert – es ist nur ein Kampf um die Vorherrschaft.

Ich war einmal auf Stippvisite bei einem psychotherapeutischen Fortbildungsinstitut und sprach mit dem Institutsleiter darüber, dort ein Praktikum zu absolvieren. Plötzlich steckte einer der anderen Therapeuten den Kopf in den Raum und beschwerte sich über einen der Teilnehmer. »Er ist feindselig und stört den Seminarbetrieb.« »Bringen Sie ihn zu mir«, sagte der Institutsleiter, »dem werde ich zeigen, was feindselig ist!« Offenbar war der Leiter dieses Instituts hochgradig narzisstisch und stellte Vorherrschaftskämpfe über das Vermitteln von Lehrinhalten.

A für Admiration (Bewunderung), Attention (Aufmerksamkeit) & Acknowledgement (Anerkennung)

Das primäre Ziel aller Narzissten besteht darin, unablässig Bewunderung, Aufmerksamkeit und Anerkennung von allen einzuheimsen, denen sie begegnen. Solange dieses Ziel erfüllt ist, fühlen sie sich wie jemand Besonderes und sind in der Lage, in der Welt angemessen zu funktionieren. In dem Moment jedoch, wo ihr narzisstischer Basisbedarf nicht zur Verfügung steht, fühlen sie sich in der eigenen Haut nicht mehr wohl; vielmehr fühlen sie sich leer, niedergeschlagen, gedemütigt, wütend und unzulänglich. Narzissten sind wie ein Kraftfahrzeug mit einem Leck im Benzintank: Sie müssen ständig wieder aufgetankt werden oder bleiben irgendwann liegen. Ganz gleich, wie viele Erfolge sie schon erzielt haben und wie viel Gutes man über sie sagt – das Lob dringt nicht wirklich bis zu ihnen vor. Und sie können es nicht dazu nutzen, ein relativ stabiles und positives Selbstgefühl auszubilden.

Gruppentherapie

Das Unvermögen von Narzissten, es auszuhalten, wenn sie nicht im Mittelpunkt bewundernder Aufmerksamkeit stehen, wird in der Gruppentherapie sehr gut sichtbar. Narzisstischen Klienten kann es schwerfallen, sich in eine Gruppe einzufügen, denn sobald die Aufmerksamkeit nicht auf ihnen ruht, langweilen sie sich womöglich schnell und agieren mitunter auf Weisen aus, die überraschend kindisch wirken können.

Bei ihrer ersten Gruppentherapiesitzung begann Jen zum Beispiel gut vernehmlich ungeduldig mit dem Fuß auf den Boden zu klopfen, während ein anderes Gruppenmitglied redete. Dann wand sie sich unruhig auf ihrem Stuhl und begann in ihrer Handtasche zu kramen. Unter großem Geknister wickelte sie ein Bonbon aus dem Papier und schob es sich in den Mund. Als jemand aus der Gruppe sie auf dieses Verhalten ansprach, verstand sie es als eine kritisierende Rückmeldung und reagierte wütend und herabsetzend: »Das ist ja hier wie beim Kaffeekränzchen! Alle quatschen über belangloses Zeug. Da könnte ich auch bei einer Cocktailparty sein!«

Ich musste auf die harte Tour lernen: Wenn ich meine, dass eine hochgradig narzisstische Person von Gruppentherapie profitieren würde, muss ich so lange warten, bis sie in ihrer Einzeltherapie schon recht weit fortgeschritten ist und ein starkes therapeutisches Bündnis mit mir hat.

Exhibitionistische Narzissten in der Gruppe

Die exhibitionistischen Narzissten unter meinen Klienten haben immer wieder berichtet, dass es für sie fast unmöglich sei, still dazusitzen und zuzuhören, wie andere über sich selbst sprechen. Sie neigen dazu, sich leer, voller Ressentiments und gelangweilt zu fühlen, sobald sie nicht mehr im Mittelpunkt stehen.

Wenn die Betroffenen Kommentare an die Adresse eines Gruppenmitglieds richten, das gerade arbeitet, mag es so aussehen, als läge ihnen die Sache am Herzen. Ihr wahres Ziel jedoch ist, die Aufmerksamkeit wieder auf sich selbst zu lenken und Bewunderung einzuheimsen. Gewöhnlich sehen sie die Gruppe als eine von Konkurrenzkampf bestimmte hierarchische Situation, in der ihr Ziel darin besteht, vom Therapeuten und den anderen Gruppenmitgliedern als »bestes« Mitglied der Gruppe anerkannt zu werden: als die Person, die es mit Blick auf ihr persönliches Wachstum schon am weitesten gebracht hat und die die klügsten und scharfsinnigsten Kommentare abgibt.

Heimliche Narzissten in der Gruppe

Noch komplizierter ist die Gruppentherapiesituation für heimliche Narzissten. Sie wollen die Aufmerksamkeit der Gruppe und gleichzeitig wollen sie sie nicht. In dem Moment, wo sie im Mittelpunkt stehen, fühlen sie sich beklommen und unbehaglich. Wenn jemand anderes im Zentrum der Aufmerksamkeit steht, langweilen sie sich und beneiden die Person. Gewöhnlich tun sie in der Gruppe das, was sie auch im realen Leben tun: Sie entschuldigen sich dafür, so viel Zeit in Anspruch zu nehmen, wenn sie arbeiten; und sie nehmen an, dass alle sich langweilen und kein Interesse an irgendetwas von dem haben würden, was sie über sich selbst zu sagen haben. Und so beschränken sie sich überwiegend darauf, unterstützende und »hilfreiche« Kommentare an andere zu richten.

Einige heimliche Narzissten haben die Fähigkeit entwickelt, sich so im Hintergrund zu halten, dass es mir schwerfällt, in der Gruppe daran zu denken, dass sie ja auch noch da sind. Eine Frau war im Hinblick auf dieses Muster eine solche Meisterin, dass ich sie insgeheim »Die Ninja« nannte, nach den mythischen japanischen Kämpferinnen und Kämpfern, die sich in Gegenwart ihrer Feinde unsichtbar machen konnten. Jede Woche beschwerte sich meine Klientin in ihrer Einzeltherapie darüber, dass ich sie in der Gruppe übersehen hätte. Alle anderen hätte ich beachtet, nur sie nicht. Trotz der Tatsache, dass sie groß und attraktiv war und ich sie mochte, war es mir beinahe unmöglich, sie während der Gruppentherapie »auf dem Schirm zu behalten«. Schließlich musste ich mich bewusst dazu zwingen, meinen Blick durch den Raum schweifen zu lassen, um sie aufzuspüren. Ich war natürlich nicht die Einzige, von der sie übersehen wurde. Sie erlebte es in der Welt draußen pausenlos, und es spiegelte ihren Konflikt rund um das Thema Gesehenwerden.

L für Low Self-Esteem (Geringes Selbstwertgefühl)

Unter ihrem Deckmantel der Überlegenheit sind Narzissten sehr unsichere Menschen, die ständig mit dem Versuch beschäftigt sind, ihr außerordentlich fragiles Selbstwertgefühl vor dem Kollaps zu bewahren. Da dieses so leicht zu erschüttern ist und so massiv davon abhängt, was andere in ihrer Vorstellung gerade von ihnen denken, sind Narzissten unentwegt auf der Suche nach Wegen, sich wichtiger fühlen zu können. Sie versuchen, andere auszustechen, kaufen sich Status in Form von Designerartikeln und umgeben sich mit erfolgreichen und wichtigen Leuten, deren Namen sie immer wieder ins Gespräch einstreuen.

GOD für Grandiose, Omnipotent, Defense (großspuriges defensives Allmachtsgebaren)

Wird das Gefühl von Narzissten, etwas ganz Besonderes zu sein, durch eine Interaktion, durch die sie sich gedemütigt fühlen, empfindlich ins Wanken gebracht, besteht eine Hauptstrategie von ihnen, sich wieder wohler in ihrer Haut fühlen zu können, darin, ein großspuriges Gebaren an den Tag zu legen. Es ist ein Versuch, über der Demütigung stehen zu können, indem sie ihr eigenes Selbstwertgefühl heben, oft gleichzeitig mit dem Versuch einhergehend, das Gegenüber herabzusetzen. Oft erfolgt dies auf eine Weise, die grausam ist und für alle außer dem Narzissten selbst enorm leicht zu durchschauen. Dieses Agieren ist so unangemessen, dass es beinahe psychotisch anmuten kann.

Eine intelligente und normalerweise hochfunktionale narzisstische Klientin von mir fühlte sich massiv herabgesetzt und gedemütigt, da sie bei ihrer ersten Gruppentherapiesitzung in der Gruppe nicht sofort im Mittelpunkt stand. Obwohl sie zum ersten Mal in einer solchen Gruppe war, gab sie sich sehr hochnäsig und begann, mir und der Gruppe einen Vortrag darüber zu halten, dass wir hier so ziemlich alles nicht richtig machen würden. Wenn sie keine Zustimmung von der Gruppe erhielt (wenn also ihr Versuch, sich großspurig über uns zu erheben und als überlegen aufzuspielen, nicht funktionierte), begann sie zu toben und beharrte irrationalerweise immer wieder darauf, sie wüsste besser als wir alle, wie es hier eigentlich laufen sollte.

Für einen anderen Klienten war Therapie derart angstbesetzt, dass er mir anfangs sagte, er sei ein gottgleiches Wesen und könne dafür sorgen, dass buchstäblich alles geschehen würde, was nach seinem Willen geschehen solle. Dieser Klient war durchaus nicht psychotisch. Als er erst einmal das Gefühl haben konnte, dass ich ihn als den achtete, der er wirklich war, und dass ich nicht versuchen würde, ihn mir untertan zu machen oder ihn zu demütigen (typische narzisstische Sorgen), beharrte er nicht länger darauf, dass ich ihn als Übermenschen anerkennen solle, und erlaubte mir, Seiten von ihm zu sehen, die in seinen Augen unvollkommen oder fehlerhaft waren.

Viele Theoretiker haben diese Besonderheiten an den Funktionsweisen von Narzissten festgehalten und sich bemüht, sie zu erklären. Aus meiner Warte hilft die Erklärung von Masterson (1981) weiter, wenn es darum geht, zu verstehen und absehen zu können, wie narzisstische Klienten auf die Therapie und verschiedene Behandlungsinterventionen ansprechen werden. Masterson geht das Thema aus der Warte der Objektbeziehungen an und konzentriert sich darauf, wie das Verhalten und die beobachtete Symptomatik narzisstischer Klienten unmittelbar ihre innerpsychische Struktur spiegeln.

Innerpsychische Struktur

Bevor ich auf Mastersons System der Objektbeziehungen eingehe, möchte ich würdigen, dass die Objektbeziehungssprache schwer lesbar und schwer verständlich sein kann. Ich möchte Ihnen an dieser Stelle Mut machen, bei der Stange zu bleiben. Ich sage gern: »Objektbeziehungen! Geniale Ideen, sprachlich furchtbar!«

Masterson schildert die innerpsychische Struktur des Narzissten als aus zwei separaten »Einheiten« bestehend, jede mit einer verschmolzenen Selbst- und Objektrepräsentanz. Erstere wird dazu eingesetzt, die schmerzhaften Affekte abzuwehren, die durch die Existenz der anderen verursacht werden.

1. Die verschmolzene defensive oder libidinöse selbst-omnipotente verschmolzene Objekteinheit

Diese besteht aus einer Selbstrepräsentanz als »überlegen, elitär, exhibitionistisch, sich affektiv perfekt fühlend, besonders, einzigartig«, die mit einer Objektrepräsentanz verschmolzen ist, »die alle Macht, Perfektion, Zielgerichtetheit, Versorgungsgüter etc.« beinhaltet (Masterson 1981, Seite 15).

2. Die verschmolzene pathologisch-aggressive oder leere Objektbeziehungseinheit

Diese besteht aus einer Selbstrepräsentanz als »gedemütigt und attackiert werdend, leer« und einer Objektrepräsentanz, die »grob, strafend und attackierend« ist (ebd., Seite 15). Es geht also um heftige negative Gefühle wie Zorn, Scham, Depression, Leere, Hoffnungslosigkeit etc.

Die Innenwelt des Individuums, das eine exhibitionistische narzisstische Persönlichkeitsanpassung vorgenommen hat, besteht aus zwei sich abwechselnden Zuständen. Entweder der Narzisst fühlt sich machtvoll, platzt fast vor unangebrachtem Selbstvertrauen, erlebt sich als perfekt und besonders und erwartet von der Welt, auch entsprechend behandelt zu werden. Oder aber er fühlt sich infolge innerlicher Entwertungsattacken auf sich selbst (die oft aufgrund einer defensiven Projektion so erlebt werden, als kämen sie von anderen) vollkommen unzulänglich und gedemütigt.

Einige Narzissten sind so erfolgreich darin, ihre »grandiose omnipotente Abwehr« zu mobilisieren und die Welt dazu zu bringen, hiermit in Resonanz zu gehen, dass sie durchgängig ein extremes Selbstvertrauen zu haben scheinen und auf vielen Gebieten, bei denen flache Affekte als akzeptabel gelten (etwa in der Politik oder in der Geschäftswelt) sehr gut funktionieren können. Anderen, die in meiner Vorstellung »verhinderte Narzissten« sind, fehlt das Talent oder die Intelligenz, um die Bewunderung zu bekommen, die sie suchen, oder aber sie haben andere Schwierigkeiten, die ihnen nicht erlauben, sich dauerhaft überzeugend als besonders darzustellen. Die Folge davon ist, dass diese Narzissten im Allgemeinen viel niederfunktionaler und instabiler sind. Obwohl auch sie das besagte Anspruchsdenken aufweisen, behält ihre »leer-attackierende Einheit« die Oberhand, und sie erfahren häufig ein alles durchdringendes Gefühl von Depression, Neid und Scham.

Ich hatte einmal eine neue Klientin, die zu ihrer ersten Sitzung in meine Praxis kam. Auf meine Frage, was sie sich von der Therapie mit mir erhoffe, sagte sie: »Ich will alles, was Sie haben. Ihre Diplome, Ihren Mann, Ihr Haus, Ihre Psychotherapiepraxis und Ihr langes rotes Haar.« Sie sagte das nicht nur so dahin, und es zu hören, hatte etwas ziemlich Unheimliches.

Narzissten können unter einem Entwicklungsstillstand leiden

Etliche Theoretiker vertreten die Hypothese, dass Menschen mit narzisstischen Persönlichkeitsanpassungen einen Entwicklungsstillstand aufwiesen, für den kennzeichnend sei, dass es ihnen nicht gelungen ist, ein einigermaßen stabiles und positives Selbstbild zu verinnerlichen und den psychischen Apparat zu entwickeln, den es braucht, dieses auch angesichts der Kränkungen, Enttäuschungen und Fehlschläge aufrechtzuerhalten, die während des Lebens unweigerlich auftauchen (Kohut 1976; Masterson 1983; Stolorow und Lachman 1983).

Vermutlich haben normal funktionierende Personen im Säuglings- und Kindesalter immer wieder die Erfahrung machen können, von ihren elterlichen Bezugspersonen bewundert und verstanden zu werden, während das bei der narzisstisch vulnerablen Person nicht der Fall ist. Das fehlende Einfühlungsvermögen, das narzisstische Klienten im Hinblick auf die Gefühle und Bedürfnisse anderer an den Tag legen, lässt sich daher als natürliche Folge davon verstehen, selbst nicht genug Empathie erfahren zu haben. In eine ähnliche Richtung geht die Hypothese, dass wir durch Identifikation mit Menschen, die uns wichtig sind und die wir wiederum als uns liebend wahrnehmen lernen, uns selbst zu lieben lernen, indem wir sie oder ihre Gefühle introjizieren (was der erwähnten Erklärung Cooleys zum »Spiegel-Selbst« entspricht).

Eines der auffallendsten Merkmale narzisstischer Klienten ist ihr Unvermögen, die Liebe und Anerkennung, die sie tatsächlich erhalten, zu verinnerlichen. In dem Moment, wo die Anerkennung versiegt, fühlt sich der Narzisst genauso leer und bedürftig wie zuvor. Es ist so, als sei überhaupt nichts Gutes passiert. Nichts wird in das Selbstbild der Person integriert. Infolgedessen sind narzisstische Klienten nie für sehr lange zufrieden oder empfinden einen inneren Frieden. Ihr Verlangen nach Aufmerksamkeit ist unstillbar.

Wenn es sich doch so verhält, dass man Eigenliebe durch Identifikation mit einer idealisierten Gestalt erlernt, die man als jemanden erlebt, der das eigene wahre Selbst liebt und bewundert, warum lernen Narzissten dann nicht aus ihren positiven Erfahrungen mit der Welt? Vielleicht ist die Antwort in der intensiven Natur des Bandes zwischen Mutter und Kind zu suchen. Es kann sein, dass die erforderliche Verinnerlichung nur dann stattfinden kann, wenn bestimmte Mindestvoraussetzungen erfüllt sind. Das heißt, sie gelingt nur im Kontext einer intensiven ganz persönlichen Beziehung mit jemandem, den der Narzisst bewundert und der dem Narzissten im Gegenzug Empathie entgegenbringt und dem er am Herzen liegt. Und der in der Lage ist, ihm die Aufmerksamkeit, das Verständnis und die Bewunderung zu schenken, nach der dieser Mensch sich verzehrt.

Sollte das stimmen, würde es erklären, warum Narzissten unentwegt auf der Suche nach Bewunderung sind und warum die Psychotherapie narzisstischen Klienten mitunter erfolgreich helfen kann, weniger großspurig und dafür selbstgenügsamer und empathischer zu werden. Psychotherapeutische Einzelsitzungen können oft diese intensive Erfahrung von Interesse und Bestätigung bieten, nach denen es Narzissten verlangt. Und ein erfahrener Therapeut oder eine erfahrene Therapeutin ist vielleicht in der Lage, mit den unvermeidlichen Störungen umzugehen, die in Momenten auftreten, in denen der Narzisst nicht das Gefühl hat, dass der Therapeut perfekt auf ihn eingestimmt ist. Das impliziert, dass die ideale Therapie für Narzissten in eine ähnliche Richtung ginge wie von Kohut (1976, 1981) und Masterson (1983) empfohlen. Und zwar von daher, dass sie anfangs eine ungestörte Entwicklung von spiegelnden oder idealisierenden Übertragungen zulassen würde und empathisches Eingehen auf den Klienten als eine der zentralen Formen therapeutischer Interventionen einsetzen würde.

Wer wird zum Narzissten?

Vorwiegend scheinen es drei grundlegende Lebensgeschichten zu sein, die hierbei zum Tragen kommen. Mitunter finden sie sich in Reinkultur, häufiger jedoch in komplexen und subtilen Kombinationen. Bei ihnen allen kam es dazu, dass der Klient oder die Klientin sich als Individuum nicht gesehen fühlte und sich primär für das wertgeschätzt fühlte, was er oder sie für jemand anderen tun konnte.

1. Das besondere Kind

Diesen Klienten wurde von einem Elternteil oder von beiden Eltern aktiv und immer wieder gesagt, dass sie ganz besonders, einzigartig und perfekt seien. Ihre Eltern flößten ihnen Fantasien von all den unglaublichen Dingen ein, die ihnen als Erwachsene sicher wären: Errungenschaften wie grenzenloser Reichtum, Macht oder Schönheit. Eine meiner Klientinnen, eine sehr talentierte und ehrgeizige Künstlerin, bekam zu hören, sie müsse das »Aushängeschild der Familie« sein – sie würde der Familie all die großartigen Dinge ermöglichen, die sie verdiente.

Ein anderer Klient fühlte sich von seiner Familie nicht weiter beachtet, bis er sich als wissenschaftlich begabt erwies. Nachdem er mit seinem Projekt den ersten Preis bei einem Jugendforschungswettbewerb an seiner Schule gewonnen hatte, war er mit einem Mal der Star der Familie. Seine Mutter und sein Vater prahlten ständig mit seinen Leistungen und zogen ihn seinen Geschwistern gegenüber unverhohlen vor. Obwohl ihm Wissenschaft ursprünglich einfach um ihrer selbst willen Spaß gemacht hatte, verspürte er jetzt einen gewissen Druck, Leistung zu bringen, um seine Eltern zufriedenzustellen und seinen Status in der Familie aufrechtzuerhalten. Irgendwann war ihm selbst nicht mehr klar, für wen er das alles machte. Als er mit der Therapie begann, fühlte er sich von seinen eigenen Bedürfnissen und Wünschen abgeschnitten, war der festen Überzeugung, ein Blender zu sein, und sicher, das Einzige, was in Bezug auf ihn zählte, ließ sich an seinem Lebenslauf ablesen.

2. Der bewundernde Diener

Diese Klienten hatten einen Elternteil, der hochgradig narzisstisch und kontrollsüchtig war. Als Kinder war ihnen gestattet, sich wie etwas Besonderes zu fühlen, solange sie seinen Launen Rechnung trugen. In dem Moment, in dem der Vater oder die Mutter ihrer überdrüssig wurde, wurden sie unvermittelt links liegen gelassen oder man erwartete von ihnen, sich nicht mehr blicken zu lassen, bis der Vater oder die Mutter sie wieder um sich haben wollte.

James zum Beispiel half seinem Vater immer bei handwerklichen Arbeiten an ihrem Haus. Als er klein war, war er immer der andächtig zusehende Helfer seines Vaters. Sein Vater gab den Nachbarn gegenüber immer damit an, wie geschickt James mit dem Werkzeug hantierte, worauf James sich wie jemand ganz Besonderes fühlte. Als James jedoch älter wurde und selbst mehr die Initiative übernehmen und manche Arbeiten allein durchführen wollte, strafte sein Vater ihn sarkastisch ab, indem er ihm sagte, er würde »langsam größenwahnsinnig«. Und jedes Mal, wenn sich bei James Anzeichen dafür fanden, dass er Interessen entwickelte, die sein Vater nicht teilte, setzte sein Vater ihn herab und nannte ihn einen Schwachkopf. James' Mutter war eine passive, etwas gedrückt wirkende Frau, die Angst davor hatte, ihren Mann zu erzürnen. Außerdem hatte sie alle Hände voll mit James' jüngeren Geschwistern zu tun – zu sehr, um ihm viel Hilfe oder Aufmerksamkeit zukommen lassen zu können.

3. Das gedemütigte Kind

Diese Klienten wurden von einem Elternteil oder auch von beiden Eltern immer wieder gedemütigt und dazu gebracht, sich zu schämen. Man gab ihnen das Gefühl, dass mit ihnen von Grund auf etwas nicht stimmte. Wenn sie in sehr jungen Jahren eine gesunde narzisstische Selbstachtung im Hinblick auf ihren Körper oder neu erworbene Fähigkeiten zeigten, wurden sie »heruntergeputzt« und man sagte ihnen, sie sollten sich schämen. Sie bekamen zu hören, sie seien schlecht, hässlich, dumm oder sündig.

Einer Klientin von mir, die eine Persönlichkeitsanpassung in Richtung heimliche Narzisstin vollzogen hatte, wurde von ihrer Mutter gesagt, sie sei der »faule Apfel« in der Familie und wäre »besser nie geboren worden«. Jedes Mal, wenn sie etwas für sich selbst zu tun versuchte, wurde sie verhöhnt. Anerkennung bekam sie von ihrer Mutter einzig und allein dann, wenn sie Hausputz machte oder auf ihre Schwestern aufpasste. Als sie in die Pubertät kam, gingen die Demütigungen weiter. Sie bekam zu hören, dass ihre Brüste zu klein und ihre Beine zu dick seien, und kein Mann würde sie je haben wollen. Nun, als Erwachsene, ist sie davon überzeugt, von ihren Anlagen her jede Menge Defizite zu haben. Sie sehnt sich danach, etwas Besonderes zu sein, hat aber Angst davor, andere auf sich aufmerksam zu machen, da sie sicher ist, es würde nur zu weiterer Demütigung führen. Mitunter freundete sie sich mit selbstbewussteren Frauen an und hatte dabei die Hoffnung, sie könnten ihr irgendwie beibringen, so zu sein wie sie. Statt sie jedoch um Hilfe zu bitten, hielt sie ihr Elend vor ihnen geheim und tat so, als reiche es ihr, den Frauen dabei zuzuhören, wie sie ihr Leben vor ihr ausbreiteten. Daraufhin fühlte sie sich dann im Würgegriff von Neid und Selbsthass und fasste ihre negativen Gefühle wiederum als Bestätigung dafür auf, dass ihre Mutter recht hatte: Nur eine, die von Natur aus schlecht war, konnte solche Gefühle gegenüber ihren Freundinnen haben.

Behandlungsvorschläge

Es gibt in der Psychotherapie zwei Grundhaltungen beim Herangehen an die Therapie. Die eine betont, dass es wichtig sei, sich Klienten völlig unvoreingenommen zu nähern. Bei diesem Ansatz entstehen die Interventionen voll und ganz aus dem »Hier und Jetzt« dessen, was sich in der Sitzung ereignet, ohne Berücksichtigung von diagnostischen Kategorien. Dies ist die traditionelle Herangehensweise der Gestalttherapie. Bei der zweiten Herangehensweise steht die Diagnose im Mittelpunkt. Hier resultieren die Interventionen aus dem Verständnis des Therapeuten oder der Therapeutin, wie Klienten mit bestimmten charakteristischen Denk-, Gefühls- und Beziehungsmustern auf die Therapie reagieren dürften. Natürlich ist auch hier das, was sich in der Sitzung abspielt, von vorrangiger Bedeutung. Doch der Therapeut oder die Therapeutin hat im Vorfeld eine feste Vorstellung von einem übergeordneten Muster, für das die beobachteten Vorfälle beispielhaft sind.

Als Gestalttherapeutin wurde ich gründlich in dem erstgenannten Herangehen geschult. Ich glaube heute allerdings nicht mehr, dass es für Klienten mit narzisstischen Persönlichkeitsanpassungen das beste ist. Ich habe festgestellt, dass es mir bei der Arbeit mit einem Klienten oder einer Klientin mit sehr ausgeprägten narzisstischen Empfindlichkeiten hilft, die Anzeichen schon zu einem frühen Zeitpunkt in der Therapie zu erkennen. So kann ich effektiver geschickte Experimente wählen und die Reaktionen meines Gegenübers auf die Therapiesituation besser verstehen. Und wenn ich nicht mehr weiterweiß und all meine Ressourcen nicht ausreichen, um einen bestimmten Klienten zu verstehen und produktiv mit ihm zu arbeiten, hat es sich für mich als außerordentlich hilfreich erwiesen, in der maßgeblichen psychoanalytischen Fachliteratur nachlesen zu können, welche Erfahrungen andere Therapeuten mit ähnlichen

Klienten gemacht haben. Zu diesem Zweck habe ich einen Ansatz entwickelt, der auf der Gestalttherapie aufbaut, aber auch diverse Aspekte psychoanalytischer Ansätze einbezieht, die sich für mich als hilfreich erwiesen haben.

Ich will hier nicht suggerieren, dass meine Herangehensweise an die Arbeit mit Klienten mit narzisstischen Persönlichkeitsanpassungen die einzig sinnvolle ist. Aber ich glaube durchaus, dass es wichtig ist, dass wir unser Wissen miteinander teilen und dass unsere Klienten davon profitieren, wenn wir dies tun. In diesem Licht betrachtet verstehen sich meine Behandlungsvorschläge als Wegweiser, die eine grobe Orientierung bieten. Sie sollen helfen, gedanklich mehr Klarheit zu gewinnen und einen eigenen Weg für die Arbeit mit Klienten dieser Art zu entwickeln. Und da es mir wie fast allen Gestalttherapeuten so geht, dass meine besten Interventionen Experimente sind, die aus dem jeweiligen Moment heraus entstehen und sich nach den von mir wahrgenommenen Bedürfnissen eines bestimmten Klienten richten, gibt diese Auflistung von Therapievorschlägen keinesfalls alles wieder, was ich mit meinen Klienten unternehme.

1. Schaffen Sie ein therapeutisches Bündnis, indem Sie mit empathischer Einstimmung narzisstischen Klienten helfen, sich gut aufgehoben und verstanden zu fühlen

Dies ist eine von den Selbstpsychologen entwickelte und verfeinerte Technik, bei der man versucht, das Leben des Klienten oder der Klientin mit deren Augen zu sehen. Sie beschränken Ihre Beobachtungen und Interventionen auf Kommentare, die dem Klienten oder der Klientin zeigen, dass Sie verstehen, was die Person fühlt. Ihre therapeutische Grundhaltung ist empathisch, nicht konfrontierend oder frustrierend. Paul zum Beispiel, mein großspuriger »Gucci«-Klient, kochte einmal vor Zorn und fühlte sich gedemütigt, als er zu seiner Sitzung bei mir kam. Die Bedienung im Café an der Ecke hatte ihm sein Sandwich mit Senf statt mit Ketchup gegeben. Er erlebte ihr Versehen als narzisstische Kränkung, durch die sein aufgeblasenes Gebaren einen Dämpfer erhielt. Paul hatte die Vorstellung, dass ihr dieser Fehler nie unterlaufen wäre, wenn er, Paul, wirklich wichtig wäre. Er explodierte ihr gegenüber regelrecht, fauchte sie an, dass sie völlig unfähig sei, stauchte sie vor allen Gästen zusammen und versuchte ihre Kündigung durchzusetzen. Obwohl mir die Kellnerin leidtat und ich im Stillen dachte, dass das Handeln meines Klienten gefühllos und unangebracht war, wusste ich, dass es für ihn nicht hilfreich gewesen wäre, ihm das zu sagen. Stattdessen richtete ich den Blick darauf, wie schlimm es für meinen Klienten gewesen sein musste, als sie ihm das Sandwich mit dem falschen Dressing reichte. Ich bemühte mich so gut ich konnte, den Vorfall durch seine Brille zu sehen. Die Folge war, dass er sich relativ schnell beruhigte und berichtete, dass er sich von mir verstanden fühle. Als er sich wieder gefasst hatte, konnten wir gemeinsam erkunden, wie schmerzhaft solche Situationen für ihn waren und warum.

2. Lassen Sie zu, dass idealisierende und spiegelnde Übertragungen entstehen

Wie schon an früherer Stelle erwähnt, sind diese Übertragungen auf den Therapeuten oder die Therapeutin sinnvoll und unvermeidbar, wenn man mit Klienten arbeitet, die narzisstische Persönlichkeitsanpassungen vollzogen haben (Kohut 1976).

3. Helfen Sie narzisstischen Klienten dabei, zu sehen, wie sich ihr emotionales Auf und Ab als unmittelbare Reaktion auf die Ereignisse in ihrem Leben verstehen lässt

Letzten Endes ist das System leicht zu durchschauen, doch viele Klienten nehmen es nicht von selbst wahr. Ein Mann kam mit der festen Überzeugung in die Therapie, dass er eine bipolare Störung hätte, da er im Laufe des Tages dramatische Stimmungsumschwünge durchlebte. Im Grunde fühlen sich Narzissten gut mit sich selbst, solange Ereignisse eintreten, die ihr Gefühl, etwas Besonderes zu sein, bestätigen (Auf), und sie sind nicht gut auf sich zu sprechen, wenn Ereignisse eintreten, die ihrem aufgeblasenen Gefühl der eigenen Wichtigkeit den Stöpsel ziehen (Ab). Nachdem der erwähnte Mann das verstanden hatte, gefiel es ihm zwar noch immer nicht, dass ihn äußere Ereignisse so sehr beeinflussten, aber er stand seinen eigenen Stimmungsschwankungen nicht mehr ganz so ratlos gegenüber und schöpfte Hoffnung, dass er irgendwann durch die Psychotherapie lernen könne, sich selbst in den Griff zu bekommen.

Besonders nützlich ist Mastersons Technik der »spiegelnden Deutung narzisstischer Verletzlichkeit«. Er spricht sich dafür aus, bei der Arbeit mit narzisstischen Klienten drei Worte zu denken – Schmerz … Selbst … Abwehr – und hierzu empathische Deutungen einfließen zu lassen. Wenn Ihr Klient Ihnen also eine Geschichte erzählt, in der er eine narzisstische Verletzung erfährt (Schmerz), stellen Sie die Beziehung her zwischen seinen Gefühlen bei diesem Zwischenfall und den Gefühlen, die er dabei sich selbst gegenüber hat (Selbst), und dann schlagen Sie den Bogen dazu, wie er sich vor diesen schmerzhaften Affekten zu schützen suchte (Abwehr).

Greifen wir also zum Beispiel die Situation auf, in der mein Klient Ketchup statt Senf auf sein Sandwich bekam. Hier könnte die »spiegelnde Deutung« in etwa so aussehen: »Sie müssen sich ja wirklich schlimm gefühlt haben, als Sie sahen, dass die Bedienung Ihnen nicht das brachte, was Sie bestellt hatten (Schmerz). Wahrscheinlich dachten Sie, dass es ihr im Grunde wohl schnurzegal war, was Sie essen wollen, und dass sie nicht richtig zugehört hatte. Es klingt ganz danach, als hätten Sie dabei das Gefühl bekommen, für sie nicht weiter wichtig zu sein (Selbst). Vielleicht hatten Sie das Gefühl, das Einzige, was Sie tun könnten, um sich wieder besser zu fühlen, wäre, diese Frau öffentlich zu demütigen, indem Sie vor dem ganzen Restaurant lauthals verkündeten, wie ›absolut daneben‹ sie als Kellnerin und Mensch sei (Abwehr).«

Wenn es Therapeuten gelingt, für ihre Klienten immer wieder empathisch die Verbindungen aufzuzeigen – wie anfällig sie dafür sind, sich von den Handlungen anderer herabgewürdigt zu fühlen, wie diese Anfälligkeit sie dazu bringt, sich selbst herabzusetzen, und wie sie versuchen, die Verletzung ihres Selbstwertgefühls durch eine Form von narzisstischen Abwehrmechanismen (Großspurigkeit, Verachtung, Herabsetzung anderer etc.) ungeschehen zu machen –, wächst irgendwann das Gewahrsein der Klienten für ihren eigenen Prozess.

4. Geben Sie Impulse für eine bessere Anpassung an die Realität, indem Sie narzisstischen Klienten helfen, vorherzusehen, welche Situationen für sie problematisch sind

Ray, ein junger Schwuler und heimlicher Narzisst, hatte das Muster entwickelt, sich an reifere, extrem egozentrische und histrionische Frauen zu binden, die er dann vergötterte und für die er alles tat, um ihnen zu gefallen. Er überschlug sich förmlich, sie zu beeindrucken. Er setzte seinen eigenen Job aufs Spiel, indem er blaumachte, um Besorgungen für sie zu machen. Er ließ es zu, dass sie ihn mitten in der Nacht mit Anrufen aus dem Schlaf rissen, und eilte auf dem schnellsten Weg zu ihnen, wenn sie durchblicken ließen, dass sie ihn brauchten. Ray sah das Gebrauchtwerden als Bestätigung für seine Wichtigkeit und fühlte sich wunderbar, wenn sie ihm sagten, was für ein wundervoller Mensch er in ihren Augen war. Er sonnte sich dann in diesem Gefühl, etwas ganz Besonderes zu sein.

Irgendwann jedoch wurden die Frauen seiner überdrüssig oder betrachteten seine Hilfsbereitschaft zunehmend als selbstverständlich. Daraufhin verflüchtigte sich Rays Gefühl der Besonderheit. Er war wütend und fühlte sich herabgesetzt. Es nahm ihn so mit, dass er es nicht mehr schaffte, sich zur Arbeit zu schleppen, und zu trinken, unkontrolliert zu essen und Abführmittel zu nehmen begann – in der Hoffnung, sich dadurch besser zu fühlen. Nach einigen Monaten Therapie war Ray imstande, klar zu erkennen, wie zerstörerisch dieses Muster für ihn war, und begann, sich aus einigen dieser Beziehungen zurückzuziehen. Außerdem bemühte er sich nach Kräften, nicht etwa neue destruktive Beziehungen einzugehen.

An diesem Punkt seiner Therapie ist Ray nicht von seiner narzisstischen Persönlichkeitsanpassung »geheilt«. Um nicht in eine Depression zu verfallen, braucht er es auch weiterhin noch, sich wie jemand Besonderes zu fühlen. Nur hat er jetzt genug Einsicht und Selbstwahrnehmung, um sich situationsangemessener zu verhalten. Er kann sich jetzt Beziehungen suchen, die sich mehr auf Augenhöhe abspielen und weniger davon abhängen, dass er als »Diener der Königin« parat steht. Und er kann gezielt Situationen meiden, die in ihm erfahrungsgemäß das Gefühl auslösen, sich herabgesetzt zu fühlen.

Die Erkenntnisphase

Ray befindet sich jetzt in der Phase, die ich die »Erkenntnisphase« nenne, wenn es um die Behandlung narzisstischer Anpassungen geht: Der Klient bemüht sich, seine eigenen Impulse kontrollieren zu lernen, um sein seelisches Gleichgewicht zu bewahren. Er ist sich an diesem Punkt seines Narzissmus bewusst, nimmt wahr, wie nichts von ihm verschont bleibt und wie sehr er von seinem Bedürfnis gesteuert ist, dass andere ihn in seinem Selbstwertgefühl bestätigen.

Als Paul, der zuvor beschriebene »Gucci«-Narzisst, diese Phase erreichte, vermied er es zusehends, im Restaurant eine Szene zu machen. Er empfand auch weiterhin keine Empathie für die Kellnerinnen, die ihn bedienten, und er hasste das, was er als Gleichgültigkeit ihrerseits im Hinblick auf seine Bedürfnisse wahrnahm, aber er hatte gelernt, dass solche Szenen ihn nur aufregten und dass es in seinem eigenen Interesse war, sich zu zügeln.

Die Durcharbeitungsphase

An diesem Punkt muss der Therapeut eine Entscheidung treffen: Ist dieser Klient oder diese Klientin fähig und interessiert daran, die Arbeit fortzusetzen? Viele Klienten sind mit geschmeidigeren situativen Anpassungsmöglichkeiten bereits zufrieden. Und sie sind nicht bereit, die Zeit und das Geld für die mehr als einmal wöchentlich anzusetzenden Therapiestunden zu investieren, die erforderlich sein dürften, wenn sie sich eingehender mit dem Thema auseinandersetzen möchten. Andere haben ein Naturell, das ein so geringes Faible für Selbstbeobachtung aufweist, dass es nahezu unmöglich ist, bei der Arbeit über eine oberflächliche Ebene hinauszukommen. Einigen Klienten wiederum hat das Leben solche Wunden zugefügt, dass sie vielleicht gar nicht in der Lage sind, die schmerzhaften Gefühle auszuhalten und durchzuarbeiten, die in ihnen wach werden, wenn sie in das verfallen, was Masterson »die Verlassenheitsdepression« nennt.

Wenn der Klient im erforderlichen Maße über die Motivation und die Ressourcen zu verfügen scheint, weiterzugehen und eine wirkliche charakterliche Veränderung anzustreben, ist der nächste Schritt der, ihm zu helfen, seine Wahrnehmung für die Punkte zu schärfen, an denen er narzisstische Abwehrmechanismen einsetzt, um sich davor zu schützen, schmerzhafte Affekte zu fühlen. Sobald Klienten ihre speziellen Abwehrmechanismen stärker wahrnehmen, setzen sie diese tendenziell weniger häufig ein. Das wiederum bewirkt dann, dass die ihnen zugrundeliegenden und bislang abgewehrten schlechten Gefühle in den Vordergrund treten und damit in der Therapiesitzung bearbeitet werden können.

Die Vertreibung aus dem Paradies

An diesem Punkt fühlen sich die Klienten gewöhnlich viel schlechter als vor dem Zeitpunkt, zu dem sie ihre narzisstischen Abwehrmechanismen bewusst aufzugeben begannen. Damit erfahren sie jetzt all die schlechten Gefühle, die sie mithilfe ihrer Abwehr zu vermeiden suchten. Und so schwanken Klienten nun gewöhnlich zwischen der Auseinandersetzung mit dem schmerzhaften Affekt und dem erneuten Rückfall in ihre alten narzisstischen Abwehrmechanismen. Statt ihre Auseinandersetzung mit sich selbst weiter voranzutreiben und sich auf schmerzhafte Erinnerungen an ihr alles andere als glückliches frühes Familienleben einzulassen, gehen sie vielleicht zum Angriff auf Sie über. Für sie ist ihr zuvor praktizierter Rückgriff auf narzisstische Schutz- und Abwehrmechanismen womöglich ein Paradies, aus dem sie vertrieben wurden und zu dem sie nun keinen Zutritt mehr haben, und diesen Verlust kreiden sie Ihnen an.

Wenn Sie auf Regressionen dieser Art vorbereitet sind und weiter energisch und empathisch die erforderliche therapeutische Arbeit fortsetzen, ohne in Resonanz mit den Ängsten der Narzissten zu gehen, dass sie für immer in ihrem Schmerz stecken bleiben werden, werden sich schließlich weitere Fortschritte zeigen.

Die Selbstaktivierung

In dieser Phase hören die Klienten mit dem auf, was Masterson »Sitzstreik« nannte, und beginnen selbst die Initiative zu ergreifen, statt den Versuch zu starten, Sie oder andere dahingehend zu manipulieren, ihnen die Arbeit abzunehmen (Masterson 1981). In der Sitzung sind sie in der Lage, eigenständig einen Einstieg zu finden und sinnvolle Arbeit zu initiieren. Die Therapiearbeit weist eine Kontinuität von einer Sitzung zur nächsten auf: Die Klienten greifen spontan Themen auf, mit denen sie sich in der letzten Sitzung befasst haben. Sie berichten, dass sie sich jenseits der Sitzungen jetzt freier, spontaner, lebendiger und kreativer fühlen.

Fazit

Es gibt wie bereits angedeutet fünf grundlegende Phasen, die die meisten Klienten mit narzisstischen Persönlichkeitsanpassungen im Verlauf einer erfolgreichen Therapie durchlaufen. Masterson war begnadet, wenn es darum ging, die übergeordneten Muster zu sehen und zu beschreiben, die diese Klienten bei der Psychotherapie an den Tag legen. Mein Verständnis dieser Phasen stützt sich in weiten Teilen auf seine Arbeit (Masterson 1983; Masterson und Klein 1989).

1. Ausagieren

In dieser Phase verfügen narzisstische Klienten über wenig oder gar keine Einsicht in ihre Probleme und benutzen das Ausagieren von Abwehrmechanismen, um mit ihren Schwierigkeiten umzugehen (die »grandiose omnipotente Abwehr«). Sie prahlen mit dem, was sie erreicht haben, und den Leuten, die sie kennen. Dazu kommen unter Umständen die Abwertung anderer Menschen, Substanzmissbrauch, Essstörungen, exzessiver Sport, promiskuitiver Sex.

2. Erkenntnis

In dieser Phase angelangt, verstehen Klienten nun, wie ihre stimmungsmäßigen Höhen und Tiefen damit zusammenhängen, wie andere sie in ihren Augen sehen. Sie versuchen jetzt, sich situationsangepasster zu verhalten, und suchen neue Arten des Daseins auf dieser Welt ohne ihr altes defensives Ausagieren bestimmter Verhaltensmuster.

3. Vertreibung aus dem Paradies

In dieser Phase befinden sich die Klienten in einem Zwischenstadium. Ihre alten Abwehrmechanismen sind mittlerweile ich-fremd und können von ihnen nicht mehr eingesetzt werden, ohne dass sie es wahrnehmen. Doch gleichzeitig haben sie noch nicht genug »Selbstgefühl« entwickelt, um ihr eigenes Selbstwertgefühl zu regulieren. Sie sind weiterhin anfällig für Kränkungen und demzufolge dafür, von sich selbst dann weniger zu halten. In dieser Zeit werden einige Klienten wütend auf ihren Therapeuten und ihre Therapie, da sie jetzt alle Gefühle fühlen, die sie zuvor abgewehrt hatten.

4. Durcharbeiten

Klienten in dieser Phase vollziehen einen Wandel vom Klagen über ihre negativen Gefühle zu einer ehrlichen Auseinandersetzung mit ihnen. Es findet sich eine Kontinuität von einer Sitzung zur nächsten, und der Klient ist weniger stark in einer Abwehrhaltung und zugänglicher für die therapeutische Arbeit. Der Klient oder die Klientin erlebt den Therapeuten oder die Therapeutin als Verbündeten.

5. Selbstaktivierung

In dieser Phase können Klienten ihre eigenen Interessen verfolgen, ohne sich um die Meinung anderer zu kümmern. Sie fühlen sich freier und kreativer und erleben mehr Freude.

Im Allgemeinen durchlaufen Klienten diese Phasen gewissermaßen stetig kreisend, mit Wiederholungen und Überschneidungen, statt streng linear. Mit zunehmender Bewusstwerdung nimmt das Ausagieren von Abwehrmechanismen ab. Wenn ihr Schmerz jedoch zu groß wird, als dass sie noch konstruktiv für sich sorgen könnten, kehren sie instinktiv zu dem zurück, was für sie in der Vergangenheit funktioniert hat, obwohl ihr Verstand erkannt hat, wie destruktiv es für sie selbst ist. Wenn sie ihre Gefühle dann besser in den Griff bekommen, kehren sie zu einer konstruktiveren Arbeit zurück, und so weiter. Wenn Klienten schließlich die Durcharbeitungsphase erreichen, greifen sie zunehmend weniger auf ihre alten Abwehrmechanismen zurück und sind eher bereit und fähig, die schmerzhaften Gefühle auszuhalten, die es zu erkunden gilt. Ihre Fähigkeit zur Selbstaktivierung durchläuft bis spät in der Durcharbeitungsphase immer wieder Höhen und Tiefen. Schließlich beginnt der Klient aufzublühen und ist in der Lage, seine eigenen wahren Interessen zu ermitteln und zu verfolgen.

Einige Worte zum Abschluss

Die obigen Behandlungsvorschläge sind bei Weitem keine vollständige Auflistung. Sie sind als grobe Orientierung gedacht, die Therapeuten um ihre eigenen Beiträge ergänzen können. Behalten Sie die Elemente, die für Sie brauchbar sind, und ändern oder streichen Sie alles, womit Sie nichts anfangen können. Ich lasse mich hier gern von Epsteins Grundprinzip leiten: »Solange der Patient gewisse Anzeichen für Fortschritte zeigt, halte ich mich weitestgehend heraus« (zitiert in Bauer 1990, Seite 81).

Die Schamspirale zurückdrehen: Therapeutische Arbeit mit narzisstischen Klienten, die in einer von Selbsthass geprägten Depression gefangen sind[15]

Eine der Herausforderungen bei der Arbeit mit hochgradig narzisstischen Klienten ist, dass sie extrem anfällig für alles sind, was ihr Selbstwertgefühl bedrohen mag.[16] Wird die brüchige Fassade ihres Selbstwertgefühls durchlöchert, können die Betroffenen in eine rasante Abwärtsspirale geraten, die sie in eine mit Selbsthass verbundene Depression abgleiten lässt. Ich spreche von einer »selbsthassenden Depression«, da die narzisstische Depression einen ganz bestimmten Charakter hat. Zwar fühlt sich die Person schrecklich, das Hauptmerkmal ist jedoch nicht Trauer oder Kummer – es ist Scham bezogen auf sich selbst. Und anders als die meisten anderen Typen von Depressionen kann sie schnell kommen und gehen, je nachdem, ob von außen Kritik oder Lob kommt.

Dieser Schamfaktor tritt auf, da narzisstischen Klienten ein stabiles, realistisches und integriertes Selbstbild fehlt. Da sie den Entwicklungs-Meilenstein der Ganzobjektbeziehungen noch nicht erreicht haben (die Fähigkeit, sich selbst und andere als Mischung guter und schlechter Wesenszüge zu sehen, die nebeneinander existieren), neigen sie dazu, zwischen zwei gleichermaßen unrealistischen Extremen hin- und herzupendeln: Entweder sie sind rundum perfekt, besonders und einmalig; oder sie sind rundum minderwertig und wertloser Müll (Masterson 1983).

Clare zum Beispiel kam in die Therapie und sagte Folgendes: »Ich bin völlig am Boden. Ich komme mir vor wie die totale Niete. Heute habe ich bei der Arbeit einen Fehler gemacht, und mein Chef hat es gemerkt und mich darauf hingewiesen. Seitdem fühle ich mich nur noch furchtbar. Alle anderen kriegen solche Sachen auf die Reihe, nur ich nicht. Ich kann aber auch gar nichts. Ich komme mir vor wie eine Hochstaplerin. Vielleicht sollte ich meinen Job einfach hinschmeißen, bevor irgendwer herausfindet, wie inkompetent ich wirklich bin.« Je länger Clare redete, desto schlechter fühlte sie sich, und ihre Aussagen wurden immer extremer.

Figur-Grund-Geschehen und narzisstische Depression

Nachdem ich mit Dutzenden von Klienten wie Clare gearbeitet und jede Intervention ausprobiert hatte, die mir in den Sinn kam, wurde mir klar, dass eine ganz grundlegende Theorie der Gestalttherapie – die des Figur-Grund-Geschehens – einen wichtigen Schlüssel in sich birgt, der den Betroffenen helfen könnte. Figur-Grund-Geschehen meint die Idee, dass wir aufgrund der Tatsache, dass aus der Welt um uns herum (und aus unserem eigenen Inneren) so viel an Daten auf uns einströmt, so angelegt sind, dass wir uns jeweils nur um das kümmern, was für uns im jeweiligen Moment am relevantesten ist (Perls et al. 1997). Das, was gerade am relevantesten ist, wird zur sichtbaren »Figur«. Alles andere wird zum Bestandteil des gerade nicht bewusst wahrgenommenen Hintergrunds. Das Ganze ist ein fortwährender Prozess, bei dem sich durch die stetige Verlagerung unserer Aufmerksamkeit immer einmal das eine und einmal das andere als Figur abhebt. Beim Nachdenken über narzisstische Klienten wie Clare wurde mir klar, dass sie angesichts schlagender Beweise für ihre eigene Unvollkommenheit und Defizite eine Figur zu sehen beginnen, die *nur* ihre Fehler und Mängel umfasst. Während sie dies tun und an sich ein Manko nach dem anderen finden, fühlen sie sich immer schlechter und verlieren schnell jede Objektivität im Hinblick auf sich selbst.

Wege zur Verlagerung der Wahrnehmung und Änderung der Figur

Wir wissen aus der Gestalttheorie, dass wir, um eine Veränderung anzustoßen, mitunter lediglich auf eine Veränderung der Wahrnehmung hinwirken müssen (Perls et al. 1997). Bei narzisstischen Klienten ist das besonders leicht, da ihr Selbstgefühl derart fließend und so leicht durch Umweltfaktoren zu beeinflussen ist. Dies deckt sich mit dem, was Kurt Lewin (1935) bei der Untersuchung von Kindern und Kräften aus deren Umwelt beobachtete: Individuen variieren hinsichtlich der »funktionellen Solidität der Wand zwischen dem Selbst und der Umgebung«, und diverse Umweltfaktoren können relativ schnell in eine Wechselwirkung mit bestimmten psychologischen Faktoren treten und so das Sicherheitsgefühl des Individuums erhöhen oder mindern. Ich fand heraus, dass ich mir das fehlende stabile Selbstgefühl narzisstischer Klienten und ihre Anfälligkeit für Umwelteinflüsse zunutze machen konnte, um ihre Aufmerksamkeit relativ schnell auf Aspekte des Selbst und des Feldes zu lenken, die sich ihrem aktuellen Gewahrsein entzogen.

Wenn ich mir die zentrale Frage stellte: »Was ist jenseits von Clares Gewahrsein?«, merkte ich, dass sich ihr Bild von sich und ihrer Situation dann, wenn sie sich in einer selbsthassenden Depression befand, so verbissen auf ihre Defizite konzentrierte, dass sie keinerlei Notiz von dem größeren Zusammenhang nahm. Dingen wie: (1) ihren früheren Erfolgen; (2) ihren Stärken, Talenten und positiven Eigenschaften; (3) ihren künftigen Chancen und (4) anderen Möglichkeiten, ihren Organismus und ihr Umfeld zu organisieren. All diese Punkte waren ihr in diesem Moment nicht präsent. Sie waren für Clare Bestandteil des von ihr nicht weiter beachteten Hintergrunds. Für mich jedoch traten sie deutlich zutage und ließen sich dementsprechend im Rahmen von Interventionen aufgreifen.

Der größere Zusammenhang ist deshalb besonders wichtig, weil es dem Wesen einer auf Scham basierenden selbsthassenden Depression entspricht, dass sich die Spirale immer weiter nach innen dreht und sich alles immer mehr auf die mutmaßlichen Fehler und Schwächen der Person konzentriert. Die Kränkung für Clares Selbstwertgefühl in einen umfassenderen, weniger bedrohlichen Kontext einzuordnen, lenkt ihre Aufmerksamkeit in eine neue Richtung. Es öffnet den Blick für das größere Ganze, das auch realistische und unterstützende Informationen umfasst, die derzeit für sie nicht sichtbar sind. Wie ein weiser Psychoanalytiker einmal sagte: »Dem Patienten die Wahrheit über den Patienten zu sagen, ist die Hauptaufgabe des Analytikers« (Dorpat, zitiert in Bauer 1990, Seite 86).

Alles das bietet therapeutisch Tätigen mindestens vier verschiedene Interventionsmöglichkeiten, die helfen können, die Aufmerksamkeit des Klienten oder der Klientin auf den größeren Zusammenhang zu verlagern, in den die aktuelle Situation eingebettet ist. Dies kann Klienten helfen, eine neue, realistische, stärker unterstützende Figur auszubilden, die sich aus mehr als ihren Mängeln und Fehlern zusammensetzt. Darüber hinaus können diese vier Möglichkeiten auf verschiedene Weisen kombiniert und gemeinsam genutzt werden, um noch mehr Wirkungskraft zu entfalten. Nicht jeder Klient wird von jeder einzelnen profitieren. Wichtig ist, geistig offen zu bleiben, zu experimentieren und sich anzusehen, was im jeweiligen Moment bezogen auf einen konkreten Klienten funktioniert. Im nachfolgenden Abschnitt schildere ich Beispiele dafür, wie ich diese Methode in Sitzungen anwende.

1. Clare: Erinnern an frühere Erfolge und Einordnen in den größeren Zusammenhang

Ich beschloss, Clare zu helfen, sich selbst in einem realistischeren und ausgewogeneren Licht zu sehen, indem ich Beispiele anführte, an welchen Punkten sie sich überaus kompetent gezeigt hatte, um sie so an Erfolge zu erinnern, die sie leicht vergaß. Ich begann, indem ich Empathie dafür bekundete, wie sie sich aktuell fühlte (immer eine gute Strategie beim Umgang mit narzisstischen Verletzungen). Danach kam eine überleitende Bemerkung, die auf Positiveres verwies. Als Nächstes machte ich mich dann daran, ihre Aufmerksamkeit auf frühere Erfolgserlebnisse zu lenken sowie überhaupt auf ihr Berufsleben als größeres Ganzes, und zwar möglichst detailliert und konkret. Damit fuhr ich solange fort, bis ich ein Feedback von Clare bekam, das zeigte, dass sie die neue Figur voll und ganz aufgriff. Das hörte sich dann in etwa so an:

EG: Clare, ich weiß, dass Sie jetzt gerade so gar nicht gut auf sich zu sprechen sind. Es ist ja auch nur natürlich: Ich kenne niemanden, der es gern hört, wenn der Chef ihn auf Fehler hinweist, die ihm unterlaufen sind (empathische Aussage, die ihr schlechtes Gefühl

normalisiert). Ich kann verstehen, warum Sie so niedergeschlagen sind (eine weitere Aussage, die Empathie signalisiert).
Ich habe allerdings das Gefühl, dass Sie da nicht ganz fair mit sich selbst umgehen (überleitende Aussage, die das Thema von Negativem zu bislang nicht gesehenen positiven Punkten umdirigiert). Sie bringen eine Menge in die Firma ein. Ich erinnere mich noch, wie Sie mir gerade erst letzte Woche berichteten, dass Ihr Chef Sie in einem Gruppenmeeting vor versammelter Mannschaft für Ihre Arbeit gelobt hat, und wie stolz Sie waren (Verlagerung ihrer Aufmerksamkeit auf einen erzielten Erfolg und den damit verbundenen Stolz auf die eigene Leistung). Und im Anschluss hat er sie beiseite genommen und sich bei Ihnen für Ihre ganze harte Arbeit an dem Projekt bedankt (Verstärkung der positiven Figur, auf die ich ihre Aufmerksamkeit lenken möchte, statt dass sie sich auf die negative konzentriert).
(Jetzt machte ich eine Pause und wartete ab, um mir anzusehen, ob sie aufmerkt. Sie hob den Blick vom Boden und schaute mir ins Gesicht, also fuhr ich mit mehr Positivem fort, bei dem sie sich innerlich »Ach ja, stimmt« sagen konnte.)

EG: Wenn ich mich recht erinnere, hat Ihre Arbeit der Firma eine Menge Mehreinnahmen eingebracht (positives Detail).
(Sie nickte und hörte jetzt mit schon viel hoffnungsvoller Miene aufmerksam zu.)

EG: War das nicht der Vorgesetzte, der Sie letzten Monat beim Mitarbeitergespräch so sehr gelobt hat (positives Detail). Ich habe den Eindruck, dass er Ihre Arbeit zu schätzen weiß und dass ihn ein kleines Versehen wohl kaum dazu bringen dürfte, es sich anders zu überlegen (Erinnern an den umfassenderen Kontext).
(Ich versuchte mein Glück und sah mir an, ob sie es zuließ, dass ich ihren Fehler in den umfassenderen Kontext (ihre insgesamt hervorragende Leistung im Job und ihrer guten Beziehung zu ihrem Chef) einordnete, oder ob die Erwähnung des Fehlers sie wieder

zu ihrer rundum negativen Sichtweise zurückbrachte. Ich wartete ihre Reaktion ab. Clare sagte bald darauf etwas, das mir zeigte, dass ihre Aufmerksamkeit sich wieder einem weniger selbstkritischen Bild von sich zugewandt hatte.)

Clare: Ja, Sie haben recht. Das hatte ich wohl vollkommen vergessen. Ich bin immer völlig durcheinander, wenn jemand, vor dem ich Respekt habe, an mir etwas auszusetzen hat. Ich wollte, ich wäre da nicht so sensibel, aber ich kann nicht anders. Es ist ein gutes Gefühl, an das Positive erinnert zu werden. Ich bin froh, dass Sie sich noch daran erinnern, denn manchmal kann ich das nicht, so viel steht fest.

2. Bob: Nutzung der nicht gesehenen Stärken des Klienten

Bei Bob, einem meiner Klienten mit gravierender exhibitionistischer Anpassung, trat anfangs vor allem eine extreme, aufgeblasene Großspurigkeit zutage. Wenn er narzisstisch verwundet wurde, war seine erste Reaktion immer die, die Person oder Sache, die die Verletzung verursacht hatte, zu attackieren und abzuwerten. Er polterte, wurde ausfallend und schrie Leute an, unter anderem auch mich. Oft reichte selbst das nicht, um sein fragiles Selbstwertgefühl zu schützen, und er versank in eine selbsthassende Depression, die wochenlang anhalten konnte. Nach einer dieser Episoden bekannte Bob, dass er sich insgeheim für dumm hielt, da er in der High School Probleme mit seinen schulischen Leistungen gehabt hatte. Er hatte Mitschüler dafür bezahlt, für ihn die Hausaufgaben zu machen. Wenn Bob gerade nicht in seiner defensiven Grandiosität war, verglich er sich gern mit anderen und schnitt dabei notorisch schlecht ab. Nachdem ich jedoch eine Weile mit ihm gearbeitet hatte, konnte ich sehen, dass er die Psychotherapie wirklich »kapierte«. Bezogen hierauf war er beileibe nicht dumm. In der Gruppentherapie merkte er im Nu, ob ein Gruppenmitglied wirklich an einem Problem *arbeitete* oder nur darüber herumjammerte. Er genoss auch Aha-Erlebnisse – die Momente, in denen jemandem plötzlich ein Licht aufgeht, wie sie eine gute Therapiesitzung hervorbringen kann.

Eines Tages, als er wieder einmal niedergeschlagen war und sich als »doof« zu titulieren begann, sagte ich zu ihm so etwas wie:

EG: Bob, ich weiß, dass Sie sich jetzt gerade wieder einmal wie ein Idiot vorkommen (empathische Aussage). Und dass Sie, sobald Sie auf diesen Trip kommen, wirklich das Gefühl haben, Sie taugten zu gar nichts (empathische Aussage).
Mir ist jedoch aufgefallen, dass Sie in mancher Hinsicht wirklich schnell und ganz schön clever sind (Überleitungsstatement). So zum Beispiel liegt Ihnen die Psychotherapie anscheinend wirklich im Blut. In der Gruppentherapie merken Sie ohne Weiteres, wer wirklich arbeitet und wer lediglich Geschichten erzählt. In der letzten Gruppensitzung waren Sie der Erste, dem auffiel, dass Sarah (ein Gruppenmitglied) ihren neuen Freund mit genau denselben Worten beschrieb wie schon ihre beiden vorherigen Partner. Ich weiß noch, wie Sie sagten: »Sarah, wie können die denn alle exakt gleich sein? Du sagst uns von jedem immer, dass er süß ist und gut aussieht, und viel mehr kommt dann auch nicht. Es ist schwer, sie nach deinen Beschreibungen überhaupt auseinanderzuhalten. Worin unterscheiden sie sich?« (detailliertes Beispiel für seine Fähigkeit). Sarah sagte daraufhin, dass sie Ihre Fragen wirklich hilfreich findet. Und die Gruppe war sich einig, dass Sie da auf einer heißen Spur waren (weiteres positives Detail). Ihnen geht das so leicht von der Hand, dass Sie manchmal ungeduldig werden mit anderen in der Gruppe, die das nicht so gut können wie Sie (realistisches Detail).
(Bob nickte zustimmend.)

EG: Und in der Einzeltherapie stellt sich bei Ihnen, selbst wenn Sie bei Ihrer Ankunft furchtbar schlecht gelaunt sind und auf hundertachtzig, wirklich leicht ein Aha-Erlebnis ein, wenn ich ein berechtigtes Argument einbringe. Sie verstehen, worum es bei den Experimenten der Gestalttherapie geht und können sich spontan darauf einlassen (Fokus auf eine weitere Fähigkeit). Erinnern Sie sich noch, wie Sie so wütend auf mich waren, weil ich irgendeinen Fehler gemacht hatte, dass Sie gar nicht mehr aufhören konnten, mich zusammenzustauchen? Schließlich habe ich Sie vor lauter Verzweiflung gebeten, sich auf einen Stuhl zu stellen und mich vor Sie niedergekniet, um zu fragen: »Was muss ich tun, damit Sie mir verzeihen?« Sie haben gestutzt, mussten lachten und sagten: »Da wäre wohl nichts gut genug!« (lebendiges und konkretes Beispiel). Danach hatten Sie dann eine richtig produktive Sitzung, in der Sie sich damit auseinandersetzten, was für ein Gefühl es war, auf mich herabzublicken, während ich um Vergebung bettelte. Gott sei Dank haben Sie viel Humor, sonst hätte ich mich nicht getraut, das auszuprobieren (beiläufige Erwähnung einer weiteren positiven Eigenschaft).

(An diesem Punkt konnte ich sehen, dass ich Bobs volle Aufmerksamkeit hatte und dass seine Stimmung umgeschwenkt war. Er fand sich in dem, was ich über ihn sagte, wieder, lachte über einige Einzelheiten und konnte echten Stolz auf das verspüren, was er erreicht hatte – alles im Gegensatz zu defensiver Grandiosität. Durch Interventionen wie diese half ich ihm allmählich, ein zunehmend stabiles und realistisches Selbstwertgefühl zu entwickeln.)

Zusammenfassung: Wie sich die Figur vom Negativen ins Positive wandeln lässt

Was ich im Fall dieser beiden Beispiele tat, lässt sich in drei Grundschritte untergliedern:

- *Schritt 1, Empathie:* Zeigen Sie mit ein paar empathischen Äußerungen, dass Sie verstehen, was der Klient empfindet und warum.
- *Schritt 2, Überleitung:* Treffen Sie, nachdem Sie die Aufmerksamkeit des Klienten haben, ein oder zwei überleitende Aussagen, die die Realität spiegeln und in eine positive Richtung lenken.
- *Schritt 3, Verlagerung des Fokus auf Erfolge:* Beschreiben Sie mithilfe Ihrer Sitzungsnotizen oder aus dem Gedächtnis in lebhaften und realistischen Einzelheiten bereits erzielte Erfolge, die derzeit nicht im Bewusstsein der Person sind, und benutzen Sie dabei in möglichst großem Umfang deren eigene Worte.

Natürlich ist es wichtig, hierbei möglichst geschickt vorzugehen. Machen Sie immer wieder eine Pause, sehen Sie Ihre Klienten an und geben Sie ihnen die Chance, zu reagieren, wo es angebracht ist. Achten Sie auf nonverbale Signale. Haben Sie die ungeteilte Aufmerksamkeit Ihres Klienten? Sieht Ihr Klient entspannter aus, nachdem er Ihre Worte gehört hat?

Nennen Sie positive, detaillierte und realistische Beispiele

Beim Einsatz dieser Technik ist es wichtig, ein lebhaftes und realistisches Bild zu malen, das als wahr erkannt wird und nicht nur leere Schmeichelei ist. Während der Klient sich die positiven und ausführlich geschilderten Beispiele anhört, die Sie ihm geben, verlagert sich seine (oder ihre) Aufmerksamkeit automatisch weg von dem rundum negativen Bild, das er gemalt hat, und hin zu dem realistisch-positiveren, das Sie gerade beschreiben. In vielen Fällen reicht allein das schon, um die Person aus der selbsthassenden Depression herauszubringen und zu bewirken, dass sie für weitere produktive psychotherapeutische Arbeit zugänglich ist.

Protokollieren Sie Stärken und Erfolge von Klienten

Um diese Technik einzusetzen, müssen Sie im Geist eine Liste der Stärken Ihres Klienten oder Ihrer Klientin parat haben sowie nähere Einzelheiten zu deren Erfolgen. Ich handhabe das unter anderem so, dass ich solche Dinge in meinen Sitzungsnotizen markiere und in gewissen Zeitabständen wieder hervornehme, sodass sie für mich immer im Vordergrund sind. Jedes Mal, wenn ein Klient oder eine Klientin von etwas berichtet, das in seinen/ihren Augen ein Erfolg ist, setze ich in meinen Notizen neben der entsprechenden Stelle einen Haken, damit ich sie später leicht wiederfinde.

Verwenden Sie möglichst die eigenen Worte des Klienten

Daneben versuche ich, mir zu dem Ereignis wortwörtlich zu notieren, was der Klient oder die Klientin gesagt hat. Wenn ich dieses Ereignis dann später anspreche, um für den Betreffenden etwas anderes in den Vordergrund zu rücken, versuche ich seine eigenen Worte und Beschreibungen zu zitieren. So gewinnt es an Überzeugungskraft, denn solche Zitate zu hören, macht es schwerer, den Inhalt zu leugnen oder zu verdrängen. Die Psychoanalytiker erkennen diese Tatsache schon seit Langem an. Schon 1952 sagte Theodor Reik: »Es ist eine erstaunliche und kaum erkannte psychologische Tatsache, dass eigene Worte, die wir einmal gebraucht haben, anders beurteilt werden als solche, die wir nur in unserer Repräsentanz von Worten denken« (zitiert in Bauer 1990, Seite 89).

Spiegeln Sie Stärken

Zudem habe ich es mir zur Gewohnheit gemacht, Stärken, Talente und Kompetenzen meiner Klienten wahrzunehmen und sie ihnen in der Sitzung bei Bedarf zurückzuspiegeln. Dies hilft ihnen, ein zutreffenderes und ausgewogeneres Selbstbild zu konstruieren, und fördert zudem eine sehr positive und vertrauensvolle Beziehung zwischen uns. Für viele Klienten ist das ein intensiver Wiedergutmachungsprozess. Ein Stück weit ist es vergleichbar damit, wie eine Vogelmutter ihre Jungen mit kleinen und geeigneten Häppchen füttert, die sie bewältigen können.

Die Stärken eines Klienten zurückzuspiegeln, ist bei allen Klienten eine nützliche Sache, nicht nur bei narzisstischen. Es trägt während der Sitzungen zu einem Gefühl der Sicherheit bei. Schließlich fühlen sich alle Menschen bei einer Person, mit der sie gerade zusammen sind, besser aufgehoben, wenn sie wissen, dass sie Gutes von ihnen denkt.

Stellen Sie Fragen

Ebenfalls nützlich ist es, Fragen zu stellen, die Klienten dazu bringen, ihre Erfolgsgeschichten näher auszuführen. Lassen Sie sich in den lebhaftesten Farben möglichst viele Details berichten. Tendenziell werden sich diese Begebenheiten den Klienten so besser einprägen und der Therapeut oder die Therapeutin erhält damit Gelegenheit, sie später im Rahmen der Arbeit noch aufzugreifen. Außerdem erhalten diese Ereignisse so etwas Realeres (Basch 1980). Sie könnten zum Beispiel ganz elementare Fragen stellen wie: »Was für ein Gefühl war das? Wer war sonst noch dabei?« Wenn Sie mit dem Körper arbeiten, können Sie körperorientierte Fragen einbauen wie etwa: »Wo haben Sie das in Ihrem Körper gespürt?«

Stellen Sie allzu negative Selbsteinschätzungen infrage

Außerdem hinterfrage ich es behutsam, wenn Klienten eine übermäßig negative Selbstbeurteilung äußern. »Ihnen ist noch *nie* etwas gelungen? Kein einziges Mal?« Ich rufe ihnen in Erinnerung, dass die emotionalen Zentren des Gehirns nicht beurteilen können, ob das, was wir uns in Selbstgesprächen sagen, wahr oder falsch ist – sie reagieren einfach nur auf die Aussage selbst. Ich lasse Klienten dann gegebenenfalls damit experimentieren, wahrzunehmen, wie sie sich fühlen, nachdem sie gesagt haben: »Mir gelingt nie etwas« im Vergleich zu: »Manchmal gelingt mir etwas.«

Echtes Selbstwertgefühl ersetzt defensive Grandiosität

Die von mir beschriebene Methode sorgt dafür, den Fokus narzisstischer Klienten immer wieder mit Bedacht auf ihre realen Erfolge und realen Stärken zu lenken. Wenn sie ein Gespür für ihre realen Errungenschaften bekommen und sie verinnerlichen, haben sie es weniger nötig, auf defensive Grandiosität zurückzufallen, um ihr Selbstwertgefühl abzustützen. So wird dann nach und nach echtes Selbstwertgefühl aufgebaut. Da dieses auf tatsächlich Erreichtem basiert, ist es viel stabiler und weniger leicht aus der Bahn zu werfen als eines, das auf großspuriger Abwehr basiert. Im Verlauf dessen erleben die betroffenen Klienten nur seltener und weniger heftig narzisstische selbsthassende Depressionen, und ihre defensive Grandiosität und die übersteigerten Bekundungen der eigenen Allmacht und Besonderheit nehmen ab. Sie beginnen auf realistischere und nuanciertere Weise von sich und ihren Erfahrungen zu sprechen. Das folgende klinische Beispiel illustriert diesen Prozess.

Die fünf Phasen der Auflösung von selbsthassenden Depressionen

Bobs therapeutische Fortschritte folgten einem recht typischen Muster, daher nutze ich seine Therapie an dieser Stelle, um zu veranschaulichen, welche Phasen die Auflösung von mit Selbsthass verbundenen Depressionen in der Regel durchläuft. Um der Klarheit willen habe ich die Phasen in fünf klar voneinander abgegrenzte Schritte untergliedert. In der Realität sind Fortschritte immer davon gekennzeichnet, dass die Entwicklung ein paar Schritte weit fortschreitet, bevor es dann wieder zu einem gewissen Rückschritt kommt. Schließlich wird ein Punkt verinnerlicht, und es kommt zu weniger und zu weniger extremen Rückschritten. Irgendwann im Laufe dieses Prozesses beginnen die Klienten, eine stabilere und realistischere Selbstwahrnehmung zu entwickeln. Die Folge davon ist, dass sie weniger anfällig dafür werden, dass ihr Selbstwertgefühl durch äußere Ereignisse aus der Bahn geworfen wird, und weniger abhängig vom Lob und den Meinungen anderer.

Aus der Perspektive der Objektbeziehungstheorie hat der Klient dann seine beiden Teilselbst-Objektbeziehungseinheiten integriert (die unrealistische Sicht von sich selbst als rundum gut oder rundum schlecht) und Ganzobjektbeziehungen erreicht: ein realistischeres, integriertes und stabiles Selbstbild (Hamilton 1988; Greenberg und Mitchell 1983). In der Begrifflichkeit der Gestalttherapie ausgedrückt, ist der Klient von einer Abhängigkeit von Unterstützung durch sein Umfeld zu Selbstunterstützung gelangt.

Phase 1: Voller Selbsthass und Hoffnungslosigkeit

Bob tauchte immer wieder inmitten einer selbsthassenden Depression in der Sitzung auf und berichtete, wie wütend, hilflos, hoffnungslos und wertlos er sich fühle. Mitunter schrie er mich an. Er beschwerte sich dann, dass seine Therapie ihm nichts bringe. Seine Depressivität senkte sich schwer und düster über den Raum herab, und die ganze Therapiearbeit musste von mir ausgehen. Es war ein Gefühl, als versuchte ich gegen eine starke Strömung anzuschwimmen und hielte dabei einen Sack Kartoffeln in den Armen. Ich musste hart arbeiten, um auch nur seine Aufmerksamkeit zu gewinnen. Nach vielen Versuchen gelang es mir dann schließlich, und ich konnte seinen Fokus auf seine Stärken verlagern (ein weiterer Aspekt des von ihm nicht gesehenen Hintergrunds), ihm zu einem Aha-Erlebnis verhelfen und so seine Selbstwahrnehmung und seine Stimmung in eine positivere Richtung bewegen. Wenn er dann am Ende der Sitzung nach Hause ging, fühlte er sich optimistischer und begegnete sich selbst mit einem besseren Gefühl. Nachdem dies viele, viele Sitzungen lang so gelaufen war, gingen wir in Phase 2 über.

Phase 2: Sich selbst hassend, aber auch hoffnungsvoll

Bob kam weiterhin mit einer mit Selbsthass verbundenen Depression und einem Gefühl der Wertlosigkeit in die Sitzung, aber er war nicht mehr ohne Hoffnung. Er erwartete jetzt, dass ich irgendwann in der Sitzung auf eine Weise intervenieren würde, die ihm half, aus seiner düsteren Stimmung herauszukommen.

In Phase 1 und 2 ist der Klient noch vollkommen abhängig von der Fähigkeit des Psychotherapeuten oder der Psychotherapeutin, die Gestalt ins Positivere zu verändern.

Phase 3: Arbeitsbündnis

Nach vielen weiteren Sitzungen begann Bob allmählich Möglichkeiten zu finden, wie er mir helfen konnte, ihm zu helfen. Bob hatte die Idee zu verinnerlichen begonnen, dass es Wege gab, ihm zu helfen. Dass es nur eine Frage davon war, die richtigen Worte oder die passende Intervention zu finden, und dann würde er sich besser fühlen. An diesem Punkt hatten wir ein echtes therapeutisches Bündnis, in dessen Rahmen wir beide hart daran arbeiteten, ihm zu helfen. Bob beschloss, sich einen Satz Karteikarten zu basteln, die er mit sich herumtragen würde, damit er sich an die Sachen erinnern würde, die ihm während der Sitzung geholfen hatten. Auf einer davon stand: »Nur weil es sich für mich real ›anfühlt‹, ist es nicht unbedingt real.«

Phase 4: Introjektion von Unterstützung

Bob kam in die Sitzung und berichtete, dass er wieder bemerkt hätte, wie er dabei war, in eine mit Selbsthass verbundene Depression zu verfallen. Aber dann hätte er in seinem Kopf meine Stimme gehört, die ihn daran erinnerte, die Situation realistischer zu betrachten. Er war froh und stolz, das eigenständig getan zu haben. Wir feierten alle beide seinen Fortschritt.

Phase 5: Selbstunterstützung

Bob hatte zunehmend das Gefühl, seine Stimmungen und sein Selbstwertgefühl unter Kontrolle zu haben. Wenn ein Kollege von ihm zum Beispiel bei einem Meeting gelobt wurde, konnte er nun, statt sich wie ein Versager zu fühlen und sich schlecht zu machen, eher innehalten und sich seine *eigenen* Stärken und früheren Erfolge in Erinnerung rufen. Infolgedessen verbrachte er immer weniger Zeit depressiv.

Fazit

Einen Weg zu finden, die selbsthassende Depression Ihres Klienten oder Ihrer Klientin aufzulösen, wird eventuell nur der erste Schritt in einem langen Prozess sein. Es handelt sich um ein in der Psychotherapie eingesetztes Instrument, das zusätzlich nach vielen weiteren therapeutischen Interventionen verlangt. Und einige Klienten sind – wie es bei allen Experimenten und Interventionen aus der Gestalttherapie der Fall ist – ziemlich schnell in der Lage, sich das Angebot des Therapeuten oder der Therapeutin zunutze zu machen, während andere sich weigern, es auch nur auszuprobieren. Wenn es jedoch bei einem Klienten zum ersten Mal funktioniert, und Sie schaffen es, das emotionale Zugunglück zu verhindern, das sich da vor ihrer Nase abspielt, ist das ein wunderbares Gefühl!

Der Aspekt dieser Methode, der mir am besten gefällt, ist, dass hierbei ein psychisches Manko (die Unfähigkeit narzisstischer Klienten, ein stabiles Selbstwertgefühl zu bewahren) genommen und dazu benutzt wird, ihnen zu helfen. Da sie so leicht hin- und herpendeln, zwischen einem Punkt, an dem sie sich im Hinblick auf sich selbst gut fühlen, hin zum Gegenteil, kann eine geschickte und routinierte Psychotherapie das Pendel auch leicht in die andere Richtung anstoßen. Man kann sich diese Art von Praxis als emotionales Judo vorstellen.

Wenn Erkenntnis schmerzt: Gestalttherapie und narzisstisch verletzliche Klienten[17]

Eine der elementarsten Annahmen der Gestalttherapie ist die, dass mehr Gewahrsein für sich genommen heilend sein kann. Diese Idee entspringt unmittelbar der Feldtheorie. Sie besagt, dass sich unser ganzes Bewusstseinsfeld mit jedem Neuen, das wir wahrnehmen, automatisch umorganisiert, indem es dieses mit einbezieht, womit für uns eine neue Gestalt entsteht. Eine Veränderung kann daher recht plötzlich auftreten, als Ergebnis eines Wandels in unserem Gewahrsein. Dementsprechend zielen viele Interventionen und Experimente der Gestalttherapie – ganz wie bei den Meistern des Zen-Buddhismus – darauf ab, jenen Moment zu erschaffen, wo unsere frühere Art, die Realität zu organisieren, zunichtegemacht wird und eine neue Art der Organisation zustande kommt. Eine der am meisten angestrebten Erfahrungen, die die Gestalttherapie zu bieten hat, ist das Aha-Erlebnis: die plötzliche Erkenntnis, das Licht, das jemandem aufgeht und bezogen auf die Person selbst etwas erhellt, was vorher nicht gesehen und nicht verstanden wurde.

Implizit steckt in der Vorstellung, auf ein Aha-Erlebnis hinzuarbeiten, die Annahme, dass diese plötzliche Erweiterung des Wahrnehmungshorizonts eine positive und nützliche Erfahrung sein wird, die für Klienten persönliches Wachstum mit sich bringt. Bei den meisten Klienten stimmt das auch. Damit diese Erfahrung jedoch einen Nutzen haben kann, muss das neue Wissen mit dem alten zusammengebracht werden. Außerdem muss die Person stark genug sein, um dem Prozess standzuhalten, dass ihre Vorstellungswelt in Gegenwart eines anderen Menschen zerstört wird, und sei es nur für einen Moment.

Der narzisstisch verletzliche Klient

In vielen Jahren gestalttherapeutischer Arbeit konnte ich feststellen, dass die meisten Klienten zwar die plötzlichen Einsichten genießen, die die Gestaltarbeit mit sich bringen kann, und mitunter sogar fast süchtig werden danach, andere aber genau diese als massiv unangenehm erleben. Entweder sie haben Widerstand gegen Erkenntnisse, oder sie neigen dazu, alles Neue, was ihnen bewusst wird, auf diverse destruktive Weisen gegen sich selbst zu verwenden. Ich nenne diese negative Reaktion auf Erkenntnisse die »Ach du scheiße«-Erfahrung.

Im Allgemeinen gilt, dass die Klientinnen und Klienten, die besonders anfällig für narzisstische Verletzungen sind (Gefühle verzehrender Scham und Demütigung bezogen auf sich selbst), tendenziell die größten Probleme damit haben, eine neue Erkenntnis, die sie betrifft, zu assimilieren. Diese narzisstisch leicht verletzlichen Klienten bekämpfen ihr Gefühl, nichts wert zu sein, dadurch, dass sie als Abwehr und Schutz eine aufgeblähte Sichtweise von sich selbst als über jeden Tadel erhaben und ganz besonders entwickeln oder aber sich mit anderen identifizieren, die sie auf diese Weise idealisieren. Eine neue Erkenntnis impliziert ja zwangsläufig, dass ihr bisheriges Wissen über sie selbst unvollständig war. Dieses neue Wissen bringt ihre defensive Aufgeblasenheit zum Platzen und hinterlässt das Gefühl, völlig ihren eigenen üblen, ständig an ihnen herumkritisierenden inneren Stimmen ausgeliefert zu sein, die ihnen einreden, sie seien von Grund auf schlecht und hoffnungslos wertlos (Masterson 1981, 1993; Masterson und Klein 1989; Greenberg 1992; siehe auch Kapitel »Im Fokus: Diagnose und Behandlung narzisstischer Anpassungen«).

Angesichts dessen ist es nur verständlich, dass diese Klienten ein plötzliches Mehr an Selbsterkenntnis als überaus schmerzhaft erleben, vor allem, wenn andere dabei involviert sind. Ihnen fehlt ein integriertes realistisches Selbstgefühl, und sie sind meist außerstande, sich selbst zu beruhigen oder schlechte Gefühle zu bewältigen, ohne in eine defensive Grandiosität zurückzufallen. Also erleben sie plötzliche Einsichten im Hinblick auf sich selbst als unverdauliche, demütigende Offenbarungen, bei denen sie sich eher schlechter fühlen als besser. Statt ein Aha-Erlebnisses denken sie sich »Ach du Scheiße!« Als Versuch, sich vor ihrer eigenen vernichtenden Selbstkritik zu schützen, geben sie dann häufig Ihnen, dem Therapeuten oder der Therapeutin, die Schuld an ihrem verstärkten Erleben von Scham, werden wütend und brechen gar nicht so selten die Therapie ab. Wenn sie bleiben, fühlen sie sich oft falsch verstanden und kritisiert und können nicht voll und ganz von der Therapie profitieren.

Frank zum Beispiel war es gewohnt, sich selbst als wütenden Loser zu sehen, der andere attackieren musste, um sich vor ihrem Hohn und Spott zu schützen. Seine Grundannahmen bezogen auf sich selbst und andere brachten ihn dazu, so gut wie alle Kommentare, die sich auf ihn bezogen, als sadistische Angriffe auf sein labiles Selbstwertgefühl zu betrachten. Wenn Mitglieder von Franks Gestalttherapiegruppe ihn also darauf aufmerksam machten, wie viel besser es bei ihm zuletzt gelaufen sei, fasste er dieses wohlverdiente Stück Anerkennung als Kritik auf, statt es als weiteren Baustein für ein positives Selbstgefühl zu verwenden. Er begann, sich selbst wie auch die Gruppe zu attackieren, nach dem Motto: »Wenn das gut ist, dann müsst ihr davor ja wirklich gedacht haben, dass ich furchtbar bin.«

Frank hatte kein Schema, das ihm erlaubte, unterstützende Bemerkungen zu erkennen und in sein Selbstbild zu integrieren. Wenn das Lob anderer Gruppenmitglieder an seinen alten fixen Vorstellungen von sich selbst und anderen rüttelte, hatte er zwei Möglichkeiten: Er konnte zu dem Entschluss kommen, dass seine bisherigen Vorstellungen falsch waren, und sein Denken psychisch in eine neue Richtung umsortieren, die eine freundlichere Sicht von sich selbst und der Welt anderer erlauben würde; oder er konnte sich defensiv an seine alte, fixe Gestalt klammern – die Wahrnehmung, ein wütender Loser in einer feindlichen Welt zu sein. Franks Hemmschuh bestand darin, dass die psychische Reorganisation, die mit der ersten Möglichkeit verbunden war, voraussetzte, dass er sich selbst gegenüber zunächst einmal vor der Gruppe eingestand, dass seine vorherige Sicht der Wirklichkeit fehlerhaft gewesen war. In Franks derzeitigem Entwicklungsstadium wurde dieses Eingeständnis (dass sein Denken Schwachstellen aufwies) von ihm als zu demütigend erlebt, als dass er es ertragen konnte, schon gar nicht in Gegenwart anderer.

Eine andere Klientin, Sara, reagierte immer beleidigt und schmollte, wenn mir etwas an ihr auffiel, was sie selbst noch nicht gesehen hatte. Sie sagte, sie hätte das Gefühl, in einem Wettbewerb mit mir zu stehen: Jedes Mal, wenn ich ihr erfolgreich dazu verhelfen konnte, etwas Neues an sich zu sehen – ob ich ein Experiment kreierte oder eine Beobachtung anstellte –, bedeutete das für sie, dass ich gewonnen und sie verloren hatte. Und es bestätigte in ihrem Kopf meine Überlegenheit und ihre Unterlegenheit. Sie stellte sich vor, dass ich mich bei solchen Gelegenheiten entweder diebisch freute, sie besiegt zu haben, oder dass ich sie bemitleidete. Ich konnte im Hinblick auf das, was ich wirklich empfand oder beabsichtigt hatte, erklären, so viel ich wollte – nichts davon drang zu ihr durch.

Ungewollt lernte ich von Sara eine Menge über die Arbeit mit extrem narzisstisch verletzlichen Klienten. Mich zermürbte Saras ständige Kritik an mir und mein eigenes Unvermögen, nützliche Experimente für sie zu finden, so sehr, dass ich während ihrer Sitzungen oft lange still dasaß und »nichts« machte, weil ich schlichtweg nicht weiterwusste.

Während wir so zusammensaßen, setzten sich ihre paranoiden Attacken auf mich fort. Ich fand jedoch heraus: Wenn ich das Körnchen Wahrheit an ihren Beschwerden über mich finden und eingestehen konnte, ohne dabei in Abwehrhaltung zu gehen, nahmen die wilderen und verrückteren Vorstellungen, die sie im Hinblick auf mich hatte (dass ich sie im wahrsten Sinn des Wortes erwürgen, ihr auf eine besonders schreckliche, grauenvolle Weise den Garaus machen oder sie aus meiner Praxis aussperren wollte) nach und nach ab. Sie begann während der Sitzungen zu weinen und sich bei mir dafür zu bedanken, dass ich blieb und es ihr nicht heimzahlte.

Was sich bei meiner Arbeit mit Sara als hilfreich herausstellte, war gerade mein *Nichtstun*. Was ich auch tat, Sara erlebte es so, als würde ich sie damit ausstechen. Sie hatte kein Grundvertrauen in meine guten Absichten (und in die anderer, nebenbei gesagt, ganz genauso wenig). Ganz oben auf der Tagesordnung stand es für uns also, auf eine für Sara verständliche Weise zu belegen, dass sie mir vertrauen konnte. Wie sich herausstellte, stand und fiel meine Vertrauenswürdigkeit für sie mit meiner Bereitschaft, mit ihr zusammenzusitzen; sie in ihrem Gedankengang nicht zu unterbrechen; es anzuerkennen, wenn sie mit etwas recht hatte, und es sie nicht büßen zu lassen, wenn sie mich attackierte. Nach einigen Jahren dieser Arbeit kam ein Punkt, von dem an Sara und ich sehr gut miteinander zurechtkamen, und sie tat sich leichter, in meiner Gegenwart eine neue Erkenntnis im Hinblick auf sich selbst anzunehmen und zu integrieren.

Diese Erfahrung mit Sara half mir zu sehen, dass ich in meinem Eifer, Klienten zu einem neuen Gewahrsein zu verhelfen, ein anderes wichtiges Prinzip der Gestalttherapie vernachlässigt hatte: Klienten dort abzuholen, wo sie sind, und das zum Ausgangspunkt der Arbeit zu machen. Meine vorherigen Versuche, mit Sara mit zwei Stühlen zu arbeiten, waren völlig unangemessen. Sara brauchte zwei Jahre, bis sie sich überhaupt wohl damit fühlte, einfach nur in meiner Gegenwart zu sitzen. *Das* war sozusagen das Stuhlexperiment, das bei Sara angesagt war. In meinem Eifer, ihr zu helfen, hatte ich Sara Experimente angeboten, die sie nicht weiterbrachten, und die simple, aber grundlegende Arbeit übersehen, die sie brauchte.

Hochgradig narzisstische Klienten zeigen ein falsches Selbst

Nicht bei allen narzisstisch verletzlichen Menschen ist es so offensichtlich wie bei Frank und Sara, dass sie Schwierigkeiten haben. Viele wirken selbstbewusst, erfolgreich und kontaktfreudig. Unter ihrem oberflächlichen Selbstbewusstsein jedoch lauert ein fragiles, unsicheres Selbst. Und sie haben Angst davor, es in der Therapie näher zu erkunden und ans Licht zu bringen, da sie fest davon überzeugt sind, dies führe unweigerlich dazu, attackiert, abgelehnt und gedemütigt zu werden. Dementsprechend bemühen sie sich sehr, der Welt ein falsches, defensives Selbst zu präsentieren. Entweder sie geben sich als perfekt (exhibitionistische Narzissten), oder sie unternehmen eine Menge, um das Licht der Öffentlichkeit komplett zu meiden (heimliche Narzissten), denn unverstellt gesehen zu werden, ist für sie damit gleichgesetzt, als fehlerbehaftet bloßgestellt zu werden (Masterson 2003). Sie fürchten dabei nicht nur Hohn und Spott von anderen. Vielmehr quälen sie ihre eigenen strengen sadistischen inneren Objekte, sobald ihre ausgefeilten Abwehrstrategien versagen. Es ist dieser Hang zu inneren Angriffen, den sie nach außen und auf andere projizieren. Bei den obigen Beispielen mit Frank und Sara zeigt sich dies ganz offensichtlich: beide sind sicher, dass jemand sie attackiert, aber beide verwechseln ihre innere Realität mit schlechter Behandlung von außen und geben anderen die Schuld an der Entstehung ihrer schlechten Gefühle.

Alles das zusammengenommen mündet in eine Situation, in der der Klient oder die Klientin das eigene wahre Selbst unterdrückt – aus der Überzeugung heraus, dass es wertlos und abstoßend sei. Die Aufgabe der Therapie besteht dann darin, diese Klienten dabei zu begleiten, dass sie beginnen, ihr wahres Selbst auszudrücken und kennenzulernen und es daneben von ihrem falschen, defensiven grandiosen Selbst und seinem Zwilling zu unterscheiden, ihrem verachteten, zusammengeschrumpften Bild von sich als wertlosem Müll. Diese Aufgabe wird dadurch erschwert, dass narzisstisch verletzliche Klienten, wenn sie in die Therapie kommen, davon überzeugt sind, dass ihr falsches Selbst real sei und dass sie in ihrem Leben nur zwei Möglichkeiten hätten: allmächtig und rundum perfekt zu sein oder rundum verabscheuungswürdig. Sie wollen, dass Sie, der Therapeut oder die Therapeutin, ihnen helfen, eine Möglichkeit zu finden, wie sie sich perfekt fühlen können. Sei es, indem sie Sie als bewunderndes, sie spiegelndes Objekt benutzen, vor dem sie das Gefieder spreizen können (exhibitionistische Narzissten); oder als perfektes Gegenüber, das sie idealisieren und mit dem sie dann verschmelzen können, um sich wie jemand ganz Besonderes zu fühlen, indem sie sich in Ihrem Glanz sonnen (heimliche Narzissten). Die Zurückhaltung des Therapeuten, wenn es darum geht, eine dieser Rollen zu übernehmen, wird als »Feindeinwirkung« erlebt, und seine Absichten sind ihnen schlagartig suspekt. Im Großen und Ganzen konnte ich feststellen, dass es oft zum Türöffner für die Therapie wird, jeden Ausdruck wahrer Gefühle auf Seiten dieser Klienten zu begrüßen, besonders den von negativen Gefühlen.

Die Anfangsphasen der Therapie mit narzisstisch verletzlichen Klienten

Bei narzisstisch verletzlichen Klienten gilt es, den anfänglichen Fokus der Therapie darauf zu richten, ihnen zu helfen, sich besser selbst unterstützen zu können, ihre wahren Gefühle auszudrücken und – gerade in Gegenwart anderer – ihr Selbstwertgefühl zu bewahren. Diese Arbeit, die darauf abzielt, den Container (den sicheren haltenden Rahmen der Therapie) zu stärken, ist zunächst einmal wichtiger und sinnvoller als direkt auf Einsichten hinzuarbeiten. Natürlich ergeben sich aus dieser frühen Arbeit am Vertrauen – Selbstausdruck und Selbstunterstützung – wichtige Erkenntnisse, aber da diese Arbeit so allmählich vonstattengeht und so oft von Explosionen und Missverständnissen unterbrochen wird, weisen die Sitzungen tendenziell ein ganz anderes Muster auf als solche mit weniger narzisstisch verletzlichen Klienten. Mit diesen verletzlichen Klienten nehme ich in der Regel eine viel weniger aktive und konfrontative Rolle ein, und wir beachten sehr die Veränderungen in ihrem Erleben von Moment zu Moment. Ich sehe meine Rolle hierbei so, dass ich helfe, die therapeutischen Bedingungen herzustellen, die es ihnen gefahrlos ermöglichen, den nächsten Schritt in Richtung Ausdruck ihres wahren Selbst zu tun. Wenn ich Gestalttherapie mit weniger stark narzisstisch verletzlichen Klienten praktiziere, verwende ich generell viel weniger Zeit darauf, interpersonelle Sicherheit herzustellen, und befasse mich ausführlicher mit dem Kreieren erkenntnisorientierter Experimente.

Meine Klientin Jenny liefert ein Beispiel für die frühen Phasen der Therapie mit einem wütenden, neiderfüllten und gehemmten Klienten. Jenny wuchs in einem vielköpfigen Haushalt auf, wo man ihren zaghaften Bemühungen um Selbstausdruck entweder mit Kritik und Entmutigung begegnete oder aber sie ignorierte. Als sie sich in Therapie begab, ging sie davon aus, dass ich ihr gegenüber die gleiche Einstellung hätte, wie es bei ihrer Familie gewesen war. Sie war außerordentlich empfindlich im Hinblick auf alles, was ich tat und was sich von ihr als zurückweisend oder verächtlich interpretieren ließ. Statt es mir jedoch geradeheraus zu sagen, wenn sie sich von mir ignoriert oder gekränkt fühlte, legte sich ein gewisser Rückzug und Verachtung ausdrückender Gesichtsausdruck über ihre Miene, den ich irgendwann kannte. Da sie so empfindlich auf Kritik reagierte, verstand sie jeden Versuch meinerseits, ihren Fokus auf ihre Gefühle zu lenken und mir gegenüber direkt auszudrücken, was sie mit einem bestimmten Blick meinte, so, als würde ich ihr auf irgendeine Weise die Schuld an ihrem Verhalten geben. Sie hatte an diesem Punkt kein Interesse an Erkenntnissen über sich selbst, da sie der festen Überzeugung war, alle Erkenntnisse würden doch nur in weitere Kritik münden.

Was in einem solchen Moment in Jennys Therapie aber funktionierte, das war, dass ich Jennys Rückzugstendenzen wahrnahm, zu rekonstruieren versuchte, was sie irritiert und zum Rückzug veranlasst hatte, und dabei die Aufmerksamkeit nur auf das lenkte, was ich zu dem Problem beigetragen hatte: »Mir ist gerade aufgefallen, dass Sie aufgehört haben zu sprechen, unzufrieden und vielleicht etwas verärgert oder wütend aussehen. Ich frage mich, ob ich irgendetwas gesagt oder gemacht habe, das Sie reichlich abtörnend fanden.« Jenny konnte daraufhin zum ersten Mal etwas Ausdruck verleihen, was in der Regel wütende Kritik an mir und an meiner Handhabung der Therapiesitzung war. Wenn sie das machte, veränderte sich etwas und sie konnte wieder weitermachen. Nach vielen Unterbrechungen und Wiedergutmachungen – ohne Versuche meinerseits, Jenny dazu zu bringen, zu ihrem Anteil zu »stehen« – war genug Grundvertrauen zwischen uns aufgebaut, dass sie spontan mehr über ihre Wutgefühle zu sprechen begann, während sie akut waren.

Natürlich ist jeder Mensch ein Individuum und die Therapie verläuft nicht in gerader Linie. Mein Vorschlag, dass es oft sinnvoller ist, sich auf Vertrauensaufbau und Stärkung der Selbstunterstützungsmöglichkeiten des Klienten auszurichten, bevor auf neue Einsichten hingearbeitet wird, ist nicht als Vorschrift gemeint, die linear abzuarbeiten ist. Vielmehr versteht er sich als gute verallgemeinernde Arbeitsgrundlage, die zur Anwendung kommen kann, wenn man das Gefühl hat, es mit einem besonders narzisstisch verletzlichen Klienten zu tun zu haben, oder wenn mit einsichtsorientierten Interventionen nur mäßige Ergebnisse erzielt werden. Mit zunehmender Heilung des Klienten und abnehmender Verletzlichkeit wird weniger Zeit darauf verwendet, Brüche zwischen Therapeut und Klient zu heilen, und die Arbeit konzentriert sich nach und nach mehr auf das Gewahrsein.

Wenn ich Angst habe, einen Klienten zu kränken, weil die Person schon auf kleine Kränkungen wütend reagiert und ein ausgeprägtes Bedürfnis hat, als perfekt gesehen zu werden (oder mich als perfekt zu sehen) beziehungsweise wenn Neid und Groll eine große Rolle bei der Reaktion von Klienten auf mich oder meiner Reaktion auf sie spielen, sind sie wahrscheinlich narzisstisch verletzlich genug, sodass es gerechtfertigt wäre, die eigene Praxis im Sinne der von mir vorgeschlagenen Änderungen zu modifizieren.

Die obigen Kriterien, nach denen ich beurteile, ob ein Klient narzisstisch verletzlich ist, stellt man sich am besten als Punkte auf einem Kontinuum oder mehreren Kontinuen vor. Je nach Zeitpunkt fühlen wir alle uns psychisch und emotional einmal mehr und einmal weniger belastbar, und wir alle werden eher auf einem Tiefpunkt sein, wenn wir eine Therapie beginnen. Aufgrund dieser Tatsache kann eine sehr breite Palette von Klienten anfangs in die Kategorie »narzisstisch verletzlich« fallen. Einige, die zum Beispiel ohne Weiteres für die Diagnose einer narzisstischen Persönlichkeitsstörung infrage kommen, sind auf der extremeren Seite des Kontinuums für Verletzlichkeit angesiedelt und haben große Schwierigkeiten, neue Informationen über sich selbst auszuhalten und zu integrieren. Andere Klienten dagegen sind vielleicht in der Lage, eine einsichtsorientierte Einzeltherapiearbeit mit einem Therapeuten oder einer Therapeutin ihres Vertrauens zu genießen und sich ihr auszusetzen, während sie in einem Gruppensetting gar nicht gut zurechtkommen. Da die Letztgenannten in Einzelsitzungen so aufgeschlossen sein können, kann es für Therapeuten schwer zu erkennen sein, wie bedrohlich diese Klienten Gruppensituationen finden können.

So zum Beispiel kam eine Frau zu mir in die Therapie, die sich von ihrem neuen Job hatte freistellen lassen, da sie sich überfordert fühlte und Angst hatte, sie würde dort nicht die erwartete Leistung bringen. Für etliche Monate schien alles in der Therapie so glatt zu laufen und sie schien solche Fortschritte zu machen, dass ich sie einlud, über das Wochenende an einem Intensiv-Therapieworkshop teilzunehmen, den ich und eine andere Therapeutin anboten. Ich hätte nie erwartet, dass sie solche Probleme damit haben würde, in einem fremden Umfeld in einer Gruppe zu arbeiten. Und ebenso wenig hätte ich geahnt, vor welche Probleme sie die Gruppe stellen würde.

In der Anfangsrunde, in der alle etwas sagten, versuchte sie, einem erfahreneren Gruppenmitglied einen unerwünschten und unangebrachten Rat zu geben. Als dieser Rat nicht angenommen wurde und die Gruppe sie mehr oder weniger freundlich bat, die Anfangsrunde nicht zu unterbrechen, entstand für sie eine narzisstische Verletzung und die Teilnehmerin begann die betreffende Frau, die Gruppe, mich und die andere Workshopleiterin zu attackieren, um sich und ihr labiles Selbstwertgefühl zu stützen. Wir alle verstanden ihr zufolge sehr wenig von Gruppen und machten alles falsch. Wir müssten nur auf sie hören, und alles würde viel besser laufen. Die Klientin hatte unmittelbar davor noch berichtet, dass sie noch keine Gruppenerfahrung hatte, weshalb der logische Widerspruch dazu, dass sie darauf bestand, dass wir sie als Expertin anerkennen sollten, besonders krass war. Nach diesem desaströsen Wochenende brauchten wir mehrere Wochen, um unsere Beziehung zu kitten und gemeinsam aufzuarbeiten, was passiert war und warum.

Es bestand ein eklatanter Unterschied zwischen ihrem gewöhnlich recht hohen Maß an Einsicht, Logik und Selbstunterstützung in der Einzeltherapie und den denkbar schlechtesten Voraussetzungen, die sie dafür mitbrachte, sich in einem Gruppenkontext selbst genug Rückhalt zu geben. Nach diesem Vorfall erkannte ich, wie viel von ihrer Fähigkeit, auf einem hohen Niveau zu funktionieren, davon abhing, dass sie das Gefühl haben konnte, nahezu ununterbrochen von anderen unterstützt zu werden und Anerkennung zu bekommen. In der Einzeltherapie fühlte sie sich von mir unterstützt und validiert. Brach diese äußere Unterstützung für eine Zeit lang ab, scheiterte sie kläglich. Jetzt verstand ich auch viel besser, warum ihre neue berufliche Stelle für sie ein solches Problem gewesen war. An ihrem vorherigen Arbeitsplatz hatte ihr unmittelbarer Vorgesetzter sie sehr gemocht. Sich in seinem Wohlgefallen sonnend, hatte sie sehr gute Leistungen gebracht und war anerkanntermaßen eine der besten Mitarbeiterinnen in ihrer Abteilung gewesen. In ihrer neuen Position hatte sie noch keinen Mentor oder keine Mentorin gefunden und hatte sich noch nicht den Ruf einer herausragenden Mitarbeiterin erworben. Sie fühlte sich schrecklich exponiert. In Gegenwart anderer zu lernen und Fehler zu machen bewirkte, dass sie sich unglaublich unzulänglich fühlte. Sie musste sich aber wie jemand Besonderes fühlen, um funktionieren zu können. Die Folge davon war, dass die Gefühle, die in ihr aufstiegen, wenn sie in etwas blutige Anfängerin war und die unvermeidbaren Anfängerfehler machte, für sie unerträglich waren. Sie waren für sie so schmerzhaft, dass sie sich in dem Bemühen, sich zu beruhigen, entweder aus der Situation (Arbeit) herauszog oder aber überheblich wurde und andere herabsetzte (Gruppe).

Am niederfunktionaleren Ende des narzisstisch verletzlichen Kontinuums haben wir Klienten wie Jonathan. Jonathan war so enorm anfällig für Gefühle der Scham über sich selbst, dass er alles, was mit der Therapie zusammenhing, als narzisstische Verletzung erlebte. Allein schon bei mir anzurufen, um sich einen Termin geben zu lassen, war in seinem Erleben ein demütigendes Eingeständnis, dass ihm etwas fehlte. Wenn ich ihn (meiner regulären Praxis entsprechend) am Ende seiner Sitzung um die Bezahlung bat, wurde er wütend, weil daraus für sein Gefühl sprach, dass ich ihm nicht genug vertraute, um auf mein Geld zu warten. Wenn er sein Formular für die Krankenkasse ausfüllte, fand er den Gedanken, dass er eine Diagnose brauchte, um die Kosten erstattet zu bekommen, kränkend und demütigend. Da seine Empfindlichkeit für mich offensichtlich war, achtete ich sorgsam darauf, nur den Diagnoseschlüssel auf seinem Beleg zu notieren. Irgendwie gelang es Jonathan jedoch, an ein Diagnosehandbuch und damit an die Aufschlüsselung heranzukommen, und er sah unter dem Schlüssel nach, um welche Diagnose es sich handelte und was dort zu ihr stand. Daraufhin zog er seinen Scheck zurück und hinterließ mir eine aufgebrachte Nachricht, er würde alle künftigen Termine mit mir absagen, denn wenn ich so über ihn dächte, sei ich offenbar nicht die richtige Therapeutin für ihn. Anders als die zuvor beschriebene Klientin konnte sich Jonathan nicht lange genug selbst unterstützen, um auch nur die Fantasie eines therapeutischen Bündnisses mit mir aufzubauen. Er war so außerordentlich empfindlich, selbst für lediglich implizite Kränkungen, dass er offenbar eine viel beruhigendere und validierendere Atmosphäre brauchte als die, die meine Praxis gewöhnlich bot.

Damit kommen wir noch zu einem anderen Punkt. Mitunter ist die Kluft zwischen dem, was Sie als Therapeut oder Therapeutin gelernt haben und zu bieten bereit sind, und dem, was der Klient oder die Klientin braucht oder anzunehmen bereit ist, zu groß. Mitunter kann eine gewisse Bereitschaft, vom Klienten zu lernen und zu improvisieren, diese Kluft überbrücken; in anderen Fällen wiederum zeigt nichts Wirkung. Dieses Misslingen kann für den Therapeuten fast so schmerzhaft sein wie für den Klienten. Einmal suchte ich meinen Theorielehrer Isadore From auf, um ihn um Rat zu bitten. Eine neue Klientin kam in der Therapie nicht gut mit mir zurecht und brachte vor, dass ihr bestimmte neue Techniken aus der Bioenergetik, die gerade populär waren, vielleicht mehr helfen könnten als meine Version von Gestalttherapie. Mich packten daraufhin heftige Selbstzweifel. Was, wenn mein Ansatz für sie nicht der richtige war? Vielleicht sollte ich noch etwas anderes lernen oder zumindest versuchen, ihr das zu geben, was sie haben wollte. Isadore gab mir daraufhin zu bedenken, dass Therapeuten ihren eigenen Grenzen Rechnung tragen müssten. »Du bist eine Boutique, Elinor«, sagte er, »kein Kaufhaus.« Ich fand seinen Rat auf seltsame Weise tröstlich.

Tipps zur Arbeit mit narzisstisch verletzlichen Klienten

1. Bauen Sie Vertrauen auf

Als Allererstes steht Vertrauensaufbau auf der Tagesordnung. Sie können nicht davon ausgehen, dass diese Klienten Sie als die wohlmeinende Person sehen, für die Sie selbst sich halten. Es kann viele Sitzungen (und mitunter Jahre) dauern, bevor ein narzisstisch verletzlicher Klient Ihnen abnimmt, dass Sie auf seiner Seite sind und nicht die Absicht haben, ihn zu verletzen. Bei einigen dieser Klienten – darunter auch bei meinem Klienten Jonathan – beschwört der bloße Akt, den ersten Termin für eine Therapiesitzung zu vereinbaren, eine überwältigend heftige Scham herauf. Einige kommen gar nicht erst zur Therapie, da allein das schon in ihren Augen bestätigt, dass sie wirklich so gravierende Mängel haben wie von ihnen befürchtet. Viele brechen die Therapie auch – wie Jonathan – nach der ersten Sitzung ab, da sie sich zu exponiert und angreifbar fühlen. Sie fühlen sich gedemütigt.

Rosemary, eine Klientin von mir, die blieb, beschrieb ihre anfänglichen Gefühle im Hinblick auf die Therapie viele Sitzungen später, indem sie mir von einem Traum berichtete, den sie in der Nacht vor ihrer ersten Sitzung gehabt hatte. Sie träumte, sie ging über eine verwilderte öde Brache, als ihr die Hose herunterrutschte und ihr verschmutztes, mit verkrustetem Kot verschmiertes Gesäß freilegte. Sie sagte mir, sie fühle sich, als würde ich von ihr verlangen, mir gegenüber blank zu ziehen und die allerpeinlichsten Seiten von sich zu offenbaren. Und dass sie nicht sicher sei, ob sie die Gefühle ertragen würde, die das in ihr heraufbeschwor, oder ob sie genug Vertrauen zu mir hatte, sich dem vor meinen Augen auszusetzen (Greenberg 1993).

2. Halten Sie Ihre Erkenntnisse über den Klienten bis zu einem späteren Zeitpunkt in der Therapie zurück

Da alle von anderen kommenden neuen Informationen als potenziell kritisch gesehen werden und zu Scham führen, sollten Sie es sich gründlich überlegen, bevor Sie den Klienten an etwas teilhaben lassen, was nach Ihrem Dafürhalten eine hilfreiche Erkenntnis für ihn sein dürfte. Klugerweise lassen Sie sich hier von den Worten Marcel Prousts (1993) leiten: »Wir sind im Allgemeinen überzeugter von Gründen, die wir selbst entdecken, als von denen, die uns andere angeben.«

3. Unterbrochen zu werden kann Streit auslösen

Fast alle äußeren Eingriffe in die Gedankengänge des Klienten werden als unwillkommene und empathielose Störungen erlebt. Hierzu gehört nicht nur, was Sie sagen, sondern Gleiches gilt auch für alltägliche Vorfälle wie etwa ein Klingeln an Ihrer Tür oder ein Schrillen des Telefons, selbst wenn sofort der Anrufbeantworter anspringt oder jemand anderes abnimmt.

Eine Klientin von mir stieg aus der Therapie aus, da ich mich weigerte, die Klingel meines Telefons abzustellen, obwohl mein Anrufbeantworter auf einer anderen Etage nach zweimal Klingeln ansprang und ich den Ton leise gedreht hatte. Andere Klienten hassten es so sehr, wenn es bei mir an der Tür klingelte, dass sie sich weigerten, ihren angefangenen Gedankengang weiter zu verfolgen, und stattdessen den Rest ihrer Sitzung damit zubrachten, mich für meine Rücksichtslosigkeit zu schelten, weil ich zugelassen hatte, dass ihnen so etwas passierte.

Viele dieser Klienten richten einen Großteil ihrer Bemühungen auf Versuche aus, andere zu einem Abweichen von ihrer gewöhnlichen Praxis zu bringen und in Resonanz mit ihrer Forderung nach einer Sonderbehandlung zu gehen, anstatt zu versuchen, sich ihrerseits auf die Situation einzustellen. Sie betrachten jede fehlende Bereitschaft Ihrerseits, Ihnen entgegenzukommen, als Gleichgültigkeit im Hinblick auf ihr Wohl oder als feindseligen und gefühllosen Angriff, vor dem sie sich schützen müssen.

4. Seien Sie auf persönliche Angriffe vorbereitet

Wie Sie mit den unvermeidlichen Missverständnissen, verletzten Gefühlen und persönlichen Angriffen umgehen, entscheidet über den Erfolg der Therapie. Sie müssen klarmachen, dass Sie verstehen, wie sich die Situation aus der Sicht des Klienten oder der Klientin darstellt. Außerdem müssen Sie prompt und ohne in eine Verteidigungshaltung zu verfallen, zu eventuellen Fehlern Ihrerseits stehen.

So zum Beispiel benutzte ein Klient von mir meine Toilette und tobte, als er dort wieder herauskam. Er sagte, er könne es nicht ausstehen, sich mit den gleichen Gästehandtüchern über das Gesicht wischen zu müssen, die schon andere Klienten benutzt hatten. Er fühle sich gedemütigt. Und dass ich es nur wüsste: In seinen Augen sei ich die allerletzte Therapeutin, völlig unprofessionell, und seine Gefühle seien mir offenbar völlig egal. Seine Attacke erwischte mich eiskalt. Ich bat ihn, mir seine Sichtweise zu erklären, um sicherzustellen, dass ich ihn verstand. Er war so aufgebracht, dass er herumbrüllte. Ich tat mein Bestes, auf seine wutentbrannten persönlichen Attacken in keiner Weise zu reagieren. Ich hörte genau zu, wie er mir seine Sicht der Dinge schilderte. Als ich den Eindruck hatte, all seine Argumente verstanden zu haben, und als seine lauten Anschuldigungen angesichts meines offenkundigen Interesses an seiner Sichtweise abflauten, wiederholte ich für ihn noch einmal, was nach meinem Verständnis seine größten Beschwerden waren. Er stimmte zu, dass ich den Punkt, um den es ihm ging, zu verstehen schien. Ich sagte, es täte mir leid, dass er auf meinem WC eine so negative Erfahrung gemacht hatte. Er pflichtete mir bei, dass ich dazu auch allen Grund hätte. Dann fragte ich ihn, was in seinen Augen eine gute Lösung wäre. Er brauchte eine ganze Weile, um zu merken, dass ich mich nicht mit ihm stritt und ihm nicht die Schuld gab. Schließlich schlug er vor, dass ich zusätzlich zu meinen Frotteehandtüchern Papierhandtücher besorgen solle.

Diese Debatte nahm die ganze Sitzung in Anspruch. Bei oberflächlicher Betrachtung mag sie nicht wie Therapiearbeit aussehen. Ich rückte zu diesem Zeitpunkt nicht die möglichen tieferen Bedeutungen seiner Beschwerden über meine Handtücher in den Mittelpunkt und verzichtete auf jeden Versuch, etwas von dem, was dabei ablief, zu anderem in seinem Leben in Beziehung zu setzen. Mit anderen Worten, ich drängte ihn nicht zu *Erkenntnis*. Vorherige Sitzungen hatten mich gelehrt, dass er meine Interventionen als therapeutischen Überbietungswettbewerb oder als Kritik an seinem Verhalten sehen würde. Ebenso wenig entzog ich mich dem unmittelbaren Gefechtsfeuer, indem ich ihm den Vorschlag gemacht hätte, zu einem »leeren Stuhl« zu sprechen, auf dem er mich in seiner Fantasie sitzen ließ. Für diesen Klienten war es therapeutisch, in Hier und Jetzt des realen Lebens eine leibhaftige Begegnung mit jemandem zu haben, der seine Beschwerden ernst nahm und von dem keine wütende Retourkutsche kam. Wir sollten noch viele Sitzungen wie diese haben, bei denen er sich von mir narzisstisch verletzt fühlte und zum Angriff überging, während ich versuchte, mir ohne mich zu verteidigen seine Beschwerden anzuhören und auf sie einzugehen. Mitunter ging dies genauso Woche für Woche weiter.

Die Sitzung nach der, von der ich gerade berichtet habe, war typisch. Zwischen den Sitzungen hatte ich mir über die Beschwerden meines Klienten Gedanken gemacht und war zu dem Schluss gelangt, dass sein Einwand in Sachen Hygiene nicht ganz unberechtigt war; also besorgte ich eine Küchenrolle für das Praxis-WC. Er traf ein und musste gleich einmal »aufs Örtchen«. Als er wieder herauskam, beschwerte er sich bei mir, wie unangenehm es für ihn gewesen sei, sich mit nassen Händen umdrehen zu müssen, um ein Stück von der Küchenrolle abzureißen. Wenn mir wirklich etwas daran läge, dass er sich wohlfühle, würde ich einen Weg finden, näher am Waschbecken einen Handtuchspender anzubringen. Dieses Mal war ich schon regelrecht auf seine Beschwerde gefasst gewesen (wenn auch nicht auf seinen Undank), denn ich hatte mir genau das schon selbst überlegt, war aber zu dem Schluss gekommen, dass am Waschbecken nicht genug Platz war. Ich erklärte es ihm, und dann erörterten wir, welche Möglichkeiten es sonst noch gab. Dass er an diesem Punkt in der Lage war, mit mir in Bezug auf dieses Thema zu kooperieren, war ein Meilenstein in seiner bisherigen Behandlung. Interessanterweise benutzte er meine Toilette, nachdem wir das Problem mit den WC-Handtüchern gelöst hatten, so gut wie nie wieder.

Ich will hiermit nicht sagen, dass Sie sich von Klienten schikanieren oder dazu drängen lassen sollen, sich zu entschuldigen beziehungsweise Veränderungen vorzunehmen, die Sie nicht für sinnvoll oder angemessen halten. Was ich sagen will, ist, dass Klienten mitunter ein praktisches Problem vorbringen, das dann nach ihrem Dafürhalten zum Prüfstein dafür wird, ob Ihnen etwas an ihnen gelegen ist und ob Sie ihre Sichtweise ernst nehmen. Es gibt eine Aussage des Buddhisten Thich Nhat Hanh, die diesen Gedanken sehr schön auf den Punkt bringt: »Unser eigenes Leben ist das Instrument, mit dem wir mit der Wahrheit experimentieren« (1994, Seite 371). Die meisten Klienten dieser Art hatten empathielose, tyrannische Eltern, die sie ins Lächerliche zogen. Sie erwarten, dass Sie genauso sind. Indem Sie ihre Beschwerden ernst nehmen und ihnen ruhig zuhören, schaffen Sie eine Situation, die sie schließlich zwingt, sich ihrer Projektionen (dass alle Menschen gefühllos und überkritisch seien) und Introjekte (dass sie und ihre Gefühle nichts wert seien) bewusst zu werden und sie zu überdenken.

5. Seien Sie zurückhaltend mit Experimenten

Im Allgemeinen lösen Experimente bei narzisstisch verletzlichen Klienten Widerstand aus. Sollten Sie vorhaben, ein Experiment einzuführen, um Klienten so zu helfen, mehr Selbstwahrnehmung zu entwickeln, müssen Sie im Hinterkopf behalten, wie sehr narzisstische Menschen es hassen, unterbrochen zu werden, und wie angreifbar sie sich fühlen, wenn sie unter den Augen anderer etwas Neues ausprobieren. In der Regel sind Sie am besten damit beraten, das Experiment ohne großes Aufsehen so einzuführen, dass jeder Leistungsdruck minimiert wird. Es kann nützlich sein, das Experiment in ganz kleine, nicht sehr offensichtliche Teile aufzugliedern. Je mehr Sie das Experiment in den Mittelpunkt rücken, desto bedrohlicher wird es. Diese Klienten werden oft sagen, dass es ihnen zu peinlich ist, es auszuprobieren. Oder falls sie es doch tun, dann aus einem sinnentleerten Wohlverhalten heraus. Vergessen Sie nicht: Im Mittelpunkt steht für diese Klienten, perfekt zu erscheinen und Demütigung zu vermeiden – nicht das Erlangen neuer Erkenntnisse.

Ihr Klient hört zum Beispiel unvermittelt auf, von sich selbst zu sprechen, und wechselt von »ich« zu »man«, und das offenbar, ohne es zu registrieren. Statt dann zu sagen: »Wie wäre es, wenn Sie einmal ein Experiment ausprobieren würden und ›ich‹ statt ›man‹ sagen«, versuchen Sie sich in die Gründe dafür einzufühlen, warum der Klient vielleicht an diesem Punkt von »ich« zu »man« übergegangen ist, und machen sie ihn behutsam darauf aufmerksam: »Ich habe mich gefragt, ob Sie das, worüber Sie da gerade gesprochen haben, vielleicht zu sehr geschmerzt hat, um weiter von sich selbst und in der Ich-Form zu sprechen?« Ihre empathische Reaktion wird es dem Klienten in der Regel leichter machen, sich mit diesen schmerzhaften Gefühlen auseinanderzusetzen. Wenn er das nächste Mal von »ich« auf »man« wechselt, können Sie vorsichtig auf diesen Moment zurückverweisen: »Ich frage mich, ob in diesem Moment in Ihnen wieder so ein Gefühl aufgestiegen ist wie beim letzten Mal.« Bis auf die allerschwerfälligsten Klienten werden sich alle bald selbst dabei ertappen, wie sie diesen Wechsel vollziehen. Auf diese Weise ist ihrem Wunsch gedient, dem Klienten zu helfen, seine Selbstwahrnehmung zu erhöhen, ohne dass unerträgliche Ängste in ihm getriggert werden.

6. Drängen Sie den Klienten nicht dazu, Verantwortung zu übernehmen

In den frühen Phasen der Therapie mit massiv narzisstisch verletzlichen Klienten ist es in der Regel nicht produktiv, den Fokus darauf zu richten, dass der Klient oder die Klientin den eigenen Anteil an der Entstehung unangenehmer Situationen offen einräumt. In der Wahrnehmung der Betroffenen kritisieren oder attackieren Sie sie sonst, und sie gehen dann entweder zum wütenden Gegenangriff über oder ziehen sich misstrauisch zurück. Der Grund dafür, dass sie noch nicht die Verantwortung für ihre Fehler übernehmen können, ist der, dass sie dann nicht mehr die Haltung bewahren könnten und in Selbsthass versinken würden. In diesem Entwicklungsstadium sind die Klienten noch nicht in der Lage, angesichts negativer Informationen über sich selbst ein Grundgefühl des eigenen Gutseins und Wertes aufrechtzuerhalten. Sie sind außerstande, sich selbst und andere als integriertes Ganzes zu sehen, das gute wie auch schlechte Teile umfasst. Irgendetwas »Schlechtes« an sich selbst zu sehen, löst Gefühle der Hoffnungslosigkeit aus und bewirkt, dass sie sich von vorn bis hinten mit Makeln behaftet vorkommen.

Gary M. Yontef (1999, Seite 285) konstatiert: »In der prozessorientierten Sprache der Feldtheorie kann der an einer Persönlichkeitsstörung leidende Patient kein zusammenhängendes Selbstgefühl aufrechterhalten. Speziell in bestimmten Formen des interpersonalen Kontakts gelingt es ihm nicht, über mehrere Hier-und-Jetzt-Momente hinweg ein zusammenhängendes Sich-fühlen (sic!) aufrechtzuerhalten.« Yontef beschreibt narzisstisch gestörte Klienten an späterer Stelle (Seite 307) als »in einer phänomenologischen Kippbewegung gefangen«: Am einen Ende ist Aufgeblasenheit (»Ich bin der Größte!«), am anderen Kleinsein (»Ich bin der letzte Dreck«). Er macht viele nützliche Vorschläge zur wirksamen Arbeit mit diesem Typus von Klienten.

7. Lassen Sie den Klienten führen

Spielen Sie mit Ihren narzisstisch verletzlichen Klienten »Follow the Leader« und lassen Sie ihnen die Führungsrolle. James S. Simkin (1983) schreibt über zwei alternative Stile gestalttherapeutischer Praxis. Beim ersten sieht der Therapeut es als seine Aufgabe an, Klienten dorthin zu führen, wo es für sie hinzugelangen gilt. Der Therapeut übernimmt aktiv und direktiv die Führung, der Klient folgt. Der andere Stil ist einer, den Simkin »Follow the Leader« (dem Anführer folgen) nennt und als seinen eigenen beschreibt: Der Therapeut folgt dem Klienten überall hin, wo es diesen hinzieht. Er drängt den Klienten nie irgendwo hin, wo er nur widerwillig hinwill.

Fazit

Einer der elementaren Grundsätze der Gestalttherapie lautet, dass sinnvolle Therapiearbeit mit einem Klienten aus vielen verschiedenen Richtungen angegangen werden kann. Für mein Empfinden verleiht diese Variabilität in der Herangehensweise der Gestalttherapie ein Stück weit ihren Charme. Ein Therapeut oder eine Therapeutin wird auf die geballte Faust des Klienten eingehen, ein anderer auf seine Angewohnheit, sich selbst zu unterbrechen, und ein dritter auf seine monotone Stimme.

In diesem Kapitel weise ich darauf hin, dass wir bei narzisstisch verletzlichen Klienten oft bessere Therapieergebnisse erzielen, wenn wir, statt unseren Klienten auf das aufmerksam zu machen, was für uns die stärkste Figur ist, sorgfältig das aktuelle Niveau von Selbstunterstützung bei ihm beurteilen und Interventionen entsprechend auswählen. Oft bedeutet das, bestimmte Arten von erkenntnisorientierten Interventionen in den frühen Phasen der Therapie zu meiden und sich stattdessen auf Vertrauensaufbau zu konzentrieren und darauf, den Klienten dabei zu unterstützen, sein Erleben der Wirklichkeit auszudrücken. Damit eine therapeutische Intervention wirklich nützt, müssen zwei Dinge Hand in Hand gehen: Es muss ein Körnchen Wahrheit in ihr stecken, das der Klient erkennen und mit dem er sich befassen kann; und sie darf die Fähigkeit des Klienten zu mitfühlender Selbstunterstützung nicht übersteigen.

»Scheiße«, Scham und Narzissmus[18]

So viele meiner narzisstischen Klienten nehmen während ihrer Sitzungen das Wort »scheiße« in den Mund, dass ich den häufigen Gebrauch dieses Wortes mittlerweile als mögliches diagnostisches Anzeichen einer narzisstischen Persönlichkeitsanpassung betrachte. Meine Klienten beschreiben, sie kämen sich vor »wie ein Stück Scheiße« oder sie fühlten sich »scheiße« und hätten das Gefühl, von anderen »beschissen behandelt« zu werden oder sie würden sie »verscheißern«. Diese Klienten scheinen das Wort »scheiße« auf eine von drei grundlegenden Weisen zu verwenden: (1) als Metapher für ihr eingefallenes, mängelbehaftetes Selbst, wenn ihre Grandiosität geplatzt ist und sie sich schämen und gedemütigt fühlen; (2) als Synonym für ihr verhaltensmäßiges Ausagieren; oder (3) als abwertende Bezugnahme auf andere.

Die zweite Verwendung zeigt sich besonders deutlich in den folgenden Träumen, die zwei meiner narzisstischen Klienten mit in die Sitzung brachten. Der erste war der Traum einer gutaussehenden Frau in mittleren Jahren, die in der Therapie daran gearbeitet hatte, sich mit ihrer altersbedingten Einbuße an Attraktivität zu arrangieren und damit – wie sie es wahrnahm – einem teilweisen Machtverlust. Sie hatte endlos über ihr Leben geklagt und dass ihr Mann nicht unterstützend und verständnisvoll genug sei, scheute sich aber auch, ihn zu verlassen oder sich anderweitig zu vergnügen. Als sie viele ihrer Themen rund um Macht, Perfektionismus und ihr dringendes Bedürfnis nach Gespiegeltwerden durchzuarbeiten begann, hatte sie den folgenden Traum: »Ich hatte meinen Darm entleert, wanderte allein durch einen Wald, und dabei trug ich meine Scheiße in meiner rechten Hand über meinem Kopf. Während ich unter den Bäumen hindurch ging, war ich unentschlossen, ob ich meine Scheiße ablegen wollte.« Der Traum endete, ohne dass sie zu einer letztgültigen Entscheidung gelangt war.

Der andere Traum war der eines ausagierenden männlichen Klienten mit narzisstischer Persönlichkeitsanpassung, dem der Konflikt zwischen seinem Drang, Menschen zu beherrschen, und seinem Bedürfnis, unbedingt von ihnen geliebt zu werden, zu schaffen machte. Er träumte: »Ich sitze in meinem Büro an meinem Schreibtisch und telefoniere. Während ich spreche, scheiße ich durch eine Öffnung in meinem Stuhl. Es stört mich nicht weiter, bis ich plötzlich merke, dass die Person, mit der ich rede, viel näher ist, als ich gedacht hatte, und dass sie mich sehen und meine Scheiße riechen kann.« Er wachte auf und fühlte sich bloßgestellt, verletzlich und zutiefst gedemütigt.

Hier wird das Worte »scheiße« sowohl als Metapher für das entwertete Selbst des Klienten verwendet – »die Person konnte mich sehen« – wie auch für sein Ausagieren in Form der Herabwürdigung anderer. Seine Assoziationen zu diesem Traum machten klar, dass es ihm ein diebisches Vergnügen bereitet hatte, heimlich seinen Darm zu entleeren, während er mit wem auch immer telefonierte. Er sah sich dabei metaphorisch auf den anderen scheißen. Dabei entlarvt zu werden, vermittelte ihm das Gefühl, dass er der »kleine Scheißer« war und dass sein Verhalten negative Konsequenzen haben würde.

Es erinnert mich an Karl Abrahams (1923) Beschreibung des omnipotenten lustvollen Vergnügens von Kleinkindern am Produzieren und Zurückhalten von Kot, und wie dieses dazu führen kann, dass die Toilette im späteren Leben als »Thron« gesehen wird, ein Machtsitz sozusagen. Und Inhaber des Throns ist natürlich der König: jemand Besonderes, Einmaliges, mit unbegrenzter Macht über andere, der ihnen gegenüber zudem Respekt gebietet. Genau das, was mein Klient sich wünscht.

Freud (1908) hatte dieses Thema sogar noch früher aufgegriffen. Seine Betonung der Charakterzüge Ordnungsliebe, Sparsamkeit und Starrsinn scheinen mir eher Eigenschaften des zwanghaften Klienten zu beleuchten als solche des narzisstischen. Abraham hingegen schreibt Klienten mit analem Charakter Freuds Beobachtungen ergänzend Merkmale zu, die die meisten von uns heute als typisch narzisstisch umreißen würden: Anmaßung, Überheblichkeit, ein Hang zum Unterschätzen anderer, ein übertriebener Glaube an die eigene Einzigartigkeit, extreme Empfindlichkeit für von außen kommende Eingriffe in die eigenen freien Entscheidungsmöglichkeiten und die Forderung, dass andere sich zu fügen hätten. Jedem, der schon einmal mit einem Klienten mit einer abwertenden exhibitionistisch-narzisstischen Anpassung gearbeitet hat, wird Abrahams bereits weiter vorn im Buch erwähnte Äußerung seines Klienten sehr vertraut vorkommen: »Alles, was nicht Ich ist, ist Dreck.«[19]

Richard Fischer vom Masterson Institut erinnerte mich daran, dass viele Narzissten ja auch mit frühen Erinnerungen an Situationen in die Therapie kommen, in denen sie gedemütigt wurden, weil sie sich in der Öffentlichkeit eingekotet hatten. Es gibt viele Variationen zu diesem Thema, die alle mit verletztem Stolz und dem realen oder vorgestellten Ekel anderer zusammenhängen. Eine Frau erinnerte sich, wie sie in ihrer Grundschulzeit einmal nach Hause geschickt wurde, nachdem sie sich in die Hose gemacht hatte, weil sie plötzlich einen unkontrollierbaren Durchfall bekommen hatte. Ein anderer Klient erinnerte sich an den angewiderten Gesichtsausdruck seiner Mutter, als sie seinen verschmutzten Po reinigen musste.

Ich betrachte diese Vorfälle nicht als Erklärung für spätere narzisstische Schwierigkeiten bei meinen Klienten, sondern eher als negative Kristallisationspunkte aus ihrer Kindheit, die schnappschussartig wichtige Aspekte ihre innerpsychischen Struktur konkretisieren. Vor allem geht es dabei um das, was Masterson (1981) die »zugrunde liegende verschmolzene pathologische aggressive oder leere Objektbeziehungseinheit« nennt. Diese Einheit setzt sich aus einer brutal attackierenden und entwertenden Objektrepräsentanz zusammen, die mit einer Repräsentanz des Selbst als gedemütigt, attackiert und leer verschmolzen ist, wobei beide affektiv durch eine Verlassenheitsdepression miteinander verknüpft sind. Bei näherer Erkundung steht jede dieser Erinnerungen für zahlreiche Eltern-Kind-Interaktionen, die schließlich als Bestandteil der innerpsychischen Struktur des Klienten verinnerlicht wurden – ein Stück weit gleichzusetzen mit dem, was Daniel Stern (2016) als »RIGs« bezeichnete: Repräsentanzen von Interaktionen, die generalisiert wurden.

Einige Klienten mit narzisstischen Anpassungen reagieren auf den Umstand, dass in der Therapie von ihnen verlangt wird, ihre Gedanken und Gefühle offenzulegen so, als würden sie aufgefordert, in aller Öffentlichkeit ihren Darm zu entleeren oder ihr kotbeschmutztes Gesäß zu zeigen. Eine Frau zum Beispiel berichtete, in Therapie zu kommen erinnere sie an einen alten Traum von ihr, in dem sie über ein Brachgelände ging und ihr dabei plötzlich die Unterhose bis auf die Knöchel herunterrutschte. Auf meine Frage, was sie damit meinte, sagte sie, es sei doch eigentlich ganz klar, was es für sie bedeutete: Ich erwarte von ihr, dass sie mir ihr verdrecktes, mit Scheiße beschmutztes Hinterteil zeige, für das sie sich schämte, und natürlich wolle sie das nicht.

Möglicherweise bekommen wir in diesem Zusammenhang häufiger »scheiße« zu hören, weil die Menschen – vor allem Frauen – es sich heute im Alltag eher herausnehmen, Schimpfworte zu gebrauchen. Früher wurden die gleichen Themen (sich entwertet zu fühlen, andere beherrschen und entwerten zu wollen und das Gefühl, wertlos und widerwärtig zu sein) in gebildeten Kreisen vielleicht euphemistischer beschrieben. Würde Abrahams Klient sich heute äußern, hätte er vielleicht gesagt: »Alles, was nicht Ich ist, ist scheiße.« Jedenfalls höre ich Worte wie »scheiße« oder »beschissen« nicht mehr als beliebig gewählte Schimpfwörter, sondern sehe sie als etwas, das potenziell für den Klienten oder die Klientin eine wichtige innerpsychische und interpersonelle Bedeutung hat. Daneben sind es eventuelle Signale, die mir anzeigen, dass ich es gerade mit einem Klienten zu tun habe, der überdurchschnittlich starke narzisstische Schwierigkeiten hat.

Teil IV

Schizoide Anpassungen

Träume und Kontaktangst bei schizoiden Anpassungen

Die Mystiker sagen, dass wir immer und ewig der schwer fassbaren roten Rose des Verlangens hinterherjagen. Das Verlangen ist unser Kompass. Das, was in jedem einzelnen Moment darüber entscheidet, welche Richtung wir einschlagen: Gehe auf das-und-das zu; bewege dich von dem-und-dem weg. Jeder Impuls, jede Bewegung – ob wir uns auf unserem Stuhl bequemer zurechtrücken oder beschließen, zu heiraten – alles ist ein Versuch, die Rose zu fassen zu bekommen.

In der Gestalttherapie haben wir eine ähnliche, wenn auch weniger poetische Weise, genau dasselbe zu sagen. Wir sprechen vom Kontakt-Rückzug-Zyklus. Theoretiker haben ihn auf diverse Weisen beschrieben, und er läuft im Kern auf Folgendes hinaus: Unser Nervensystem ist begrenzt; unsere Sinne sind endlich. Wir sind in eine Welt buchstäblich unbegrenzter Daten eingetaucht, was zu nahezu grenzenlosen Entscheidungs- und Handlungsmöglichkeiten führt. Wie orientieren wir uns inmitten von all dem? Worauf konzentrieren wir uns? Wie wählen wir unseren Weg, wenn potenziell so vieles lockt?

Wir sind so angelegt, dass uns Vergnügen, Schmerz sowie auftauchende Bedürfnisse und unser Verlangen Orientierung bieten. Irgendetwas aus der Unzahl von Daten in unserer Innen- und Außenwelt taucht auf und wird zur Figur. Es nimmt unsere Aufmerksamkeit in Beschlag. Dabei kann es so banal sein wie eine Banane oder so aufregend wie eine neue Liebesbeziehung. Wenn wir können, bewegen wir uns automatisch auf das Objekt zu, das unsere Aufmerksamkeit fesselt. Wenn es gut läuft, kommt es zu einem vollen Kontaktvollzug und zu Befriedigung. Auf die Befriedigung folgt irgendwann Übersättigung, und diese wiederum führt schließlich zum Rückzug und vielleicht einer kurzen Periode glücklicher Erfülltheit (Nachkontakt). Der Kontakt-Rückzug-Zyklus ist damit abgeschlossen (Perls et al. 1997, Seite 268f.; Polster und Polster 1973, Seite 176). In realen Leben laufen viele Zyklen gleichzeitig ab; einige erreichen Erfüllung, und einige vollenden sich nie. Wenn wir den gesamten Kontakt-Rückzug-Zyklus um der Klarheit willen etwas übersimplifizieren, könnte er in etwa so aussehen:

Gewahrwerden → Verlangen → Handlung → Kontakt → Übersättigung → Rückzug

Aber was geschieht, wenn wir Angst vor dem haben, wonach es uns am meisten verlangt? Hier kommt das Zaudern ins Spiel, und zudem tauchen andere Fragen auf und unterbrechen den Erfüllungszyklus.

Das Vorgenannte gilt natürlich für uns alle. Für eine Untergruppe unserer Klienten jedoch – diejenigen, die schizoide Anpassungen vorgenommen haben – wird Erfüllung zu erreichen zu etwas, das sie in Bezug auf enge oder gar intime Kontakte ein Leben lang umtreibt. Sie wollen die Rose, haben aber Angst vor den Dornen. Frühe Kindheitserfahrungen haben in ihnen eine tief sitzende innere Überzeugung zurückgelassen, dass ein naher Kontakt mit anderen naturgemäß brenzlig sei. Kontakt bedeutet Autonomieverlust, ja sogar den Verlust des Selbst. Andere Menschen werden als potenziell übergriffig betrachtet, dominierend, vereinnahmend und nicht vertrauenswürdig.

Betrachten wir das schizoide Anpassungsmuster als ein Muster, das von häufig unerfülltem und frustriertem Verlangen geprägt ist – dem Wunsch nach sicherer und liebevoller Nähe zu einem anderen Menschen –, dann bietet uns der Kontakt-Rückzug-Zyklus eine Sprache, die uns erlaubt, differenziert über dieses Thema zu sprechen.

Träume und das Verlangen nach Kontakt

Ein Verlangen, das befriedigt wurde, löst sich auf. Irgendwann tritt ein neues an seine Stelle, und der Kontakt-Rückzug-Zyklus beginnt von vorn. Frustriertes Verlangen jedoch kann ewig fortbestehen. Es lauert in den Schatten unseres Seins und drängt nach Erfüllung. Diese enttäuschte Sehnsucht nach Kontakt taucht oft in den Träumen unserer Klienten auf. Im Folgenden finden sich einige Träume, die meine Klienten, die schizoide Anpassungen vorgenommen haben, mit in die Therapie gebracht haben. Ich nehme an dieser Stelle genau diese spezifischen Träume auf, da sie deutlich die typischen Schwierigkeiten aufzeigen, die schizoiden Klienten begegnen, wenn sie versuchen, Verbindungen zu anderen Menschen herzustellen.

1. Träume von fehlschlagenden Kontaktversuchen

In diesen Träumen sind die Klienten im Hinblick auf die Möglichkeit, Kontakt mit ihrem Gegenüber herzustellen, noch hoffnungsvoll gestimmt. Ihre Angst vor Kontakt taucht in ihrem Traum in symbolischer Form auf, und ihr Verlangen nach Kontakt wird enttäuscht. Im

Sinne meines vorherigen Diagramms zum Kontakt-Rückzug-Zyklus sieht die Situation also wie folgt aus:

Gewahrwerden → Verlangen → Handlung → Partieller Kontakt und Frustration

Ein Traum zu partiellem Kontakt

Mein Klient Jeff erzählte mir den folgenden Traum, der sich um den erfolglosen Versuch drehte, Kontakt mit mir herzustellen. Er sagte, er sei exemplarisch für seine Schwierigkeiten damit, einen Weg zu finden, mit mir in der Therapie in Kontakt zu kommen. Er beschreibt: »Ich bin in einem Aufzug, der nach unten fährt. Ich versuche zu Ihrer Etage zu kommen, aber einen guten Meter, bevor er Ihr Stockwerk erreicht, bleibt der Aufzug stecken. Sowohl die Fahrstuhltür als auch Ihre Tür sind offen, aber ich kann Sie lediglich von den Knien abwärts sehen. Ich fühle mich frustriert. Ich komme nicht raus und Sie kommen nicht rein.«

Als ich ihn bat, es noch näher auszuführen, sagte er, die Tatsache, dass er sich in einem Fahrstuhl befand, der »abwärts« fuhr, sei ein wichtiger Punkt gewesen. Neulich hätte er festgestellt, dass er immer dann, wenn er mit jemandem, den er mochte, in Kontakt kommen wolle, etwas manisch reagiere und regelrecht in Hochstimmung geriete. Das ist ein fantastisches Gefühl, aber wenn er emotional derart »high« ist, vergrößert es seinen Abstand zu seinem Gegenüber, und er muss dann erst einmal »herunterkommen«. Er fügte hinzu, dass er mich nur »von den Knien an abwärts« sehen konnte, sei frustrierend gewesen und hätte ihn gleichzeitig aber auch in Sicherheit gewiegt. Er wolle zwar mit mir als Gesamtperson in Kontakt sein, aber das fühle sich unsicher an. Also erlaubte er sich in seinem Traum, in Gegenwart eines Teils von mir zu sein. Das Fehlen von sichtbaren Armen meinerseits schützte ihn davor, dass ich ihm die Arme entgegenstrecken oder nach ihm greifen konnte, und dadurch, dass von mir kein Gesicht zu sehen war, wurde er davor bewahrt, dass ich ihn sehen und etwas sagen könnte, was er vielleicht nicht gern hören wollte. Symbolisch gab er sich damit zufrieden, nur meine Beine sehen zu können, dafür aber seine Sicherheit nicht aufzugeben, während er sich gleichzeitig nach mehr sehnte.

Jeff sagte, dass er die Schuld an seiner Unfähigkeit, einen Kontakt zu mir herzustellen, immer bei mir gesucht hätte. Er dachte, dass ich mich bewusst zurückhielt oder von ihm zurückzog, wenn er aus sich herauskam. Er dachte, ich wolle einen Kontakt mit ihm vermeiden, obwohl ich das Gegenteil behauptete. Nun erkannte er, dass er sehr ambivalent ist im Hinblick darauf, wirklich einen Kontakt zu mir (oder zu wem auch immer) herzustellen. In der Sitzung hat er jedoch noch immer manchmal das Gefühl, ich sei diejenige, die von ihm abrückt.

Ein Traum zu den mit Kontakt verbundenen Gefahren

Jeff berichtete mir auch von dem folgenden Traum, der die Gefahr betont, die er subjektiv wahrnimmt, wenn er versucht, Nähe zu anderen herzustellen: »Ich versuche, über die George-Washington-Brücke zu gehen. Es ist sehr gefährlich, da überall auf der Brücke unter Spannung stehende Stromkabel liegen, die mich töten können, wenn ich sie versehentlich berühre. Ich bin mir der Gefahr bewusst und habe große Angst, meinen Weg fortzusetzen. Ich wache auf, bevor ich die Brücke überquert habe.«

Er interpretierte den Traum wie folgt: »Die Brücke ist die Verbindung zwischen Ihnen und mir. Ich versuche einen Weg zu finden, gefahrlos einen Kontakt zu Ihnen herzustellen. Die stromführenden Elektrokabel stehen dafür, wie sehr unter Schock und verletzlich ich mich zu fühlen erwarte, wenn ich es dann doch tue. Kontakt fühlt sich sehr gefährlich an. Wenn jemand einen ausreichend heftigen Schock bekommt, kann er daran sterben. Dieser ganze Traum zeigt an, wie vorsichtig ich es angehen muss, mit Ihnen Kontakt herzustellen.«

2. Träume vom überforderten oder gebrochenen Selbst

Im Mittelpunkt dieser Träume steht das Gefühl des Klienten, zu gebrochen oder fragil zu sein, um den Stress auszuhalten, der allein schon mit dem Versuch verbunden ist, in Kontakt mit einem anderen Menschen zu sein. Wenn wir uns hier wieder den Kontakt-Rückzug-Zyklus betrachten, könnten wir ihn sehen als:

> Gewahrwerden → Verlangen → Angst vor potenzieller Zerstörung des Selbst

Der Traum, überrollt zu werden

Meine Klientin Lisa beschrieb oft, dass es ihr zu viel wurde, wenn sie mit anderen zusammen sein musste. Sie erzählte den folgenden Traum: »Ich bin auf einer winzigen Insel inmitten eines weiten Ozeans. Ich bin ganz allein. Ich schaue auf das Meer hinaus und sehe, dass rasant eine Schlechtwetterfront auf mich zukommt. Ich habe große Angst. Eine Riesenwelle, so hoch wie ein Wolkenkratzer, ist im Begriff, über die ganze Insel hereinzubrechen. Ich weiß: Wenn sie auftrifft, werde ich sterben. Ich wache genau in dem Moment auf, wo sie sich über mir auftürmt.«

Wir arbeiteten zusammen diesen Traum auf:

Lisa: Ich bin die winzige Insel ganz allein inmitten des Ozeans. Ich denke, die Riesenwelle ist wohl, wie ich mich emotional fühle. Diese Angst, von der Welle überrollt zu werden, fühlt sich ganz ähnlich an wie die, die in mir ist, wenn ich zu einer Party und unter Leute soll. (Lisa hörte für einen Moment auf zu sprechen. Ich wartete ein wenig ab.)

EG: Darf ich Ihnen eine Frage zu der Welle stellen? (Ich bat sie vorher um Erlaubnis, um mich zu bemühen, sie weniger zu »überrollen«.)

Lisa: Ja.

EG: Mir fällt auf, dass Sie Ihre Emotionen in diesem Bild als etwas darstellen, das außerhalb von Ihnen ist. Als eine Welle, die auf Sie zurollt, nicht etwas, das aus Ihnen selbst kommt. Was bedeutet das für Sie?

Lisa: Ich fühle mich da immer so hilflos und überwältigt. Es fühlt sich an, als wären Emotionen etwas, das mir passiert. Ich habe keine Kontrolle über sie. Sie kommen auf mich zu, nicht aus mir heraus.

Lisa kam während der nachfolgenden Psychotherapiesitzungen noch oft auf den beschriebenen Traum zu sprechen. Die »Welle« und die »winzige Insel« wurden zu Symbolen, die wir beide in der Therapie immer wieder benutzen konnten, um ihre Angst vor Kontakt zu besprechen. Auf eine subtile Weise entwickelte sich unser wechselseitiger Gebrauch ihrer Traumsymbole zu einer Form von für sie tolerierbarem Kontakt, eine erste Brücke, um gefahrlos die Kluft zwischen uns zu überbrücken.

Lisa stellte fest: »Ich denke, ich bin wohl keine sehr starke Persönlichkeit. Ich fühle mich, als würde ich beim leisesten Windhauch davongepustet. Ohne rechte Substanz. Andere Leute kommen mir sehr solide vor. Sie scheinen nicht die gleiche Art von Problemen zu haben wie ich. Ich fühle mich sehr allein und anders. Ich weiß, es klingt verrückt und unmöglich, aber manchmal habe ich Angst: Wenn ich weitermache damit, in Kontakt mit Leuten zu kommen, und es gelingt mir, dann werde ich von ihnen dermaßen überrollt – wie die winzige Insel von der Welle –, dass das bisschen, was ich an Selbstgefühl habe, ausgelöscht wird.«

Träume von kaputten oder nur teilweise fertigen Häusern

Eine Reihe meiner Klienten, die schizoide Persönlichkeitsanpassungen vollzogen haben, haben mir von ähnlichen Träumen wie den dieser Klientin berichtet: »Ich bin in einem Haus. Ich bin nicht sicher, ob es das Haus meiner Mutter ist oder mein Haus. Das Dach ist nur teilweise fertig, und die ganze Bude ist ungeschützt den Elementen preisgegeben. Ich weiß, das ist eine gefährliche Situation. Ich bin damit beschäftigt, den Boden herzurichten. Ich habe Angst, es kommt ein Sturm, bevor ich das Haus in Ordnung bringen kann. Meine Mutter erscheint und beginnt in meiner Nähe zu arbeiten. Ich glaube, sie buddelt ein Loch in den Boden. Ich bin nicht sicher, warum sie das macht oder was das bringen soll. Sie scheint nicht einmal zu merken, dass ich da bin.«

Da ich viele Male verschiedene Versionen eben dieses Traums gehört habe, werde ich hier häufige Bedeutungen benennen, die meine Klienten ihm zuschreiben. Das Haus ist hier ein Symbol für das Selbstgefühl des Klienten oder der Klientin. Statt sicherer Hafen zu sein, ist es schutzlos den Elementen ausgesetzt. Meine Klienten sagen, das bedeute, dass sie nicht den Schutz hätten, den sie bräuchten, um sich in ihrer Welt sicher zu fühlen. All das führt zu einem allgegenwärtigen Gefühl von Gefahr. Die Tatsache, dass die Träumende nicht sicher ist, ob es sich um das Haus ihrer Mutter handelt oder ihr eigenes, verweist auf die fehlende innere Klarheit in Sachen Abgrenzung von ihrer Mutter.

»Den Boden herrichten« ist bei dieser Klientin eine Metapher für den Versuch, in der Therapie ein stabiles Fundament für ihr eigenes Selbstgefühl zu errichten. Das Auftauchen einer gefährlichen, nicht hilfreichen Mutter steht für die von der Klientin verinnerlichten Repräsentanzen im Hinblick darauf, wie sie die Beziehung zu ihrer Mutter in ihrer Kindheit wahrgenommen hatte und zum Teil auch heute noch wahrnimmt. Die Mutter attackiert das Gefühl der Klientin für ihre eigene Identität, die Basis ihres Selbstgefühls. Die Tatsache, dass diese Mutterfigur sie nicht wahrnimmt, spiegelt den Glauben der Klientin, dass ihre Mutter sich nicht dafür interessiert, herauszufinden, wer sie wirklich ist. Ihre Handlungen gehen nicht auf sie oder ihre Bedürfnisse ein.

Fehlende mütterliche Einstimmung

Viele meiner schizoiden Klienten haben mir konkrete Beispiele für diesen Mangel an feineren Antennen auf Seiten der Mutter gegeben. Diese, so sagten sie, symbolisieren perfekt ihr Gefühl, dass ihre Mutter sie nicht wirklich sieht oder dass es sie nicht wirklich kümmert, was sie wollen.

Barry erzählte mir, dass seine Mutter ihm so gern Pullover stricke und für ihre Bemühungen jede Menge Lob erwarte. Nur seien ihm die Pullover immer zu klein, sodass er sie nicht tragen kann. Barry ist fast 1,90 Meter groß und wiegt um die hundert Kilo. Er trägt mindestens Größe XXL. Die Pullover, die seine Mutter für ihn strickt, würden jemandem passen, der etwa 1,65 Meter groß ist und siebzig Kilo wiegt. Barry kann seiner Mutter so oft sagen, wie er will, dass das Rumpfteil des Pullovers zu eng ist und dass die Ärmel mindestens sieben oder acht Zentimeter zu kurz sind – jeder Pullover gerät wieder so wie der vorherige. Er hat es aufgegeben, seine Mutter zu bitten, an ihm Maß zu nehmen. Und gelernt, die Pullover einfach als nutzlose Geschenke entgegenzunehmen, weil sie genau das für ihn ja sind. Mittlerweile hat Barry es auch aufgegeben, seine

Mutter dazu bringen zu wollen, ihn wirklich als den zu sehen, der er ist.

Olgas Mutter besorgt ihr jedes Jahr eine Geburtstagstorte und lädt Olga und ihre Geschwister zu sich nach Hause ein, um dort den Geburtstag zu feiern. Jedes Jahr fragt ihre Mutter Olga, welche Art von Torte sie gern hätte, und Olga nennt dann ihre Lieblingstorte: Vanillebuttercreme mit Himbeergelee zwischen den Schichten. Doch Jahr für Jahr besorgt ihre Mutter ihr eine Torte mit Mousse au Chocolat, dem Lieblingsdessert der Mutter. Wie Barrys Pullover symbolisiert für Olga alle Jahre wieder die falsche Torte alles, was sie an ihrer Kindheit verabscheut.

Eine sprachliche Brücke bauen

Wenn ich vorsichtig vorgehe, kann ich solche Enttäuschungen manchmal dazu nutzen, eine symbolische Privatsprache zwischen uns zu erschaffen, auf die wir in der Therapie gemeinsam zurückgreifen können. Wie ich es bei Linas Traumsymbolen, der »Riesenwelle« und der »winzigen Insel«, machte. Das allein ist schon eine Form von Verbundenheit, und da ich die sprachlichen Bilder des Klienten oder der Klientin benutze, funktioniert es oft. Sollten Sie das allerdings ausprobieren wollen, müssen Sie dennoch sehr darauf bedacht sein, Ihrem Gegenüber nicht die eigenen Gedanken überzustülpen.

Einige Klienten mit schizoiden Persönlichkeitsanpassungen haben Angst, andere würden alles vereinnahmen, was ihnen gehört. Dadurch, dass der Therapeut oder die Therapeutin ihre eigenen Worte benutzt, kann beim Klienten ungewollt dieser »Vereinnahmungsalarm« ausgelöst werden. Wie alle anderen Schritte in der Therapie, erfordert auch dieser eine gewisse Sensibilität dafür, wer Ihr Klient oder Ihre Klientin wirklich ist. Er hängt davon ab, inwieweit es Ihnen schon geglückt ist, die Grundlagen für eine Arbeitsbeziehung zu legen, und verlangt ein gewisses Geschick bei der Umsetzung. Als ich zum Beispiel Olga gegenüber einmal etwas zu dem sagte, wovon sie gerade gesprochen hatte, was ihr absolut daneben schien, konnte ich sagen: »Ich glaube, jetzt habe ich Ihnen aus Versehen ›Schoko‹ statt ›Vanille‹ gegeben.« Ich war erleichtert, als Olga es mir nicht übel nahm, dass ich ihre Informationen auf diese Weise aufgriff. Sie lachte los und sagte: »Und ob das Schoko war!«

3. Träume von völliger Isolation und dem vollständigen Verlust bedeutsamer Kontakte

Ich habe schon viele Träume dieser Art gehört, und sie gleichen sich auf geradezu unheimliche Weise: Der Träumer trägt einen Raumanzug und befindet sich außerhalb eines Raumschiffs. Er ist über einen langen, flexiblen Schlauch, der ihn mit Sauerstoff versorgt und an dem er sich um die Oberfläche des Raumschiffs herumbewegen kann, um notwendige Reparaturen durchzuführen, an das Raumschiff angeschlossen. Irgendwie verliert er den Halt, ist über den Schlauch aber immer noch mit dem Raumschiff verbunden. Reißt diese Verbindung ab, treibt er in die endlosen Weiten des Alls ab.

John zum Beispiel erzählte es mir wie folgt: »Letzte Nacht hatte ich einen Albtraum von einem Raumschiff, an dem ich irgendetwas reparieren sollte. Ich ziehe mir den Raumanzug über und steige durch eine Klappe. Alles läuft eine Zeit lang okay, aber dann geht etwas schief. Mit einem Mal bin ich losgelöst von dem Raumschiff. Ich entschwebe in den Weltraum. Das Einzige, was verhindert, dass ich ganz davontrudele, ist mein Atemschlauch, über den ich noch an das Schiff angeschlossen bin. Wenn diese Verbindung abreißt, bin ich erledigt. Dann drifte ich von dem Raumschiff weg ins All und komme nie wieder zurück. Ich werde nicht wissen, wo oben ist und wo unten, und keinerlei Möglichkeit haben, mich zu orientieren. Keiner wird mir helfen können. Keiner wird auch nur wissen, was mit mir passiert ist. Irgendwann geht mir dann der Sauerstoff aus, und ich sterbe ganz allein.«

Als wir den Traum besprachen, erwies sich das Wort »losgelöst« als bedeutungsvoll für John. Er hörte sich selbst, wie er »losgelöst« sagte, und brachte es mit seinem allgemeinen Gefühl des Losgelöstseins von anderen Menschen wie auch von seinen eigenen Gefühlen in Verbindung: In einem Raumanzug zu stecken, war nur eine andere Art, losgelöst von allem zu sein. In seiner Vorstellung war so ein Raumanzug für ihn wie ein »dickes Fell«, das ihn davon abhielt, irgendetwas außerhalb von sich selbst zu spüren oder irgendeinen Teil seines Körpers direkt zu berühren. Vom Raumschiff ins All hinein wegzudriften, war Losgelöstheit pur. Es hieß für ihn, dass er nie wieder in der Lage sein würde, irgendetwas zu fühlen außer die Todesschmerzen. Er stellte sich vor, dass er Angst haben und schreien würde, sollte er dort draußen einen einsamen Tod sterben, aber niemand würde ihn je hören. Das war, sagte er, ein gutes Stück weit so, wie er sich an seinen schlimmsten Tagen fühlte: fern von allen, isoliert und langsam sterbend, ohne dass ihn jemand hörte oder es jemanden kümmerte.

Ich bin zu der Überzeugung gelangt, dass dieser Traum in seinen vielen Versionen eine Untergruppe von Klienten kennzeichnet, die schizoide Anpassungen der Persönlichkeit vollzogen haben. Diese Klienten neigen dazu, ihre Wahlmöglichkeiten in Sachen Beziehungen recht düster zu sehen: Entweder sie klammern sich an Menschen, die sie zu beherrschen suchen und die schlecht mit ihnen umgehen oder denen sie gleichgültig sind; oder sie gehen das Risiko ein, sich abzusondern, und sterben am Ende mutterseelenallein und komplett von anderen isoliert.

4. Träume, in denen jemand fliegt, um seine Kontaktangst zu bewältigen

Raumschiffe, Zeppeline und Flugzeuge sind etwas, das häufig in diesen Träumen vorkommt. Sie funktionieren als »Schutzhaut«, die die träumende Person vor unerwünschtem Kontakt bewahrt. Die Tatsache, dass es sich bei ihnen allen um Fluggeräte handelt, kann man als symbolisch für den dringenden Wunsch des Träumenden verstehen, sich mit keinem der von ihm erlebten Alltagsprobleme auseinandersetzen zu müssen. Diese Klienten versuchen buchstäblich, über diesen Problemen zu stehen, nicht, sie zu beheben. In realen Leben überträgt sich dies oft in den Schritt, eine Anpassung vorzunehmen, bei der sie einen Großteil ihres Interesses aus dem Alltag abziehen und sich emotional stattdessen auf befriedigende Fantasien verlegen, in denen sie steuern können, was ihnen widerfährt. Dies kontrastiert mit der Klientin in einem zuvor erzählten Traum, in dem sie aufrichtig versucht, ein besseres Fundament für ihr Leben zu errichten (den Boden herrichten) und ihr beschädigtes Selbstgefühl zu kitten (das Haus, das ungeschützt den Elementen ausgesetzt ist).

Raumschiff-Träume

Dieser Traum scheint überraschend weit verbreitet. Zwei unterschiedliche Klienten berichteten von ähnlichen Versionen hiervon, und auch von anderen Therapeutinnen und Therapeuten habe ich von ähnlichen Träumen gehört, die man ihnen erzählt hatte. Hier ist Phils Version: »Ich bin im Cockpit eines Raumschiffs, das durch den Weltraum fliegt. Ich bin ganz vorn im Schiff, ich kann durch ein großes Fenster sehen und habe die Bordarmaturen vor mir. Ich fühle mich sehr wohl, da ich die einzige Person im Raumschiff bin und die komplette Kontrolle darüber habe. Mein Raumschiff hat viele Kammern. Sie sind alle abgeschlossen, und ich habe den einzigen Schlüssel, mit dem sich die Türen öffnen lassen. Niemand außer mir kommt dort hinein. Sämtliche Kammern sind leer, bis auf eine am Ende meines Schiffs. Diese Kammer enthält meine tote Mutter in ihrem Sarg. In dem Traum finde ich nichts daran merkwürdig oder beunruhigend. Mir gefällt es so.«

Als Phil in der Sitzung an seinem Traum arbeitete, erklärte er: Der einzige Zeitpunkt am Tag, wo er je das Gefühl hätte, die Kontrolle über etwas zu haben, sei der, wo er nach der Arbeit nach Hause käme und seine Wohnungstür hinter sich abschließen und alle anderen draußen halten könnte. Das Raumschiff in seinem Traum stehe für seinen Wunsch, immer alle auf sicherer Entfernung zu halten. Es war das Zuhause seiner Träume: Er konnte alle Welt aussperren und mit dem Raumschiff durch das Weltall reisen, als sei es sein privates Wohnmobil. Die Vorstellung bewirke nicht, dass er sich einsam fühle – sie vermittelte ihm Sicherheit. Er konnte anderen Raumschiffen problemlos ausweichen, wenn er wollte, und im Innern des Schiffs kam niemand an ihn heran. Es war für ihn die ideale Situation.

Auf eine andere Weise fühlte sich das Raumschiff so an wie das, was sich in seinem Kopf abspielte. Phil sagte, er sei sehr gut darin, sein Denken und sein Leben in separate Unterabteilungen aufzugliedern. Er fühlte sich dann am sichersten, wenn er Barrieren zwischen sich und anderen postieren konnte. Ihm gefiel es nicht, wenn andere wussten, was er dachte. Wenn sie es wüssten, so glaubte er, würde ihnen das mehr Macht geben, als ihm lieb war. Und sie würden ihr Wissen womöglich dazu benutzen, ihn ihrer Kontrolle zu unterwerfen. Phil hatte ein paar Freunde und Bekannte, die er gelegentlich sah. Er spielte gern Schach und ging manchmal in die Kneipe ein Bier trinken, aber er machte seine Freunde nie miteinander bekannt. Er erklärte, wenn sie sich nie begegnen würden, könnten sie sich nie gegen ihn zusammenrotten.

Er ergänzte: Seine tote Mutter in ihrem Sarg in einem zugesperrten Bereich am rückwärtigen Ende des Raumschiffs mitzutransportieren, symbolisiere wahrscheinlich, dass er sich noch immer mit ihr verbunden fühlte, obwohl sie schon seit vielen Jahren tot war. Sie existierte irgendwo in seinem Hinterkopf, aber er brauchte sich nicht mit ihr zu befassen, wenn er nicht wollte. Und es stand nicht in ihrer Macht, ihn zu erreichen. Er ging davon aus, dass er sich irgendwann in der Therapie mit ihr auseinandersetzen wollen würde, aber noch nicht jetzt.

Flugzeugträume

Lange bevor ich mich mit schizoiden Persönlichkeitsanpassungen beschäftigte, hatte ich eine kleine Gruppe männlicher Klienten, die häufig davon träumten, in ihrem eigenen Privatjet herumzufliegen. Keiner dieser Klienten besaß tatsächlich ein Flugzeug. Als ich sie besser kennenlernte, fand ich heraus, dass es in ihren Träumen nicht wirklich um Flieger ging, sondern um ihre generelle Herangehensweise an das Leben und wie sie ihre Beziehungen zu anderen Menschen managten. Sie mochten ihre Privatsphäre, sie mochten es, die Kontrolle zu haben, und sie fühlten sich nicht wohl damit, anderen nahe zu sein. Diese Klienten sonderten sich nicht vollständig von anderen ab, hatten aber im Regelfall nur wenige enge Freunde und steckten emotional sehr wenig in ihre Ehe oder ihre sozialen Beziehungen. Solange man jedoch nicht allzu genau hinsah oder nicht versuchte, einen intimeren Kontakt zu ihnen herzustellen, schienen diese Klienten ein »normales« Leben zu führen.

Aufgrund meiner Beschäftigung mit schizoiden Phänomenen bin ich dazu gelangt, diese Klienten als Menschen zu betrachten, die eine schizoide Persönlichkeitsanpassung vollzogen haben, und ihre Träume von Flugzeugen sind die Verbildlichung einer Form von schizoidem Kompromiss (Klein 1995, S. 88–90). Diese Klienten haben einen Weg gefunden, sich sicher zu fühlen und mitunter sogar glücklich, doch der Preis, den sie dafür zahlen, ist der Verzicht auf intime Nähe zu anderen Menschen. Sie fühlen sich in Gegenwart anderer nie völlig lebendig und spontan. Sie tun lediglich so, als ob, während sie ihre Energie in ein reiches und befriedigendes Fantasieleben stecken. Man könnte ihre Kontaktsituation schematisch wie folgt veranschaulichen:

> Gewahrwerden → Verlangen nach Kontakt → Fantasiebefriedigungen, verringerter »realer« Kontakt und ein Gefühl der Öde und Langeweile im Alltag

Thomas' »Flugzeugtraum« ist typisch für die von mir gehörten, und seine Bedeutung schien auf durchsichtige Weise klar: »Ich fliege in meinem kleinen Flugzeug herum. Niemand ist hier drinnen bei mir. Der Himmel ist strahlend blau mit weißen Wattewolken. Ich genieße es, so ganz allein hier oben zu sein. Es sind noch andere Flieger in meiner Nachbarschaft, aber keiner gefährlich nah.«

Thomas, ein zweiundvierzigjähriger verheirateter Banker mit zwei Kindern, begab sich in Therapie, weil er, wie er sagte, eine diffuse Unzufriedenheit mit seinem Leben empfand. Er wusste, dass etwas nicht stimmte, war aber nicht sicher, was es sei. Er hatte alles getan, was seine Eltern von ihm erwarteten: Er hatte eine solide Berufslaufbahn eingeschlagen, geheiratet, war dem Country-Club beigetreten und hatte Kinder bekommen. Er hatte die »richtigen« Schulen besucht und seinen Abschluss an einem guten College gemacht. Als ich ihn zu seiner Arbeit befragte, sagte er, er hätte die Erwartungen seiner Frau und seiner Eltern nicht erfüllt. Er war in seinem Job nie sehr erfolgreich gewesen, obwohl er gut genug dastand, um den Unterhalt seiner Familie zu sichern. Er berichtete relativ unbeteiligt, dass der große Erfolg für ihn vielleicht deshalb ausgeblieben sei, weil er sich nie für seine Arbeit interessiert hatte. Außerdem wäre er nicht besonders gut auf diesem Gebiet. Als ich nachhakte, warum er sich für diese Art von Arbeit entschieden hatte, sagte er, dass es ihm gewöhnlich leichter fiele, sich den Erwartungen zu fügen, die an ihn gestellt wurden, und seine Eltern hatten von ihm erwartet, dass er bei einer Bank arbeite. Außerdem hasste er Streit und hatte ohnehin keine Ahnung, welche Art von Arbeit ihn glücklich machen würde.

Thomas beschrieb seine Ehe auf ähnlich vage und distanzierte Weise: Seine Frau sei eine »nette« Frau, aus gutem Hause wie er selbst. Auch sie machte alles »richtig«, aber er spürte nie eine starke Verbundenheit mit ihr. Sie heirateten, weil es das Richtige schien und ihr gesamter Freundeskreis auch heiratete. Sie stritten sich nur selten, aber wenn doch, dann wegen seines ausbleibenden beruflichen Erfolgs, der bewirkte, dass ihnen die Mittel ausgingen, um weiter den Lebensstil zu pflegen, der in ihren Country-Club-Kreisen üblich war und den sie für sich von Kindheit an zu erwarten gelernt hatten. Seine Kinder hatten ihm mehr Freude gemacht, als sie noch klein waren, doch jetzt, wo aus ihnen »richtige Leute« geworden waren, wie er sagte, war er eher ein Zaungast in ihrem Leben. Auch hier galt wieder, dass er einfach das tat, was nach seiner Meinung von ihm erwartet wurde. Er besuchte die Schultheateraufführungen und Fußballspiele seiner Kinder und fuhr im Sommerurlaub mit seiner Familie nach Cape Cod. Er erlebte sein Leben als etwas, das Sicherheit bot, aber ereignislos war. Als ich Thomas fragte, ob er sich jemals lebendig erlebt hatte und sich für etwas begeistern konnte, sagte er, als Junge im Zeltlager und in der Schule beim Sport hatte er sich so gefühlt. Er war immer sportlich gewesen und fühlte sich noch heute nie quicklebendiger als bei einem Tennismatch.

Thomas schien in eine Kategorie von Klienten zu passen, die in der Therapie mit etwas auffallen, was Masterson die Fassade eines »defensiven falschen Selbst« nennt. Dieses falsche Selbst kann man sich als kreative Anpassung an eine frühe Kindheitssituation vorstellen, in der jeglicher Ausdruck ihres wahren Selbst immer wieder ignoriert oder verhöhnt wurde. Die Folge davon ist, dass diese Kinder ihre wahren Gefühle zu ignorieren und im Familiendrama die Rolle auszufüllen lernen, die sie ihren Eltern zufolge spielen sollen. Nach einer Weile geht ihnen dieses »falsche Selbst« in Fleisch und Blut über und bestimmt ihren gewohnten Umgang mit anderen.

Wenn diese Klienten ausreichend motiviert sind, in Therapie zu bleiben und an ihren Themen zu arbeiten, wird sich ein nicht unerheblicher Teil der Therapiearbeit darauf richten, den Betroffenen zu helfen, ihre wahren Gedanken, Gefühle und Wünsche zu ermitteln und sich mit ihnen zu identifizieren. Wenn die Therapie gut läuft, werden sich diese Klienten mit anderen zunehmend sicherer fühlen und neue Wege zu erkunden beginnen, zu ihnen in Beziehung zu treten, die sich für sie authentischer, spontaner und weniger emotional einschränkend anfühlen (Klein 1995, S. 104–106).

In der Therapie fällt es mir oft schwer, mit diesen Klienten in Kontakt zu kommen, da ihr wahres Selbst so tief vergraben ist, dass nicht einmal sie selbst Zugang dazu haben. Sie wirken oft leidenschaftslos, überkorrekt und langweilig. Wenn ich sie bitte, mir etwas über ihr Leben zu erzählen, kommen schwammige Plattitüden. Es gibt nichts Bestimmtes, was in ihren Augen nicht in Ordnung ist, aber alles kommt ihnen etwas tot und öde vor. Sie neigen dazu, emotionslos von ihren Themen zu sprechen und monoton zu reden. Ihre ganze Lebendigkeit wandert in ihr Fantasieleben. Ich habe gelernt: Wenn ich Geduld habe und diese Klienten zu dem Entschluss gelangen, dass ich vertrauenswürdig bin, gewähren sie mir immer wieder einmal flüchtige Einblicke in die Reichtümer, die sie in ihrem Inneren tragen.

Fazit

Mit ein Grund, warum ich gern mit den Träumen meiner Klienten arbeite, ist der, dass sie oft ein guter Indikator dafür sind, inwieweit die Betroffenen zu der therapeutischen Arbeit bereit sind, die es braucht, um ihre schizoiden Anpassungsmuster so weit zu ändern, dass befriedigendere und authentischere Beziehungen entstehen können. Das generelle Ziel hierbei ist, dass der Klient nuanciertere Anpassungsmöglichkeiten entwickelt, die andere Möglichkeiten zulassen als kompletten Rückzug oder totale Unterwerfung. Man könnte sich schizoide Klienten als in drei Gruppen aufteilbar vorstellen, wobei für jede Gruppe charakteristische Träume zu beobachten sind, die die Essenz der jeweils eingegangenen Kompromisse und bestehenden Herausforderungen offenbaren.

Gruppe 1: Träume von gescheiterten Verbindungen oder zu den Gefahren von Kontakt

Man sollte es nicht meinen, aber die Klientinnen und Klienten, die von den verstörendsten, frustrierendsten und albtraumartigsten Träumen berichten, sind oft diejenigen, mit denen es sich am leichtesten arbeiten lässt. Ihre Probleme sind dicht unter der Oberfläche, und sie sind bereits aktiv dabei, um das zu kämpfen, was sie wollen. Sie haben es noch nicht aufgegeben, einen Partner oder eine Partnerin zu finden, neue Freundschaften zu schließen oder sich eines Tages sicher, verstanden und akzeptiert zu fühlen. Es mag jahrelanger harter, schmerzhafter Arbeit bedürfen, aber diese Gruppe will tatsächlich das, was die Therapie anbieten kann: einen Weg zu wirklichen Beziehungen und einem Gefühl echter Verbundenheit mit anderen Menschen.

Gruppe 2: Träume über befriedigende Fantasiekompromisse

Hier haben wir die Klientinnen und Klienten, die träumen, wie sie in ihren aus verschiedenen Kammern bestehenden Raumschiffen ins All gleiten oder froh und zufrieden in ihren kleinen Privatflugzeugen umherfliegen. Sie haben ihre Energie nach innen gerichtet und stecken sie in Fantasiekompromisse, während sie ihr alltägliches Leben verkümmern lassen und ihm alles emotional Nährende vorenthalten. Sie haben im Alltag meist genug Kontakte zu anderen, um sich das Gefühl kompletter Isolation von Leib halten zu können. Ihre Therapie dürfte länger und schwieriger sein, da sie es aufgegeben haben, eine authentische Beziehung zu anderen zu unterhalten. Sie haben sich mit einem Leben arrangiert, das es ihnen ermöglicht, in der Fantasie Formen von Kontakt zu erleben, die ungefährlich und kontrollierbar sind, während sie die Menschen in ihrem Umfeld soweit auf Abstand halten, wie sie es brauchen, um sich einigermaßen wohl damit zu fühlen. Sie sehen die roten Rosen, die überall um sie herum blühen, gar nicht mehr. Sie begnügen sich mit Kunstblumen.

Gruppe 3: Albträume, in die Tiefen des Weltalls zu trudeln und dort irgendwo mutterseelenallein zu sterben

Dies sind die Klientinnen und Klienten, die nicht in der Lage gewesen sind, einen für sie aushaltbaren Kompromiss zwischen völliger Isolation und völliger Unterwerfung zu finden. Sie berichten in der Regel, dass sie sich nach und nach von anderen zurückgezogen haben, nachdem sie zu dem Schluss gelangt sind, dass es zum Wesen *aller* Beziehungen gehöre, unsicher zu sein, und dass sie ganz auf sich allein gestellt besser zurechtkämen. Nun stellen sie fest, dass sie zu weit gegangen sind. Statt Sicherheit erleben sie eine akute, existenzielle entsetzliche Angst, die ihre wachsende Isolation mit sich bringt. Diese sie terrorisierende Angst zeigt sich in ihren Träumen, in denen sie auf und davon driften, um irgendwo allein im Weltall zu sterben.

Für diese Klienten ist eine Therapie der allerletzte Ausweg. Sie ist der Strohhalm, an den sie sich klammern. Ihre Motivation, im Hinblick auf ihre Beziehungen zu anderen im großen Stil etwas zu ändern, hält sich gewöhnlich in Grenzen. Viele steigen nach ein paar Sitzungen aus der Therapie aus. Andere schaffen es, eine Beziehung zu ihrer Therapeutin oder ihrem Therapeuten aufzubauen, die gut genug ist, um ihr elementares Bedürfnis nach Kontakt zu erfüllen. Sie nutzen diese Beziehung dazu, Depressionen abzuwenden, machen jedoch keine Anstalten, etwas an ihrem Umgang mit Menschen außerhalb der Therapiesituation zu ändern. Für einige stark geschädigte Klienten ist das in diesem Moment schon das Bestmögliche, was sich mit der Therapie erreichen lässt. Oft kommen diese Klienten dann solange weiter zu Sitzungen, wie sie es sich finanziell leisten können. Man kann davon ausgehen, dass sie zwischen den Sitzungen in Vorfreude von ihrem Therapeuten oder ihrer Therapeutin fantasieren und sich schon auf die nächste Stunde freuen.

Mitunter nimmt das Ganze aber auch unerwartet einen glücklicheren Ausgang. Ich hatte schon Klienten, die dieser Gruppe von daher zu ähneln schienen, dass sie anfangs Widerstand gegen meine Versuche leisteten, sie aktiv in die Therapie einzubinden. Sie beklagten sich über ihr Leben, waren aber nicht bereit zu erkunden, welche Rolle sie selbst dabei spielten, sich dieses Leben zu erschaffen. Sie schienen nicht daran interessiert, wirklich auf Verbesserungen hinzuarbeiten. Stattdessen schwiegen sie immer wieder für lange Zeit und wichen meinen Fragen mit vagen Antworten wie »Vielleicht« oder »Ich weiß nicht« aus. Oft überkam mich während der Sitzungen mit ihnen ein Gefühl der Frustration oder Langeweile. Mir war unklar, ob sich da wirklich irgendetwas therapeutisch Bedeutsames abspielte. Ich fragte mich: Soll ich diese Person an jemand anderen verweisen? Ziehe ich ihr unter einem falschen Vorwand nur das Geld aus der Tasche? Meine Bemühungen, die Betreffenden an eine andere Praxis zu vermitteln oder die Therapie mit ihnen zu beenden, stießen jedoch auf den gleichen Widerstand wie meine anderen Vorschläge. Ich war bereit, das Handtuch zu werfen, bevor sie selbst soweit waren! Danach begannen einige dieser Klienten – ein Stück weit zu meiner Überraschung – mit sinnvoller Therapiearbeit. Es war, als würde ich jemanden beobachten, der ganz langsam aus einem langen Schlaf erwacht. Nach und nach gingen sie in der Therapie mehr aus sich heraus und begannen außerhalb der Sitzungen neue Hobbys und die Möglichkeit zu erkunden, neue Beziehungen einzugehen. Sie hatten auf irgendeine Weise Frieden mit ihrer Kontaktangst geschlossen und waren wieder gewillt, das Risiko einzugehen, die Hand nach der »roten Rose des Verlangens« auszustecken.

Anhang

Greenbergs Glossar psychologischer Fachbegriffe

Die Geburtsstunde von »Greenbergs Glossar« fiel in die Zeit meiner frühen Versuche, die psychoanalytische Literatur zu Persönlichkeitsanpassungen zu lesen und zu verstehen. Ich war motiviert, etwas über das Thema herauszufinden, da einige meiner Klientinnen und Klienten Verhaltensweisen zeigten, die ich unberechenbar und nervtötend fand. Zwar kamen viele mit meiner Art von Gestalttherapie gut zurecht, doch hatte ich auch ein paar spektakuläre Fehlschläge zu verzeichnen. Diese waren nicht gerade subtiler Natur: Es gab Klienten, die unter wilden Flüchen auf mich aus meiner Praxis rannten! Ich wollte unbedingt verstehen, was sich da abspielte und was ich anders machen könnte.

Meine damalige Supervisorin, Elizabeth Mintz, verwies mich auf die Psychoanalytiker und schlug mir vor, mich in Sachen Persönlichkeitsstörungen und Ich-Psychologie schlau zu machen. Später entdeckte ich dann noch die Welt der Objektbeziehungstheorie. Allerdings hatte mich meine auf das Studium aufgesattelte Zusatzausbildung in Gestalttherapie in den 1970er-Jahren nicht darauf vorbereitet, die diversen Richtungsänderungen und Kehrtwendungen der postfreudianischen Psychoanalyse zu verstehen. Bald fand ich mich bis über beide Ohren in der Auseinandersetzung mit einer Fremdsprache wieder, in der es nur so wimmelte von obskuren Fachbegriffen, die vage bedrohlich klangen. Begriffe wie: »die aggressive verschmolzene Teileinheit bei der narzisstischen Persönlichkeitsstörung« (James F. Masterson), »die Unterphase der Wiederannäherung bei Separation und Individuation« (Margaret Mahler) und »Regression im Dienste des Ich« (Ernst Kris). Jeder Theoretiker schien sich eine eigene Terminologie auszudenken, und ich steckte in der Bredouille: Um die Begriffe zu verstehen, musste ich das Theoriewerk lesen, dieses aber konnte ich ohne ein gewisses Vorverständnis der Begrifflichkeit nicht verstehen. Zudem existierte damals kein psychoanalytisches Wörterbuch, in dem diese ganzen Begriffe und Konzepte auf eine für mich verständliche Weise definiert und erklärt wurden.

Ich hielt durch und beherrschte diese neue Sprache schließlich irgendwann, aber der ganze Prozess war nervenaufreibend und kam mir unnötig schwierig vor. Als ich über Persönlichkeitsanpassungen zu schreiben begann, gelobte ich mir, so klar und verständlich zu schreiben wie irgend möglich. Ich würde meine Begriffe in Alltagssprache definieren, unnötiges Fachchinesisch vermeiden und wo immer möglich klinische Beispiele anführen. Schließlich begann ich dann »Greenbergs Glossar psychologischer Fachbegriffe« zusammenzutragen, da mir klar wurde, dass es für meine Leserinnen und Leser nützlich sein könnte, eine einfache Möglichkeit zu haben, ihnen nicht vertraute Begriffe in meinem Text nachzuschlagen.

Mein Glossar ist bei Weitem nicht fertig und ich habe vor, es später noch um neue Definitionen zu ergänzen, die mir in den Sinn kommen. Es erhebt nicht den Anspruch, vollständig oder umfassend zu sein. Eine kurze Warnung vorab: Dieses Glossar gibt *mein* Verständnis dieser Begriffe wieder und das, was ich meine, wenn ich sie in meinen Artikeln und Workshops verwende. Ich ergänze es immer wieder, wenn ich einen Artikel verfasse, einen Workshop abhalte oder das Feedback von einem Leser oder einer Leserin erhalte, dass ein von mir verwendeter Begriff schwer zu verstehen sei.

Andere Theoretiker definieren diese Begriffe vielleicht etwas anders, je nach Wissensstand, Ausrichtung oder Intention. Und da ich versuche, meine Definitionen so simpel wie möglich zu halten, kann ich der eigentlichen Komplexität einiger der von mir definierten Ideen nicht gerecht werden. Es gibt etliche Begriffe wie etwa »Kontaktgrenze«, »interpersonelle Gestalt« und »narzisstische Depression«, über die man eigentlich aus verschiedenen Blickwinkeln ganze Bücher schreiben könnte. Mein Ziel beim Verfassen dieses Glossars ist ein äußerst bescheidenes: Ich hoffe einfach, meinen Leserinnen und Lesern damit zu helfen, besser zu verstehen, was ich meine, wenn ich einen Begriff verwende. Deshalb nenne ich es »Greenbergs Glossar psychologischer Fachbegriffe« und wähle keinen allgemeineren Titel.

Affektverlust: Affektverlust ist ein Schutz- und Abwehrmechanismus, der Menschen dazu bringt, sich gefühllos, mechanisch und abgeschnitten von der gesamten Gefühlswelt zu fühlen. Dies kann sowohl erlebt werden, wenn jemand allein ist oder auch im Beisein anderer. Bei Letzterem kann es auf andere so wirken, als würde die Person durchaus eine Beziehung aufbauen, aber es handelt sich nur um eine gesellschaftliche Maske, hinter der sie sich versteckt. Diese Form von Abwehr ist unter Klienten, die schizoide Anpassungen vollzogen haben, besonders verbreitet.

Ausagieren: Im allgemeinsten Sinne bedeutet »ausagieren« »tun«, um nicht »fühlen« zu müssen. Statt die eigenen Emotionen zu empfinden und über sie zu reflektieren, stürzen sich »ausagierende« Klienten in der Regel in Aktivitäten, die sie von ihren schmerzhaften Gefühlen ablenken: unkontrolliertes Essen, Alkoholexzesse, Drogenkonsum, ausuferndes Shopping oder ständiger Sex. In Therapiesitzungen können Klienten ausagieren, indem sie Wege finden, die Arbeit an ihren Problemen oder eine Auseinandersetzung mit ihren Emotionen und Verhaltensweisen zu umgehen. Besonders geläufige Formen hiervon sind das Zuspätkommen zu Therapiesitzungen oder »Vergessen« des entsprechenden Termins; das Erzählen langatmiger Geschichten, die nur am Rande mit dem Thema zu tun haben;

das Springen von einem Thema zum anderen; die Weigerung, sich mit dem eigenen Innenleben zu befassen; der Versuch, sich selbst als hilflos darzustellen, oder einfach das Ignorieren von allem, was der Therapeut oder die Therapeutin sagt. Klienten können auch auf scheinbar positive Weisen ausagieren. Etwa in der Form, allem zuzustimmen, was der Therapeut sagt (statt zu reflektieren) oder nur von Verhaltensweisen und Gefühlen zu berichten, von denen sie denken, dass sie bei ihrem Therapeuten gut ankommen.

Ausagieren der Übertragung: James F. Masterson entwickelte diese Unterscheidung zwischen *Übertragung* und *Ausagieren der Übertragung*. Er glaubte, dass Klienten und Klientinnen mit Persönlichkeitsstörungen ihre Übertragung unreflektiert »inszenierten«. Er konstatierte, dass den Betroffenen gewöhnlich nichts Merkwürdiges an ihren Projektionen auf den Therapeuten oder die Therapeutin oder ihren Gefühlen dieser Person gegenüber auffiele. Anders als Klienten, die von ihm »neurotisch« genannt wurden und die im Allgemeinen erkennen, dass etwas an ihren Projektionen auf den Therapeuten seltsam ist, merken Klienten mit Persönlichkeitsanpassungen aus eigenem Antrieb nicht, dass sie im Hinblick auf den Therapeuten vielleicht von falschen oder situativ nicht angemessenen Annahmen ausgehen. Nur wenn der Therapeut oder die Therapeutin sie auf ihre Projektionen und ihr Verhalten aufmerksam macht und diese behutsam mit ihnen erkundet (zur Figur macht), werden sie sich eventueller Realitätsverzerrungen gewahr.

Defensiver Narzissmus: Defensiver Narzissmus meint eine konstruierte, unrealistische und grandiose Fantasie, in der Klienten sich als perfekt, besonders und allmächtig sehen und erwarten, dass auch andere sie so sehen. Defensiver Narzissmus soll dazu dienen, Selbstzweifel abzuwehren. In der Regel ist er mit einer sehr begrenzten Fähigkeit gepaart, Empathie für andere aufzubringen oder sich für sie zu interessieren, sofern sie nicht unmittelbar Bedürfnisse des narzisstischen Klienten bedienen.

Depersonalisierung/Derealisierung: Hierbei handelt es sich um eine Form der Dissoziation von sich selbst oder dem eigenen Handeln. Sie kann sich unterschiedlich äußern. Klienten können das Gefühl haben, sie befänden sich »außerhalb von sich« und würden sich selbst beobachten, als sähen sie sich in einem Film. Oder sie erleben permanent ein Gefühl der »Unwirklichkeit«, bei dem ihre Gedanken und Gefühle nicht zu ihnen zu gehören scheinen.

Entwertende Übertragung: Bei einer »entwertenden Übertragung« projiziert der Klient sein inneres Erleben, von einem attackierenden Teil seiner selbst abgewertet zu werden, auf den Therapeuten und sieht diesen nun als: (1) feindseligen, herumkritisierenden Angreifer (der projizierte attackierende Teil des Selbst) oder (2) als wertlos und mit Mängeln behaftet (der projizierte Teil des Selbst, der attackiert wird).

Experimente: Dieser Begriff aus der Gestalttherapie beschreibt improvisierte Interventionen, die auf Material basieren, das in der Therapiesitzung auftaucht. Klienten werden gebeten, damit zu experimentieren, etwas Bestimmtes zu tun, zu sagen oder zu denken und dann zu beobachten, welche Auswirkungen es auf ihr Gewahrsein und ihren emotionalen Zustand hat.

Falsches Selbst: Im Grunde ist ein falsches Selbst ein konstruiertes Identitätsgefühl, das nun fälschlicherweise als das reale Selbst der Person identifiziert wird. Es basiert auf Fantasie und auf dem Input von anderen (vor allem von frühen Bezugspersonen) und dient dazu, unangenehme Gefühle abzuwehren und andere zufriedenzustellen. Da es jedoch nicht zum Wesen der Person gehört und nicht in der Tiefe wahr ist, ist es anfällig für äußere Einflüsse und leicht aus dem Takt zu bringen.

Figur-Grund-Geschehen: Zur grundlegenden Theorie der Gestalttherapie gehört der Gedanke, dass wir ständig von mehr Daten umgeben sind als unsere Sinne und unser Gehirn verarbeiten können. Demzufolge kümmern wir uns nur um das, was mit unseren aktuellen Bedürfnissen und Interessen zusammenhängt oder mit unerfüllten Bedürfnissen oder Traumen aus unserer Vergangenheit, die uns noch heute belasten. Wir bilden aus den relevanten Informationen eine Figur aus, und der gesamte Rest wird zu einem Teil des nicht weiter beachteten Hintergrunds. Das Ganze ist ein fortlaufender Prozess: Eine Art, das Feld zu organisieren, geht fließend in eine andere Art und Weise über, das Feld zu organisieren. Figuren tauchen im Bewusstsein auf und verschwinden wieder, während sich der Fluss unserer Bedürfnisse und Interessen in einem fort wandelt. Obwohl das meiste des oben Genannten relativ automatisch und unterhalb der Bewusstseinsschwelle abläuft, können wir uns auch bewusst dafür entscheiden, etwas zur Figur zu machen. Das Figur-Grund-Geschehen ist ein Prozess, der unentwegt stattfindet und unvermeidlich ist. Wir können ihn unterbrechen, wir können auf ihn einwirken, aber wir können ihn nicht stoppen.

Flexibilität einer interpersonellen Gestalt (IG): Ich benutze den Begriff »flexibel« hier als Bezeichnung für die Fähigkeit einer Person, auf etwas Neues in zwischenmenschlicher Hinsicht auf eine nicht stereotype Weise zu reagieren, statt in eine »Rolleninszenierung« zurückzufallen. Würden wir hieraus eine Formel machen, hieße sie: Grad der Fähigkeit zur Aufnahme der größten Menge an interpersonellen Informationen + größtmögliche Palette potenzieller Reaktionen auf das interpersonelle Ereignis im jeweiligen Moment = Grad der Flexibilität.

Ganzobjektbeziehungen: Dieser Begriff bezieht sich auf die Fähigkeit, andere und sich selbst als gleichzeitig mit guten und schlechten Eigenschaften ausgestattet zu sehen sowie mit Qualitäten, die man mag, und solchen, die man nicht mag. Dies erlaubt uns, die verschiedenen Aspekte unserer eigenen Persönlichkeit und der Persönlichkeit von anderen zu einem relativ stabilen kohärenten Ganzen zu integrieren.

Gegenübertragung: Gegenübertragung meint die Reaktionen des Therapeuten oder der Therapeutin auf den Klienten oder die Klientin. Gegenübertragungen treten in zwei klassischen Varianten auf: (1) als Reaktion auf einen Klienten, die sich bei den meisten Therapeuten im Rahmen der therapeutischen Arbeit mit diesem Klienten zeigen würde, und (2) als idiosynkratische Gegenübertragung, die in der eigenen Vergangenheit des Therapeuten oder der Therapeutin wurzelt, die ohne dessen/deren Gewahrsein auf den Klienten projiziert wird. Für den therapeutischen Prozess mit großer Wahrscheinlichkeit störend ist der letztgenannte Typ, wenn er vom Therapeuten nicht verstanden und seine Existenz nicht anerkannt wird.

Gesunder Narzissmus: Gesunder Narzissmus basiert auf einem realistischen Gespür für unsere tatsächlichen Talente und Leistungen. Er beinhaltet auch die Fähigkeit, zu wissen, wer wir wirklich sind, und uns als diese Person zu mögen sowie uns dafür zu interessieren, was mit uns geschieht. Dies ist gekoppelt mit der Fähigkeit, uns auch für andere zu interessieren, selbst wenn sie unseren Bedürfnissen nicht dienlich sind. Da es sich um einen realistischen, gesunden Narzissmus handelt (im Gegensatz zum **defensiven Narzissmus**), ist dieser relativ immun gegen kleine Kränkungen und die Meinungen anderer.

Gleichklang im Denken: Gleichklang im Denken beschreibt die Annahme narzisstischer Klienten, dass andere exakt genauso denken wie sie. Es geht in eine ähnliche Richtung wie der Begriff »Konfluenz« in der Gestalttherapie.

Heilung durch Übertragung: Dieser Begriff bezieht sich auf die Situation, dass sich Klienten nach Einstieg in die Therapie besser fühlen können, da das Interesse, die Aufmerksamkeit und Unterstützung des Therapeuten ihre Abwehr vorübergehend stützen, was dazu führt, dass sie auf einem höheren Niveau funktionsfähig sind. Die Gefahr bei einer »Heilung durch Übertragung« ist, dass der Klient oder ein unerfahrener Therapeut dies fälschlicherweise für eine dauerhaftere und verinnerlichte Fähigkeit zur Selbstunterstützung halten mag, und dass der Klient die Therapie zu früh abbricht. Wenn Klienten an diesem Punkt aussteigen, werden sie bald zurück zu ihrem früheren Funktionsniveau regredieren.

Ich-fremd: Wenn etwas ich-fremd ist, wird es nicht als Teil des Selbst identifiziert.

Ich-Funktionen: Der Begriff »Ich-Funktionen« bezeichnet eine Gruppe von psychologischen und emotionalen Fähigkeiten, die es uns ermöglichen, uns an die Anforderungen unseres Umfelds anzupassen und ein integriertes, kohärentes Selbstgefühl und Ich-Erleben zu entwickeln.

Ich-synton: Dies bezieht sich auf eine Situation, in der jemand glaubt, ein bestimmtes Denken oder Verhalten sei ein untrennbarer Teil seiner selbst. Das, worum es geht, fühlt sich für ihn normal an. Hier haben wir das Gegenteil von *ich-fremd*.

Idealisierende Übertragung: In einer »idealisierenden Übertragung« blickt der Klient zum Therapeuten auf, himmelt ihn als perfekt und über jeden Tadel erhaben an und es verlangt ihn nach der Zustimmung des Therapeuten. Heinz Kohut identifizierte und beschrieb die drei grundlegenden narzisstischen Übertragungen: spiegelnde, idealisierende und Zwillings-/Alter-Ego-Übertragung.

Interpersonelle Gestalt (IG): Die interpersonelle Gestalt ist ein von mir eingeführtes Konzept, das die Art und Weise meint, auf die wir unser interpersonelles Feld im jeweiligen Augenblick organisieren: was von den vielen interpersonellen Möglichkeiten für uns zur Figur wird und was zum Grund. Die interpersonelle Gestalt beinhaltet Punkte wie den, welche Rolle wir in der Interaktion spielen möchten, wie wir vom anderen gesehen und behandelt werden wollen, wie wir uns während der Interaktion zu fühlen erwarten und wonach wir uns insgeheim bei der anderen Person sehnen oder wovor wir in Bezug auf sie Angst haben.

Die interpersonelle Gestalt gehorcht den gleichen Regeln wie andere Gestaltgeschehen. Unsere Interessen, Bedürfnisse, Erwartungen, die Physiologie, die Kultur, die Geschichte und unser Temperament – sie alle beeinflussen, was für uns zur Figur wird. Die Idee einer interpersonellen Gestalt ist letztlich eine Beschreibung eines fortwährend ablaufenden Prozesses, der immer wieder von Neuem in jedem einzelnen Moment an der Kontaktgrenze und über den Mechanismus des Figur-Grund-Geschehens stattfindet. Er setzt sich aus vier Grundkomponenten zusammen: *Aufmerksamkeit + Interpretation + Emotionale Reaktion + Handeln.*

Aufmerksamkeit: Worauf von den vielen verfügbaren interpersonellen Informationen die Person zu achten entscheidet.

Interpretation: Was sich nach Einschätzung der Person in zwischenmenschlicher Hinsicht abspielt.

Emotionale Reaktion: Die Art, wie die Person emotional auf ihre eigene Interpretation der interpersonellen Situation (IS) reagiert.

Handeln: Wie die Person basierend auf Obigem mit dem Gegenüber zu interagieren beschließt (*Aufmerksamkeit + Interpretation + Emotion* führt zur Entscheidung für ein bestimmtes *Handeln*).

Interpersonelle Situation (IS): Die interpersonelle Situation ist die sich im jeweiligen Moment entfaltende Interaktion zwischen den Beteiligten.

Interpersonelles Feld: Das interpersonelle Feld bezieht sich auf den Klienten und alle sonstigen Personen, zu denen der Klient entweder im gegebenen Moment oder in der Erinnerung in Beziehung steht. Bezogen auf die Psychotherapie schließt das interpersonelle Feld die Gedanken, Gefühle und Verhaltensweisen des Therapeuten wie auch des Klienten ein.

Introversion: Introversion ist ein gängiger schizoider Abwehrmechanismus, bei dem Klienten in sich gekehrt sind und bei sich selbst suchen, um ihre Bedürfnisse zu befriedigen. (C. G. Jung führte die Begriffe »Introversion/Extraversion« ein, um langlebigere Persönlichkeitsmerkmale zu beschreiben, was nicht der Art und Weise entspricht, wie ich sie in meinen Texten verwende.)

Konfluenz: Hier haben wir es mit einem Begriff aus der Gestalttherapie zu tun, der eine Störung an der Kontaktgrenze bezeichnet. Charakteristisch für diese ist, dass eine Person davon ausgeht, dass ihr Gegenüber exakt dasselbe denkt, fühlt und glaubt wie sie selbst. Dies dient dem defensiven Zweck, eventuelle interpersonelle Ängste zu lindern, die aufkommen könnten, wenn Punkte erkannt würden, an denen tatsächlich Differenzen und Uneinigkeit bestehen. Man kann sich Konfluenz als ein Verschwimmen der Grenze zwischen sich selbst und dem anderen vorstellen.

Konfrontation: James F. Mastersons Begriff dafür, Borderline-Klienten geschickt die von ihnen nicht wahrgenommene Destruktivität ihres ausagierenden Verhaltens ins Bewusstsein zu rücken, ohne ihnen dabei zu sagen, was sie zu tun hätten. Um erfolgreich sein zu können, muss die Konfrontation auf ruhige, einfühlsame und neutrale Weise erfolgen. Es ist kontraproduktiv, wenn der Therapeut oder die Therapeutin dabei verärgert klingt oder Kritik am Klienten zu üben scheint. Es geht um eine Konfrontation mit der Realität, nicht mit dem Therapeuten. Tatsache ist, dass Klienten sich viel lieber mit dem Therapeuten herumstreiten würden als mit sich selbst. Dann müssen sie sich nicht mit den inhärenten Widersprüchen in ihrem eigenen Denken und Verhalten abgeben und sich nicht darin hin- und hergerissen fühlen.

Kontaktgrenze: Wenn ich den Begriff »Kontaktgrenze« verwende, beziehe ich mich auf: (1) die Grenze zwischen uns selbst und anderen, an der ein Kontakt zwischen zwei Menschen stattfinden kann; (2) Grenzen innerhalb unserer selbst, an denen wir in Kontakt mit Seiten unserer selbst und unseres Erlebens kommen können. Wenn ich zum Beispiel dasitze und mit einer anderen Person spreche, kann man sich die Kontaktgrenze als die Stelle zwischen uns vorstellen, an der ich aufhöre und mein Gegenüber beginnt. Es ist jedoch auch möglich, dass ich verschiedene Formen von Kontakt mit mir selbst erfahre, etwa wenn ich plötzlich merke, dass mein Fuß schmerzt. Die Kontaktgrenze verläuft dann zwischen mir (dem wahrnehmenden Teil) und meinem Fuß.

Kontakt-Rückzug-Zyklus: Gemeint ist die Vorstellung, dass wir in unserem Leben ständig wellenartige Zyklen erfahren, in denen: (1) sich ein Bedürfnis oder Interesse aus dem undifferenzierten Urgrund des Erlebens abhebt und zur Figur wird; (2) unsere natürliche Neigung zum Tragen kommt, uns diesem Bedürfnis oder Interesse zuzuwenden, bis wir befriedigt sind, bis sich unser Interesse daran erschöpft hat oder wir durch ein hiermit konkurrierendes Bedürfnis oder Interesse davon abgelenkt werden. (3) Wenn wir dieses Bedürfnis befriedigt haben oder unser Interesse an dem, was unsere Aufmerksamkeit beansprucht hat, erloschen ist, zieht es sich auf ganz natürliche Weise wieder in den nicht weiter beachteten Hintergrund des Erlebens zurück. Irgendwann taucht dann ein anderes Bedürfnis oder Interesse auf, und der Zyklus beginnt von vorn.

Narzisstische Depression: Narzisstische Depressionen unterscheiden sich von den meisten anderen Typen von Depressionen primär in zweierlei Hinsicht: (1) Anders als bei regulären Depressionen, für die in der Regel Trauer oder Traurigkeit bestimmend sind, ist das Hauptmerkmal narzisstischer Depressionen Scham über sich selbst. (2) Narzisstische Depressionen können in Reaktion auf Kritik oder Lob von außen ebenso schnell verschwinden, wie sie gekommen sind, und genauso schnell auch wieder zurückkehren.

Narzisstische »gute« interpersonelle Gestalt (gute IG): Eine Möglichkeit, das interpersonelle Feld zu organisieren, die es Narzissten erlaubt, sich gut zu fühlen, indem sie den Fokus unbewusst nur auf jene Details des interpersonellen Felds lenken, die es ihnen ermöglichen, sich selbst als perfekt, besonders, einzigartig, erfolgreich, zu allem berechtigt, bewundert und angehimmelt zu erleben. Alles, was diesem grandiosen Selbstbild widersprechen könnte, wird zu einem Bestandteil des nicht gesehenen Hintergrunds. In diesem Zustand nehmen sie unbewusst an, dass ihr Gegenüber völlig mit ihrer Selbsteinschätzung übereinstimmt und als bewunderndes Publikum ganz Auge und Ohr für sie ist. Es besteht die Wahrnehmung, dass das Selbst und der andere auf magische Weise zu einem konfluenten Klumpen bewundernder Güte verschmolzen sind und dass alles perfekt ist. Es ähnelt vielleicht dem Gefühl, das ein ganz kleines Kind haben mag, wenn es sich im bewundernden und hingerissenen leuchtenden Blick seiner Eltern sonnt.

Narzisstische »schlechte« interpersonelle Gestalt (schlechte IG): Bei dieser Art, das interpersonelle Feld zu organisieren, lassen Narzissten unbewusst nur jene Aspekte des interpersonellen Felds in den Vordergrund treten, die ihr Selbstbild als hoffnungslos fehlerhaft, mit Makeln behaftet, unzulänglich, unwürdig und voller Scham darstellen. Sie projizieren diese Sicht von sich selbst auf andere und nehmen unbewusst an, dass die andere Person ihre Wertlosigkeit sieht, sie verachtet und daraufhin gnadenlos attackiert und entwertet. Wenn diese Art, das interpersonelle Feld zu organisieren, vorherrscht, hassen und verachten narzisstische Klienten sich selbst. Sie verlieren vollkommen den Kontakt mit ihren positiven Qualitäten und scheinen unter Amnesie zu leiden, was frühere Erfolge anbelangt. In diesem Zustand ist die Wahrscheinlichkeit groß, dass sie in eine selbsthassende Depression verfallen, in der sie sich immer wieder nur an die Fehlschläge in ihrer Vergangenheit erinnern und für ihre Zukunft nichts Positives vor sich sehen. Ihr Gefühlszustand ist von einem Gefühl tiefer Scham, Hoffnungslosigkeit, Hilflosigkeit, Panik, Wut und Depression gekennzeichnet.

Narzisstische Verletzung: Eine narzisstische Verletzung ist etwas, das unser Selbstwertgefühl verletzt.

Negative Reaktion auf die Therapie: Wenn ein Klient negativ auf die Therapie anspricht, nimmt sein subjektives Wohlbefinden ab, anstatt sich durch die Therapie zu bessern, die Symptome verstärken sich, und der Klient fühlt sich vom Therapeuten oder der Therapeutin falsch verstanden, verletzt, enttäuscht und ist wütend auf ihn oder sie.

Neurose: Eine psychische oder emotionale Schwierigkeit, die relativ begrenzt ist (wie etwa eine Phobie) und nicht die gesamte Persönlichkeitsstruktur betrifft. Die Realitätstestung ist weitgehend intakt. Aus der Warte der Objektbeziehungen hat das neurotische Individuum *Ganzobjektbeziehungen* und *Objektkonstanz* erlangt.

Objektkonstanz: (1) Die Fähigkeit, ein positives emotionales Band zu jemandem aufrechtzuerhalten, auch wenn man wütend auf die Person ist oder sich von ihr enttäuscht, verletzt oder frustriert fühlt; sowie (2) die Fähigkeit, sich jemandem emotional verbunden zu fühlen, auch wenn die Person gerade nicht anwesend ist, und sich ihr Gesicht aus dem Gedächtnis vergegenwärtigen zu können.

Objektrepräsentanz: In ihrer simpelsten Form ist das die innere Vorstellung, die wir von einer anderen Person in unserer innerpsychischen Welt haben.

Ödipuskomplex: Dieser Begriff wurde von Sigmund Freud geprägt und beschreibt einen wichtigen Punkt, der nach seinem Dafürhalten in der von ihm als »phallisches Stadium der psychosexuellen Entwicklung« (im Alter von drei bis fünf Jahren) bezeichneten Phase zum Thema wird. In dieser Phase, so glaubte Freud, tritt der kleine Junge in Konkurrenz zu seinem Vater und will den Vater eliminieren, um die Mutter für sich allein zu haben. Dies allerdings würde sich, so die Überzeugung, legen, wenn der Junge akzeptierte, das er diesen Konkurrenzkampf nicht gewinnen konnte. Statt weiter mit seinem Vater zu konkurrieren, identifiziert er sich dann mit ihm und will so werden wie er. Mädchen, so dachte man, durchliefen einen ähnlichen Prozess, in dem sie mit ihrer Mutter um die Liebe und Aufmerksamkeit ihres Vaters konkurrierten. Hierfür wurde der Begriff »Elektrakomplex« geprägt.

»Platsch-Effekt« (»Splash«): Hierbei handelt es sich um ein Verständnis, das von mir eingeführt wurde, um das Ausmaß zu beschreiben, in dem Klienten sich durch das Leben bewegen können, ohne andere über Gebühr in ihre Probleme hineinzuziehen.

Ausgeprägter Platsch-Effekt (»Megaplatscher«): Im Umfeld des Klienten oder der Klientin kennt alle Welt die ganzen Probleme, die diese Person gerade hat, und völlig Unbeteiligte wie etwa Nachbarn, Fremde und die Polizei werden in diese hineingezogen.

Moderater Platsch-Effekt: Im Freundes- und Kollegenkreis oder in der Verwandtschaft weiß man, was gerade vor sich geht, und wird vielleicht mehr um Hilfe angegangen, als einem lieb ist.

Geringer Platsch-Effekt: Die Person ist gefasst und bewältigt Gefühle, ohne sie zu leugnen, setzt angemessene Selbstunterstützungsstrategien ein und spricht nur im engsten Freundeskreis oder in der Therapie über Einzelheiten in Bezug auf die Situation.

Realitätstestung: Die Fähigkeit, sich selbst und andere sowie seine aktuelle Situation einigermaßen zutreffend einzuschätzen.

Reframing (Umdeuten): Hierbei handelt es sich um eine therapeutische Technik, die von dem großen Hypnotherapeuten Milton H. Erickson (1901–1980) entwickelt und dann von den Theoretikern in Neurolinguistischem Programmieren (NLP) weiter ausgearbeitet wurde. Sie besagt, dass die Bedeutung eines Ereignisses von seinem Kontext abhängt. Verändert man den Kontext, verändert man damit die Bedeutung.

Regression: Regression ist ein defensiver Rückzug in ein früheres Entwicklungsstadium. In der Regel kommt es dazu, wenn eine Person mit einer Angst auslösenden Situation konfrontiert ist, bei der ihr die Mittel fehlen, erwachsen mit ihr umzugehen. Regression kann eine Reaktion auf inneren wie auch äußeren Druck sein. Bei schizoiden Klienten kann beispielsweise eine innerliche Regression in Richtung primitiver Beziehungsformen eintreten, etwa in einem Bezug auf Körperteile statt auf den ganzen Menschen. Es kann auch ein Rückzug in die Zeit im Mutterleib stattfinden, charakterisiert von Fantasien rund um den Rückzug an einen vollkommen sicheren, in sich abgeschlossenen Raum.

Retroflektion: Dieser Abwehrmechanismus beinhaltet die Hemmung einer Reaktion auf eine andere Person oder äußere Situation, in der die mobilisierte Energie dann in Richtung auf das Selbst zurückgelenkt wird. Statt zum Beispiel jemanden zu schlagen, spannen wir vielleicht die Muskeln an. Oder wir verletzen uns selbst, statt unsere Wut nach außen und gegen einen anderen zu richten. Retroflektion kann auch positivere Formen annehmen, etwa wenn wir uns selbst etwas geben, das wir gern von anderen hätten. Oder einer anderen Person etwas geben, das wir uns von ihr wünschen würden.

Selbstaktivierung: Selbstaktivierung ist die Fähigkeit, seine eigenen wahren Bedürfnisse und Wünsche zu erkennen und entsprechend zu handeln, sowie die Fähigkeit, sich selbst hinreichend zu unterstützen, um bei der Stange zu bleiben, bis das Erwünschte erlangt wurde.

Selbstaktivierungstriade: Hierbei handelt es sich um ein aus drei Teilen bestehendes, von James F. Masterson identifiziertes und benanntes Muster, das die typischen Reaktionen von Klienten mit Borderline-, narzisstischen und schizoiden Anpassungen auf Psychotherapie beschreibt. Masterson zufolge führt *Selbstaktivierung* zu einer *Verlassenheitsdepression* und diese wiederum zu Abwehr. Damit meint Masterson: Wenn Klienten therapeutische Fortschritte machen, ihre wahren Bedürfnisse und Wünsche ermitteln und entsprechend handeln, beginnen alte, extrem unangenehme Gefühle in ihnen aufzusteigen. Er hat für diese Gefühle das Kürzel »Verlassenheitsdepression« geprägt. Begeben sich Klienten über das Niveau hinaus, auf dem sie sich aktuell innerlich Unterstützung geben können, fallen sie in alte, destruktive, ausagierende Verhaltensweisen zurück, um mit diesen Gefühlen fertig zu werden. Der Therapeut hat dann die Aufgabe, die Abwehr des Klienten gegenüber dem entsprechenden Fühlen und Wissen zu durchbrechen und sich mit ihm mit den Themen und Gefühlen auseinanderzusetzen, die bei diesem Prozess wieder zum Vorschein kommen.

Selbst-Objekt-Verschmelzung: Dieser Begriff bezeichnet die Tendenz von Klienten mit narzisstischen Anpassungen, innerpsychisch unbewusst ihr Selbstgefühl/Ich-Erleben mit einer anderen Person oder einem anderen Objekt zu verschmelzen, um diese Person oder dieses Objekt dazu zu benutzen, mit ihrem Selbstwertgefühl zurechtzukommen oder sich selbst zu beruhigen.

Selbstrepräsentanz: In der allereinfachsten Form ist hiermit unser inneres »Bild« von uns selbst gemeint. Unterhält eine Person keine Ganzobjektbeziehungen, wird dieses Selbst in mindestens zwei verschiedene Teilselbstrepräsentanzen aufgespalten: eine rundum gute und eine rundum schlechte. Darüber hinaus rücken im Lebensverlauf und während wir mit anderen interagieren, verschiedene Aspekte unseres Selbst in den Vordergrund. Man könnte sagen, dass sich in vielen Fällen die Selbstrepräsentanz in der jeweiligen Situation ausbildet.

Spaltung: Spaltung ist ein psychologischer Abwehrmechanismus, der darin besteht, widersprüchliche Sichtweisen von sich selbst oder anderen fein säuberlich getrennt zu halten. Der Widerspruch als solcher dringt nicht ins Bewusstsein. Die Sichtweisen können sich abwechseln. An einem Tag mag die Person selbst oder das Gegenüber als rundum gut erlebt werden, am nächsten als rundum schlecht. Oder der rundum gute Anteil wird der einen Person zugeordnet und der rundum schlechte einer anderen. Beispiel: »Meine Mutter war eine Heilige (rundum gut) und mein Vater war ein Monster (rundum schlecht).«

Defensive Spaltung: Jegliche Spaltung ist definitionsgemäß defensiv, indem sie Schutz und Abwehr dient. Es kann jedoch nützlich sein, zu unterscheiden zwischen einer Spaltung, die entsteht, da ein Klient noch keine Ganzobjektbeziehungen erreicht hat (hier hat ein Entwicklungsstillstand stattgefunden), und einer Spaltung, die auftritt, wenn eine Person, die durchaus Ganzobjektbeziehungen erlebt, Spaltung unbewusst einsetzt und sich damit die eigenen guten Gefühle für jemanden bewahrt, indem sie nur die guten, liebenswürdigen Seiten des anderen sieht. In diesem Fall würden die schlechten Gefühle über die guten siegen, wenn der Klient ein zutreffenderes Bild des Gegenübers hätte, und das wäre das Ende jeden Gefühls von Geborgenheit und Unterstützung, das die Beziehung geboten hatte.

Spiegeln: Spiegeln ist eine therapeutische Technik, die darin besteht, dass sich jemand bemüht, empathisch zu verbalisieren und zurück zu spiegeln, was die andere Person in einer bestimmten Situation sagt oder fühlt. Beispiel: »Es muss geschmerzt haben, von Ihrer Tochter am Muttertag keine Karte bekommen zu haben.«

Spiegelnde Deutung narzisstischer Verletzlichkeit: Hierbei handelt es sich um eine dreiteilige, auf James F. Masterson zurückgehende therapeutische Intervention, die narzisstischen Klienten hilft, eine therapeutische Besprechung ihres destruktiven ausagierenden Verhaltens zu tolerieren.

Sie beginnt mit *empathischen* Aussagen dazu, wie der Klient oder die Klientin sich nach Auffassung des Therapeuten oder der Therapeutin wohlfühlt, etwa: »Es muss sehr schmerzhaft gewesen sein, als Ihr Chef Ihren Kommentar bei diesem Meeting so völlig überging.«

Danach kommt eine Aussage zur *Auswirkung* des Vorfalls auf das Selbstgefühl des Klienten oder der Klientin, etwa: »Wahrscheinlich haben Sie dadurch das Gefühl bekommen, er würde Sie nicht respektieren.«

Dann folgt eine Interpretation des *defensiven Ausagierens* auf Seiten des Klienten in Reaktion auf die narzisstische Verletzung, etwa: »Ich möchte wetten, der einzige Weg für Sie, diese Situation zurechtzurücken, bestand darin, Ihrem Chef vor versammelter Mannschaft die Meinung zu geigen.«

Spiegelnde Übertragung: Bei der spiegelnden Übertragung exponiert sich der Klient dem Therapeuten gegenüber und erwartet, dass dieser für ihn das bewundernde, unkritische Publikum abgeben wird. Der Klient geht von *Konfluenz* aus. Heinz Kohut identifizierte und beschrieb die drei grundlegenden narzisstischen Übertragungen: spiegelnde, idealisierende und Zwillings-/Alter-Ego-Übertragung.

Talionische Vergeltung: Hierbei handelt es sich um einen psychologischen Abwehrmechanismus, der damit einhergeht, eigene Erfolge zu sabotieren und sich selbst zu verletzen, um sich so an einem verhassten Elternteil zu rächen. In der Begrifflichkeit der Gestalttherapie sagt man, dass die Wut des Klienten oder der Klientin »retroflektiert« wird, und jede Verletzung, die sich die Person zufügt, ist eine symbolische Verletzung des verhassten Vaters oder der verhassten Mutter. Das Wort »talionisch« geht auf das alttestamentarische Gesetz zurück, das im Lateinischen *Lex talionis* genannt wird und das Ausmaß an Vergeltung, das jemandem gegenüber einem anderen zugestanden wird, auf »Auge um Auge, Zahn um Zahn« beschränkt.

Teilobjektbeziehungen: Dies meint das Unvermögen, andere und sich selbst als gleichzeitig mit guten und schlechten, mit gemochten und nicht gemochten Eigenschaften ausgestattet zu sehen. Da nur wenig oder gar nicht die Fähigkeit vorhanden ist, ein integriertes, differenziertes Bild von sich selbst und anderen auszubilden, wird der Abwehrmechanismus der »Spaltung« benutzt, um sich widersprechende Informationen mental in zwei separaten »Schubladen« aufzubewahren, die nicht miteinander interagieren. Diese beiden unrealistischen und widersprüchlichen Sichtweisen von sich selbst oder dem anderen als rundum gut oder rundum schlecht können sich rasend schnell abwechseln, je nachdem, was in der Interaktion gerade abläuft und wie es von der Person mit Teilobjektbeziehungen wahrgenommen wird.

Therapeutisches Bündnis: Gemeint ist eine authentische und vom Geist der Zusammenarbeit geprägte Arbeitsbeziehung, in deren Rahmen Klient und Therapeut gemeinsam darauf hinwirken, dass der Klient oder die Klientin im Hinblick auf die bestehenden Probleme Fortschritte macht. Sie ist nicht das Ergebnis von Spaltung und anderen Abwehrmechanismen, die Klienten dazu bringen, den Therapeuten in unrealistischer Weise als rundum gut zu sehen. Stattdessen stützt sich das therapeutische Bündnis auf das tatsächliche Erleben des Klienten, dass sich der Therapeut oder die Therapeutin an den gesündesten Seiten des Klienten orientiert, um ihm zu therapeutischen Fortschritten zu verhelfen. Da das therapeutische Bündnis auf der Realität basiert, ist es relativ stabil, nachdem es erst einmal entstanden ist.

Trias der Störungen des Selbst: Der Begriff bezieht sich auf das sich wiederholende Muster, Fortschritte zu machen, auf die dann wieder Rückschritte folgen, wie es bei der Therapie von Klienten mit Borderline-, narzisstischen oder schizoiden Anpassungen vorkommt. Dieses Muster wurde von James F. Masterson benannt und identifiziert. Masterson beschreibt die drei Teile dieses Musters kurz und prägnant wie folgt: **Selbstaktivierung** führt zur **Verlassenheitsdepression** und diese zu Abwehr.

Übergangsobjekt: Hierbei handelt es sich um ein Trost spendendes Objekt, das als Ersatz für die Anwesenheit einer bestimmten Person – etwa des Therapeuten oder der Therapeutin – dienen kann.

Übertragung: Klienten projizieren auf den Therapeuten oder die Therapeutin Gefühle und haben bezogen auf diesen oder diese Empfindungen, die mit ihren früheren Erfahrungen zu tun haben. Dabei verfügen sie jedoch über die Fähigkeit, eigenständig zu erkennen, wann diese mit Blick auf die aktuelle Situation nicht angemessen sind.

Verlassenheitsdepression: James F. Mastersons Begriff für die überwältigend unangenehmen Gefühle, die zutage treten, wenn ein Borderline-Klient aufhört, auszuagieren, und sich in *Selbstaktivierung* versucht. Zu den Gefühlen dieser Art können suizidale Depression, Zorn, tiefe Verletztheit, Panik, Leere, Hilflosigkeit und Hoffnungslosigkeit gehören.

Verschlossenheit: Der Begriff bezieht sich auf eine Situation, in der sich der Klient oder die Klientin emotional von der Außenwelt gelöst hat, obwohl er oder sie noch mit anderen zu interagieren scheint.

Wahres Selbst: Ein Selbstgefühl, das auf den eigenen wahren inneren Gefühlen, Präferenzen, Reaktionen und Fähigkeiten basiert. Es entsteht im Laufe der Zeit durch Kontakt mit dem Umfeld, das den eigenen Ausdruck erlaubt. Es beinhaltet auch ein Gespür für die Weisen, auf die man einzigartig ist, und auch dafür, in welcher Hinsicht man genauso ist wie andere oder anders als sie. Es basiert auf der Realität und ist deshalb relativ resilient und stabil, obwohl es sich als Reaktion auf neue Erfahrungen entwickelt.

Zwillings-(Alter-Ego-)Übertragung: Dies ist eine der drei von Heinz Kohut beschriebenen narzisstischen Übertragungen. In einer Zwillings- oder Alter-Ego-Übertragung nehmen Klienten an, dass sie und ihr Therapeut oder ihre Therapeutin beide ganz besondere Menschen seien, die sich wechselseitig in ihrer Überlegenheit bestärken.

Danksagung für die deutsche Ausgabe

Wenn man etwas ganz allein angehen wolle, habe ich einmal gelesen, müsse man mit der Erschaffung des Universums anfangen. Da meine Möglichkeiten weit unter diesem Niveau angesiedelt sein dürften, möchte ich die Gelegenheit nutzen, um einige der Menschen zu würdigen und ihnen zu danken, deren Unterstützung und Begleitung dieses Buch ermöglicht haben. Um es kurz zu machen, werde ich eine Menge Personen auslassen, die in meinem Leben und meinem Denken über Gestalttherapie sowie Borderline-, narzisstische und schizoide Anpassungen eine wichtige Rolle gespielt haben. Alle hier nicht Aufgeführten bitte ich, es mir nachzusehen.

Zuerst einmal möchte ich meinem Mann danken, Alan Zimmermann, der geduldig all die endlosen Stunden in unserer Ehe ertragen hat, die ich mit Schreiben, Lesen, mit Weiterbildung und dem Abhalten von Workshops zum Thema Persönlichkeitsanpassungen verbracht habe. Er war die treibende Kraft hinter der Veröffentlichung der englischsprachigen Ausgabe dieses Buches. Ebenfalls danken möchte ich meiner Tochter Karen Arluck, Psychotherapeutin mit Spezialgebiet Persönlichkeitsstörungen, die mir geholfen hat, meine Ideen weiterzuentwickeln und dafür zu sorgen, dass sie für klinisch Tätige und die allgemeine Öffentlichkeit relevant bleiben. Oft höre ich beim Schreiben Karens sehr pragmatische Stimme in meinem Kopf sagen: »Bitte mehr klinische Beispiele zur Umsetzung deiner Ideen in Sitzungen mit Klienten. Mehr konkrete Details bitte!«

Danken möchte ich meiner lieben Freundin Marianne Haidl, die mir geholfen hat, mich in der deutschen Verlagslandschaft zurechtzufinden, und mich mit Helena Bommersheim bekannt machte. Ich bin Helena Bommersheim sehr dankbar für ihr berufliches Networking in meinem Sinne und dafür, den Kontakt zu Andrea Wildgruber von der Agence Hoffman hergestellt zu haben. Ebenfalls möchte ich meiner Agentin Claudia Lichte von der Agence Hoffman danken, die mich durch den Prozess begleitete, mich bei der Wahl des Verlages für die deutschsprachige Ausgabe für den zur Verlagsgruppe Penguin Random House gehörigen Kösel-Verlag zu entscheiden, wo das Projekt zusammen mit meinem Lektor Gerhard Plachta und meiner Übersetzerin Silvia Autenrieth an den Start gehen konnte.

Zu den nachhaltigsten Einflüssen in meinem Leben als Gestalttherapeutin gehört meine Mitgliedschaft und Mitwirkung am New York Institute for Gestalt Therapy. Jeder einzelne Artikel und jedes Handout von mir musste meine stumme Frage überleben: »Inwiefern ist das Gestalttherapie? Welche Erklärung bietet die Theorie der Gestalttherapie für das, was ich hier sage, und wie hängt sie damit zusammen?«

Ebenfalls danken möchte ich Susan L. Fischer, Herausgeberin der *Gestalt Review*, für ihre großzügige Unterstützung meiner Ideen und meines Schreibens sowie ihre fortwährende Ermutigung, noch Weiteres zu schreiben und herauszubringen. Sie war bei der Erstellung der englischen Fassung meines Buches eine unschätzbar wertvolle Hilfe. Auch möchte ich Christine Stevens, Herausgeberin des *British Gestalt Journal*, meine Dankbarkeit bezeugen für ihr anhaltendes Interesse und ihre freundliche Unterstützung meines Schreibens über Persönlichkeitsanpassungen.

Es ist mir eine solche Freude, dass sich mir hier die Gelegenheit bietet, mein Buch auf Deutsch herauszubringen. Mein größter

Wunsch ist der, bislang im Dunkeln liegende Aspekte der Themen zu beleuchten, die mit Persönlichkeitsstörungen verbunden sind, und allen, die sich für die Diagnose und Behandlung von Borderline-, narzisstischen und schizoiden Persönlichkeitsanpassungen interessieren, praktische Hilfen anzubieten.

Die Danksagungen wären nicht vollständig ohne meinen Dank an all meine Klientinnen und Klienten. Beim Schreiben über Psychotherapie ist man immer gut beraten, nicht zu vergessen, dass alle erfolgreichen therapeutischen Innovationen in einem Feld stattfinden, das allermindestens eine bestimmte Therapeutin oder einen bestimmten Therapeuten und einen bestimmten Klienten oder eine bestimmte Klientin in Interaktion umfasst. Um den britischen Objektbeziehungsanalytiker D. W. Winnicott zu paraphrasieren: So etwas wie einen Therapeuten gibt es nicht. Es gibt nur Therapeut und Klient.

Elinor Greenberg, PhD
New York City
16. März 2020

Anmerkungen

1 Eine alternative Fassung dieses Kapitels erschien unter dem Titel »Love, Admiration, or Safety: A Gestalt Therapy System for the Diagnosis of Borderline, Narcissistic and Schizoid Adaptations«, *Studies in Gestalt Therapy*, 8 (1999), Seite 52–64. Ich bin dem Herausgeber dankbar für seine Erlaubnis, hier eine modifizierte Fassung dieser Arbeit zu veröffentlichen.

2 Ich danke Michael Brennen-Cotayo für seine hilfreichen Vorschläge nach der Lektüre einer früheren Fassung dieses Leitfadens.

3 Das als Gedächtnisstütze eingesetzte Akronym MISERY (deutsch MISERE) erschien erstmals in meinem Artikel »Healing the Borderline«, *The Gestalt Journal*, 7, 2, (1989b), Seite 11-55. (Das englische Wort *misery* bedeutet »Elend« oder »Misere«, Anm. d. Übers.)

4 siehe: https://www.psyalpha.net/de/literatur/volltexte/abraham-karl-1923-ergaenzungen-lehre-analcharakter-izp-1923-ix-heft1-27-47

5 Ralph Klein, ehemaliger Leiter des Masterson Institute, bietet äußerst wertvolle Informationen zur Behandlung schizoider Anpassungen. Nahezu alles, was ich über die Behandlung schizoider Anpassungen weiß, geht auf meine Arbeit mit ihm am Masterson Institute zurück und auf die Kapitel, die er zu diesem Thema geschrieben hat.

6 Eine frühe Fassung dieses Kapitels wurde bei der vom *Gestalt Journal* zur »Gestalttherapie in Theorie und Praxis« organisierten zehnten Jahrestagung präsentiert, Montreal, 11. Juni 1988. Eine alternative Fassung erschien unter dem Titel »Healing the Borderline« (Heilung des Borderliners) im *Gestalt Journal*, 7, 2 (1989b), Seite 11-55. Ich bin dem Herausgeber dankbar für die freundliche Erlaubnis, hier eine abgeänderte und angepasste Fassung dieses Artikels zu veröffentlichen.

7 Eine alternative Fassung dieses Kapitels ist unter dem Titel »Goals and the Borderline Client: A Gestalt Therapy Approach« in der *Gestalt Review*, 19, 2 (2015), Seite 133–143 erschienen. Ich bin dem Herausgeber dankbar für seine freundliche Erlaubnis, eine modifizierte Version dieses Artikels zu veröffentlichen.

8 Diese Methode, langfristige destruktive Auswirkungen der vorgebrachten Handlungsmöglichkeiten des Klienten ins Bewusstsein zu rücken und un-

mittelbar neben das erklärte Ziel des Klienten zu stellen, ohne sich dazu hinreißen zu lassen, eine Meinung zu äußern über das, was es zu tun gilt, basiert auf Mastersons Idee der »Konfrontation« (1976, 1981), die er bei Borderline-Patienten auf eine spezielle Weise einsetzt. Konzeptionell ähnelt sie der Intention nach der Arbeit mit zwei Stühlen in der Gestalttherapie: Zwei Anteile des Klienten werden ins Gewahrsein gerückt und einander gegenübergestellt.

9 Natürlich reagieren nicht alle meine Klienten mit Borderline-Anpassungen mit so viel Wertschätzung auf meine auf ihr Ziel ausgerichteten Interventionen. Einige sind im Widerstand und nicht an dem Punkt, sich auf diese kooperative Herangehensweise einzulassen. Näher auszuführen, wie ich mit ihnen arbeite, muss ich mir für künftige Publikationen aufsparen. Ich habe diese klinischen Beispiele mit Bedacht ausgewählt, um die grundlegenden Punkte darzulegen, die bei meinem Ansatz eine Rolle spielen. Um der Klarheit willen habe ich die tatsächlichen Gespräche und die Dauer meiner Interventionen mitunter vereinfacht.

10 Eine alternative Fassung dieses Kapitels wurde bei der von der Fachzeitschrift *The Gestalt Journal* organisierten 11. Jahrestagung zur »Theorie und Praxis der Gestalttherapie« vorgetragen (Chicago, 6. März 1989).

11 Gute Ausgangspunkte für eine eingehendere Betrachtung von Borderline-Klienten bietet Masterson (1976 und 1983).

12 Eine Erörterung der Arbeit mit derartigen Projektionen findet sich bei Ogden (1982) und Masterson (1983).

13 Alternative Fassungen dieses Kapitels wurden unter dem Titel »Special: The Diagnosis and Treatment of Narcissistic Disorders« bei der 14. Jahrestagung des Gestalt Center of Long Island am 11. Mai 1991 an der Hofstra University vorgetragen sowie bei der 14. Jahrestagung des *Gestalt Journal* im April 1992.

14 Dieses Kapitel versteht sich nicht als erschöpfende Abhandlung des Themas Narzissmus. Ebenso wenig sind alle hier angeführten Ideen original von mir. Viel verdanke ich Heinz Kohut und den anderen Selbstpsychologen, von denen einige dieser neuen Ansätze im Umgang mit Narzissmus verbreitet wurden. Vor allem stütze ich mich auf die Theorien und klinischen Techniken, die von James F. Masterson und Ralph Klein vom Masterson Institute entwickelt wurden. Viele aus meinem Freundes- und Kollegenkreis haben sich geduldig meine Ideen angehört und hilfreiche Kommentare und Vorschläge vorgebracht, unter ihnen Jerome Gold, Robin McNamara, Perry Klepner und Marla Silverman.

15 Alternative Versionen dieses Kapitels sind unter dem Titel »Undoing the Shame Spiral: Working with a Narcissistic Client Trapped in a Self-Hating Depression« im *British Gestalt Journal*, 19, 2 (2010), Seite 46-51 erschienen; in D. Bloom & P. Brownell (Hrsg.), *Continuity and Change: Gestalt Therapy Now*, Cambridge, UK: Cambridge Scholars Publishing (2011), Seite 185-196; sowie in D. Bloom & B. O'Neill (Hrsg.), The New York Institute for Gestalt Therapy

Anthology of Published Writings since 2000, Queensland, Australien: Ravenwook Press (2014), Seite 275-286. Ich bin den Herausgebern dankbar für die freundliche Genehmigung, hier eine geänderte und adaptierte Fassung dieses Artikels veröffentlichen zu können.

16 In diesem Kapitel bezeichne ich mit »Narzissmus« und »Narzisst« Klientinnen oder Klienten, die das interpersonelle Feld an der Kontaktgrenze gewohnheitsmäßig so organisieren, dass Signale, die mit einer Erhöhung oder Senkung ihres Selbstwertgefühls in Verbindung stehen, immer wieder zur Figur gemacht werden (siehe auch Kapitel »Liebe, Bewunderung oder Sicherheit?«).

17 Eine alternative Version dieses Kapitels erschien ursprünglich unter dem Titel »When Insight Hurts: Gestalt Therapy and the Narcissistically Vulnerable Client« im *British Gestalt Journal*, 5, 2 (1996), Seite 113-120.

18 Eine alternative Version dieses Kapitels ist unter dem Titel »Shit, Shame and Narcissism« im *Society of the Masterson Institute Newsletter*, 7, 2 (Juni 1993) erschienen. Ich bin dem Herausgeber dankbar für die freundliche Genehmigung, hier eine adaptierte Fassung dieses Artikels zu veröffentlichen.

19 siehe: https://www.psyalpha.net/de/literatur/volltexte/abraham-karl-1923-ergaenzungen-lehre-analcharakter-izp-1923-ix-heft1-27-47

Literatur

Abraham, Karl (1923), Ergänzungen zur Lehre vom Analcharakter. *IZP* 1923, IX, Heft1, 27-47.

Adler, Gerald (1985), *Borderline Psychopathology and Its Treatment*. New York: Jason Aronson.

Bandler, Richard & Grinder, John (2010), *Reframing: Neurolinguistisches Programmieren und die Transformation von Bedeutung*. Paderborn: Junfermann.

Basch, Michael F. (1980), *Doing Psychotherapy*. New York: Basic Books.

Blanck, Gertrude & Blanck, Rubin (1979), *Ego Psychology II: Psychoanalytic Developmental Psychology: Theory and Practice*. New York: Columbia University Press.

Bauer, Gregory P. (1990), *Wit and Wisdom in Dynamic Psychotherapy*. Northdale, Nj: Jason Aronson.

Bloch, Dorothy (1978), *So the Witch Won't Eat Me: Fantasy and the Child's Fear of Infanticide*. Boston: Houghton Mifflin.

Chess, Stella, & Thomas, Alexander (1984), *Origins and Evolution of Behavior Disorders*. New York: Brunner/Mazel.

Cooley, Charles H. (1902), *Human Nature and the Social Order*. New York: Scribner.

Dorpat, Theo L. (1990), *In Wit and Wisdom in Dynamic Psychotherapy*, Hrsg. G. Bauer (S. 86). Northdale, NJ: Jason Aronson.

Epstein, Leonard H. (1990), *In Wit and Wisdom in Dynamic Psychotherapy*, Hrsg. G. Bauer (S. 81). Northdale, NJ: Jason Aronson.

Erdman, Jack (mit Larry Kearney) (1998), *Whiskey's Children*. New York: Kensington Press.

Freud, Sigmund (1908), Charakter und Analerotik. *Gesammelte Werke. Schriften, Aufsätze und Vorträge zur Psychoanalyse 1893-1939*. https://www.textlog.de/sigmund-freud-gesammelte-werke-1893-1939.html

Giovacchini, Peter L. (1989), *Countertransference Triumphs and Catastrophes*. New York: Jason Aronson.

Greenberg, Elinor (Februar 1988), Countertransference and the Borderline Client. Beitrag vorgestellt bei Gestalt Associates for Psychotherapy. New York.

Greenberg, Elinor (1989a, 6. Mai), Countertransference and the Borderline Client: Untangling the Web. Beitrag vorgestellt bei der 11. Jahrestagung zur Theorie und Praxis der Gestalttherapie, Chicago.

Greenberg, Elinor (1989b), Healing the borderline. *The Gestalt Journal*, 12(2), 11-55.

Greenberg, Elinor (1992), Special: The Diagnosis and Treatment of Narcissistic Disorders, Schrift zur 14. Jahrestagung des Gestalt Center of Long Island, *The Gestalt Journal* (April)

Greenberg, Elinor (1993, Juni), Shit, Shame, and Narcissism. *Society of the Masterson Institute Newsletter*, 4(2).

Greenberg, Elinor (1996), When Insight Hurts: Gestalt Therapy and the Narcissistically Vulnerable Client. *The British Gestalt Journal*, 5(2), 113–120.

Greenberg, Elinor (1998), Diagnosis: Map or Territory. Unveröffentlichte Arbeit.

Greenberg, Elinor (1999), Love, Admiration or Safety: A System of Gestalt Diagnosis of Borderline, Narcissistic, and Schizoid Adaptations that Focuses on What is Figure for the Client. *Studies in Gestalt Therapy*, 8, 52-64.

Greenberg, Elinor (2010), Undoing the Shame Spiral: Working with a Narcissistic Client Trapped in a Self-Hating Depression, *The British Gestalt Journal*, 19, 2, 46-51. Wiederabdruck in D. Bloom & Brownell, P. (Hrsg.), *Continuity and Change. Gestalt Therapy Now*, Cambridge, UK: Cambridge Scholars Publishing (2011), S. 185-196; und in D. Bloom & O'Neill, B. (Hrsg.), The New York Institute for Gestalt Therapy Anthology of Published Writings since 2000, Queensland, Australien: Ravenwood Press (2014), S. 275–286.

Greenberg, Elinor (2015), Goals and the Borderline Client: A Gestalt Therapy Approach. *Gestalt Review*, 19(2), 133-143.

Greenberg, Jay R., & Mitchell, Stephen A. (1983), *Object Relations in Psychoanalytic Theory*. Cambridge: Harvard University Press.

Hamilton, N. Gregory (1988), *Self and Others: Object Relations Theory in Practice*. New York: Jason Aronson.

Kernberg, Otto F. (1992), *Objektbeziehungen und Praxis der Psychoanalyse*. Stuttgart: Klett Cotta.

Kernberg, Otto F. (2015), *Schwere Persönlichkeitsstörung: Theorie, Diagnose, Behandlungsstrategien*. Stuttgart: Klett Cotta.

Klein, Ralph (1995), The Self in Exile: A Developmental, Self and Object Relations Approach to the Schizoid Disorder of the Self; in J. F. Masterson & Klein, R. (Hrsg.), *Disorders of the Self: New Therapeutic Horizons – The Masterson Approach* (Kapitel 1-7, S. 3-142). New York: Brunner/Mazel.

Kohut, Heinz (1976), *Narzißmus: Eine Theorie der psychoanalytischen Behandlung narzißtischer Persönlichkeitsstörungen*. Berlin: Suhrkamp.

Kohut, Heinz (1981), *Die Heilung des Selbst*. Berlin: Suhrkamp.

Lear, M. W. (15. Mai 1988), Designs in Nature. *The New York Times Magazine*, S. 53-54.

Lewin, K. (1935), *A Dynamic Theory of Personality: Selected Papers*. New York: McGraw-Hill.

Mahler, Margaret S., Pine, Fred & Bergman, Anni (2008), *Die psychische Geburt des Menschen: Symbiose und Individuation*. Frankfurt: Fischer Taschenbuch

Masterson, James F. (1976), *Psychotherapie bei Borderline-Patienten*. Stuttgart: Klett Cotta.

Masterson, James F. (1981), *The Narcissistic and Borderline Disorders: An Integrated Developmental Approach*. New York: Brunner/Mazel.

Masterson, James F. (1983), *Countertransference and Psychotherapeutic Technique*. New York: Brunner/Mazel.

Masterson, James F. (2003), *Das Selbst und die Objektbeziehungen*. Stuttgart: Klett Cotta.

Masterson, James F. & Klein, Ralph (Hrsg.) (1989), *Psychotherapy of the Disorders of the Self: The Masterson Approach*. New York: Brunner/Mazel.

Ogden, Thomas (1982), *Projective Identification and Psychotherapeutic Technique*. New York: Jason Aronson.

Perls, Frederick S. (1976), *The Gestalt Approach and Eye Witness to Therapy*. New York: Bantam Books.

Perls, Frederick S. (1979), *Gestalttherapie in Aktion*. Stuttgart: Klett Cotta

Perls, Frederick S., Hefferline, Ralph F. & Goodman, Paul (1997), *Gestalttherapie. Grundlagen der Lebensfreude und Persönlichkeitsentfaltung*. Stuttgart: Klett Cotta.

Philippson, Peter A. (2001), *Self in Relation*. Highland, NY: Gestalt Journal Press.

Philippson, Peter A. (2009), *The Emergent Self*. London: Karnac Books.

Polster, Erving & Polster, Miriam (1973), *Gestalt Therapy Integrated: Contours of Theory and Practice*. New York: Brunner/Mazel.

Proust, Marcel (1993), in *Great Jewish Quotes*, Hrsg. Noah benShea. New York: Ballantine Books.

Reik, Theodor (1990), in Bauer, G. P. (Hrsg.), *Wit and Wisdom in Dynamic Psychotherapy*. New York: Jason Aronson.

Sarnoff, Dorothy (1987), *Never Be Nervous Again*. New York: Crown.

Simkin, James S. (1983), *Gestalttherapie – Mini-Lektionen für Einzelne und Gruppen*. Wuppertal: Jugenddienst-Verlag.

Stern, Daniel N. (2016), *Die Lebenserfahrung des Säuglings*. Stuttgart: Klett Cotta.

Stolorow, Robert D. & Atwood, George E. (1979), *Faces in a Cloud: Subjectivity in Personality Theory*. New York: Jason Aronson.

Stolorow, Robert D. & Lachman, Frank M. (1983), *Psychoanalysis of Developmental Arrests: Theory and Treatment*. New York: International Universities Press.

Thich Nhat Hanh (1994), in Schiller, D. (Hrsg.), *The Little Zen Companion*. New York: Workman Publishing.

Yontef, Gary M. (1988), Assimilating Diagnostic and Psychoanalytic Perspectives into Gestalt Therapy. *Gestalt Journal* 11 (1), 5-32.

Yontef, Gary M. (1999), *Awareness, Dialog, Prozess. Wege zu einer relationalen Gestalttherapie*. Bergisch Gladbach: EHP Verlag Andreas Kohlhage.

Die Autorin

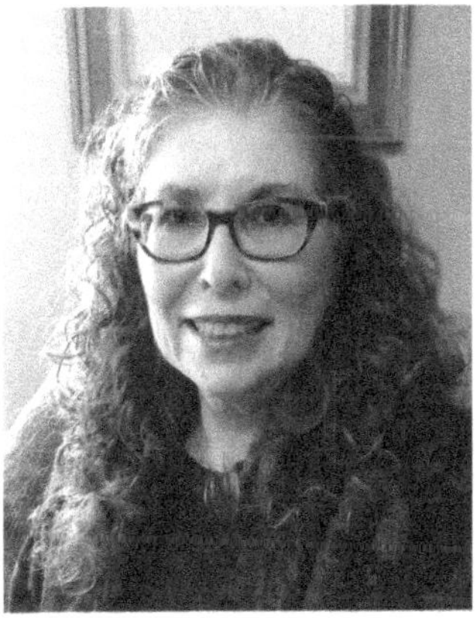

Dr. Elinor Greenberg ist international bekannte Gestalttherapeutin und auf die Diagnose und Behandlung von Borderline-, narzisstischen und schizoiden Persönlichkeitsanpassungen spezialisiert. Sie ist Vizepräsidentin des New York Institute for Gestalt Therapy (NYIGT), Lehrbeauftragte am Gestalt Center for Psychotherapy and Training in New York, zertifizierte Hypnotherapeutin nach Erickson und Mitherausgeberin der Zeitschrift *Gestalt Review*. Sie hat weltweit Psychotherapeut*innen ausgebildet und war Fakultätsmitglied am Masterson Institute – einem graduierten Ausbildungsinstitut, das einen psychoanalytisch orientierten Ansatz zur Theorie und Behandlung von Persönlichkeitsstörungen lehrt. Mit ihren Texten über Narzissmus, Borderline und schizoide Persönlichkeitsstörungen gehört Elinor Greenberg zu den meistgelesenen Autor*innen auf der Internetplattform Quora, auf der Expert*innen Antworten zu relevanten Themen liefern. Sie hat dort monatlich zwei Millionen Seitenaufrufe.